NEURO-PSYCHOPHARMAKA

Ein Therapie-Handbuch

Band 5: Parkinsonmittel und Nootropika

Herausgegeben von
P. Riederer, G. Laux und W. Pöldinger

Mit Beiträgen von
A. Colzi M. Da Prada T. Dierks O. Dietmaier P.-A. Fischer M. Gerlach
F. Gerstenbrand H. Herrschaft R. Ihl R. Kettler J. Kornhuber G. Laux
K. Maurer W. Poewe H. Przuntek P. Riederer E. Schneider M. Streifler
G. Ulm H. Wachtel G. Zürcher

Springer-Verlag Wien New York

Prof. Dr. Peter Riederer
Psychiatrische Universitätsklinik, Würzburg, Bundesrepublik Deutschland

Priv.-Doz. Dr. Gerd Laux
Psychiatrische Universitätsklinik, Bonn, Bundesrepublik Deutschland

Prof. Dr. Walter Pöldinger
Psychiatrische Universitätsklinik, Basel, Schweiz

Printed in Germany by Konrad Triltsch GmbH, Würzburg
Gedruckt auf säurefreiem Papier

Mit 54 Abbildungen

ISSN 0937-9401
ISBN 3-211-82213-5 Springer Verlag Wien – New York
ISBN 0-387-82213-5 Springer Verlag New York – Wien

Geleitwort

Psychopharmaka gehören zu den meistverordneten Medikamenten, ihre zentrale Bedeutung für die ambulante wie auch stationäre Behandlung psychischer Erkrankungen ist unbestritten. Sie waren die Voraussetzung für die Durchführung sozialpsychiatrischer Reformen, sie eröffneten auch dem Nicht-Psychiater die Möglichkeit der Therapie psychischer Störungen. Heute werden durch Allgemeinärzte, Internisten und Frauenärzte mehr Psychopharmaka verordnet als durch Nervenärzte – eine Entwicklung, die aufgrund der in den letzten Jahren gemachten Erfahrungen als problematisch angesehen werden muß. Geringes pharmakotherapeutisches Wissen führte zu unsachgemäßem Einsatz von Psychopharmaka und verstärkte in der Öffentlichkeit die negativen Attitüden gegenüber dieser Medikamentengruppe.

Innerhalb der biologischen Psychiatrie hat die pharmakologisch-biochemische Grundlagenforschung in den letzten Jahren neue Erkenntnisse für die Psychopharmakologie erbracht, vice versa können "Challenge"-Untersuchungen mittels Psychopharmaka wichtige Beiträge für die Hypothesengenerierung einer Pathophysiologie und Pathoneurochemie psychischer Erkrankungen liefern.

1987 erschien in den USA in Assoziation mit dem American College of Neuropsychopharmacology (ACNP) das über 1700 Seiten umfassende Buch "Psychopharmacology: The Third Generation of Progress". Über 270 Autoren geben in diesem Werk eine Übersicht zu den neurobiologischen Grundlagen der Psychiatrie, die klinische Psychopharmakologie umfaßt 700 Seiten dieses Werkes.

Auf diesem Hintergrund entschlossen wir uns, ein Handbuch zu diesem Themenkreis zu konzipieren. Ende 1988 fragten wir bei renommierten deutschsprachigen Neuro-Psychopharmaka-Experten an, ob Interesse an Konzeption und Mitarbeit eines diesbezüglichen Standardwerkes bestünde. Die überaus positive Resonanz ermunterte uns, das Projekt eines mehrbändigen "Viel-Autoren-Werkes" zu wagen. Die Fülle des Stoffes sowie die erstrebte Handlichkeit ließen es sinnvoll erscheinen, ein mehrbändiges Werk zu planen; in sich abgeschlossene Einzelbände sollten des weiteren die Möglichkeit überarbeiteter Neuauflagen erleichtern.

Die Buchreihe wendet sich an in Klinik und Praxis tätige Nervenärzte, Psychiater und Neurologen sowie in der Neuropsychopharmakologie tätige Grundlagenforscher, denen es als kompetentes Standardwerk und Therapie-Handbuch dienen soll. Für die Fachkompetenz des Nervenarztes, Psychiaters und Neurologen der 90er Jahre soll die Buchreihe eine verläßliche Basis bieten.

Größter Wert wurde darauf gelegt, die komplexe Thematik übersichtlich darzustellen. Alle Bände folgen einem gleichen, strikt gegliederten Aufbau, durch Tabellen und Abbildungen soll die Materie bestmöglich veranschaulicht werden. Die Herausgeber haben sich durch intensive redaktionelle Bearbeitung um größtmögliche Objektivität bemüht, trotz über 100 Autoren hoffen wir einen akzeptablen Homogenitäts-Spielraum erreicht zu haben.

Zur raschen Vermittlung praxisrelevanter Informationen sollen farblich abgesetzte Übersichtstabellen mit sämtlichen Handelsnamen der in den drei deutschsprachigen Ländern verfügbaren Substanzen am Schluß des jeweiligen Buchbandes dienen.

Die traditionelle Gliederung der Psychopharmaka in Neuroleptika, Antidepressiva und Tranquilizer kann in Anbetracht fließender Übergänge bei neueren Substanzen sowie je nach Dosis heute nicht mehr voll akzeptiert werden, hat sich jedoch bewährt und etabliert und wird deshalb beibehalten.

In Band 1 werden die allgemeinen Grundlagen der Pharmakopsychiatrie dargestellt. Band 2 umfaßt Tranquilizer und Hypnotika, Band 3 Antidepressiva und Phasenprophylaktika, Band 4 Neuroleptika. Band 5 beinhaltet Parkinsonmittel und Nootropika, Band 6 die systematische Abhandlung der Antiepileptika, Betablocker und sonstiger Psychopharmaka sowie die Notfalltherapie.

Die Literatur ist jedem einzelnen Kapitel zugeordnet und umfaßt angesichts der erforderlichen Beschränkung neben wichtigen Primärquellen vor allem relevante Übersichtsarbeiten.

In Band 5 werden Pharmakologie, Neurobiochemie/Wirkmechanismus sowie Klinik (Indikationen, Dosierung, unerwünschte Wirkungen, Interaktionen, Kontrolluntersuchungen, allgemeine Behandlungsrichtlinien) von Anticholinergika, L-Dopa, Amantadin, Dopamin-Agonisten und MAO-B-Hemmern abgehandelt. Sonderkapitel befassen sich mit der Kombination von Parkinsonmitteln sowie mit den Problemen Wirkverlust und "Therapieresistenz". Gegenstand des 2. Buchabschnittes ist die systematische Abhandlung der Nootropika mit ausführlicher Beschreibung der allgemeinen, experimentellen und klinisch-pharmakologischen Grundlagen dieser heterogenen Substanzklasse. Im speziellen Teil werden die zur Demenz-Therapie zugelassenen sowie belangvollen Einzelsubstanzen kritisch dargestellt. Wie in jedem Band befinden sich am Schluß Übersichtstabellen der Einzelpräparate mit wichtigen praktisch-klinischen Angaben zur raschen Information.

Die Herausgeber danken vor allem den Autoren, die die Herausgabe dieses Werkes durch termingerechte Manuskriptabgabe und unprätentiöse Vornahme der gewünschten Modifikationen ermöglicht haben. Besonders gedankt sei Frau I. Riederer für ihre unermüdliche Sekretariats-Tätigkeit sowie dem Springer-Verlag für die verständnisvolle, angenehme Zusammenarbeit und die hervorragende Ausstattung des Werkes.

Für konstruktive Kritik und Anregungen sind wir aufgeschlossen. Möge mit der Herausgabe dieser Handbuchreihe auch im deutschsprachigen Raum die Forschung auf dem Gebiete der Neuro-Psychopharmakologie trotz zunehmender Hindernisse intensiviert werden. Dem in Klinik und Praxis tätigen Facharzt soll die tägliche Arbeit durch ein kompetentes Handbuch erleichtert werden.

P. Riederer
G. Laux
W. Pöldinger

Würzburg/Bonn/Basel, im Sommer 1992

Inhaltsverzeichnis

II. NOOTROPIKA – SPEZIELLER TEIL

Autorenverzeichnis

A. Colzi, Dr., Pharmazeutische Forschungsabteilung, Hoffmann La Roche, CH-4002 Basel

M. Da Prada, Prof.Dr., Pharmazeutische Forschungsabteilung, Hoffmann La Roche, CH-4002 Basel

T. Dierks, Dr. med., Psychiatrische Universitätsklinik, Füchsleinstraße 15, D-W-8700 Würzburg

O. Dietmaier, Dr., Psychiatrisches Landeskrankenhaus, D-W-7102 Weinsberg

P.-A. Fischer, Prof.Dr.med., Abteilung Neurologie des Klinikums der Universität, Schleusenweg 2–16, D-W-6000 Frankfurt/Main 71

M. Gerlach, Priv.-Doz.Dr.med., Psychiatrische Universitätsklinik, Füchsleinstraße 15, D-W-8700 Würzburg

F. Gerstenbrand, Prof.Dr.med., Universitätsklinik für Neurologie, Anichstraße 35, A-6020 Innsbruck

H. Herrschaft, Prof.Dr.med., Neurologische Klinik, Wienebütteler Weg 1, Postfach 2349, D-W-2120 Lüneburg

R. Ihl, Dr.med., Psychiatrische Universitätsklinik, Füchsleinstraße 15, D-W-8700 Würzburg

R. Kettler, Dr., Pharmazeutische Forschungsabteilung, Hoffmann La Roche, CH-4002 Basel

J. Kornhuber, Dr.med., Psychiatrische Universitätsklinik, Füchsleinstraße 15, D-W-8700 Würzburg

G. Laux, Priv.-Doz.Dr.med.Dipl.-Psych., Psychiatrische Universitätsklinik, Sigmund-Freud-Straße 25, D-W-5300 Bonn 1

K. Maurer, Prof.Dr.med., Psychiatrische Universitätsklinik, Füchsleinstraße 15, D-W-8700 Würzburg

W. Poewe, Prof.Dr.med., Neurologische Klinik der FU, Klinikum Rudolf-Virchow, Standort Charlottenburg, Spandauer Damm 130, D-W-1000 Berlin 19

H. Przuntek, Prof.Dr.med., Neurologische Klinik der Ruhr-Universität, Gudrunstraße 56, D-W-4630 Bochum

P. Riederer, Prof.Dipl.-Ing.Dr., Psychiatrische Universitätsklinik, Füchsleinstraße 15, D-W-8700 Würzburg

E. Schneider, Prof.Dr.med., Allgemeines Krankenhaus Hamburg-Harburg, Eissendorfer Pferdeweg 52, D-W-2100 Hamburg 90

M. Streifler, Prof.Dr.med., Tel-Aviv University, Sackler Medical School, 53 King David Blvd., 64237 Tel Aviv, Israel

G. Ulm, Dr.med., Paracelsus-Elena-Klinik, Klinikstraße 16, D-W-3500 Kassel

H. Wachtel, Dr.med., Neuropsychopharmakologie, Schering AG, Postfach 650311, D-W-1000 Berlin 65

G. Zürcher, Dr., Pharmazeutische Forschungsabteilung, Hoffmann La Roche, CH-4002 Basel

I
Parkinsonmittel

Neuro-Psychopharmaka, Bd. 5
Riederer P. / Laux G. / Pöldinger W. (Hrsg.)

1
Definition, Einteilung, Indikationen

P.-A. Fischer

1.1 Definition

Das Parkinson-Syndrom umfaßt motorische, psychische und vegetative Symptome, die durch sehr verschiedene medikamentöse Behandlungsverfahren positiv beeinflußt werden können. Der Begriff Parkinson-Mittel orientiert sich ausschließlich an der Wirksamkeit auf die charakteristischen motorischen Symptome Akinese, Rigor und Ruhetremor. Als Parkinson-Mittel werden somit Substanzen bezeichnet, die mit dem Ziel eingesetzt werden, diese Symptome zu beseitigen oder zu bessern. Die Abgrenzung ist jedoch nicht scharf, da auch Medikamente mit anderen Hauptindikationen einen positiven Effekt auf motorische Parkinson-Symptome ausüben können (z. B. Betablocker und atypische Neuroleptika auf den Parkinson-Tremor), ohne deshalb als Parkinson-Mittel bezeichnet zu werden. Letzteres gilt auch für alle Medikamente, die symptombezogen zur Therapie nichtmotorischer, psychischer und vegetativer Krankheitszeichen von Parkinson-Kranken verabreicht werden.

1.2 Einteilung

Bei den in der Parkinson-Therapie verwendenten Mitteln ist aus den vorgenannten Gründen zwischen Substanzen zu differenzieren, deren Hauptindikation die Behandlung der Parkinson-Krankheit gemessen an ihren motorischen Symptomen ist (**Parkinson-Mittel im engeren Sinne**), und Medikamenten mit anderen Hauptindikationen, die sich aber auch auf einzelne motorische, psychische oder vegetative Parkinson-Symptome günstig auswirken (**Parkinson-Mittel im weiteren Sinne**). Hinter dieser

Einteilung steht die Annahme, daß die Parkinson-Mittel im engeren Sinne krankheitsspezifische und damit wesentlichere pathophysiologische Mechanismen der Parkinson-Syndrome beeinflussen (Abb. 1.1).
Eine Heilung der Parkinson-Krankheit ist bisher nicht möglich. Neue Untersuchungen haben jedoch gewichtige Hinweise dafür gebracht, daß die Progression der Erkrankung durch MAO-B-Hemmer verlangsamt werden kann (Birkmayer et al. 1985, Tetrud und Langston 1989, Parkinson Study Group 1989). Sollten sich diese Befunde in laufenden Studien bestätigen und weitere Medikamente mit einem Effekt auf den Basisprozeß im nigrostriatalen System gefunden werden, müßte die Einteilung der Parkinson-Mittel eine zusätzliche Differenzierung erfahren. Medikamente mit protektiver oder kurativer oder protrahierender Wirksamkeit müßten von nur symptomatisch wirkenden Parkinson-Mitteln unterschieden werden (Tabelle 1.1).
Der Beginn einer effektiven medikamentösen Parkinson-Therapie reicht in das letzte Jahrhundert zurück. Ein Überblick über die

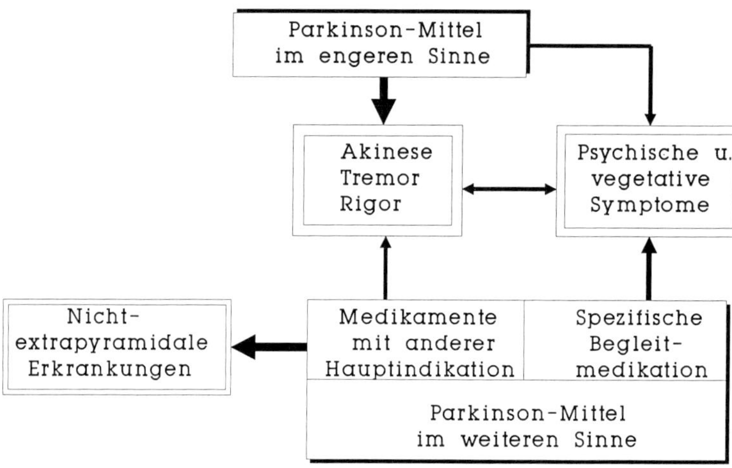

Abb. 1.1. Parkinson-Syndrom. Medikation und Zielsymptome

Tabelle 1.1. Therapeutische Ansätze bei der Parkinson-Krankheit

Protektive Therapie	Unbekannt
Kurative Therapie	Unbekannt
Protrahierende Therapie	MAO-B-Hemmer (?), Trophische Faktoren (?)
Symptomatische Therapie	Medikamentöse Therapie des Dopaminmangels Zellvermittelte Therapie des Dopaminmangels (Transplantationen) Medikamentöse Therapie funktioneller Ungleichgewichte Operative Therapie funktioneller Ungleichgewichte (Stereotaktische Ausschaltungen)

Entwicklung der medikamentösen Parkinson-Behandlung (Abb. 1.2) macht deutlich, daß sich die Therapie über viele Jahrzehnte auf die Gabe von anticholinerg wirksamen Pflanzenextrakten und synthetisch hergestellten Anticholinergika beschränken mußte, deren Anwendung auf empirischen Beobachtungen beruhte. Durch zahlreiche, auf verschiedenen Untersuchungsansätzen basierenden, sich aber stützenden Befunden der Grundlagenforschung wurden seit Anfang dieses Jahrhunderts wesentliche Erkenntnisse über die morphologischen und biochemischen Störungen beim Parkinson-Syndrom gewonnen (Zusammenfassend in Birkmayer und Riederer 1985, Koller 1987 u. a.). Sie sind die Grundlage einer rationalen medikamentösen Parkinson-Therapie, die mit und seit Einführung der L-Dopa-Behandlung schnelle und eindrucksvolle Fortschritte zu verzeichnen hat. Der striäre Dopaminmangel infolge Degeneration nigrostriataler Neurone ist nach den gegenwärtigen Kenntnissen das pathophysiologisch wichtigste biochemische Defizit bei der Parkinson-Krankheit und deshalb Ausgangspunkt therapeutischer Maßnahmen. Dabei wird versucht, die dopaminerge Transmission an verschiedenen Stellen zu beeinflussen: Steigerung der Dopaminsynthese, Verbesserung der Dopaminfreisetzung, Hemmung des Dopamin-re-uptake, Hemmung des Dopaminabbaus und direkte Stimulierung der postsynaptischen dopaminergen Rezeptoren sind Angriffsort verschiedener Medikamente, die bereits mit Erfolg in der Parkinson-Therapie eingesetzt werden oder sich in Erprobung befinden. Die Tabelle 1.2

Jahr	Intervall		Autor
1817		Erstbeschreibung	Parkinson (1817)
↓	50 Jahre		
1867		Belladonna	Ordenstein (1887)
↓	79 Jahre		
1946		Synthetische Anticholinergika	Sigwald et al. (1946)
↓	15 Jahre		
1961		L-Dopa	Birkmayer und Hornykiewicz (1961) Barbeau et al. (1961)
↓	8 Jahre		
1969		Amantadin	Schwab et al. (1969)
↓	5 Jahre		
1974		Bromocriptin	Calne et al. (1974)
↓	1 Jahr		
1975		Deprenyl/Selegilin	Birkmayer et al. (1975)

Abb. 1.2. Therapieprinzipien der Parkinson-Behandlung. Zeittafel ihrer Einführung

gibt eine Übersicht über die derzeit im Handel befindlichen Parkinson-Mittel.

Parkinson-Mittel im engeren Sinne

Bei der L-Dopa-Therapie erfolgt die Substitution des striären Dopaminmangels mit L-Dopa, das nach Überwinden der Blut-Hirn-Schranke intrazerebral zu Dopamin decarboxyliert wird. Die Therapie wird in der Regel mit Kombinations-Präparaten von L-Dopa und einem peripher wirksamen Decarboxylasehemmer (Benserazid, Carbidopa) durchgeführt, um eine Decarboxylierung bereits in extrazerebralen Organen und damit verbundene Nebenwirkungen zu minimieren. Im gesunden Organismus wird L-Dopa zu Dopamin intraneuronal umgewandelt und anschließend vesikulär gespeichert. Die Freisetzung erfolgt dann in Abhängig-

Tabelle 1.2. Parkinson-Mittel und Dosierung*

Substanz		**Mittlere Dosierung pro Tag**
Anticholinergika		
Biperiden-HCl	Akineton®	2-10 mg
Trihexyphenidyl-HCl	Artane®	5-10 mg
Benzatropinmesylat	Cogentinol®	2-6 mg
Procyclidin-HCl	Osnervan®	10-20 mg
Pridinol-HCl	Parks®	5-15 mg
Bornaprin-HCl	Sormodren®	4-12 mg
Metixen-HCl	Tremarit®	10-30 mg
Amantadine		
Amantadin-HCl	Amantadin-Ratiopharm®	
	Symmetrel®	
		200-600 mg
Amantadinsulfat	PK-Merz®	
L-Dopa		
L-Dopa	Brocadopa®	1000-4000 mg
	Levodopa-Woelm®	
	L-Dopa Ratiopharm®	
L-Dopa/Benserazid (1:4)	Madopar®	375-1000 mg
L-Dopa/Carbidopa (1:4)	Nacom 100®	300-800 mg
L-Dopa/Carbidopa (1:10)	Nacom®	500-2000 mg
Dopaminagonisten		
Bromocriptin	Pravidel®	7,5-40 mg
Lisurid	Dopergin®	0,6-2,0 mg
MAO-B-Inhibitor		
Deprenyl/Selegilin	Movergan®	5-10 mg

* Weitere Parkinson-Mittel und Dosierungen siehe Übersichtstabellen, S. 325

keit von den funktionellen Bedürfnissen. Ob bei Parkinson-Kranken neben diesem Weg auch eine kontinuierliche und ungeregelte Freisetzung von exogen zugeführtem L-Dopa aus nicht dopaminergen Neuronen erfolgt, ist Gegenstand der Diskussion (Hornykiewicz 1974, Melamed und Hefti 1983, Melamed 1987).

Die Therapie mit **Dopamin-Agonisten** beruht auf einer direkten Stimulierung dopaminerger Rezeptoren. Bei der Parkinson-Krankheit bleiben die postsynaptischen dopaminergen Rezeptoren im Gegensatz zu den progredient degenerierenden präsynaptischen Neuronenanteilen weitgehend intakt und stimulierbar, so daß der Einsatz von Dopaminagonisten unabhängig vom Degenerationsgrad erfolgen kann (Corrodi et al. 1973, Calne et al. 1974). Viele Dopaminagonisten haben eine längere Halbwertzeit als L-Dopa, einige stehen in injizierbarer Form zur Verfügung.

Die **Monoaminoxidase-B-Hemmer** beeinflussen den Katabolismus von Dopamin. Durch Hemmung von MAO-B kommt es zu einem Anstieg des zerebralen Dopaminspiegels. Außerdem wird der Anfall von freien Radikalen beim Dopaminabbau durch dessen Inhibition reduziert (Übersicht bei Knoll 1987).

Die positive Wirkung von **Amantadinen** auf die Parkinson-Symptomatik wurde empirisch gefunden (Schwab et al. 1969). Die Verbindungen bewirken eine Verbesserung der Dopaminfreisetzung durch Änderung der Fluidität von Membranen bei hohen Konzentrationen unter experimentellen Bedingungen (Wesemann 1987). Unter therapeutischen Bedingungen überwiegt jedoch die antiglutamaterge Wirkung (Kornhuber et al. 1989).

Die Wirksamkeit von **Anticholinergika** beim Parkinson-Syndrom beruht auf einer Wiederherstellung des gestörten Neurotransmittergleichgewichts zwischen Dopamin und Acetylcholin auf einem niedrigeren Niveau und Reduktion der relativen cholinergen Überaktivität (Lloyd 1977).

1.3 Indikationen

Mit den genannten Behandlungsverfahren sind bei Monotherapie Erfolge in unterschiedlichem Ausmaß zu erreichen. Die L-Dopa-Therapie hat sich dabei als wirksamstes Behandlungsverfahren erwiesen. Die Einführung der L-Dopa-Therapie markiert einen Wendepunkt in der Behandlung des Parkinson-Syndroms. Durch dieses Therapieverfahren konnte die klinische Parkinson-Symptomatik in einem bis dahin nicht erreichbaren Ausmaß gebessert und das zentrale klinische Symptom der Akinese positiv beeinflußt werden. Wenn trotzdem andere Parkinson-Therapeutika Verwendung finden, weitere Mittel entwickelt wurden bzw. an ihrer Etablierung gearbeitet wird und in der praktischen Parkinson-Therapie die Kombination von verschiedenen Parkinson-Mitteln üblich ist, so hat dies in den Problemen während der Langzeit-Therapie seine Ursache.

Nachlassen der Effektivität der L-Dopa-Therapie, Zunahme der Nebenwirkungen während der Behandlung und ein verändertes Ansprechen auf die Therapie mit Fluktuationen der Beweglichkeit sind unter dem Begriff "L-Dopa-Langzeitsyndrom" subsumiert worden (Yahr et al. 1985). In dieser Bezeichnung kommt zum Ausdruck, daß die Langzeitprobleme im wesentlichen auf das Therapieverfahren selbst zurückgeführt werden. Im Gegensatz hierzu stehen Ansichten, nach denen Probleme während der Langzeittherapie vor allem auf dem Fortschreiten des Krankheitsprozesses und der eventuellen Kombination mit zerebralen Begleiterkrankungen beruhen. Es ist einsichtig, daß in Abhängigkeit von dieser unterschiedlichen Einschätzung bezüglich der Indikation zur L-Dopa-Therapie ganz verschiedene Empfehlungen gegeben werden (Fahn und Bressmann 1984, Markham und Diamond 1981, Muenter 1984). Inzwischen liegen eine Fülle von Beobachtungen vor, die ein kompliziertes Ineinandergreifen von krankheitsspezifischen, therapieunabhängigen und therapiebedingten Faktoren aufzeigen (Fischer 1988).

Während mehrjähriger Verlaufsuntersuchungen wurde bisher bei allen medikamentösen (und auch operativen) Behandlungsverfahren eine erneute Zunahme der Parkinson-Symptomatik registriert. Es handelt sich beim Wirkungsnachlaß im Langzeitverlauf also nicht um ein spezifisches Phänomen einer Therapie. Die Situation wird zusätzlich dadurch kompliziert, daß bei Langzeitanalysen in klinischen Kollektiven unterschiedliche Verlaufsformen der Parkinson-Krankheit herausgearbeitet werden konnten (Fischer et al. 1980). Bei vergleichbarer Ausgangssymptomatik sind Fälle mit nur kurzem Ansprechen auf die Therapie ebenso zu beobachten wie Patienten, die über längere Zeiträume gut gebessert bleiben (Birkmayer et al. 1979). Die Schwere der Parkinson-Symptomatik vor Behandlungsbeginn erlaubt keine Vorhersage über das wahrscheinliche Behandlungsergebnis. Dagegen sind die Schnelligkeit der Symptomentwicklung und das Ansprechen während der Einstellungsphase ein guter Indikator für das spätere Behandlungsergebnis. Neben diesen Hinweisen auf einen schweren und schnell progredienten Basisprozeß in der Nigra sind Symptome additiver Hirnkrankheiten oder einer multisystemischen Prozeßausweitung als prognostisch ungünstig anzusehen. Entsprechende Krankheitsfälle werden als Parkinson plus gekennzeichnet (Abb. 1.3). Sie sind nach längerem Krankheitsverlauf und bei Manifestation des Leidens in hohem Lebensalter häufig (Fischer et al. 1983, Fischer 1984, 1986).

Bei der Aufstellung von Therapieplänen für Parkinson-Kranke liegt in der Regel eine komplexe Situation vor, die neben Art und Schwere der Krankheitssymptome, Merkmalen des bisherigen Krankheitsverlaufs, zerebrale und interne Begleiterkrankungen zu berücksichtigen hat. Außerdem müssen die vielfältigen Faktoren der sozialpsychologischen Lebenssituation wie Berufstätigkeit, Familienstand, Umweltverhalten etc. in Rechnung gestellt werden. In die Auswahl einer bestimmten Therapie gehen somit verschiedene Faktoren des speziellen Krankheitsfalles ein, die nicht immer identisch mit der Schwere der Parkinson-Symptome sind. Die Parkinson-Therapie kann deshalb nur bis zu einem gewissen Grade schematisiert werden.

Mit den Parkinson-Mitteln gelingt nur eine Symptombeeinflussung, nicht aber eine Heilung der Erkrankung. Die Parkinson-Therapie ist also immer als Langzeittherapie zu konzipieren. Bei jedem Parkinson-Mittel spielen deshalb neben der primären Wirksamkeit vor allem die Konstanz der Effektivität und die Nebenwirkungen im Langzeitverlauf eine Rolle. Generell kann man sagen, daß die Wirksamkeit jedes medikamentösen Behandlungsverfahrens bei gleichbleibender Dosierung im Laufe eines mehrjährigen Krankheitsverlaufes nachläßt. Die dabei zu beobachtenden Nebenwirkungen sind jedoch weitgehend präparatespezifisch. Am besten und umfangreichsten wurden die Langzeiteffekte des wirksamsten medikamentösen Behandlungsverfahrens, der L-Dopa-Therapie, untersucht. Hinsichtlich der Effektivität ist die L-Dopa-Therapie nach wie vor Maß und Bezugspunkt für alle Parkinson-Therapeutika. Die Probleme während der L-Dopa-Monotherapie haben dazu geführt, von der L-Dopa-Monotherapie abzurücken und einer primären Kombination von L-Dopa mit anderen Parkinson-Mitteln den Vorzug zu geben. Die intensive Diskus-

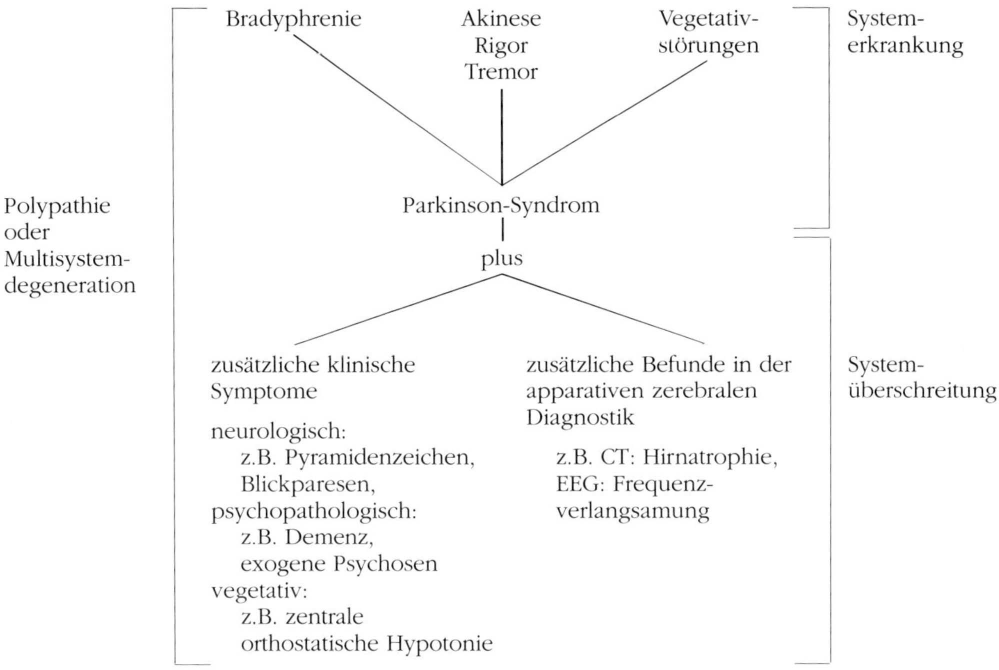

Abb. 1.3. Symptom-Kombinationen bei Parkinson-Syndrom und Parkinson plus (nach Fischer 1984)

sion über die geeignetste Kombinationsbehandlung ist noch nicht abgeschlossen. Für eine endgültige Entscheidung sind Untersuchungen größerer vergleichbarer, über lange Zeit mit verschiedenen Therapiekombinationen behandelter Kollektive erforderlich. In diesem Zusammenhang ist zu unterstreichen, daß die Bedeutung von Einflußgrößen wie "unterschiedlicher Krankheitsverlauf" oder "Begleitkrankheiten" für das Therapieergebnis erst in Ansätzen untersucht und berücksichtigt wurde.

Insgesamt erfolgt die Behandlung symptom- und stadienbezogen in einem individuellen Therapieplan, der die skizzierten zusätzlichen krankheits- und therapiebestimmenden Faktoren berücksichtigt. Im Langzeitverlauf ist häufig die Erhöhung der Dosis der verabfolgten Parkinson-Mittel erforderlich. In weit fortgeschrittenen Stadien der Erkrankung und beim Vorhandensein zerebraler Begleiterkrankungen ist nicht selten die Entwicklung einer geringeren Toleranz gegenüber der Parkinsonmedikation zu beobachten, die dann eine Reduktion der Medikamente erfordert.

Zu den kontrovers diskutierten Fragen gehört auch die nach dem Beginn einer medikamentösen Therapie. Besonders bei der Indikation zur L-Dopa-Gabe wurde über eine sogenannte Früh- oder Spätbehandlung kontrovers diskutiert. Dabei blieb unberücksichtigt, daß es eine verbindliche Definition einer Früh- bzw. Spättherapie nicht geben kann. Allein die verschiedenen motorischen Anforderungen in unterschiedlichen Berufen zeigen auf, daß unter dem Aspekt der Berufsfähigkeit bei noch im Erwerbsleben stehenden Parkinson-Patienten die Definition einer Früh- oder Spätbehandlung unterschiedlich ausfallen muß. Zweifellos bestehen bei beginnenden, leichten

Parkinson-Erkrankungen die größten Wahlmöglichkeiten unter den Parkinson-Mitteln, da zunächst eine befriedigende Besserung auf verschiedenen Wegen und auch mit insgesamt geringer wirksamen Medikamenten erreicht werden kann. Wegen der Langzeitprobleme bei Anwendung von L-Dopa hat man deshalb vielfach die Ansicht vertreten, dieses Medikament nicht in leichten Fällen, sondern erst bei fortgeschrittener Symptomatik zu verwenden. Inzwischen geht die Tendenz dahin, den Patienten das wirksamste Behandlungsverfahren, die L-Dopa-Therapie von Anfang an zu geben, aber durch eine primäre Kombination mit anderen Parkinson-Mitteln die Dosierung niedrig zu halten. Positive Ergebnisse der Kombination von L-Dopa mit allen anderen Parkinson-Medikamenten liegen vor. Bevorzugt wird derzeit bei der Erstbehandlung von Parkinson-Patienten eine Therapie mit L-Dopa in Kombination mit einem MAO-B-Hemmer oder einem Dopaminagonisten, bzw. die Kombination aller drei Therapieprinzipien.

Parkinson-Mittel im weiteren Sinne

Bei der Parkinson-Krankheit werden die motorischen Symptome häufig von nichtmotorischen Krankheitszeichen begleitet. Es sind dies vor allem verschiedene psychische Störungen und zentrale vegetative Regulationsstörungen. Während des Verlaufs der Erkrankung können die nicht-motorischen Symptome in bestimmten Krankheitsabschnitten ganz im Vordergrund stehen. Die Behandlungsmöglichkeiten sind symptombezogen und die Behandlungsaussichten sehr different. Einige der zur Behandlung von psychischen oder vegetativen Störungen bei Parkinson-Kranken eingesetzten Medikamente haben gleichzeitig einen positiven Effekt auf motorische Parkinson-Symptome. Allen diesen Medikamenten ist gemeinsam, daß sie eine andere Hauptindikation als das Parkinson-Syndrom haben (Abb. 1.1).

Mittel zur Behandlung psychopathologischer Symptome

Bradyphrenie, Depression, Demenz und exogene Psychosen sind die wichtigsten psychischen Störungen, die beim Parkinson-Syndrom auftreten können. Die **Bradyphrenie** bezeichnet eine Verlangsamung aller psychischen Abläufe, in der das psychische Korrelat der Akinese gesehen wird. Die Bradyphrenie wird durch Medikamente positiv beeinflußt, die auch die Akinese bessern, also vor allem L-Dopa-Präparate.
In der Behandlung **depressiver Verstimmungen** von Parkinson-Kranken hat sich der Einsatz von trizyklischen Antidepressiva bewährt. Neben der Beeinflussung der Stimmungslage haben die trizyklischen Antidepressiva auch einen positiven Effekt auf die motorischen Parkinson-Symptome, da manche die Wiederaufnahme von Dopamin hemmen und so zu einer Anreicherung von Dopamin an der Synapse führen.
Die Ursache **dementiver Veränderungen** bei Parkinson-Kranken ist noch nicht abschließend geklärt und sicher nicht einheitlich. Von besonderer Bedeutung für Demenzen sind begleitende Hirnerkrankungen (Russ und Fischer 1990). In entsprechenden Fällen ist für die Therapie eine mögliche Beeinflussung der Begleitkrankheit entscheidend. Im übrigen sind sicher wirksame medikamentöse Maßnahmen bei dementiven Veränderungen nicht bekannt.
Exogene oder symptomatische Psychosen können bei fortgeschrittenen unbehandelten Parkinson-Fällen, bei Parkinson-Patienten mit Zweiterkrankungen und während der Behandlung mit allen Parkinson-Mitteln im engeren Sinne, vor allem Anticholinergika, L-Dopa-Präparaten und Dop-

amin-Agonisten, auftreten (SCHNEIDER et al. 1984). Erste therapeutische Maßnahmen sind die Behandlung etwaiger Zweiterkrankungen und eine Reduktion der Parkinson-Mittel. Darüberhinaus haben sich atypische Neuroleptika (Clozapin) zur Behandlung der symptomatischen Psychosen bewährt (SCHOLZ und DICHGANS 1985). Diese Präparate haben infolge des breiten Rezeptor-Spektrums mit nur geringer D-2-Affinität keine oder nur geringe extrapyramidale Nebenwirkungen und akzentuieren deshalb die motorischen Parkinson-Symptome nicht. Neben der antipsychotischen Wirkung hat Clozapin einen starken tremorreduzierenden Effekt bei Parkinson-Kranken (FISCHER et al. 1990). Die Problematik dieses Präparats liegt in hämatologischen Nebenwirkungen (vgl. Bd. 4 Neuroleptika).

Mittel zur Behandlung vegetativer Regulationsstörungen

Hypotone orthostatische Regulationsstörungen sind häufige und wichtige Komplikationen bei Parkinson-Kranken. Sie können durch die blutdrucksenkende Wirkung vieler Parkinson-Mittel verstärkt werden. In der Therapie finden Cortison-Präparate, Prostaglandin-Synthese-Hemmer und vasokonstriktorisch wirksame Sympathikomimetika (z. B. Midodrin-HCl) Verwendung.

Übelkeit und gastrointestinale Beschwerden können Nebenwirkungen einer Therapie mit Parkinson-Mitteln sein. In der Behandlung dieser Beschwerden hat sich besonders Domperidon bewährt. Die Substanz wird auch zur Prävention von gastrointestinalen Nebenwirkungen bei der hochdosierten Gabe von Dopaminagonisten gegeben.

Extrapyramidal hervorgerufene **Miktionsstörungen** müssen vor einer Therapie genauer klassifiziert werden. Am häufigsten sind hyperaktive Detrusor-Funktionsstörungen, bei denen anticholinerg wirkende (z. B. Hyoscin-N-butylbromid), muskulotrop wirkende (z. B. Flavoxat) Substanzen, Ca-Antagonisten und Benzodiazepine indiziert sind, die eine Hemmung der Detrusor-Aktivität bedingen. Bei hypoaktiven Blasenfunktionsstörungen liegt meist eine Nebenwirkung von Anticholinergika vor. Ansonsten sind cholinerge Substanzen indiziert, sie verstärken jedoch die Parkinson-Symptomatik (SCHNEIDER und BRESSEL 1988).

Vermehrter Speichelfluß kann durch anticholinerg wirksame Substanzen therapiert werden. Zu bedenken ist, daß der Speichelfluß bei Parkinson-Kranken nicht auf einer vermehrten Speichelproduktion, sondern auf einer Abschluckstörung beruht (BATESON et al. 1973). Die bei Parkinson-Patienten häufige Obstipation kann durch die Langzeittherapie, vor allem mit L-Dopa, noch verstärkt werden. Die Therapie folgt den bei der **Obstipation** aufgestellten Regeln ohne spezifische Therapieempfehlungen für die Parkinson-Krankheit.

Für die Mehrzahl der bei Parkinson-Kranken zu beobachtenden psychischen und vegetativen Störungen wird über die Frage diskutiert, ob sie zur Parkinson-Erkrankung selbst gehören oder die Kombination mit Zweiterkrankungen reflektieren. Durch die Wirksamkeit der modernen Parkinson-Therapie mit Reduktion der früher häufigen Sekundärkomplikationen infolge Immobilität erreicht eine große Zahl von Parkinson-Kranken sehr fortgeschrittene Krankheitsstadien. Diese sind neben ausgeprägten motorischen Symptomen durch eine Vielzahl gleichzeitig vorhandener psychischer und vegetativer Störungen charakterisiert, die bezüglich der medikamentösen Therapie ein komplexes Therapieschema bedingen.

Literatur

Barbeau A, Murphy GS, Sourkes TL (1961) Excretion of dopamine in diseases of basal ganglia. Science 133: 1706–1708

Bateson MC, Gibberd FB, Wilson RSE (1973) Salivary symptoms in Parkinson's disease. Arch Neurol 29: 274–275

Birkmayer W, Hornykiewicz O (1961) Der L-3-4-Dihydroxyphenylalanin (Dopa) Effekt bei der Parkinson-Akinese. Wien Klin Wochenschr 73: 787–788

Birkmayer W, Riederer P, Youdim MBH (1975) The potentiation of the antiakinetic effect of L-Dopa treatment by an inhibitor of MAO-B, deprenyl. J Neural Transm 36: 303–326

Birkmayer W, Riederer P, Youdim MBH (1979) Distinction between benign and malignant type of Parkinson's disease. Clin Neurol Neusurg 158: 81–3

Birkmayer W, Knoll J, Riederer P, Youdim MBH, Hars V, Marton J (1985) Increased life expectancy resulting from addition of L-deprenyl to madopar treatment in Parkinson's disease: a longterm study. J Neural Transm 64: 113–127

Calne DB, Teychenne PF, Claveria LE, Eastman R, Greenacre JK, Petrie A (1974) Bromocriptine in parkinsonism. Br Med J 4: 442–444

Corrodi H, Fuxe K, Hokfelt T, Lidbrink P, Ungerstedt U (1973) Effect of ergot drugs on central catecholamine neurons: evidence for a stimulation of central dopamine neurons. J Pharm Pharmacol 25: 409–412

Fahn St, Bressmann SB (1984) Should levodopa therapy for Parkinsonism be started early or late? Evidence against early treatment. Can J Neurol Sci 11: 200–206

Fischer P-A (Hrsg) (1984) Parkinson plus. Zerebrale Polypathie beim Parkinson-Syndrom. Springer, Berlin Heidelberg New York Tokyo

Fischer P-A (1986) Long-term course in Parkinson's syndrome and cerebral polypathy (Parkinson plus). Adv Neurol 45: 235–238

Fischer P-A (1988) Aktuelle Parkinson-Therapie: Heutiges Konzept für die Anwendung von L-Dopa. Akt Neurol 15: 38–41

Fischer P-A, Schneider E, Jacobi P (1980) Verlaufsformen und Verlaufsfaktoren beim Parkinson-Syndrom. In: Fischer P-A (Hrsg) Parkinson-Syndrom. Kombinations- und Begleittherapien. Schattauer, Stuttgart New York, S 97–115

Fischer P-A, Schneider E, Jacobi P (1983) Klinische Bilder des Parkinson-Syndroms und ihre Verläufe. In: Gänshirt H (Hrsg) Pathophysiologie, Klinik und Therapie des Parkinsonismus. Editiones Roche, Basel, S 51–65

Fischer P-A, Baas H, Hefner R (1990) Treatment of parkinsonian tremor with clozapine. J Neural Transm (P-D Sect) 2: 233–238

Hornykiewicz O (1974) The mechanism of action of L-Dopa in Parkinson's disease. Life Sci 15: 1249–1259

Knoll J (1987) R-(-)Deprenyl (Selegiline, Movergan®) facilitates the activity of the nigrostriatal dopaminergic neuron. J Neural Transm [Suppl] 25: 45–66

Koller WC (ed) (1987) Handbook of Parkinson's disease. M Dekker, New York Basel

Kornhuber J, Bormann J, Retz W, Hübers M, Riederer P (1989) Memantine displaces (3H)MK-801 at therapeutic concentrations in postmortem human frontal cortex. Eur Pharmacol 166: 589–590

Lloyd KG (1977) Neurochemical compensation in Parkinson's disease. In: Lakke JPF, Korf J, Wesseling H (eds) Parkinson's disease, concepts and prospects. Excerpta Medica, Amsterdam Oxford, pp 61–72

Markham CH, Diamond SG (1981) Evidence of support early levodopa therapy in Parkinson's disease. Neurology 31: 125–131

Melamed E (1987) Mechanism of action of levodopa. In: Koller WC (ed) Handbook of Parkinson's disease. M Dekker, New York Basel, pp 355–370

Melamed E, Hefti F (1983) Mechanism of action of short-and long-term L-Dopa treatment in parkinsonism: role of the surviving nigrostriatal dopaminergic neurons. Adv Neurol 40: 149–157

Muenter MD (1984) Should levodopa therapy be started early or late? Can J Neurol Sci 11: 195–199

Ordenstein L (1987) Sur la Parolysie Agititante et la Sclerose on Plaque Generalisee. E Martinet, Paris

Parkinson J (1817) An essay on the shaking palsy. Sherwood, Neely and Jones, London

Parkinson Study Group (1989a) DATATOP: a multicenter controlled clinical trial in early Parkinson's disease. Arch Neurol 46: 1052–1060

Parkinson Study Group (1989b) Effect of deprenyl on the progression of disability in early Parkinson's disease. N Engl J Med 321: 1364–1371

Russ M, Fischer P-A (1990) Vergleichende Untersuchungen zur intellektuellen Leistungsfähigkeit von Parkinson-Patienten. Nervenarzt 61: 88–93

Schneider E, Bressel M (1988) Behandlung von Harnblasenentleerungsstörungen beim Parkinson-Syndrom. In: Fischer P-A (Hrsg) Modifizierende Faktoren bei der Parkinson-Therapie. Editiones Roche, Basel, S 221–232

Schneider E, Fischer P-A, Jacobi P, Grotz A (1984) Exogene Psychosen beim Parkinson-Syndrom. Häufigkeit und Entstehungsbedingungen. Fortschr Neurol Psychiat 52: 207–214

Scholz E, Dichgans J (1985) Medikamentöse Behandlung exogener Psychosen beim Parkinson-Syndrom mit Clozapin (Leponex®) und Fluperlapin. In: Schnaberth G, Auff E (Hrsg) Das Parkinson-Syndrom. Wissensch Dienst Roche, Wien, S 289–294

Schwab RS, England AC, Poskanzer DC, Young RR (1969) Amantadine in the treatment of Parkinson's disease. JAMA 208: 1168–1170

Sigwald J, Bevet D, Dumont G (1946) Le traitement de la maladie de Parkinson par le chlorhydrate de diéthylaminoethyl-N-thiodiphénylalanine. Rev Neurol 78: 581

Tetrud J W, Langston J W (1989) The effect of deprenyl (selegiline) on the natural history of Parkinson's disease. Science 245: 519–522

Wesemann W (1984) Aspekte zum Wirkungsmechanismus von Amantadinen. In: Danielczyk W, Wesemann W (Hrsg) Amantadin Workshop. Edition Materia Medica, Gräfelfing, S 15–23

Yahr MD (1985) Aspekte zur Pathogenese und Behandlung des Parkinsonismus. In: Riederer P, Umek H (Hrsg) L-Dopa-Substitution der Parkinson-Krankheit. Springer, Wien New York, S 97–104

Neuro-Psychopharmaka, Bd. 5
Riederer P. / Laux G. / Pöldinger W. (Hrsg.)

2

Anticholinergika

Einleitung
Pharmakologie
Neurochemie, Wirkmechanismus

H. Przuntek

Einleitung

LOEWI und NAVRATIL hatten 1926 nachgewiesen, daß der Stoff Parasympathin mit Acetylcholin identisch sei. DALE konnte bereits im Jahre 1914 zeigen, daß die cholinerge Wirksamkeit einerseits mit Nikotin und andererseits mit Muskarin nachzuahmen sei. Er vermutete, daß es unterschiedliche Rezeptoren für Acetylcholin geben müsse. Lange vor den Entdeckungen LOEWIS und DALES wurden anticholinerg wirksame Substanzen verwendet, wie sich später herausstellte.
Präparationen des Nachtschattengewächses Atropa belladonna wurden bereits seit 2000 Jahren entweder als Medikament, als Gift oder als Kosmetikum appliziert. In Indien behandelte man hiermit das Asthma bronchiale. In Europa dienten Atropa belladonna-Tinkturen einerseits als Gift, andererseits wurden Extrakte von Atropa belladonna zu kosmetischen Zwecken benutzt, um die Pupillen junger Frauen zu erweitern. Belladonna-Alkaloide wurden auch gegeben, um zumindest zeitweise das Vergessen zu fördern. ORDENSTEIN (1867) nutzte die Entdeckung HEIDENHAINS, daß die Speichelsekretion durch Atropin eingeschränkt werden könne und behandelte 1887 Parkinsonpatienten mit einer Tinktur aus Atropa belladonna, um den quälenden Speichelfluß von Parkinsonpatienten zu mildern. Hierbei beobachtete er, daß Atropa belladonna-Tinkturen sich auch positiv auf den Tremor auswirkten.
Lange bevor man wußte, daß es überhaupt cholinerge Neurone im Gehirn gäbe und daß Acetylcholin eine Nervenüberträgersubstanz sei, waren bereits um die Wende des 20. Jahrhunderts die Belladonna-Alkaloide in der Therapie extrapyramidal-motorischer Störungen eingeführt (FABING und ZELIGS 1941, PRICE und MERRITT 1941). Darüberhinaus wurde seit Tausenden von Jahren das die cholinerge neuromuskuläre Endplatte blockierende Substrat Curare als Pfeilgift verwendet.

Der Begriff Anticholinergika ist entsprechend der wechselvollen Geschichte um das Wissen des Acetylcholins sehr unscharf definiert. Stattdessen wird heute auch noch der Ausdruck Parasympatholytikum angewandt, genauer scheint uns aber der Begriff **M-Cholinorezeptorenblocker**, da die in der Parkinson-Therapie verwendeten Substanzen die Muskarinrezeptoren blockieren. Unterschieden werden im wesentlichen Alkaloide, synthetische Parasympatholytika und quartäre Ammoniumverbindungen mit Ganglienblockadeeffekt, wie zum Beispiel Atropin, Scopolamin, Homatropin, Tropicamid, N-Methyl-Atropin, N-Methyl- und Butylscopolamin.

2.1 Pharmakologie

2.1.1 Pharmakokinetik

Die Pharmakokinetik der Antimuskarinergika ist im allgemeinen schlecht belegt, da die meisten Anticholinergika vor etwa 30 Jahren in die Klinik eingeführt wurden und zur damaligen Zeit hauptsächlich die Wirksamkeit dieser Substrate an klinischen Studien belegt wurde. Es kommt weiterhin hinzu, daß eine Reihe von pharmakokinetischen Studien mit radioaktiv markierten Substanzen durchgeführt wurde und daß die Messung der Radioaktivität nicht immer der Messung des Substrates selber entsprach. Am besten belegt sind die pharmakokinetischen Daten für Biperiden. Hier zeigen sich zum Teil erhebliche Wirkungsschwankungen, je nachdem ob man jüngere Patienten oder älterere Patienten untersucht, mit Schwankungsbreiten zwischen 11 und 36 Stunden. Auffällig ist eine relativ kurze t_{max}-Zeit bei relativ langer Halbwertszeit, was bedeutet, daß besonders bei Anfluten des Präparates Nebenwirkungen zu erwarten sind. Aus diesem Grunde sind bei den bedeutendsten Anticholinergika, nämlich dem Biperiden und Trihexyphenidyl, Retardierungen vorgenommen worden. Die einzelnen pharmakokinetischen Daten sind der Tabelle 2.1.1 zu entnehmen (Grimaldi et al. 1986, Hollmann et al. 1987).

2.1.2 Experimentelle und klinische Pharmakologie

Die M-Cholinorezeptorenblocker weisen entsprechend der unterschiedlichen Affinität zu den unterschiedlichen Rezeptoren Wirkungen wie Zunahme der Herzfrequenz, Verkürzung der atrioventrikulären Überleitung, Vasodilatation der Haut, Hemmung der Speichel- und Magensaftsekretion sowie Dämpfung der Magendarmmotilität, eine Erniedrigung des Blasenwandtonus und Erhöhung des Tonus des Blasensphinkters, auch weiterhin Tonuserniedrigung der Gallenblasenmuskulatur und einer Bronchodilatation sowie eine Senkung der Bronchialsekretion auf. Weiterhin führen Parasympatholytika zu einer Erschlaffung des Musculus sphinkter pupillae und Steigerung des Augeninnendruckes sowie zu einer gestörten Akkommodation. Darüberhinaus ist die Schweißsekretion gehemmt. Es kann zu einer Erregung des zentralen Nervensystems, zu Halluzinationen und zu einer Dämpfung des parkinsontypischen Ruhetremors führen.

Die nikotinergen und muskarinergen Rezeptoren unterscheiden sich grundsätzlich dadurch, daß die nikotinergen Rezeptoren sehr schnell eine Potentialänderung, die muskarinergen Rezeptoren langsamer eine Potentialänderung bedingen (Larson et al. 1991, Whittaker 1988).

Tabelle 2.1.1. Pharmakokinetik – Daten von Anticholinergika

Substanz	mittlere Tagesdosis	Applikationsform		HWZ	t_{max}	c_{max}	Wirkdauer
Biperiden-HCl Biperidenlactat	6–8 mg	Tabl. Drg. Amp.	2 mg 4 mg 5 mg	(i.v. 1 mg) 24,3 h oral jüng. Pat. (4 mg) 11–21 h oral ält. Pat. (4 mg) 23–36 h	0,8–0,9 h	1,6–7,2 ng/ml	15 h 16 h
Benzatropinmesilat	2–6 mg	Tabl.	2 mg				6(–12) h
Bornaprin-HCl	8–12 mg	Tabl.	4 mg	(oral 2 mg) 30 h	1–2 h	9,5 ng/ml	
Metixen	 15–30 mg	Tabl. Bitabs.	5 mg 15 mg	x	x	x	60 h
Procyclidin-HCl	7,5–15 mg	Tabl. Amp.	5 mg 10 mg	(oral) 12,6±4,5 h		(oral) 116±39,2 ng/ml	
Trihexyphenidyl	6–15 mg	Tabl.	2 mg 5 mg 5 mg	8,7–13 h 10,1 h			15(–50) h

HWZ Eliminationshalbwertszeit, c_{max} maximale Plasmakonzentration, t_{max} Zeit zwischen Verabreichung und Erreichen der max. Plasmakonzentration, x Nach Angabe der Herstellerfirma nicht bekannt

Acetylcholinrezeptoren

Wie bereits oben besprochen, sind nach der grundsätzlichen Einteilung von Sir Henry Dale muskarinerge und nikotinerge Acetylcholinrezeptoren zu unterscheiden.

Die Annahme Sir Henry Dales, daß es sich um verschiedene Acetylcholinrezeptoren handeln könne, wurde weiterhin durch die Beobachtung bestärkt, daß die muskarinergen Rezeptoren durch Atropin und die nikotinergen Rezeptoren durch D-Tubocurarin gehemmt werden konnten. Weiterhin fand man, daß nikotinerge Rezeptoren in der neuromuskulären Endplatte, die auch als N_1-Rezeptoren bezeichnet werden, eine Selektivität gegenüber Phenyltrimethylammonium als Agonisten aufweisen. Nikotinerge Rezeptoren in den Ganglien (N_2-Rezeptoren) werden vornehmlich durch Tetramethylammonium stimuliert und durch Trimethaphan blockiert.

Die nikotinergen Acetylcholinrezeptoren sind am besten und am längsten analysiert. Sie bestehen aus mehreren sogenannten Untereinheiten, die eine unterschiedliche Aminosäurensequenz aufweisen. Es werden die Untereinheiten Alpha, Beta, Gamma und Delta unterschieden, wobei die Rezeptoren des Gehirns und der Peripherie eine ungleiche Zusammensetzung von Untereinheiten im Rezeptor aufweisen. Während der Depolarisation des Rezeptors wird spannungsabhängig ein Natriumkanal aktiviert (Whittaker 1988).

Für die Therapie des Morbus Parkinson sind die nikotinergen Rezeptoren von untergeordneter Bedeutung.

Es bleibt auch festzuhalten, daß die muskarinergen und nikotinergen Rezeptoren strukturell und funktionell sehr unterschiedlich sind. Der nikotinerge Rezeptor ähnelt in seiner Funktion als Ionenkanalrezeptor eher dem Rezeptor für Gamma-Aminobuttersäure denn dem muskarinergen Rezeptor. Der muskarinerge Rezeptor auf der anderen Seite ist in seiner Funktion eher dem adrenergen Rezeptor verwandt. Bei der Stimulation des muskarinergen Rezeptors ist eine Signalübertragung durch Interaktion mit dem G-Protein erforderlich. Die Interaktion mit den G-Proteinen führt dazu, daß der Rezeptor deutlich langsamer aktiviert wird als der nikotinerge Rezeptor.

Die zelluläre Antwort auf die Stimulation des muskarinergen Rezeptors hin schließt die Inhibition der Adenylzyklasse, die Stimulation der Phospholipase C und die Aktivierung von Kaliumkanälen ein.

Sowohl die Hemmung der Adenylzyklase als auch die Stimulation der Phospholipase C und die Aktivierung der Kaliumkanäle erfolgt in der Zellmembran. Diese bedingen möglicherweise innerhalb der Zelle eine Änderung des Calcium^{2+}, Cyclo-AMP-Gehaltes und eine Phosphorylierung von Proteinen.

Muskarinerge Acetylcholinrezeptoren werden besonders im zentralen Nervensystem, im Herzen, im Gastrointestinaltrakt, in der Speicheldrüse, in Erythozyten und T-Lymphozyten sowie im Auge nachgewiesen.

Bei Muskarinrezeptoren handelt es sich um ein in die Zellmembran integriertes Membraneiweiß. Der Rezeptor ist aus dem Extrazellulärraum für muskarinerge Liganden zugänglich. Aufgrund pharmakologischer Untersuchungen werden vor allem M_1- und M_2-Rezeptoren mit ihren Untertypen M_1-Alpha, M_1-Beta, M_2-Alpha und M_2-Beta unterschieden.

M_1-Alpha-Rezeptoren werden vorwiegend im Hippocampus nachgewiesen, M_1-Beta-Rezeptoren in autonomen Ganglien, im Cortex cerebri, im Hippocampus und im Corpus striatum. Die M_2-Rezeptoren finden sich vor allem in peripheren Effektororganen, aber auch in verschiedenen Hirngebieten. Die M_2-Alpha-Rezeptoren finden sich vor allem im Herzen, in glatter Muskulatur sowie im Cortex cerebri, im Cerebellum, Hypothalamus und in der Medulla oblongata. Die M_2-Beta-Rezeptoren finden sich vor allem in exogenen und endokrinen Drüsen, in glatter Muskulatur und im Cortex cerebri sowie im Striatum und Hippocampus. BRANN und Mitarbeiter (1988) fanden darüberhinaus ein weiteres M_1-Rezeptorprotein, das sich von den bisher gefundenen Rezeptoren unterscheidet. Dieses kommt in besonders hoher Konzentration im Corpus striatum vor.

Molekularbiologische Untersuchungen ergeben aufgrund von Genstrukturanalysen Hinweise für weitere Subtypen muskarinerger Rezeptoren. Diese werden im Gegensatz zu den pharmakologisch definierten Rezeptoren m_1-, m_2-, m_3-, m_4-Rezeptoren genannt. Die funktionelle Bedeutung der Subtypen und ihre Interaktion mit den unterschiedlichen G-Proteinen ist nicht ausreichend abgeklärt (EGLER und WHITING 1986).

Die pharmakologische Differenzierung zwischen M_1- und M_2-Rezeptoren erfolgte vor allem durch die Affinitätsmessung von Pirenzepin an muskarinergen Rezeptoren. Pirenzepin hat eine sehr hohe Affinität zu den muskarinergen Rezeptoren des Cortex cerebri, des Hippocampus und der Ganglien. Diese Rezeptoren wurden M_1-Rezeptoren genannt. Die Bindungsaffinität zu Herz, Drüsen, glatter Muskulatur und zu denen des Zerebellums ist um das 30- bis 50-fache geringer. Diese Rezeptoren wurden M_2-Rezeptoren genannt.

Die Frage, inwieweit sich M_1- und M_2-Rezeptoren funktionell unterscheiden, ist bislang nicht eindeutig geklärt. Es wird vermutet, daß Pirenzepin möglicherweise die Phosphoinositidwirkung an M_1-Rezeptoren in niedrigeren Dosen hemmt als an M_2-Rezeptoren (AVISSAR und SCHREIBER 1989, BIRDSALL et al. 1987, BRANN et al. 1988, BURKE 1986, DALE 1914, FREEDMAN et al. 1988, KERLAVAGE et al. 1987, LARSON et al. 1991).

Antimuskarinergika und zentralnervöse Effekte

Noch in den Jahren 1916 bis 1926, als die Zahl der Parkinsonpatienten infolge der Encephalitis lethargica-Epidemie erheblich zunahm, galten die Belladonna-Alkaloide als die beste Behandlungsmöglichkeit extrapyramidaler Erkrankungen (FABING und ZELIGS 1941). Außer bei Tremor und Rigor wurden Belladonna-Alkaloide auch bei oculogyren Krisen, dem Torticollis spasmodicus, der Dystonie und den Myoklonien, welche in den postencephalitischen Phasen besonders häufig beobachtet wurden, verwandt. Aber sowohl wegen peripherer wie auch zentralnervöser Nebenwirkungen der Belladonna-Alkaloide, wie Mundtrockenheit, Harnsperre, Tachyarrhythmie, Obstipation, Verschwommensehen, Gedächtniseinbußen und toxischem Delir suchte man während der 40-er und 50-er Jahre dieses Jahrhunderts nach nebenwirkungsärmeren synthetischen Anticholinergika, von denen man sich eine bessere Dosierbarkeit und weniger Nebenwirkungen erhoffte. Es wurden vor allem Substanzen wie Benzatropinmesilat, Trihexyphenidyl, Biperiden und später auch Bornaprin eingeführt. Darüberhinaus wurden anticholinerg wirksame Substanzen aus der Antihistaminika-Reihe, wie Orphenadrin, Chlorphenoxamin und Diphenhydramin benutzt. Trotz des enormen Wissens über das cholinerge System, gibt es im Vergleich zur Antiparkinsontherapie mit L-Dopa, den Dopaminergika und MAO-B-Hemmern wenig vergleichbare, gute Therapiestudien mit anticholinergen Substanzen. Vor allem ist wenig Gesichertes zur Effizienz der Langzeittherapie und der Abschätzung einer optimalen Kombinationstherapie bekannt (MARSDEN 1976).

Die Anticholinergika, die als Antiparkinsonmittel verwendet werden, sind in erster Linie Antimuskarinergika (MARSDEN 1976). Es sind Biperiden, Trihexyphenidyl, Metixen, Benzatropin, Bornaprin und Procyclidin (MARSDEN 1976). Es konnte zumindest für Biperiden und Trihexyphenidyl nachgewiesen werden, daß diese eine sehr hohe Affinität zum M_1-Rezeptor haben, eine relativ geringe Affinität zum M_2-Alpha-Rezeptor und eine mittelgradige Affinität zum M_2-Beta-Rezeptor. Dies bedeutet, daß die kardiogene Wirkung der in der Parkinsontherapie verwendeten Antimuskarinergika Trihexyphenidyl und Biperiden eher gering ist und sie ohne erhebliche kardiale Nebenwirkungen verwendet werden können (BURKE 1986, ELTZE und FIGALA 1988, LARSON et al. 1991, SYVAELAHTI 1988).

2.2 Neurochemie, Wirkmechanismus

Acetylcholin als zerebraler Neurotransmitter kommt vor allem im Nucleus caudatus, Putamen, Nucleus interpeduncularis, Tuberculum olfactorium, Nucleus accumbens, Nucleus basalis Meynert, in der Amygdala und in den motorischen Hirnnervenkernen vor. Peripher erscheint Acetylcholin in der glatten Muskulatur im Bereich der motorischen Endplatte, in den Drüsen und hier insbesondere in der Speicheldrüse und im Bereich des Auges. Da es schwierig ist, Acetylcholin selbst nachzuweisen, wird meist die Aktivität der Acetylcholintransferase des Cholin acteylierenden Enzyms bestimmt. Die Aktivität der Acetylcholintransferase korreliert in der Regel mit dem Acetylcholingehalt der einzelnen Hirnabschnitte.

Das Verhältnis von Cholinacetyltransferase im Vergleich von Nucleus caudatus und Putamen zum Neocortex beträgt 10:1, während das Verhältnis der Rezeptorendichte für cholinerge Rezeptoren für Nucleus caudatus und Putamen im Vergleich zum Neocortex nur 1,2:1 beträgt. Dies bedeutet, daß die Verteilung der cholinergen Rezeptoren nicht parallel zum Acetylcholingehalt des Gehirns verläuft. Eine hohe Rezeptorendichte wird vor allem im Hippocampus, im Nucleus olfactorius, im Neocortex, in der Amygdala und im Striatum gefunden.

Die cholinerge Aktivität im Neocortex ist hauptsächlich extrinsischen Ursprungs, d. h. daß cholinerge Neurone von außerhalb in die Hirnrinde ziehen, während wir im Striatum vor allem von einer intrinsischen Aktivität ausgehen müssen. Das bedeutet, daß hier die Interneuronendichte sehr hoch ist (AVISSAR und SCHREIBER 1989, FELDBERG 1945, NORDBERG et al. 1985).

NASHOLD konnte bereits 1959 nachweisen, daß die stereotaktisch geführte Injektion von Acetylcholin in den Globus pallidus eine Verstärkung des Parkinsontremors auf der kontralateralen Seite hervorrief. Die Injektion eines muskarinergen Anticholinergikums reduzierte den Tremor. MARSHALL und SCHNEIDIN (1966) beobachteten, daß Atropin den nikotininduzierten Tremor nicht beeinflußte, wohl aber einen Effekt auf den Parkinsontremor hatte. Dies bedeutet, daß die anticholinerge Wirkung auf das Parkinsonsyndrom am ehesten über das zentral-nervöse muskarinerge System vermittelt wird. Es ist davon auszugehen, daß die medikamentöse Wirkung der M-Cholinorezeptorblocker über eine Hemmung der muskarinergen Rezeptoren im Gehirn zustandekommt.

Literatur

AVISSAR S, SCHREIBER G (1989) Muscarinic receptor subclassification and G-proteins; significance for lithium action in affective disorders and for the treatment of the extrapyramidal side effects of neuroleptics. Biol Psychiatry 26: 113–130

BIRDSALL NJM, HULME EC, KROMER W, PECK BS, STOCKRON JM, ZIGMOND MJ (1987) Two drug binding sites on muscarinic receptors. In: BRILEY M, KATO A, WEBER M (eds) New concepts in Alzheimer's disease. MacMillan, London New York, pp 103–121

BRANN MR, BUCKLEY NJ, BONNER TI (1988) The striatum and cerebral cortex express different muscarine receptor mRNAs. FEBS Lett 230: 90–94

BURKE RE, FAHN S (1982) Pharmacokinetics of trihexyphenidyl after acute and chronic administration. Ann Neurol 12: 94

DALE HH (1914) The action of certain esters and ethers of choline and their relation to muscarine. J Pharmacol Exp Ther 6: 147–190

EGLER RM, WHITING RL (1986) Muscarine receptor subtypes: a critique of the current classification and a proposal for a working nomenclature. J Auton Pharmacol 5: 323–346

ELTZE M, FIGALA V (1988) Affinity and selectivity of biperiden enantiomers for muscarinic receptor subtypes. Eur J Pharmacol 158: 11–19

EVERETT GM, BLOCKUS LE, SHEPPARD IM (1956) Tremor induced by tremonine and its antagonism by antiparkinsonian drugs. Science 124: 79

FABING HD, ZELIGS MA (1941) Treatment of the post encephalitic parkinsonism syndrome with dessicated white wine extract of U.S.P. belladonna root. JAMA 117: 332–334

FELDBERG W (1945) Present views on the mode of action of acetylcholine in central nervous system. Physiol Rev 25: 596–642

FREEDMAN SB, BEER MS, HARLEY EA (1988) Muscarinic M_1, M_2 receptor binding. Relationship with functional efficacy. Eur J Pharmacol 155: 133–142

GRIMALDI R, PERUCCA E, RUBERTO G, GELMI C, TRIMARCHI F, HOLLMANN M, CREMA A (1986) Pharmacokinetic and pharmadynamic studies following the intravenous and oral administration of the antiparkinsonian drug biperiden to normal subjects. Eur J Clin Pharmacol 29: 735–737

HOLLMANN M, MÜLLER-PELTZER H, GREGER G, BRODE E, PERUCCA E, GRIMALDI R, CREMA A (1987) Pharmacokinetic-dynamic study on different oral biperiden formulations in volunteers. Pharmacopsychiatry 20: 72–77

KERLAVAGE AR, FRASER CM, VENTER JC (1987) Muscarine cholinergic receptor structure: molecular biological support for subtypes. Trends Pharmacol Sci 8: 426–431

LARSON EW, PFENNIG MA, RICHELSON E (1991) Selectivity of antimuscarinic compounds for muscarinic receptors of human brain and heart. Psychopharmacology 103: 162–165

LOEWI O, NAVRATIL E (1926) Über hormorale Übertragbarkeit der Herzenwirkung. Über das Schicksal des Vagusstoffes. Pflügers Arch Ges Physiol 214: 678–688

MARSDEN CD (1976) Advances in the management of Parkinson's disease. Scott Med J 21: 139–148

MARSHALL J, SCHNEIDIN H (1966) Effects of adrenaline, noradrenaline, atropine and nicotine on some types of human tremor. J Neurol Neurosurg Psychiatry 29: 214–218

NASHOLD BS (1959) Cholinergic stimulation of globus pallidus in man. Proc Soc Esp Biol Med NY 101: 68–69

NATHANSON NM (1987) Molecular properties of the muscarinic acetylcholine receptor. Ann Rev Neurosci 10: 195–236

NORDBERG A, NYBERG P, WINDBLAD B (1985) Topographic distribution of choline acetyltransferase activity and mucarinic and nicotinic receptors in Parkinson brains. Neurochem Pathol 3: 223–236

ORDENSTEIN L (1867) Sur la paralysie agitante et la sclérose en plaque generalisé. Martinet, Paris

PRICE JC, MERRITT HH (1941) The treatment of parkinsonism: results obtained with wine of Bulgarian belladonna and alkaloids of U.S.P. belladonna. JAMA 117: 335–337

SYVAELAHTI EK, KUNELIUS R, LAUREN L (1988) Effects of antiparkinsonian drugs on muscarinic receptor binding in rat brain, heart and lung. Pharmacol Toxicol 62: 90–94

WHITTAKER VP (1988) The cholinergic synapse. Handbook Exp Pharmacol 86

2.3 Klinik

G. Ulm

2.3.1 Indikation

Die Wirksamkeit von Anticholinergika ist für alle Formen des Parkinson-Syndroms nachgewiesen, einschließlich des pharmako-induzierten Parkinsonbildes (GROSS und LANGENER 1962). Darüber hinaus werden Anticholinergika zur Dämpfung unterschiedlicher Tremorformen eingesetzt. Sie wirken am besten auf die sogenannte Überschußsymptomatik (Tremor und Rigor) (STRANG 1965, LERNER 1956, MONTUSHI et al. 1952, SCHWAB und CHAFETZ 1955, ZIER und DOSHAY 1957), weniger auf die Akinese, obwohl auch für diese eine gewisse Beeinflussung gezeigt werden konnte (SCHNEIDER et al. 1983). Zur Behandlung vegetativer Störungen, vor allem Hyperhidrosis und Hypersalivation sind sie unerläßlich. Beim heute kaum noch zu beobachtenden postencephalitischen Parkinson-Syndrom können oculogyrische Krisen zum Abklingen gebracht werden. Da nachgewiesen werden konnte, daß bei Parkinson-Patienten die Speichelbildung an sich normal, eher vermindert ist, die Vermehrung des Speichels nur durch eine Schluckstörung vorgetäuscht wird, bei der das "unbewußte Wegschlukken des Speichels" des Gesunden nicht mehr ungestört abläuft, kann auch auf diesem Gebiet von einer guten Beeinflussung der Akinese durch Anticholinergika gesprochen werden (ENZENSBERGER et al. 1984). Ein frühzeitiger Einsatz mit hoher Dosierung ist vor allem beim postencephalitische Parkinson-Patienten indiziert.

Bei dem derzeit vorherrschenden idiopathischen Bild ist Zurückhaltung geboten, da die Förderung dementieller Entwicklungen noch nicht abschließend geklärt ist (SCHNEIDER et al. 1982, ULM 1988, PORTIN und RINNE 1984, AHRENDT et al. 1983). Die Anticholinergika werden bei Parkinson-Patienten in der Regel als Adjuvans zu anderen Antiparkinsonika eingesetzt, vor allem wenn der Tremor nicht ausreichend gedämpft werden kann oder bei leichtem Rest-Rigor. Ihre Wirksamkeit bei mit L-Dopa behandelten Parkinson-Patienten konnte durch Entzugsstudien belegt werden (HORROCKS et al. 1973, HUGHES et al. 1971, SCHNEIDER et al. 1983). Als Monotherapie werden sie nur in Ausnahmefällen für einige Zeit initial ausreichen. Ihr Einsatz in dieser Form ist gerechtfertigt, wenn der Tremor führendes Symptom ist oder vegetative Zeichen dominieren. Überraschend ist gelegentlich die gute Wirkung von Anticholinergika bei Fluktuationen, speziell der End-of-dose-Akinese.

Auch der Einsatz von Anticholinergika bei anderen Tremorformen, besonders dem senilen, essentiellen und habituellen, ist einen Versuch wert (GUINENA et al. 1963, HARTMANN-V. MONAKOW 1960, STEINBRECHER 1973, TOPALOGLU 1977, VOLLES und FRIEDRICH 1983). Etwa 70 bis 80% der Patienten zeigen zumindest eine leichte Tremordämpfung. Eine Beeinflussung cerebellarer Tremorformen hingegen ist nicht zu erwarten.

Ein medikamentös induziertes Parkinson-Syndrom sowie dystone Symptome nach

Neuroleptika-Gabe lassen sich durch die gleichzeitige Gabe eines Anticholinergikums statistisch signifikant reduzieren.

2.3.2 Dosierung

Das Ansprechen auf ein bestimmtes Anticholinergikum ist individuell unterschiedlich, so daß die Auswahl subjektiv ist und das optimale Präparat durch Ausprobieren gefunden werden muß. Die Unterschiede in der Wirksamkeit sind theoretisch nicht zu begründen, entsprechen aber allgemeiner langjähriger klinischer Erfahrung.
Die Dosierung muß einschleichend, vorsichtig vorgenommen werden. Eine möglichst niedrige, aber wirksame Dosis ist anzustreben. Im allgemeinen reicht die zwei- bis dreimalige Gabe eines bestimmten Präparates am Tage aus, gelegentlich auch eine morgendliche Einmaldosis, wobei diese auf den Beipackzetteln angegebenen Durchschnittsdosierungen durchaus unterschritten werden können. Hohe Dosierungen, wie etwa Mexiten-Bitab mit Retardwirkung, sind nur in Ausnahmefällen notwendig. Die Behandlung von Schluckstörungen bedarf in den meisten Fällen initial einer Injektionslösung, wobei Biperiden oder Procyclidin wahlweise in Frage kommen.

2.3.3 Unerwünschte Wirkungen, Kontraindikationen, Überdosierungen

Die Reihe der Nebenwirkungen von Anticholinergika ist z. T. relativ hoch, ihr Einsatz daher, gerade bei älteren Menschen beschränkt (Tabelle 2.3.1). Die Möglichkeit der Förderung von dementiellen Prozessen bei Langzeittherapie muß immer mitbedacht werden, so daß auch hier Zurückhaltung und niedrige Dosierungen notwendig sind.
Als **Kontraindikationen** gelten Engwinkel-Glaukom wegen der Gefahr einer Erblindung, Prostata-Hypertrophie, Darm-Atonie, Myasthenia gravis pseudoparalytica, mechanische Stenosen im Magen-Darm-Bereich, Tachykardie, Tachyarrhythmie und Megacolon.
In der Praxis stellt die Prostata-Hypertrophie mit der Gefahr der Harnretention bei älteren Menschen die Hauptkontraindikation dar. Ob jedoch ein totaler Verzicht notwendig ist, muß ausgetestet werden. Gelegentlich ist ein Einsatz in kleiner Dosierung doch möglich und für die Gesamtsituation hilfreich. Dasselbe gilt für das Vorliegen eines Engwinkel-Glaukoms. Es muß nicht unbedingt zum totalen Verzicht auf diese Medikamenten-Gruppe führen. Bei augenärztlicher Kontrolle des Augenhintergrunds und des Augeninnendrucks ist eine Behandlung mit Anticholinergika in vielen Fällen durchaus möglich. Herzrhythmusstörungen bedürfen internistischer Mitbetreuung.
Relativ harmlose Nebenwirkungen, die jedoch subjektiv als sehr störend empfunden werden können, sind Mundtrockenheit, Akkommodationsstörungen sowie Obstipation. Bei berufstätigen Patienten, die viel sprechen müssen, kann bereits eine verstärkte Mundtrockenheit zum Verzicht des Präparates führen. Akkommodationsstörungen klingen fast immer nach einigen Tagen ab oder bessern sich zumindest. Die Obstipation kann, trotz entsprechender Gegenmaßnahmen, so gravierend werden, daß die Behandlung mit einem Anticholinergikum abgebrochen werden muß.
Durch L-Dopa verursachte Hyperkinesen können durch Anticholinergika verstärkt werden (Birket-Smith 1975), selten sind Dyskinesien im orofazialen Bereich (Fahn und David 1972) und den Extremitäten (Birket-Smith 1974). Wie alle potenten Antiparkinsonika können auch Anticholinergika zu psychischen Nebenwirkungen, insbesondere zu Verwirrtheitszuständen und paranoid-halluzinatorischen Symptomen führen. Patienten im höheren Lebensalter und solche mit einer hirnorganischen Leistungsbeein-

trächtigung und Hirnatrophie sind besonders gefährdet (Schneider et al. 1982). Eine häufigere oder intensivere Auslösung psychischer Nebenwirkungen durch Anticholinergika gegenüber anderen Antiparkinson-Präparaten liegt jedoch nicht vor (Ulm 1988). Vereinzelt sind auch zerebrale Krämpfe beschrieben worden, ebenso wie die Aktivierung von subklinischen Krampfaktivitäten bei Patienten mit Temporallappen-Anfällen (Vas et al. 1967).

Plötzliches Absetzen von Anticholinergika kann zur Auslösung akinetischer Krisen sowie psychischer Symptome in Form von Angst, Verwirrtheitszuständen und Halluzinationen führen. Das Entzugssyndrom geht außerdem mit orthostatischer Hypotonie und Tachykardie einher (McInnis und Petursson 1985). Häufige diesbezügliche Gefährdungen bestehen bei operativen Eingriffen und den dazu notwendigen Narkosen (Kapp 1988).

Ein **Mißbrauch** von Anticholinergika ist für Parkinson-Patienten nicht bekannt. Der euphorisierende Effekt dieser Mittel kann jedoch bei Patienten mit endogenen Psychosen oder anderen Süchtigen zum Abusus führen (Pullen et al. 1984, Coid und Strang

Tabelle 2.3.1. Typische Nebenwirkungen von Anticholinergika (> 1% der Patienten)

Benzatropin (n=101)	Mundtrockenheit (10,8%) >> Verwirrtheit, Halluzinationen (3,9%) > Erythem (2,9%) > Denkstörungen/Benommenheit sowie Akkommodationsstörungen (1,9%)	Keller (1960)
Biperiden (n=3069)	Mundtrockenheit (1,6%)	Brandt und Brandt (1956) Gerstenbrand und Tschabitscher (1958) Kline und Mason (1974) Magnus (1980) Timberlake und England (1961)
Mexiten (n=372)	Verwirrtheit/Halluzinationen (1,1%)	Volles und Friedrich (1983)
Pridinol (n=297)	Schwindel (1,3%), Mundtrockenheit (1,0%), Übelkeit/Erbrechen (1,0%)	Deze (1974) Kulisiewicz (1963)
Procyclidin (n=54)	Mundtrockenheit (9,3%) > Akkommodationsstörungen (3,7%)	Magnus (1980)
Trihexyphenidyl (n=287)	Mundtrockenheit (10,0%) > Akkommodationsstörungen (8,6%) > Übelkeit/Erbrechen (6,9%) > Verwirrtheit/Halluzinationen (4,8%) >> Denkstörungen (3,1%) > Obstipation, Gewichtsverlust, Persönlichkeitsveränderung (1,7%) > Schwindel (1,4%) > Harnretention (1,0%)	Parkes et al. (1974)

1982, McGucken et al. 1985). **Toxische Dosen** zeigen sich in entsprechender Symptomatik, wie gerötetes Gesicht, Erregung, Verwirrtheit, trockene Haut, Fieber, Pupillen-Erweiterung, Tachykardie, Arrhythmie, Tachypnoe, gelegentlich mit Koma und klonischen Zuckungen, Hyperreflexie und Babinski-Phänomen (Johnson et al. 1981, Meier 1973). Der Tod kann infolge von Atem- und Herzstillstand eintreten.

Intoxikationen müssen unter intensiv-medizinischen Bedingungen überwacht werden. Physostigmin in einer Dosierung von 2 mg kann intravenös im Abstand von zwei bis drei Stunden verabfolgt werden und wirkt zentral den Nebenwirkungen entgegen. Die Abnahme der Herzfrequenz ist ein guter Indikator für die Wirkung. Zusätzliche Sedierung mit Diazepam ist möglich, Physostigmin ist kontraindiziert bei starken hypotonen Reaktionen. Kommt es zu Überdosierung von Physostigmin, gekennzeichnet durch Bradykardie, gesteigerte Salivation und Durchfall, ggf. auch Krämpfe und Atemstörungen, ist die Injektion von Atropin (0,5 bis 1,0 mg) angezeigt. Bei Rhythmusstörungen kann zusätzlich die Gabe von Lidocain, Phenytoin oder Propranolol erforderlich werden (Dreisbach 1977, Johnson et al. 1981).

2.3.4 Interaktionen

Anticholinergika können die anticholinerge Nebenwirkung verschiedener Medikamentengruppen verstärken. Im Hinblick auf die Parkinson-Patienten sind es vor allem die Amantadine sowie tri- und tetrazyklische Antidepressiva. Daneben kommen Phenothiazine, Azophenothiazine und Thioxanthene in Frage sowie Antiarrhythmika, Antihistaminika und Spasmolytika (Scholz 1984). Die Magenentleerung kann verzögert werden und damit der Transport von Substanzen, deren Resorption im Dünndarm erfolgt, wie z.B. L-Dopa (Fregmalich und O'Doherty 1972).

2.3.5 Kontrolluntersuchungen

Kontrolluntersuchungen sind bei Risiko-Patienten erforderlich. Sie betreffen vor allem Kontrollen des Augeninnendrucks bei Glaukom-Patienten, Harnausscheidungen bei Patienten mit Prostata-Hypertrophie und EKG-Kontrollen bei Herzrhythmusstörungen verschiedener Art. Veränderungen der üblichen Laborparameter oder des Blutdrucks sind nicht zu erwarten.

2.3.6 Praktische Durchführung

Alle Anticholinergika stehen in oraler Form zur Verfügung, Biperiden und Procyclidin darüber hinaus in Injektionsform.

Die Dosierung ist sowohl beim Parkinson-Patienten mit idiopathischem oder postencephalischem Krankheitsbild als auch beim Neuroleptika-induzierten Parkinson-Syndrom individuell durch eine langsame Dosissteigerung zu ermitteln.

Im allgemeinen beginnt die Behandlung mit einer halben Tablette eines Präparates am Morgen. Es kann alle zwei bis drei Tage um eine weitere halbe Tablette gesteigert werden. Oftmals zeigen schon kleine Dosen (3×½Tabl. eines Präparates) eine deutliche Wirkung. Die Dosierung morgens-mittags-abends wird oft ausreichen. Liegt eine häufigere Einnahme anderer Präparate vor (z. B. bei Parkinson-Patienten mit Fluktuationen), ist es ratsamer, mehrere niedrige Einzeldosen zu geben, als wenige hochdosierte Einzelgaben zu verabreichen. Bei Patienten mit Neigung zu einem hirnorganischen Psychosyndrom muß gelegentlich auf eine abendliche Gabe verzichtet werden.

Wenn Schluckstörungen bei Parkinson-Patienten bestehen, empfiehlt sich eine morgendliche Injektion vor der ersten Mahlzeit. Zusätzlich kann das entsprechende Präparat im Laufe des Tages oral weitergegeben werden. Nach etwa fünf bis zehn Tagen kann auch die Injektion durch eine orale

Dosis ersetzt werden. I.v.- oder i.m.-Verabreichungen sind außerdem dann indiziert, wenn eine orale Aufnahme der Substanz nicht möglich ist oder akuten Nebenwirkungen von Neuroleptika schnell begegnet werden soll.
Zur Behandlung der nächtlichen Hyperhidrosis reicht meist eine einmalige orale Gabe zum Schlafengehen.
Insgesamt ist zu beachten, daß hohe Dosen hinsichtlich des therapeutischen Effekts mittleren nicht überlegen sind und bei dem Einsatz als Adjuvans, etwa im Rahmen der Parkinson-Therapie mit L-Dopa, hohe Dosen ohnehin nicht indiziert sind.

Literatur

Ahrendt T, Bigl V, Ahrendt A, Tennstedt A (1983) Loss of neurons in the nucleus basalis of Meynert in Alzheimer's disease, paralysis agitans and Korsakoff's disease. Acta Neuropathol 61: 101–108

Birket-Smith E (1974) Abnormal involuntary movements induced by anticholinergic therapy. Acta Neurol Scand 50: 801–811

Birket-Smith E (1975) Abnormal involuntary movements in relation to anticholinergic and levodopa therapy. Acta Neurol Scand 52: 158–160

Brandt W, Brandt G (1956) Zur Behandlung des Parkinson-Syndroms. Dtsch Med Wochenschr 81: 1013–1027

Coid J, Strang J (1982) Mania secondary to procyclidine ("Kemodrine") abuse. Br J Psychiatry 141: 81–84

Deze J (1974) Neue Möglichkeiten der Behandlung des Parkinson-Syndroms mit Parks-Plus. Med Welt 25: 663–667

Dreisbach RH (1977) Handbook of poisoning; diagnosis and treatment. Lange Medical Publications, Los Altos, pp 335–336

Enzensberger W, Hagenmüller E, Fischer P-A (1984) Störungen der Speichelsekretion und Dysphagie bei Parkinson-Kranken. Editiones Roche, 4. Frankfurter Symposion, S 253–266

Fahn S, David E (1972) Oro-facio-lingual dyskinesia due to anticholinergic medication. Trans Am Neurol Assoc 97: 277–279

Fremaglich I, O'Doherty DS (1972) Effect of gastric motility on Levodopa. Dis Syst 33: 624–625

Gerstenbrand F, Tschabitscher H (1958) Erfahrungen mit dem Antiparkinsonmittel Akineton. Wien Klin Wochenschr 15: 261–264

Gross H, Langener E (1962) The treatment of drug induced parkinsonism with procyclidine hydrochloride ("Kemadrin"). Wien Klin Wochenschr 74: 569–570

Guinena YH, KouRa F, Taher Y (1963) Tremarit therapy of parkinsonism. J Neurol Neurosurg Psychiatry 4: 83–90

Hartmann- von Monakor K (1960) Behandlung des Parkinson-Syndroms und des senilen Tremors mit einem neuen Thioxanthen-Derivat. Schweiz Med Wochenschr 90: 1070–1071

Horrocks PM, Vicary DJ, Rees JE, Parkes JD, Marsden CD (1973) Anticholinergic withdrawal and benzhexol treatment in Parkinson's disease. J Neurol Neurosurg Psychiatry 36: 939–941

Hughes CR, Polgar JG, Weightman D, Walton JN (1971) Levodopa in Parkinsonism: the effects of withdrawal of anticholinergics. Br Med J 1: 487–491

Johnson AL, Hollister LE, Berger PA (1981) The anticholinergic intoxication syndrome: diagnosis and treatment. J Clin Psychiatry 42: 313–317

Kapp W (1988) Anästhesie bei Morbus Parkinson "Diskussion". 6. Frankfurter Parkinson-Symposion, Februar 1988. Editiones Roche, S 201–208

Keller HH (1960) Cogentin, ein parkinsonwirksames Medikament mit verlängerter Wirkungsdauer. Münch Med Wochenschr 102: 695–697

Kline NS, Mason BT (1974) Biperiden (Akineton): effective prophylactic and therapeutic antiparkinsonian agent. Curr Ther Res 16: 838–843

Kulisiewicz T (1963) Klinische Beurteilung der Wirkung des Antiparkinson-Präparates Parks 12. Wien Med Wochenschr 113: 633–634

Lerner PF (1956) Kemadrin: a new drug for treatment of Parkinson's disease. J Nerv Ment Dis 123: 79–82

Magnus RV (1980) A comparison of biperiden hydrochloride (Akineton) and benzhexol (Artane) in the treatment of drug-induced par-

kinsonism. J Int Med Res 8: 343–346
McGucken RB, Caldwell J, Anthorl B (1985) Teenage procyclidine abuse. Lancet i: 1514
McInnis M, Petursson H (1985) Withdrawal of trihexyphenidyl. Acta Psychiatr Scand 71: 297–303
Meier V (1973) Intoxikationen durch Procyclidinhydrochlorid (Kemadrin). Schweiz Med Rundschau 62: 473–475
Montushi E, Phillips J, Prescott F, Green AF (1952) Kemadrin in postencephalitic parkinsonism. Lancet i: 583–585
Münnich JE (1966) Die Behandlung des arzneimittelbedingten Parkinsonoids mit einem Antiparkinsonikum in Retardform (Mexiten-Hydrochlorid). Med Welt 40: 2132–2135
Parkes JD, Baxter RC, Marsden CD, Rees JE (1974) Comparative trial of benzhexol, amantadine and levodopa in the treatment of Parkinson's disease. J Neurol Neurosurg Psychiatry 37: 422–426
Portin R, Rinne UK (1984) Predictive factors of dementia in Parkinson's disease. Acta Neurol Scand [Suppl 98] 69: 57–58
Pullen GP, Best NR, Maguire J (1984) Anticholinergic drug abuse: a common problem? Br Med J 289: 612–613
Schneider E, Fischer P-A, Jacobi P, Becker H (1982) Demenz beim Parkinson-Syndrom. In: Fischer P-A (Hrsg) Psychopathologie des Parkinson-Syndroms. Roche, Basel
Schneider E, Fischer P-A, Csiki C (1983) Stellenwert der Anticholinergika in der Behandlung des Parkinson-Syndroms. In: Gänshirt H (Hrsg) Pathophysiologie, Klinik und Therapie des Parkinson-Syndroms. Editiones Roche, Basel, S 257–266
Scholz W (1984) Arzneimittelwechselwirkungen. Scholz-Liste. Thieme, Stuttgart
Schwab RS, Chafetz ME (1955) Kemadrin in the treatment of Parkinsonism. Neurology 5: 273–277
Steinbrecher W (1973) Über eine Methode der Objektivierung von Tremorerscheinungen und deren therapeutischer Beeinflußbarkeit. Med Welt 24: 237–240
Strang RR (1986) Kemadrin in the treatment of parkinsonism: a double blind and one-year follow-up study. Acta Psychiatr Scand 74: 519–523
Timberlake WH, England AC (1961) Biperiden (Akineton) in Parkinsonism. Arch Neurol 2: 560–564
Topaloglu C (1977) Verlaufsbeobachtungen bei der Behandlung extrapyramidaler Tremorformen mit Mexiten. Med Welt 28: 1938–1940
Ulm G (1988) Psychopathologie des Morbus Parkinson – Möglichkeiten der Therapie. Nervenheilkunde 7: 24–29
Vas CJ, Exley KA, Parsonage MJ (1967) Activation of EEG by procyclidine hydrochloride in temporal lobe epilepsy. Epilepsia 8: 241–251
Volles E, Friedrich H (1983) Zur Behandlung des Parkinsontremors und isolierter extrapyramidaler Tremorformen mit Mexiten. Med Welt 34: 707–709
Zier A, Doshay LJ (1957) Procyclidine hydrochloride (Kemadrin) treatment of Parkinsonism. Results in 108 patients. Neurology 7: 485–489

Neuro-Psychopharmaka, Bd. 5
Riederer P. / Laux G. / Pöldinger W. (Hrsg.)

3
L-Dopa

Einleitung
Pharmakologie
Neurobiochemie, Wirkmechanismus

A. Colzi, G. Zürcher, R. Kettler und M. Da Prada

Einleitung

L-3,4-Dihydroxyphenylalanin (L-Dopa, Levodopa), eine neutrale L-Aminosäure, ist die unmittelbare metabolische Vorstufe der Katecholamine Dopamin, L-Noradrenalin und L-Adrenalin, dreier biogener Amine mit wichtigen physiologischen Funktionen als Hormone und Neurotransmitter. L-Dopa wurde erstmals um das Jahr 1900 in Studien über Adrenalin erwähnt. Seine Rolle als Zwischenprodukt der Dopamin-Biosynthese wurde nach und nach erkannt (Tabelle 3.1) (Sourkes und Gauthier 1983).

3.1 Pharmakologie

3.1.1 Pharmakokinetik

Biosynthese

Dopa ist kein Bestandteil von Proteinen und wird normalerweise nicht mit der Nahrung aufgenommen. In Säugetieren wird es aus der essentiellen Aminosäure (AA) L-Phenylalanin über para-Hydroxylierung durch Phenylalaninhydroxylase (PH) zu L-Tyrosin, und einer meta-Hydroxylierung durch Tyrosinhydroxylase (TH) aufgebaut. TH ist in katecholaminergen Neuronen sowie in chromaffinem Gewebe enthalten und katalysiert den geschwindigkeits-bestimmenden Schritt bei der Biosynthese der Katecholamine. Der Syntheseweg ist in Abb. 3.1 dargestellt.

Resorption und Transport

Verschiedene extrazerebrale Vorgänge beeinflussen den Transport von L-Dopa auf seinem Weg vom Magen-Darm-Trakt zum

Tabelle 3.1. Synopsis der L-Dopa-Forschung

1901–1904	Adrenalin wird isoliert, seine Konstitution aufgeklärt.
1904–1913	Auf der intensiven Suche nach Pyrokatechol-Derivaten wird eine Substanz aus der grünen Hülse von Vicia faba isoliert, welche sich als Laevo-Form des fast gleichzeitig synthetisierten Dopa-Razemates erwies.
1913	In Tierversuchen werden mit Dopa keine Effekte gesehen, die der Adrenalin-Wirkung ähneln; in einem Selbstversuch (Guggenheim) wird erstmals die emetische Wirkung von hohen Dosen Dopa gezeigt.
1917	Die Bedeutung von L-Dopa als Zwischenstufe in der Entstehung von Melanin aus Tyrosin wird demonstriert. Es wird auch der Name Dopa geprägt, Abkürzung der damals üblichen Bezeichnung Dioxyphenylalanin, heute korrekt Dihydroxyphenylalanin.
1921	L-Dopa wird chemisch synthetisiert.
1938–1942	Die Rolle des Enzyms Dopa-Decarboxylase (DDC, Decarboxylase aromatischer Aminosäuren) für die Bildung von Adrenalin, Noradrenalin und Dopamin wird erkannt.
1950–1961	Die Suche nach DDC-Hemmern, um die Biosynthese von Noradrenalin zu drosseln und damit die arterielle Hypertension zu behandeln, führt zu α-Methyldopa. Wie später bewiesen wird, kommt die blutdrucksenkende Wirkung von α-Methyldopa nicht durch Hemmung der DDC zustande.
1961–1969	Die ersten spektakulären therapeutischen Resultate (Birkmayer) bei völlig akinetischen Parkinson-Kranken nach i.v. Zufuhr von 50 -100 mg L-Dopa (Birkmayer und Hornykiewicz 1961) werden bestätigt und ergänzt. Schließlich wird die Kombination von L-Dopa mit einem DDC-Hemmer vorgeschlagen und in den unmittelbar darauffolgenden Jahren klinisch erfolgreich geprüft (Birkmayer 1969).

ZNS (Abb. 3.2) und bestimmen damit die pharmakodynamische Nettoverfügbarkeit dieser Vorstufe von Dopamin (DA) hinsichtlich ihrer restitutiven Funktion im Gehirn von Parkinson-Patienten:

a) Magen-Darm-Trakt. Die Resorption von L-Dopa findet fast ausschliesslich im Dünndarm statt. Faktoren, welche die Magenentleerung verlangsamen, wie niedriger pH-Wert (erhöhte Säuerung) und Nahrungsaufnahme, hemmen den Transport im Darm und beeinträchtigen damit die Resorption. Klinische Studien zeigen, daß eine Verlangsamung der Magenentleerung die motorischen Antworten auf L-Dopa verschlechtert. Weitere Faktoren, welche die Resorption von L-Dopa im Dünndarm hemmen, sind:

- körperliche Anstrengungen, die die Darm-Bewegung verlangsamen,
- hohe Nahrungsosmolarität,
- Verbindungen, die mit L-Dopa um den Transport durch die Darmwand konkurrieren, wie z. B. die mit der Nahrung aufgenommenen neutralen Aminosäuren Lysin, Isoleucin, Valin, Tryptophan, Tyrosin, Phenylalanin und Threonin (Nutt 1987); ferner 3-OMD, das im Darm durch enzymatische Umwandlung aus Dopa in beträchtlichen Mengen entsteht,
- die schnelle Decarboxylierung von L-Dopa durch die im Darm reichlich vorhandene DDC.

b) Rolle der Nahrungszusammensetzung. Die erwähnten Faktoren sind nicht unabhängig voneinander zu betrachten;

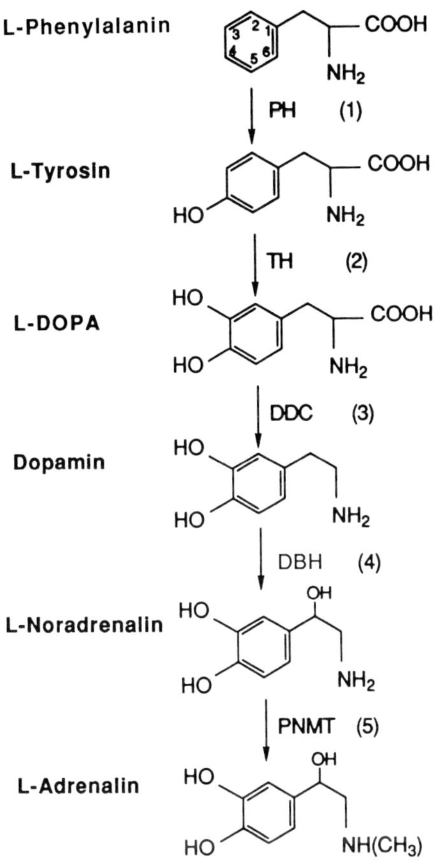

Abb. 3.1. Biosynthese der Katecholamine. Die Kette von Umwandlungen führt vom L-Phenylalanin und/oder L-Tyrosin (mit der Nahrung aufgenommene Aminosäuren) über L-3,4-Dihydroxyphenylalanin (L-Dopa) zu Dopamin (DA). Noradrenalin (NA) und schliesslich Adrenalin (A). Wie weit die Reaktion fortschreitet, hängt von den vorhandenen Enzymen ab. *PH* Phenylalaninhydroxylase; *TH* Tyrosinhydroxylase; *DDC* L-Dopa-Decarboxylase (Decarboxylase aromatischer Aminosäuren); *DBH* Dopamin-ß-Hydroxylase; *PNMT* Phenylethanolamin-N-Methyltransferase

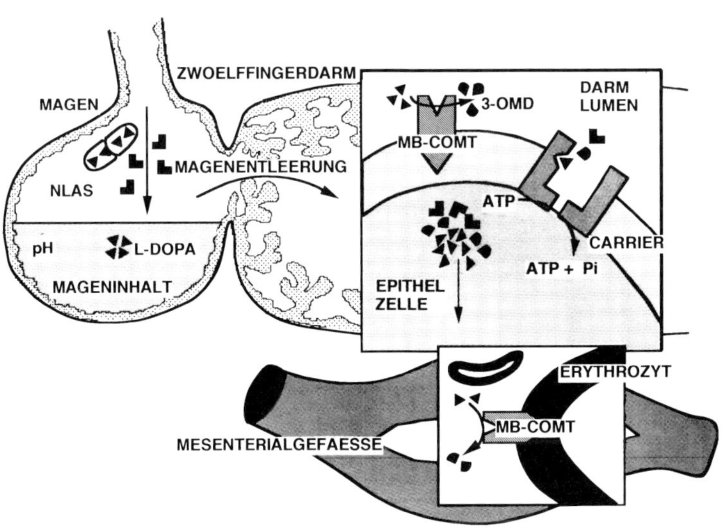

Abb.3.2 Schematische Darstellung der L-Dopa-Resorption im Magen-Darm-Trakt. *NLAS* Neutrale, Leucin-Transportmechanismen bevorzugende Aminosäuren; *MB-COMT* Membrangebundene Catechol-O-Methyltransferase; *'Carrier"* ATP-abhängiges aktives Transportsystem für L-Dopa und 3-O-Methyldopa durch die Darmwand anorganisches Phosphat

eine wichtige Rolle spielt auch die absolute und relative Nahrungszusammensetzung, sodaß am Ende der Einfluß der Diät auf die L-Dopa Therapie häufig unklar bleibt. Beispielsweise verursachen Mahlzeiten mit hohem Proteinanteil (d. h. mit erheblichen Mengen von neutralen Aminosäuren) bei erfolgreich behandelten Patienten mit Parkinsonscher Krankheit (PK) das Auftreten oder die Verstärkerung von Symptomen wie Bradykinesie oder Akinesie. Andererseits zeigen PK-Patienten mit "On-Off"-Schwankungen, die eine Diät mit niedrigem Proteingehalt erhalten, längere "On"-Perioden, als unter proteinreicher Nahrung (Mena und Cotzias 1975, Juncos et al. 1987, Pinkus und Barry 1987). Das Bild wird noch komplizierter, wenn der Einfluss von Kohlehydra-

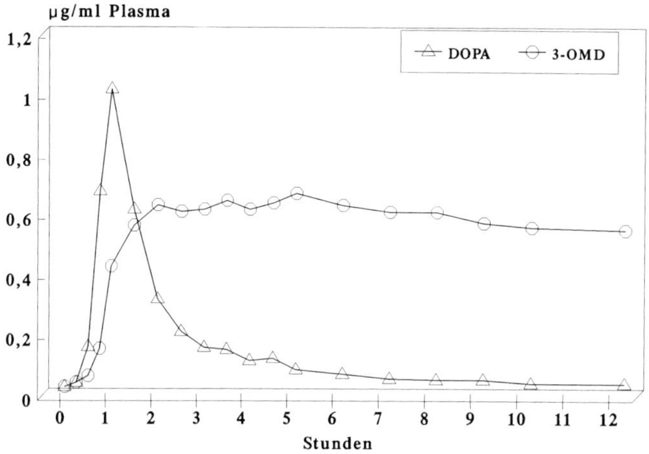

Abb. 3.3. Typisches Profil der Plasmaspiegel von L-Dopa und 3-O-Methyldopa nach Gabe von Madopar 125 [L-Dopa (100 mg) und DDC-Hemmer Benserazid (25 mg)]

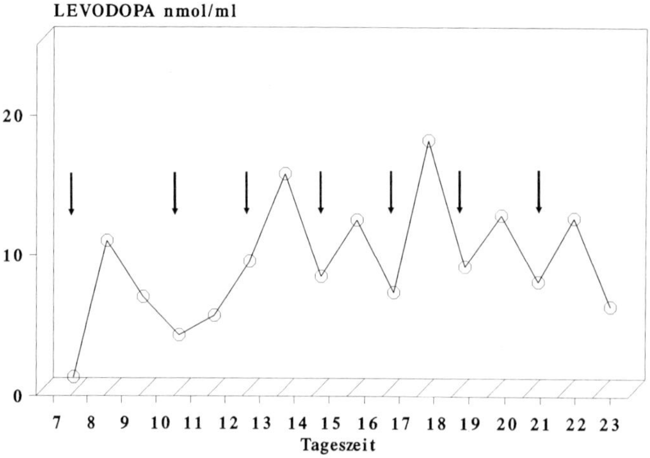

Abb. 3.4. Typische Dopa-Plasmakonzentrationen während wiederholter, oraler Gabe von L-Dopa plus Carbidopa (150 mg + 15 mg) bei Patienten mit Parkinsonscher Krankheit

ten miteinbezogen wird: einerseits fördert die Beschleunigung der Magenentleerung die L-Dopa Resorption und, als Folge der Insulin-Zunahme im Plasma werden die neutralen Aminosäuren beschleunigt resorbiert. Daraus resultiert eine Abnahme des kompetitiven Effekts auf die L-Dopa Resorption. Andererseits wurde berichtet, daß kohlehydratreiche Diät bei PK-Patienten unter L-Dopa Therapie, das Auftreten dyskinetischer Symptome vesursachen kann (NUTT 1987, WURTMAN et al. 1988).

c) Verlauf der L-Dopa Plasma-Konzentration. Im Gegensatz zum außerordentlich schnellen Ansteigen und Abfallen der L-Dopa Konzentration im Plasma nach einmaliger oraler Gabe von Madopar® (Abb. 3.3), pendelt sich der Plasma-Spiegel nach wiederholter Gabe von L-Dopa auf einem fast konstanten niedrigen Niveau ein (Abb. 3.4; NUTT et al. 1984), wie man es auch von anderen Langzeitbehandlungen kennt.

d) Altersunterschiede. Die Schwankungen der Plasmaspiegel von L-Dopa (wie in Abb. 3.4 gezeigt) sind am größten bei älteren Patienten und korrelieren mit Schwankungen der Motorik. Bei älteren Menschen wurde im Vergleich zu jüngeren eine bessere Resorption sowie ein verlangsamter peripherer Metabolismus von L-Dopa festgestellt (erklärbar mit der "physiologischen" Verringerung der lokalen Durchblutung, aber auch mit einer reduzierten Enzymaktivität). Carbidopa zusammen mit L-Dopa gegeben, vermindert die beschriebenen altersbedingten Unterschiede der L-Dopa Plasmakonzentration bei alten Menschen (Tabelle 3.2) (ROBERTSON et al. 1989).

e) Blut-Hirn-Schranke. L-Dopa gelangt über die Blut-Hirn-Schranke ("blood-brain barrier", BBB) mittels eines aktiven Transportmechanismus vom Blut ins ZNS. Da die Kapazität dieses Transportsystems nicht unbegrenzt ist, gelten auch hier die im Abschnitt a) gemachten Bemerkungen zu den neutralen Aminosäuren und 3-OMD. Sie belasten den Transportmechanismus normalerweise bereits zu etwa 50%. Jede Abweichung dieser Grundbelastung beeinflußt den Übertritt von L-Dopa durch die BBB. Neueste Ergebnisse zeigen aber keinen relevanten Einfluss des 3–OMD auf die therapeutische Wirkung von L-Dopa bei PK-Patienten; dies läßt sich mit einer Anpassung an das während chronischer Behandlung veränderte Verhältnis 3-OMD/L-Dopa erklären (CEDARBAUM et al. 1988).

Ein zusätzlicher, die Effizienz des Transports von L-Dopa durch die BBB vermin-

Tabelle 3.2. Pharmakokinetische Parameter von L-Dopa allein oder in Kombination mit Carbidopa

Behandlung	**AUC** ($mg \times ml^{-1} \times h$) jung	älter	$\mathbf{C_{max}}$ ($ng \times ml^{-1}$) jung	älter	$\mathbf{t_{max}}$ jung	älter
L-Dopa (250 mg)	1056±282	2512±588***	1077±577	1842±901**	0,8±0,6	0,9±0,8
L-Dopa (250mg) **Carbidopa** (100 mg 1 h, 50 mg 6 h)	2926±542	4530±1034*	1712±769	1922±563	1,4±0,7	1,4±0,7

Die tabellierten Werte sind Mittelwerte ± Standardfehler der Mittelwerte (nach: ROBERTSON et al. 1989). Statistisch signifikante Differenzen zwischen den Werten für ältere (N=8) und jüngere (N=9) Individuen sind wie folgt gekennzeichnet: *$p < 0.05$, **$p < 0.01$, ***$p < 0.002$.
AUC Fläche unter der Kurve; C_{max} max. Plasmakonzentration; t_{max} Zeit zwischen Verabreichung und Erreichen der max. Plasmakonzentration

dernder Faktor ist die hohe DDC-Aktivität im Endothel der Hirnkapillaren (Bartholini und Pletscher 1975).

f) Elimination. In den Nieren wird L-Dopa rasch dekarboxyliert und als DA oder Metaboliten davon schnell eliminiert. Die Nieren-Clearance beträgt nach einer i.v. Bolus-Injektion 1,38 l/kg/h und nach Dauer-Infusion 0,69 l/kg/h. Die Geschwindigkeit der katabolischen Umwandlung und Elimination von L-Dopa spiegelt sich in dessen kurzer Plasma-Halbwertszeit wieder, geschätzt zwischen 0,74 und 1,78 Stunden (Cedarbaum 1987).

Metabolismus

Abgestuft nach umgesetzter Menge und funktioneller Relevanz können im wesentlichen drei Wege des Metabolismus von L-Dopa unterschieden werden (Abb. 3.5):

- Decarboxylierung zu Dopamin (DA) durch die Dopa-Decarboxylase (DDC)
- Methylierung einer Hydroxygruppe durch die Catechol-O-Methyltransferase (COMT).
- Transaminierung zur Dihydroxyphenylbrenztraubensäure (dihydroxyphenylpyruvic acid, DHPA) durch die Tyrosinaminotransferase (TAT).

Decarboxylierung. Die zytoplasmatische DDC hat eine hohe Aktivität, tritt nahezu ubiquitär auf und ist besonders reichlich in Leber, Niere, Zentralnervensystem (ZNS) und Darm von Säugetieren vorhanden (Vogel et al. 1970, Mackay et al. 1978, Rahman et al. 1981, Lee et al. 1986). Eine Folge davon sind die niedrigen L-Dopa Werte im Blutplasma (0,5, bzw. 1,5 ng/ml bei Ratte und Mensch) (Zürcher und Da Prada 1979) sowie der schnelle Anstieg von DA in peripheren Geweben nach Verabreichung von L-Dopa. Beim Menschen werden ca. 70% des p.o. verabreichten L-Dopa im Urin als DA, DOPAC, HVA und deren Sulfokonjugaten ausgeschieden (Nutt 1987; vgl. Abb. 3.5).

Eine erfolgreiche orale Behandlung von Parkinson-Patienten mit L-Dopa war anfänglich wegen der schnellen Decarboxylierung von L-Dopa nur nach Verabreichung hoher Dosen möglich. Um die damit verbunde-

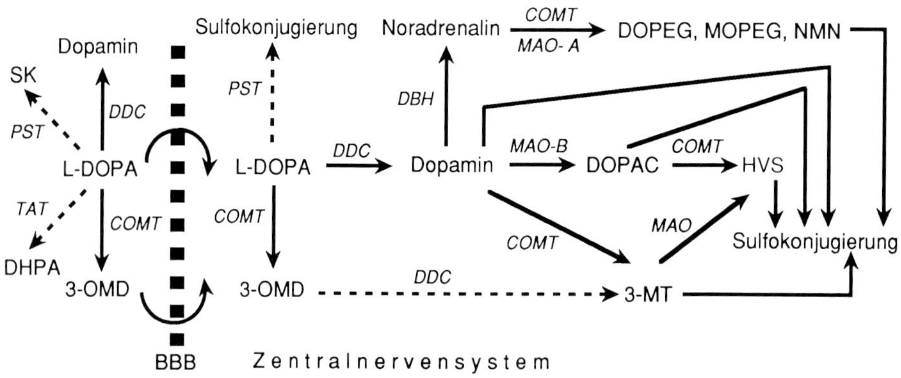

Abb. 3.5. Schematische Darstellung der Metabolisierung von Levodopa (L-Dopa). *BBB* Blut-Hirn-Schranke; *SK, PST* Sulfokonjugierung (durch Phenolsulfotransferase, PST); *TAT* Tyrosinaminotransferase; *DHPA* Dihydroxyphenylbrenztraubensäure; *3-OMD* 3-O-Methyldopa (3-Methoxy,4-hydroxyphenylalanin); *DDC* L-Dopa-Decarboxylase; *DBH* Dopamin-ß-Hydroxylase; *MAO-A* Monoaminoxydase Typ A; *MAO-B* Monoaminoxydase Typ B; *COMT* Catechol-O-Methyltransferase; *3-MT* 3-Methoxytyramin; *DOPEG* 3,4-Dihydroxyphenyläthylenglykol; *MOPEG* 3-Methoxy,4-hydroxyphenyläthylenglykol; *NMN* Normetanephrin; *DOPAC* 3,4-Dihydroxyphenyiessigsäure; *HVS* Homovanillinsäure

nen Nebenwirkungen zu verringern, wurde die Kombinationstherapie von L-Dopa und DDC-Hemmern (Benserazid und Carbidopa) entwickelt (BARTHOLINI und PLETSCHER 1975). Mit solchen Kombinationspräparaten konnte die Tagesdosis von L-Dopa, bei gleichzeitiger Verbesserung der Wirkung, auf einen Fünftel reduziert werden.

O-Methylierung. Auch das für die Methylierung von L-Dopa zu 3-OMD verantwortliche Enzym COMT tritt bei Mensch und Tier ubiquitär auf (KAWAIA 1983). Besonders hohe Aktivitäten wurden in Leber, Niere und Darm gefunden (ZÜRCHER und DA PRADA 1982, NISSINEN et al. 1988). Die COMT-Aktivität in menschlicher Leber ist bei Organentnahme 48 h postmortal beträchtlich geringer als in Biopsiematerial.

COMT tritt in zwei Formen auf: der mengenmässig bedeutenderen, cytosolischen (lösliche, "soluble", S-COMT), mit einem Molekulargewicht von 23 kDa und der funktionell wahrscheinlich wichtigeren, membrangebundenen Form ("membrane bound", MB-COMT), mit einem Molekulargewicht von 26 kDa. Letztere macht bei Säugern nur 2–10% der gesamten COMT aus. Das Verhältnis MB-/S-COMT ist im ZNS am höchsten. Verglichen mit der S-COMT hat die MB-COMT eine rund 100 mal höhere Affinität zu DA (RIVETT et al. 1982).

Kürzlich ist es gelungen, monoklonale Antikörper gegen gereinigte COMT zu produzieren (BERTOCCI et al. 1991) und damit die vollständige COMT-cDNA von Menschenleber zu klonieren (BERTOCCI et al. 1991). Man erhofft sich damit, die Struktur und Beziehung von S- und MB-COMT in naher Zukunft voll aufzuklären.

Während der Therapie der Parkinson'schen Krankheit mit Madopar® und Sinemet® kommt es in der Peripherie zu intensiver O-Methylierung von L-Dopa, bedingt durch die Hemmung der DDC. Als Konsequenz ergeben sich für das zum Hauptkataboliten gewordenen 3-OMD höhere Plasmakonzentrationen als für Dopa selbst. Diese hohen 3-OMD-Plasmaspiegel werden oft mit dem unbefriedigendem Therapieerfolg und dem Auftreten von Dyskinesien assoziiert; man hofft, sie durch Gabe eines geeigneten COMT-Hemmers vermeiden zu können. Neue, gut verträgliche und oral wirksame COMT-Hemmer werden gegenwärtig in klinischen Studien geprüft (MÄNNISTÖ und KAAKKOLA 1989, ZÜRCHER et al.1990a, b).

Transaminierung. Die durch TAT aus L-Dopa entstandene DHPA (Abb. 3.5) ist sehr instabil und wird zu 3-Phenylmilchsäure und 3-(4-Hydroxy-3-Methoxyphenyl)-milchsäure oder zu Trihydroxyphenylbenztraubensäure (trihydroxyphenylpyruvic acid, THPA) abgebaut. THPA ähnelt strukturell und funktionell sehr dem 6-Hydroxydopamin (6-OH-DA) und wird wie dieses spontan zu Wasserstoffperoxyd und hochreaktiven Chinonen oxidiert. Es könnte daher eine 6-OH-DA-ähnliche neurotoxische Wirkung auf katecholaminerge Neurone ausüben (KOSTREZEWA und JACOBOWITZ 1974). Aufgrund der Reversibilität der Transaminierungsreaktion durch TAT wurde die Möglichkeit erwogen, DHPA therapeutisch als Vorstufe von L-Dopa, insbesondere bei gleichzeitiger Hemmung der DDC und COMT (FELLMAN et al. 1976, SANDLER et al. 1974, NUTT 1987), einzusetzen.

Die Transaminierung durch TAT spielt für den L-Dopa-Metabolismus eine untergeordnete Rolle, könnte aber in der Langzeittherapie mit Kombinationen von DDC- und COMT-Hemmern (ZÜRCHER et al. 1990a, b) eine größere Bedeutung erlangen.

3.1.2 Experimentelle und klinische Pharmakologie

Parkinsonismus im Tiermodell

Krankheitsbilder, die mit dem der PK identisch sind oder ihr ähneln, wurden bisher in keiner Tiergattung gefunden. Verschiedene experimentelle Tiermodelle sind daher ent-

wickelt worden, bei denen durch pharmakologische Beeinflussung motorische und neurologische Ausfallerscheinungen induziert werden, die der PK ähneln (HAEFELY 1978, HEIKKILA et al. 1989, KAAKKOLA und TERÄVÄINEN 1990, ROSS 1990). Einige der am häufigsten benutzten Modelle sind im folgenden kurz erwähnt.
Mit Reserpin, einem unspezifischen Aminfreisetzer lassen sich Hypokinesie und Tremor induzieren, die sich durch L-Dopa teilweise antagonisieren lassen. Dem Modell haftet allerdings der Nachteil an, dass nicht nur das dopaminerge nigrostriatale System sondern auch unspezifisch im ganzen Hirn mehrere Aminneurotransmittersysteme beeinflußt werden.
Oxotremorin bewirkt Rigidität und Tremor, wahrscheinlich als Folge von Verschiebungen im cholinerg-dopaminergen Gleichgewicht. Mit anticholinerg wirkenden Antiparkinsonmitteln lassen sich diese korrigieren.
In den folgenden Modellen beschränkt sich die Modifizierung vorzugsweise auf das bei der PK primär geschädigte dopaminerge System.
Neuroleptika, wie Haloperidol, bewirken Katalepsie. Der zugrunde liegende Mechanismus besteht in einer Blockade von Dopamin-Rezeptoren. Antikataleptisch sind (mit abnehmender Effizienz) Anticholinergika, Dopaminfreisetzer, Dopaminagonisten und L-Dopa.
Experimentell induzierte Degeneration nigrostriataler Dopaminneurone kann unilateral oder bilateral erfolgen (UNGERSTEDT und ABUTHNOTT 1970). Unilaterale Injektion von 6-OH-DA in den Hypothalamus (medial forebrain bundle) führt zu einseitiger Läsion nigrostriataler Dopaminneurone. In diesen Tieren bewirkt Methamphetamin Körperassymetrie und Drehungen hin zur lädierten Seite.
Bei Ratten mit einseitiger Läsion führt die Gabe einer Kombination von 20 mg L-Dopa und 15 mg des nur peripher wirkenden DDC Hemmers Benserazid zu einem stark ausgeprägten Drehungsverhalten von der lädierten Seite weg. Ein gleich starkes, aber wesentlich länger anhaltendes Drehungsverhalten kann mit nur 10 mg L-Dopa erreicht werden, wenn bei gleicher Benserazid-Gabe noch zusätzlich der COMT-Hemmer Ro 40–7592 verabreicht wird. Der Grund hierfür dürfte in der bei gleichzeitiger Hemmung der DDC in der Peripherie und zentraler wie peripherer COMT-Hemmung verbesserten Dopamin-Bioverfügbarkeit liegen.
Das zur Zeit überzeugendste Tiermodell besteht in der wiederholten systemischen Injektion von MPTP (1-Methyl-4-Phenyl-1,2,3,6-Tetrahydropyridin). MPTP wird im Körper (überwiegend durch MAO-B) zur MPP+ (1-Methyl-4-Phenylpyridinium Kation) oxydiert, dieses wird selektiv in dopaminerge Nervenzellen aufgenommen und bewirkt über eine Blockade der Atmungskette in den Mitochondrien (SAYRE 1989) eine selektive Zerstörung der Neurone. Die Folge sind bei Mäusen vorübergehende, bei Primaten jedoch permanente Symptome, die jenen der PK-Patienten ähneln.
Die erwähnten, wie auch weitere Tiermodelle, sind in Übersichtsarbeiten zum Teil detailliert beschrieben worden (HAEFELY 1978, HEIKKILA et al. 1989, KAAKKOLA und TERÄVÄINEN 1990).

L-Dopa bei Parkinson-Patienten
Das Auftreten von Schwankungen der Motorik nach chronischer Behandlung der PK-Patienten mit L-Dopa und DDC-Hemmern wird durch pharmakodynamische und pharmakokinetische Faktoren erklärt.

Pharmakodynamik
Die sogenannten "On-Off"-Phänomene, d. h. Schwankungen der Motorik, treten unabhängig von Änderungen der L-Dopa-Plasmakonzentration auf, sind unvorhersehbar und vermutlich pharmakodynamisch bedingt. Der Grund liegt möglicherweise in funktionellen, schwer zu deutenden

Schwankungen der Rezeptordynamik. Die Dyskinesien zur Zeit der maximalen L-Dopa Konzentration könnten durch Erregung von Rezeptoren mit hoher Affinität erklärt werden (Tabelle 3.3).

Pharmakokinetik

Besser als die oben erwähnten, lassen sich andere Störungen der Motorik (z. B. "wearing-off" Erscheinungen) mit der jeweiligen L-Dopa-Plasmakonzentration korrelieren. Diese sind deutlich besser voraussehbar und höchst wahrscheinlich pharmakokinetisch bedingt. Für diese Schwankungen der therapeutischen Antwort auf L-Dopa lässt sich bis heute keine eindeutige Begründung geben; eine klare Trennung zwischen pharmakokinetischen und pharmakodynamischen Faktoren ist daher schwierig und teilweise theoretisch. Als Faustregel gilt, daß trotz der ausgeprägten individuellen Variabilität Plasmaspiegel von L-Dopa zwischen 3–15 mol/l die Motorik fast immer eindeutig verbessern. Um dieses Ziel zu erreichen, wurden verschiedene Szenarien für die Anwendung von L-Dopa entwickelt:

- Verteilung der Tagesdosis je nach dem Auftreten der motorischen Störungen.
- Kontinuierliche endoduodenale oder intravenöse Infusion (ermutigende Resultate, aber schwierige praktische Durchführung).
- Entwicklung galenischer Formen auf dem Prinzip regulierter, langsamer Freisetzung der aktiven Verbindung. Über den therapeutischen Nutzen dieser Formen gibt es noch kein allgemein akzeptiertes Urteil.

3.2 Neurobiochemie, Wirkmechanismus

Ausgangspunkt der DA-Biosynthese in den DA-Neuronen, deren Zellkörper in der Substantia nigra liegen, ist die Hydroxylierung von L-Tyrosin zu L-Dopa (Abb. 3.1). Oral zugeführtes L-Dopa passiert die neuronalen Membranen der dopaminergen Neurone und wird intraneuronal zu DA dekarboxyliert. Dieses DA wird wie das physiologischerweise gebildete in synaptischen Vesikeln gespeichert. Eine schematische Darstellung einer DA-Nervenendigung mit synaptischem Spalt und postsynaptischen D_1- und D_2-Rezeptoren zeigt Abb. 3.6.

Die schematische Darstellung gibt die Komplexität der verschiedenen DA-Rezeptorsubtypen nur unvollständig wieder. Eine detaillierte Übersicht über die spezifischen Liganden der DA-Rezeptorsubtypen und deren pharmakologischen Wirkungen nach heutigem Stand findet sich in Tabelle 3.3.

Die in Tabelle 3.4 erwähnten DA-Rezeptorsubtypen sind u.a. bei Andersen et al. (1990), O'Boyle und Waddington (1987), Bunzow et al. (1988), Dearry et al. (1990), Giros et al. (1989), Mahan et al. (1990), Manallack und Beart (1988), Monsma et al. (1990), Snyder (1990), Sokoloff et al. (1990) und Vallar et al. (1990) beschrieben. Weitere kürzlich charakterisierte Subtypen sind D_4 und D_5 (Sibley et al. 1992). Wegen der unerwartet hohen Heterogenität der DA-Rezeptorsubtypen wird eine alternative Nomenklatur vorgeschlagen, nach der die bisherigen D_1 und D_5-Rezeptoren neu als D_{1A} und D_{1B} sowie die bisherigen D_2, D_3, D_4-Rezeptoren neu als D_{2A}, D_{2B}, D_{2C} bezeichnet werden (Sibley et al. 1992), entsprechend ihrer Affinität zum antagonistischen Ligand SCH 213390 (D_1-Subfamilie) bzw. zu Spiperone (D_2-Subfamilie). Neu klonierte, nicht in diese Subfamilien fallende Rezeptoren würden dann als D_3, D_4 u.s.w. bezeichnet werden. Die Entwicklung neuer, rezeptorselektiver Agonisten und Antagonisten kann evtl. neue therapeutische Anwendungen erschließen oder bestehende verbessern.

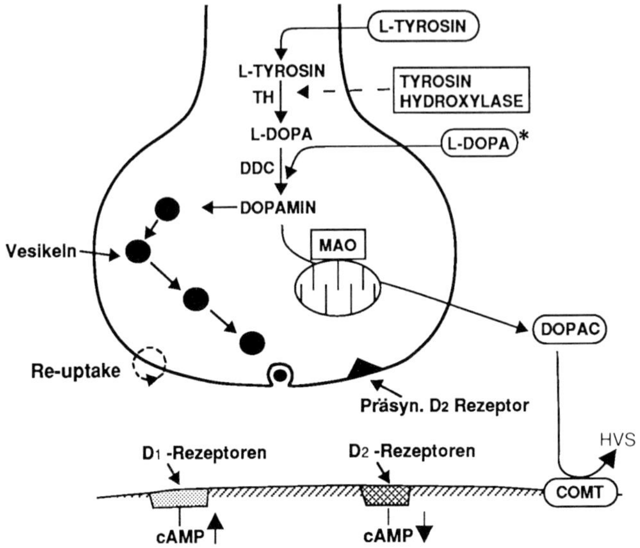

Abb. 3.6. Schematische Darstellung einer dopaminergen Nervenendigung, des synaptischen Spalts und der postsynaptischen Membran einer nachgeschalteten Nervenzelle. Dargestellt sind einige subzelluläre Strukturen wie Mitochondrien, Speicherorganellen (Vesikeln) sowie eine Exozytose und präsynaptische (Auto)-Rezeptoren (für Abkürzungen siehe Abb. 3.2)

Tabelle 3.3. Pharmakologie und Biochemie der Dopaminrezeptorliganden

Bezeichnung	D_1	D_2	D_3*
Selektive Agonisten	SFK 38393 Fenoldopam	N-0437 Quinpirol	Quinpirol Pergolid FL 99
Selektive Antagonisten	SCH 23390	(-)Sulpirid YM 09 1512	(+) UH 232 (+) AJ 76
Radioliganden	[^{3}H]SCH 23390 (0,2 nM) [^{3}H]SCH 23982 (0,7 nM)	[^{3}H]Spiperone (0,1 nM) [^{3}H]Domperidon (0,5 nM)	SDZ 205501
In vivo Wirkungen von Agonisten	Orale Dyskinesien Zwangsputzen (grooming) Hyperthermie	Vermehrte Lokomotion Stereotypien (zwangsartiges Lecken, Kauen, Schnüffeln, Aufrichten, Herumklettern) Erbrechen, Hypothermie Klonische Krämpfe	

* D_3-Rezeptorstudien wurden ausschließlich mit geklonten Rezeptoren ausgeführt (Sokoloff et al. 1990, Snyder 1990); die Resultate der Studien sind daher nicht ohne weiteres mit den unter physiologischen Bedingungen ausgeführten vergleichbar

Tabelle 3.4. Molekulare Charakteristika von Dopaminrezeptorsubtypen ohne "D_4 und D_5" (Sibley et al. 1992)

Rezeptor-Subtyp	Zahl der AS[1] Zahl von TMD[2]	Struktur Homologie (%)	Genstruktur	Vorkommen vom mRNS	Funktion in transfizierten Zellen	Literatur
D_{1A}	446 AS 7 TMD	–	ohne Intron	Caudatus > Cortex frontalis > Hippocampus > Cerebellum > Area ventralis tegmenti	cAMP↑ in COS-7[5]	a, b, c, d
D_{1B3}	?	?	?	?	IP3↑ in Xenopus Oozyten	e
D_{2A}	444 AS[4]	44% D_1	7 Exons	Striatum, Hypophyse > Retina > Cortex, Mesencephalon >> Bulbus olfactorius Hippocampus	cAMP↓ K+ Kanal↑ in GH_4C_1[5]	f, g, h
	7 TMD		6 Introns		IP3↑ cAMP↓ in Ltk-[5]	
D_{2B}	415 AS[4]	44% D_1	7 Exons		cAMP↓ in COS-7	f, g
	7 TMD		6 Introns		CHO, Ltk-	
D_3	446 AS	75% D_2	6 Exons	Tuberculum olfactorium > Hypothalamus > Striatum > Substantia nigra	kein Effektor in CHO[5] bekannt	i
	7 TMD		5 Introns			

[1] *AS* Aminosäuren; [2] *TMD* Transmembranäre Domänen; [3] nur teilweise kloniert; [4] erhalten durch alternatives mRNS-"splicing" des gleichen Gens; [5] Name der Zellinie; *a* Dearra et al. (1990); *b* Zhou et al. (1990); *c* Sunahara et al. (1990); *d* Monsma et al. (1990); *e* Mahan et al. (1990); *f* Bunzow et al. (1988); *g* Giros et al. (1989); *h* Vallar et al. (1990); *i* Sokoloff et al. (1990)

Literatur

ANDERSEN PH, GINGRICH JA, BATES MD, DEARRY A, FALARDEAU P, SENOGLES SE, CARON MG (1990) Dopamine receptor subtypes: beyond the D1/D2 classification. TIPS 11: 231–236

BARTHOLINI G, PLETSCHER A (1975) Decarboxylase inhibitors. Pharmacol Ther 13: 407–421

BERTOCCI B, GAROTTA G, ZÜRCHER G, MIGGIANO V, DA PRADA M (1990) Monoclonal antibodies recognizing both soluble and membrane-bound catechol-O-methyltransferase. J Neural Transm [Suppl] 32: 369–374

BERTOCCI B, MIGGIANO V, DA PRADA M, DEMBIC Z, LAHM HW (1991) Human catechol-o-methyl transferase: cloning and expression of the membrane associated form. Proc Natl Acad Sci USA 88: 1416–1420

BIRKMAYER W (1969) Experimentelle Ergebnisse über die Kombinationsbehandlung des Parkinson-Syndroms mit L-Dopa und einem Decarboxylasehemmer. Wien Klin Wochenschr 81: 677–679

BIRKMAYER W, HORNYKIEWICZ O (1961) Der L-Dihydroxyphenyl-alanin (L-Dopa) Effekt bei Parkinson-Akinesie. Wien Klin Wochenschr 73: 787–788

BUNZOW JR, VAN TOL HHM, GRANDY DK, ALBERT P, SALON J, CHRISTIE MD, MACHIDA CA, NEVE KA, CIVELLI O (1988) Cloning and expression of a rat D2 dopamine receptor cDNA. Nature 336: 783–787

CEDARBAUM JM (1987) Clinical pharmacokinetics of anti-parkinsonian drugs. Clin Pharmacokinet 13: 141–178

CEDARBAUM JM, HOEY M, KU HH, MCDOWELL FA (1988) Controlled-release levodopa/carbidopa. III. Sinemet CR5 treatment of response fluctuations in Parkinson's disease. Clin Neuropharmacol 11: 168–173

DEARRY A, GINGRICH JA, FALARDEAU P, FREMEAU JR RT, BATES MD, CARON MG (1990) Molecular cloning and expression of the gene for a human D1 dopamine receptor. Nature 347: 72–76

FELLMAN JH, ROTH ES, HERIZA EL, FUJITA TS (1976) Altered pattern of dopa metabolism. Biochem Pharmacol 25: 222–223

GIROS B, SOKOLOFF P, MARTRES M-P, RIOU J-F, EMORINE LJ, SCHEARTZ J-C (1989) Alternative splicing directs the expression of two D2 dopamine receptor isoforms. Nature 342: 923–926

HAEFELY W (1978) Pharmakologische Modelle zur Wirkung von Antiparkinsonmitteln. In: FISCHER PA (Hrsg) Langzeitbehandlung des Parkinson-Syndroms. Schattauer, Stuttgart New York, S 53–64

HEIKKILA RE, SONSALLA PK, DUVOISIN RC (1989) Biochemical models of Parkinson's disease. In: BOULTON AA, BAKER GB, JUORIO AV (eds) Neuromethods, vol 12. Drugs as tools in neurotransmitter research. Humana Press, Clifton, NJ, pp 351–384

JUNCOS JL, FABBRINI G, MOURADIAN MM, SERRATI C, CHASE TN (1987) Dietary influences on the antiparkinsonian response to levodopa. Arch Neurol 44: 1031–1005

KAAKKOLA S, TERÄVÄINEN H (1990) Animal models in Parkinsonism. Pharmacol Toxicol 67: 95–100

KAWAIA S (1983) Assay of catechol-o-methyltransferase activity. In: PAVEZ S, NAGATSU T, NAGATSU I, PAVEZ N (eds) Methods in biogenic amine research. Elsevier, Amsterdam, pp 417–439

KOSTREZEWA RM, JACOBOWITZ DM (1974) Pharmacological actions of 6-hydroxydopamine. Pharmacol Rev 26: 200–270

LEE M, NOHTA H, OHKURA Y (1986) Occurrence of aromatic L-amino acid decarboxylase in human plasma and its assay by HPLC with fluorescence detection. J Chromatogr 378: 329–336

MACKAY AVP, DAVIES P, DEWAR AJ, YATES CM (1978) Regional distribution of enzyme associated with neurotransmission by monoamines, acetylcholine and GABA in the human brain. J Neurochem 30: 827–829

MAHAN LC, BURCH RM, MONSMA FJ JR, SIBLEY DR (1990) Expression of striatal D1 dopamine receptors coupled to inositol phosphate production and Ca2 + mobilization in Xenopus oocytes. Proc Natl Acad Sci 87: 2196–2200

MANALLACK DT, BEART PM (1988) A three dimensional receptor model of the dopamine D2 receptor from computer graphic analysis of D2 agonists. J Pharm Pharmacol 40: 422–428

MÄNNISTÖ PT, KAAKKOLA S (1989) New selective COMT inhibitors: useful for Parkinson's disease. TIPS 10: 54–56

MENA I, COTZIAS GC (1975) Protein intake and treatment of Parkinson's disease with levodopa. N Engl J Med 292: 181–184

MONSMA FJ JR, MAHAN LC, MCVITTIE LD, GERFEN CR, SIBLEY DR (1990) Molecular cloning and expression of a D1 dopamine receptor linked to adenylyl cyclase activation. Proc Natl Acad Sci 87: 6723–6727

NISSINEN E, TUOMINEN R, PERHONIEMI V, KAAKKOLA S (1988) Catechol-O-methyltransferase activity in human and rat small intestine. Life Sci 42: 2609–2614

NUTT JG (1987) Pharmacokinetics of levodopa. In: KOLLER WC, DEKKER M (eds) Handbook of Parkinsons's disease. New York, pp 339–354

NUTT JG, WOODWARD WR, HAMMERSTAD JP, CARTER SH, ANDERSON JL (1984) The "on-off" phenomenon in Parkinson's disease. N Engl J Med 310: 483–488

O'BOYLE KM, WADDINGTON JL (1987) [3H]SCH 23390 binding to human putamen D1 dopamine receptors: stereochemical and structure-affinity relationships among 1-phenyl-1H-3-benzazepine derivatives as a guide to D1 receptor topography. J Neurochem 48: 1039–1042

PINCUS JH, BARRY KM (1987) Plasma levels of amino acids correlate with motor fluctuations in Parkinsonism. Arch Neurol 44: 1006–1009

RAHMAN MK, NAGATSU T, KATO T (1981) Aromatic L-amino acid decarboxylase activity in central and peripheral tissues and serum of rats with L-dopa and 1,5-hydroxytryptophan as substrates. Biochem Pharmacol 30: 645–649

RIVETT AJ, EDDY BJ, ROTH JA (1982) Contribution of sulfate conjugation deamination and O-methylation to metabolism of dopamine and norepinephrine in human brain. J Neurochem 39: 1009–1016

ROBERTSON DRC, WOOD ND, EVEREST H, MONKS K, WALLER DG, RENWICK AG, GEORGE CF (1989) The effect of age on the pharmacokinetics of levodopa administered alone and in presence of carbidopa. Br J Clin Pharmacol 28: 61–69

ROSS RT (1990) Drug-induced Parkinsonism and other movement disorders. Can J Neurol Sci 17: 155–162

SANDLER M, JOHNSON RD, RUTHVEN CRJ, REID JL, CALNE DB (1974) Transamination is the major pathway of L-dopa metabolism following peripheral decarboxylase inhibition. Nature 247: 364–366

SAYRE LM (1989) Biochemical mechanism of action of the dopaminergic neurotoxin 1-methyl-4-phenyl-1,2,3,6-tetrahydropyridin (MPTP). Toxicol Lett 48: 121–149

SIBLEY DR, MONSMA FJ JR (1992) Molecular biology of dopamine receptors. Trends Pharmacol Sci 13: 61–69

SNYDER S (1990) The dopamine connection. Nature 347: 121–122

SOKOLOFF P, GIROS B, MARTRES M-P, BOUTHENET M-L, SCHWARTZ JC (1990) Molecular cloning and characterization of a novel dopamine receptor (D3) as a target for neuroleptics. Nature 347: 146–151

SOURKES TL, GAUTHIER S (1983) Levodopa and dopamine agonists in the treatment of Parkinson's disease. In: PARNHAM MJ, BRUINUELS J (eds) Discoveries in pharmacology, vol 1. Psycho- and neuropharmacology. Elsevier, Amsterdam, pp 249–267

SUNAHARA RK, NIZNIK HB, WEINER DM, STORMANN TM, BRAUN MR, KENNEDY JL, GELERNTER JE, ROZMAHEL R, YANG Y, ISRAEL Y, SEEMAN P, O'DOWD BF (1990) Human dopamine D1 receptor encoded by an intronless gene on chromosome 5. Nature 347: 80–83

UNGERSTEDT U, ABUTHNOTT GW (1970) Quantitative recording of rotational behavior in rats after 6-hydroxydopamine lesions of the nigrostriatal dopamine system. Brain Res 24: 485–493

VALLAR L, MUCA C, MAGNI M, ALBERT P, BUNZOW J, MELDOLESI J, CIVELLI O (1990) Differential coupling of dopaminergic D2 receptors expressed in different cell types. J Biol Chem 265: 10320–10326

VOGEL WH, MCFARLAND H, PRINCE LN (1970) Decarboxylation of 3,4-dihydroxyphenylalanine in various human adult and fetal tissues. Biochem Pharmacol 19: 618–620

WURTMAN R, CABALLERO B, SALZMAN E (1988) Facilitation of levodopa-induced dyskinesias by dietary carbohydrates. N Engl J Med 419: 1288–1289

ZHOU QY, GRANDY DK, THAMBI L, KUSHNER JA, VAN TOL HHM, CONE R, PRIBNOW D, SALON J, BUNZOW JR, CIVELLI O (1990) Cloning and expression of human and rat D dopamine receptors. Nature 347: 76–80

ZÜRCHER G, DA PRADA M (1979) Radioenzymatic assay of femtomole concentrations of Dopa in tissues and body fluids. J Neurochem 33: 631–639

ZÜRCHER G, DA PRADA M (1982) Rapid and sensitive single-step radiochemical assay for catechol-O-methyltransferase. J Neurochem 38: 191–195

ZÜRCHER G, COLZI A, DA PRADA M (1990a) Ro 40–7592: inhibition of COMT in rat brain and extracerebral tissues. J Neural Transm [Suppl] 32: 375–380

ZÜRCHER G, KELLER HH, KETTLER R, BORGULYA J, BONETTI EP, EIGENMANN R, DA PRADA M (1990b) Ro 40–7592 a novel, very potent and orally active inhibitor of catechol-O-methyltransferase: a pharmacological study in rats. Adv Neurol 53: 497–503

3.3 Klinik

E. Schneider

3.3.1 Indikationen

Idiopathisches Parkinson-Syndrom (IPS)

Die Hauptindikation für den Einsatz von L-Dopa ist das idiopathische Parkinson-Syndrom (IPS). Fast alle Aussagen zu den Therapieerfolgen und den Problemen einer Langzeittherapie beziehen sich daher auf dieses Krankheitsbild.

Die Behandlung des IPS ist keine kausale Therapie, sondern sie beruht auf einer Substitution des Dopaminmangels in den Basalganglien. Der neuronal-degenerative Prozeß in der Substantia nigra wird durch L-Dopa nicht aufgehalten (Yahr et al. 1972). Der prinzipielle Nachweis der Wirksamkeit von L-Dopa wurde von Birkmayer und Hornykiewicz (1961) sowie Barbeau et al. (1962) durch Gabe niedriger intravenös bzw. oral applizierter Dosen geführt. Praktische Bedeutung erlangte das Behandlungsverfahren jedoch erst durch die Verwendung zunächst hoher, zwischen 3 bis 12,8 g/die liegender, oraler L-Dopa-Dosen (Cotzias et al. 1969). Zu einer relativ schnell wirkenden und von peripheren Nebenwirkungen weitgehend freien Therapie wurde die L-Dopa-Gabe mit der Einführung der peripher wirksamen Decarboxylasehemmer Benserazid und Carbidopa. Übelkeit, Brechreiz, Appetitlosigkeit, Gewichtsabnahme und hypotone Kreislaufregulationsstörungen spielten nur noch eine untergeordnete Rolle. Die erforderliche therapeutische Dosis konnte auf 20–25% gesenkt werden.

L-Dopa wirkt auf alle Kardinalsymptome des IPS einschließlich des Tremors, wenngleich hinsichtlich der Beeinflussung des letzteren Symptoms kontroverse Ansichten bestehen. Es ist jedoch zu berücksichtigen, daß dieses Symptom stark von emotionalen Einflüssen abhängig ist und diese Abhängigkeit auch unter der Therapie bestehen bleiben kann. Die therapeutische Beeinflussung dokumentiert sich dann weniger in der Untersuchungssituation, sondern in der zu erfragenden zeitlichen Abnahme der Tremorhäufigkeit. Darüber hinaus leiden viele Patienten gleichzeitig unter verschiedenen Formen eines Haltetremors, der andere therapeutische Maßnahmen wie z.B. die zusätzliche Gabe eines Betarezeptorenblokkers erfordern kann (Lücking et al. 1986). Von ausschlaggebender Bedeutung ist jedoch die Tatsache, daß L-Dopa im Vergleich mit anderen Parkinsonmitteln einen 2 bis 3fach stärkeren Effekt auf die Akinese hat. Aufgrund zahlreicher Studien kann davon ausgegangen werden, daß zwischen 75–90% der Patienten mit einem IPS von einer L-Dopa-Behandlung deutlich profitieren. Das Ausmaß der Besserung liegt im Mittel zwischen 50–75%, wobei die Akinese – zumindest in den ersten Jahren – am besten anzusprechen scheint. Mangelnde Ansprechbarkeit muß an andere Formen des Parkinson-Syndroms denken lassen.

Darüber hinaus haben sich körperliche Zweiterkrankungen, stärkere hirnatrophische Veränderungen, Verlangsamungen im Elektroencephalogramm, psychoorganische Ab-

bausymptome im Sinne eines Parkinson plus-Syndroms (FISCHER et al. 1983) als ungünstige Therapievoraussetzungen erwiesen.
Neben den Kardinalsymptomen bessern sich Artikulation, Stimmvolumen, Schluckstörungen und damit das Herauslaufen des Speichels, Hypomimie, Gestik, Gehvermögen hinsichtlich Tempo, Schrittlänge und Mitpendeln der Arme, Haltung, Gleichgewichtsstörungen sowie vor allem die Feinmotorik. Der Kranke wird unabhängiger und ist weniger auf Hilfe angewiesen, Selbständigkeit und evtl. berufliche Aktivitäten bleiben länger erhalten.
Schlafstrukturen und Schlafqualität bessern sich als Folge einer wiedergewonnenen Schlafmotorik (KENDEL et al. 1972, SCHNEIDER et al. 1974), die Talgsekretion vermindert sich (BAAS und FISCHER 1984). Depressive Verstimmungen, in der Schwere vergleichbar mit denen anderer schwerer körperlicher Erkrankungen wie z.B. chronische Polyarthritis (GOTHAM et al. 1986), zeigen unter dem Einfluß einer Besserung der motorischen Symptome gewöhnlich eine parallele Besserung; in manchen Fällen wird sie vermißt und eine zusätzliche thymoleptische Behandlung kann erforderlich werden.
Parkinsonkranke hatten vor Einführung der L-Dopa-Therapie eine deutliche Übersterblichkeit. Die Mortalitätsrate war um den Faktor 3 erhöht (HOEHN und YAHR 1967). Diese wurde deutlich gesenkt und nähert sich der der übrigen Bevölkerung an (DIAMOND et al. 1976, YAHR 1976).
Nach weltweit übereinstimmender Erfahrung lassen sich die mit einer adäquaten L-Dopa-Dosis erzielten Besserungen über einen Zeitraum von 3–5 Jahren aufrechterhalten (u.a. YAHR 1976). Danach kommt es zu verschiedenen sog. "Langzeitkomplikationen" (siehe Seite 45), die eine Adjustierung der Therapie erforderlich machen bzw. auf deren Verhinderung soweit wie möglich bereits bei der Einleitung der L-Dopa-Therapie zu achten ist.

Postencephalitisches Parkinson-Syndrom

Patienten mit einem postencephalitischen PS werden inzwischen praktisch nicht mehr gesehen. Prinzipiell spricht diese Form des PS genauso auf L-Dopa an, die Besserungseffekte sind gerade bei diesen Kranken außerordentlich eindrucksvoll gewesen, teilweise haben psychiatrische Nebenwirkungen eine Fortführung der Therapie stark eingeschränkt (SACKS 1983). Insgesamt wurden niedrigere L-Dopa-Dosen benötigt, und Nebenwirkungen traten schneller auf (DUVOISIN et al. 1972).

Parkinson-Symptome bei Multi-System-Atrophien

Zu diesen gehören die progressive supranukleäre Lähmung (Steele-Richardson-Olszewski-Syndrom), die posturale Hypotension (Shy-Drager-Syndrom), die olivo-pontocerebelläre Atrophie, die striato-nigrale Degeneration, der Parkinson-ALS-Demenz-Komplex. Die Ansprechbarkeit auf L-Dopa ist bei dieser Krankheitsgruppe eindeutig begrenzt, ein Behandlungsversuch dennoch indiziert, da immer wieder teilweise Besserungen erreicht werden können. Das gilt auch für extrapyramidale Symptome anderer seltener zerebraler Erkrankungen wie Hallervorden-Spatz-Syndrom, Chorea Huntington (insbesondere kindlichen und jugendlichen Erscheinungsformen), Jacob-Creutzfeldt-Erkrankung.
Den meisten der genannten Störungen liegen im Gegensatz zum idiopathischen PS keine präsynaptischen Läsionen zugrunde, sondern eine Schädigung der postsynaptischen Rezeptoren, wie inzwischen durch Rezeptoruntersuchungen mittels der Positronen-Emissions-Tomographie gezeigt werden konnte (u.a. BROOKS et al. 1990).
Schließlich ist auch ein Behandlungsversuch beim arteriosklerotischen Pseudoparkinsonismus indiziert, zumal wegen des Lebensalters ein gemeinsames Auftreten von IPS und zerebralen Veränderungen einer

subkortikalen vaskulären Enkephalopathie nicht auszuschließen ist.

Metabolisches Parkinson-Syndrom
Eine Parkinson-Symptomatik etwa im Rahmen einer hepatolentikulären Degeneration (Morbus Wilson) oder eines Hypoparathyreoidismus bedarf der entsprechenden kausalen Therapie. L-Dopa hat bei diesen Formen nur einen sehr unzureichenden Effekt.

Medikamentöses Parkinson-Syndrom
Verschiedene Neuroleptika führen zu einer Blockierung der dopaminergen Rezeptoren und rufen ein medikamentös induziertes Parkinson-Syndrom hervor. Auch Lithium kann vergleichbare Effekte haben. Die Kenntnis dieser Tatsache ist aus differentialdiagnostischen Gründen wichtig. Die Gabe von L-Dopa bei gleichzeitiger Neuroleptikamedikation ist nicht indiziert. Ein medikamentöses Parkinson-Syndrom läßt sich durch L-Dopa nur dann bessern, wenn es auf einer Dopaminentspeicherung z.B. nach Gabe von reserpinhaltigen Bluthochdruckmitteln beruht.

Hereditäre progressive Dystonie (Segawa-Syndrom)
Dieses von Segawa et al. (1976) beschriebene seltene Krankheitsbild ist durch ausgesprochene Tagesschwankungen der dystonen Bewegungsstörungen gekennzeichnet, die mittags und abends am stärksten in Erscheinung treten. Es besteht ein erhöhter spastischer Muskeltonus, bei dem – zumindest bei älteren Kindern – auch ein Zahnradphänomen feststellbar ist. Die Kranken ermüden relativ rasch und haben einen abends stärker ausgeprägten Tremor, der ein Gemisch aus Halte- und Ruhetremor darstellt. Dieses Krankheitsbild spricht gut und auf Dauer auf L-Dopa an.
Bei anderen Formen von Dystonie ist zumindest ein Behandlungsversuch mit L-Dopa indiziert.

3.3.2 Dosierung

L-Dopa wird heute fast ausschließlich in Kombination mit einem Decarboxylasehemmer verwendet. Die Monotherapie mit reinem L-Dopa hat keine praktische Bedeutung mehr.
Es gibt zwei Decarboxylasehemmer: Benserazid und Carbidopa, die in den Handelspräparaten Madopar® bzw. Nacom® enthalten sind. Das Verhältnis von L-Dopa zum Decarboxylasehemmer beträgt 4:1 in den Präparaten Madopar® und Nacom® 100 bzw. 10:1 im Präparat Nacom®. Madopar® liegt in Kapsel- und Tablettenform, Nacom® und Nacom®100 allein als Tablette vor.
Zwischen den beiden Präparaten gibt es keine eindeutig nachgewiesenen Unterschiede in der klinischen Wirksamkeit, wenngleich immer wieder auf Besserungseffekte beim Umsetzen von einem auf das andere Präparat berichtet wurde. Bei Verwendung von Nacom® (L-Dopa/Hemmer 10:1) ist mit einer höheren Rate von peripheren Nebenwirkungen zu rechnen.
Eine Zusammenstellung der im Handel befindlichen Präparate einschließlich der mittleren Dosierung ist der Tabelle 3.3.1 zu entnehmen. Abweichungen von diesem Dosisbereich ergeben sich aus den Erfordernissen des Einzelfalles, wobei Schwere der Symptomatik und Verträglichkeit zu berücksichtigen sind. Darüber hinaus wird die Dosishöhe von einer etwaigen Begleitmedikation bestimmt. Insgesamt besteht die Tendenz, mit möglichst geringen Dosierungen auszukommen, um verschiedenen Nebenwirkungen vorzubeugen. Doch hat sich gezeigt, daß eine niedrige L-Dopa-Dosierung – etwa 500 mg L-Dopa/Carbidopa – dem Auftreten von Dyskinesien vorzubeugen vermag, daß aber das therapeutische Ergebnis dann so unbefriedigend ausfällt, daß nach 6jähriger Behandlung mehr als 50% der Patienten eine stärker ausgeprägte Symptomatik haben als vor der Behandlung (Poewe et al. 1986).

Tabelle 3.3.1. L-Dopa-Kombinationspräparate: Zusammensetzung und Dosierung

		mittlere Dosierung (mg/die)
Kapseln		
Madopar® 62,5	(50 mg L-Dopa + 12,5 mg Benserazid)	300–600
Madopar® 125	(100 mg L-Dopa + 25 mg Benserazid)	300–600
Madopar® 250	(200 mg L-Dopa + 50 mg Benserazid)	300–600
Tabletten		
Madopar®	(200 mg L-Dopa + 50 mg Benserazid)	300–600
* Nacom®	(250 mg L-Dopa + 25 mg Carbidopa)	500–1.200
* Nacom®	(100 mg L-Dopa + 25 mg Carbidopa)	300–600

* Handelsname in Österreich und der Schweiz Sinemet®

3.3.3 Unerwünschte Wirkungen, Kontraindikationen, Überdosierungen

A. Unerwünschte Wirkungen

Akute Nebenwirkungen spielen seit Einführung der Decarboxylasehemmer eine untergeordnete Rolle. Es handelt sich überwiegend um gastrointestinale Nebenwirkungen wie Übelkeit, Appetitverminderung, Verstopfung, Schluckauf, Diarrhoen und gelegentlich auch Erbrechen. In Einzelfällen ist Hämatemesis beschrieben worden.
Häufig tritt eine asymptomatische, z.T. krankheitsbedingte posturale Hypotonie auf, manifeste orthostatische Dysregulationserscheinungen kommen nur selten zur Beobachtung. Herzklopfen, Hitzegefühl und kardiale Arrhythmien sind selten und in Anbetracht der behandelten Altersgruppe mit einer Vielzahl von Zweiterkrankungen nicht immer Folge der spezifischen Medikation.
Psychiatrische Komplikationen wie Agitation, Ängstlichkeit, Halluzinationen, Wahnideen, Verstimmungszustände und Schlafstörungen sind im Beginn einer L-Dopa-Behandlung selten. Doch sind sie zu befürchten bei vorher in dieser Hinsicht vorbelasteten Patienten und solchen mit vorbestehenden psychoorganischen Störungen.

Langzeit-Komplikationen
Als schwerwiegender erweisen sich die sog. "Langzeit-Komplikationen" der L-Dopa-Behandlung (Tabelle 3.3.2), wobei es sich nur teilweise um der Medikation zuzuschreibende Nebenwirkungen handelt, sondern auch um Folgen des progredienten degenerativen Prozesses.

Tabelle 3.3.2. "Langzeit-Komplikationen" der Parkinson-Behandlung

Nachlassende Wirkung von L-Dopa
Fluktuation der Beweglichkeit
Dyskinesien, Dystonien
Akinesia paradoxica
Psychoorganische Störungen (Demenz, exogen-psychotische Symptome)
Depressive Verstimmungen, Suizidalität
Gleichgewichtsstörungen
Akinetische Krisen

Fluktuationen der Beweglichkeit
Nach einer mehrjährigen L-Dopa-Behandlung wird die Wirkung einer L-Dopa-Einzeldosis als schwächer empfunden, und die

Wirkungsdauer begrenzt sich auch zeitlich, d. h. nach Ende des Effektes einer Einzeldosis stellt sich die Ausgangssymptomatik wieder ein. Man spricht von einer end of dose-Akinese bzw. einem wearing-off-Phänomen, gleichzeitig machen sich auch Rigor, Tremor und ggf. weitere Symptome bemerkbar. Nach einer weiteren L-Dopa-Dosis verschwinden die Symptome erneut. Solche Fluktuationen der Beweglichkeit können sich mehrfach täglich, abhängig von der Zahl der L-Dopa-Einzeldosen, wiederholen. Sie finden eine Erklärung durch die pharmakokinetischen Besonderheiten von L-Dopa, das in Abhängigkeit von der applizierten Einzeldosis eine auf 2–3 Stunden begrenzte Wirkungsdauer hat. Bei kleineren Einzeldosen wird der wirksame Plasmaspiegel schneller unterschritten. Eine Erklärung dafür, daß sich diese Phänomene nicht bereits im Beginn einer L-Dopa-Behandlung zeigen, könnte u. a. die progrediente Abnahme der Speicherkapazität der dopaminergen Neurone im Striatum bieten, die mit Hilfe der Positronen-Emissions-Tomographie nachgewiesen werden konnte (Leenders et al. 1986). Die Beherrschung der Parkinson-Symptomatik bleibt dann vom aktuellen L-Dopa-Plasma- bzw. Hirngewebsspiegel abhängig.

Unabhängig von diesen rein pharmakokinetisch bedingten Fluktuaktionen spielen tageszeitliche Schwankungen der Beweglichkeit eine Rolle wie z.B. ein schlechteres Ansprechen von L-Dopa am frühen Nachmittag oder Abend. Demgegenüber könnte ein protrahierter morgendlicher Wirkungseintritt durchaus Folge einer verzögerten Magenentleerung sein.

Als weitere ebenfalls von der Einnahme einer L-Dopa-Einzeldosis unabhängige Bewegungsstörungen im Sinne von off-Erscheinungen, die möglicherweise ursächlich dennoch auf pharmakokinetisch bedingten Mechanismen beruhen, lassen sich

- paroxysmales oder random-off sowie
- rapid oscillations (Yo-Yoing) beobachten.

Diese Phänomene sind mit meist plötzlich, zu unvorhersehbaren Zeitpunkten auftretenden akinetischen Zuständen verbunden, die sich ebenso schnell wieder auflösen können bzw. schnell von einem in den anderen Zustand übergehen (Yo-Yoing).

Ein weiteres Blockadephänomen ist unter dem Begriff **Freezing** bekannt, das sowohl in einer on- als auch einer off-Phase der L-Dopa-Wirkung auftreten kann: Diese Kranken vermögen z.B. nicht zu starten, sich auf der Stelle umzudrehen, eine Schwelle zu überschreiten, einen Aufzug zu betreten oder schnell eine Straße zu überqueren. Bei manchen Kranken wird diese Störung z.B. allein durch ein Gespräch während des Gehens ausgelöst. Neurophysiologisch besteht eine gleichzeitige Innervation agonistisch und antagonistisch wirksamer Muskelgruppen, was zumindest die Bewegungsblockade verständlich macht.

Dyskinesien und Dystonien

Zu den zentralen Langzeitnebenwirkungen gehören die verschiedenen Formen von Dyskinesien und Dystonien. Sie treten zeitlich parallel mit der Entwicklung der Fluktuationen in Erscheinung, nach 3- bis 5-jähriger Behandlung sind etwa 80–90% der Patienten davon betroffen.

Die Dyskinesien lassen eine gewisse zeitliche Kopplung an die L-Dopa-Wirkung erkennen:

- peak-dose-Dyskinesien
- biphasische Dyskinesien
- off-dose-Dyskinesien

Bei den peak-dose- und den biphasischen Dyskinesien handelt es sich meist um choreoathetotische Bewegungsstörungen. Definitionsgemäß sind sie an den Höhepunkt der L-Dopa-Plasmaspiegel und maximalen antiparkinsonistischen Effekt (peak-dose-Dyskinesien) bzw. die an- und abflutenden L-Dopa-Spiegel (biphasische Dyskinesien) gebunden. Sie machen sich also vor allem in den Zeiten guter Beweglichkeit ('on'-Zeit) bemerkbar und können bei starker

Ausprägung zu motorischen Behinderungen führen, wie sie von den entsprechenden, nicht medikamentös induzierten Krankheitsbildern bekannt sind. Die Hyperkinesen können sich in allen Bereichen der quergestreiften Muskulatur bemerkbar machen. Massive Zungenhyperkinesen können von einer völligen Schluck- und Sprechunfähigkeit begleitet sein (peak-dose-dysphonia/dysphagia) (Critchley 1976). Der Kopf-Nacken-Gesichtsbereich ist häufiger von Dyskinesien befallen als andere Körperbereiche. Ausgeprägte Parkinson-Symptomatik und Dyskinesien können parallel vorkommen.

Die "off-dose"-Dystonien pflegen meistens morgens oder bereits während der Nacht aufzutreten, wenn die letzte Einnahme einer L-Dopa-Dosis mehrere Stunden zurückliegt und der Plasma-L-Dopa-Spiegel entsprechend niedrig ist. Sie sind gekennzeichnet durch schmerzhafte Fuß- und Wadenkrämpfe, die das Gehvermögen der Kranken erheblich beeinträchtigen. Die Genese dieser Störung ist ungeklärt. Obwohl sich das Phänomen unmittelbar nach einer L-Dopa-Dosis bessert, nimmt die Neigung zu Dystonien nach Reduktion der L-Dopa-Gesamt-Tagesmenge ab (Fahn 1989).

Psychische Veränderungen

Es ist zu unterscheiden zwischen psychoorganischen Leistungsstörungen und Stimmungsveränderungen. Im Verlaufe einer längerdauernden L-Dopa-Behandlung finden sich bei 10 bis 30% der Patienten psychoorganische Leistungseinbußen. Sie dürften mit pathologisch-anatomischen und biochemischen, das cholinerge System betreffenden Veränderungen im Nucleus basalis Meynert und der entorhinalen Region der isokortikalen Hirnrinde (Whitehouse 1986, Braak und Braak 1990) korreliert sein. Daneben finden sich exogen-psychotische Symptome wie Halluzinationen, Verwirrtheit, Wahnideen und innerliche Unruhe (Friedman und Sienkiewicz 1991, Danielczyk 1978). Manche Patienten erleben szenische Abläufe relativ angstfrei. Exogen-psychotische Symptome im Sinne pharmako-toxischer Psychosen sind bei höherem Lebensalter, stärker ausgeprägter extrapyramidaler Symptomatik, körperlichen Zweiterkrankungen und vorbestehenden dementiven Symptomen häufiger, sie begrenzen nicht selten den Einsatz ausreichender L-Dopa-Dosen (Schneider et al. 1984). Sie dürften sicher nicht allein als Folge eines Neurotransmitter-Ungleichgewichts zwischen Dopamin und Serotonin aufzufassen sein (Birkmayer und Riederer 1985), zumal entsprechende therapeutische Versuche mit Serotonin-Präkursoren nur einen begrenzten therapeutischen Effekt haben.

Depressive Symptome zeigen häufig eine Korrelation zur Schwere der klinischen Symptomatik. Im Behandlungsverlauf läßt sich zeitweilig eine Besserung parallel mit der positiven Beeinflussung der neurologischen Symptome beobachten, wobei Diskrepanzen zwischen neurologischen und Stimmungsbefunden nicht selten vorkommen (Fischer et al. 1982). Vom psychopathologischen Zustandsbild her – zumeist handelt es sich um ein gehemmt-depressives Bild – ist eine ätiologische Zuordnung zu einer bestimmten Depressionsform, etwa reaktiv, endogen oder hirnorganisch bedingt, sehr schwierig.

Ausgesprochen manische Symptome sind seltener, sie lassen sich häufiger im Beginn der L-Dopa-Behandlung beobachten.

Malignes L-Dopa-Entzugs-Syndrom/ Drug holiday

Der plötzliche Entzug von L-Dopa kann bei einigen Patienten nach mehrjähriger Behandlung zu einem Krankheitsbild führen, das in der Symptomatik dem eines malignen neuroleptischen Syndroms gleicht. Folgende Symptome lassen sich beobachten: Hypertonie, Rigor, Akinese, Bewußtseinstrübung (Koma), Blutdruckabfall, Tachykardie, Hyperhidrosis, CPK-Erhöhung und Leukozytose. Es handelt sich um ein schweres lebensbedrohliches Krankheitsbild, das eine sofortige Therapie erfordert, nämlich Gabe von L-Dopa oder von anderen Dopaminergika wie Lisurid i. v., Flüssigkeitszufuhr, ggf. zusätzliche Gabe von Dantrolen, initial 2, 5 mg/kg Körpergewicht als Kurzinfusion, danach Dauerinfusion von 5–10 mg/kg Körpergewicht über 24 Stunden unter intensivmedizinischen Überwachungsbedingungen. Die Symptomatik wurde u. a. auch als Folge der drug holidays beobachtet, die als therapeutische Maßnahme wegen der Vielzahl der Komplikationen und des nur vorübergehend besseren Ansprechens auf L-Dopa inzwischen weitgehend verlassen sind. Als Ursache des Syndroms wird eine stark reduzierte oder fehlende dopaminerge Rezeptorstimulation angenommen (FRIEDMAN et al. 1985).

Verstärkung der Parkinson-Symptomatik, Tagesmüdigkeit

Bei einigen Patienten läßt sich unter L-Dopa eine Verstärkung der Parkinson-Symptomatik ohne (FAHN und BARRETT 1979) und mit gleichzeitiger Verwirrtheit (SAGE und DUVOISIN 1986) beobachten, wobei es sich möglicherweise um toxische Phänomene handelt, die von üblichen therapeutischen Dosierungen verursacht werden. Manche Patienten reagieren auf jede L-Dopa-Dosis mit einem Müdigkeitsgefühl, in fortgeschrittenen Fällen schlafen die Kranken beim oder nach dem Frühstück wieder ein, ohne daß ein eindeutiger Zusammenhang mit der L-Dopa-Einnahme zu bestehen braucht. Bei diesen Patienten läßt sich gewöhnlich auch eine Störung des Schlaf-Wach-Rhythmus feststellen .

Maligne Melanome

Vom Gebrauch von L-Dopa bei Patienten mit Melanomen in der Vorgeschichte ist abgeraten worden (u. a. FERMAGLICH und DELANEY 1977, LIEBERMAN und SHUPACK 1974) aufgrund von Einzelbeobachtungen über das Wiederauftreten dieser Tumoren nach L-Dopa-Therapie. Beweisende Zusammenhänge haben sich jedoch nicht darstellen lassen. Das gehäufte Auftreten von Melanomen im höheren Lebensalter und die Beobachtung z. B. eines einzigen Melanoms bei einem L-Dopa-behandelten Parkinsonpatienten und 1099 Melanomerkrankungsfällen in einem Zeitraum von 5 Jahren in den USA sprechen eher gegen eine Auslösung bzw. Exazerbation von Melanomen (SOBER und WICK 1978, 1979). Außerdem hat sich L-Dopa als selektiv-toxisch für menschliche Melanomzellen erwiesen, vermutlich über eine Hemmung der DNA-Polymerase (WICK 1980).

Verschiedene seltene Nebenwirkungen

Gelegentlich klagen Patienten über meist während des Schlafes auftretende Myoklonismen einzelner oder mehrerer Extremitäten, die jedoch keine große Beeinträchtigung darstellen (KLAWANS et al. 1975). Selten wird auch das Phänomen einer Akathisie beobachtet (FAHN 1989). Hypersexualität wird im wesentlichen bei Männern gesehen, kommt aber auch bei Frauen vor. Sie kann in den on – oder off-Phasen auftreten und auch Ausdruck einer Überdosierung sein (TANNER et al. 1986, FAHN 1989). Dosisreduktion führt zur Besserung. Das Symptom wird von den Betroffenen und Partnern auch deshalb als quälend erlebt, weil trotz gesteigerter Libido die sexuellen Funktionen dennoch gestört bleiben.

Atemstörungen sind einerseits als Ausdruck der Akinese der Atemmuskulatur zu bewerten (reduziertes Atemminutenvolumen) (NUGENT et al. 1958), andererseits als Folge von Dyskinesien anzusehen (BRAUN et al. 1983, GARDNER et al. 1986). Vereinzelt ist ein ausgeprägter Stridor beschrieben worden.

Schmerzen sind gewöhnlich Begleitphänomen von L-Dopa-Wirkungsschwankungen. Sie können an die on- und off-Phasen gebunden sein und sind nur teilweise Folge von Dyskinesien und Dystonien (QUINN et al. 1986).

B. Kontraindikationen

Dopamin hat stimulierende Effekte auf die alpha- und beta-adrenergen Rezeptoren. L-Dopa allein und in Kombination mit Benserazid oder Carbidopa ist daher kontraindiziert bei Schilddrüsenüberfunktion, Tachykardie und Phäochromozytom. Wegen des prolaktinsekretionshemmenden Effektes darf es auch nicht in der Stillperiode gegeben werden. Außerdem kommt es zu einem schnellen Übertritt von Carbidopa in die Muttermilch (Bianchine 1984). L-Dopa + Benserazid darf während der Gravidität nicht verabfolgt werden, da tierexperimentell eine Störung des Skelettwachstums, beruhend auf Epiphysenfugenschäden, gefunden wurde (Schärer 1972). Vergleichbare Schäden am erwachsenen Knochen sind nicht zu befürchten, da sie an bereits abgeschlossenen Epiphysenfugen nicht auftreten (Schärer 1971). Es gibt Berichte über komplikationslose Schwangerschaften und gesund geborene Kinder unter L-Dopa und L-Dopa + Carbidopa (Chajek et al. 1977, Cook und Klawans 1982). Bei Eintritt einer Schwangerschaft kann daher die Kombination L-Dopa/Carbidopa gegeben werden. Vor Narkosen mit Halothan und Zyklopropan oder anderen Substanzen, die das Herz gegenüber sympathikomimetischen Aminen sensibilisieren, muß L-Dopa 8 Stunden vorher abgesetzt werden. Negative Effekte sind bei einer Herzinsuffizienz nicht zu erwarten, da Dopamin positiv inotrope Effekte entfaltet (Rajfer et al. 1984). Das Auftreten bzw. die Verstärkung von Herzrhythmusstörungen ist nur bei reiner L-Dopa-Gabe, nicht in der Kombination mit Decarboxylasehemmern zu erwarten.

Zwar gelten schwere dekompensierte endokrine, renale und hepatische Erkrankungen als Kontraindikation, ebenso wie endogene Psychosen und schwere Neurosen, doch muß das Für und Wider einer L-Dopa-Gabe im Einzelfall abgewogen werden. Eindeutige Belege über durch L-Dopa verursachte negative Verläufe bei Stoffwechseldekompensationen existieren nicht.

Bereits bestehende exogen-psychotische Symptome, auch pharmakotoxische Psychosen durch andere Parkinsonmittel, werden durch eine zusätzliche L-Dopa-Gabe gewöhnlich eine Verstärkung erfahren.

C. Überdosierungen

Die Auswirkungen einer meist chronischen, therapeutisch ausgelösten Überdosierung sind weitgehend unter den unerwünschten Wirkungen besprochen. Es handelt sich dabei um psychische Auffälligkeiten im Sinne exogen-psychotischer Symptome wie Halluzinationen, Wahnideen, Verwirrtheit, Schläfrigkeit, Hypersexualität und ggf. massive Verstärkung von Hyperkinesen. Einzelne Patienten, die neben den motorischen Effekten unter L-Dopa auch eine seelische Antriebs- und Aktivitätssteigerung bemerken, neigen unter Inkaufnahme von stärker ausgeprägten Hyperkinesen zu regelmäßiger Überdosierung, die ärztlich schwer zu steuern ist.

Massive Überdosierungen sind selten und mit der Kombination L-Dopa/Decarboxylasehemmer kaum zu erreichen.

Bei einem solchen Patienten, der über Jahre schließlich bis zu 35 Kapseln Madopar® 250 täglich einnahm (=7.000 mg L-Dopa + 1.750 mg Benserazid), kam es nicht zu psychischen Auffälligkeiten, aber neben Akathisie der Beine, Dyskinesien und Myoklonismen bestand eine schwere Akinese verbunden mit Rigor und Tremor. Laborchemisch fand sich eine toxische Leberschädigung, Gesicht und Handinnenflächen waren bräunlich verfärbt (Balzereit und Michler 1982). Daß es in diesem Fall nicht zu psychotischen Symptomen, einem Verschwinden der Parkinson-Symptomatik und dem Auftreten von Hyperkinesen kam, findet eine Erklärung dadurch, daß der Decarboxylasehemmer ab einer Tagesdosis von 900 bis 1000 mg die Bluthirnschranke passiert und im Gehirn die Metabolisierung von L-Dopa zu Dopamin verhindert, den therapeutischen Effekt von L-Dopa also blokkiert (Kapp 1982).

Bei reiner L-Dopa-Intoxikation hingegen, die bei einem Patienten gesehen wurde, der innerhalb von 12 Stunden 100 g L-Dopa genommen hatte, fanden sich deutliche Intoxikationszeichen, anfänglich gekennzeichnet durch Hypertonie, nachfolgende Hypotonie über mehrere Stunden, Sinustachykardie, mehrtätige Verwirrtheit, Schlaf- und Appetitlosigkeit sowie vollständiges Fehlen der Parkinsonsymptome (Hoehn und Rutledge 1975). Die Symptomatik verschwand innerhalb einer Woche. Pathologische EKG-Zeichen traten nicht auf. Die Serumtransaminasen waren für 2 Tage leicht erhöht.

Neben einer Magenspülung sind allgemeinmedizinische Überwachungs- und ggf. Stützungsmaßnahmen unter besonderer Berücksichtigung kardiovaskulärer Reaktionen erforderlich. Akute Überdosierungen mit L-Dopa + Decarboxylasehemmer sind nicht beschrieben worden.

3.3.4 Interaktionen

Die Wirkung von L-Dopa einschließlich der Kombination mit Decarboxylasehemmern wird sowohl durch andere Medikamente als auch die Nahrungsproteine über unterschiedliche Mechanismen beeinflußt:

- Neuroleptika blockieren die dopaminergen Rezeptoren im Striatum und verhindern damit die L-Dopa-Wirkung.
- Antiemetika wie Metoclopramid führen ebenfalls zu einer Blockierung der dopaminergen Rezeptoren mit Reduktion des Antiparkinsoneffektes von L-Dopa von bis zu 30% (Bateman et al. 1978), so daß der Gebrauch des in weit geringerem Maße in das Gehirn eindringenden Domperidons vorzuziehen ist (Parkes 1989).
- Reserpinhaltige Antihypertensiva führen zu einer Entleerung der Dopaminspeicher.
- Calzium-Antagonisten (Flunarizin, Cinnarizin, evtl. auch solche vom Nifedipin-Typ) hemmen die L-Dopa-Wirkung (Übersicht Hefner und Fischer 1989). Vitamin B6 führt bei alleiniger L-Dopa-Gabe (ohne Decarboxylasehemmer) zu einer Stimulierung der DOPA-Decarboxylase in der Peripherie und zu unerwünschter Dopaminbildung außerhalb des Gehirns.
- Thymoleptika mit Hemmwirkung der Wiederaufnahmerate von Dopamin verstärken den L-Dopa-Effekt.
- Pharmakokinetische Faktoren mit Störung der Magenentleerung, Resorption im Dünndarm und Durchtritt durch die Bluthirnschranke haben Einfluß auf die Wirkung der jeweiligen L-Dopa-Dosis:

Magenentleerungsstörungen und damit Verzögerung der Aufnahme im Dünndarm werden hervorgerufen durch hohe Magenazidität, Anticholinergika und ggf. auch einen fehlenden Mageninhalt. Die Resorption im Dünndarm kann unzureichend sein, wenn das saturierbare Transportsystem der Darmwand gleichzeitig für andere große Aminosäuren der Nahrung in Anspruch genommen wird. Der gleiche und therapeutisch wohl bedeutendere Mechanismus spielt sich an der Bluthirnschranke ab (vgl. Kap. 3.1.1).

3.3.5 Kontrolluntersuchungen

L-Dopa – allein und in Kombination mit einem Decarboxylasehemmer – hat sich hinsichtlich möglicher Organschäden als ein sehr sicheres Medikament erwiesen. Selten sind vorübergehende und auch permanente Anstiege der Serumtransaminasen und der alkalischen Phosphatase, ein Anstieg aber auch permanenter Abfall des Bluthanstoffs, positive Coombs-Teste, ein transitorischer Abfall von Hämoglobin, Erythrozyten, Eosinophilen und Thrombozyten gesehen worden (Langrall und Joseph 1972). Ein Fall einer reversiblen hämolytischen Anämie ist berichtet worden (Bernstein 1979). Leberbiopsien haben keine pathologischen Veränderungen ergeben (Dupont et al. 1972, Rinne et al. 1970, Streifler et al. 1976). Ebenso haben Beckenkammbiopsien und radiologische Untersuchungen der

Knochen keine pathologischen Befunde ergeben (GAUTHIER 1972).
Laborkontrolluntersuchungen sind somit nur vor Einleitung einer L-Dopa-Behandlung (Vergleichswerte) und in den ersten Wochen nach Behandlungsbeginn erforderlich, später in der Regel in Abständen von einem Jahr. Regelmäßige Thorax-Röntgen-Untersuchungen sind bei L-Dopa-Monotherapie nicht indiziert.

3.3.6 Praktische Durchführung, allgemeine Behandlungsrichtlinien

Allgemeine Behandlungsstrategien
Die Behandlung des Parkinson-Syndroms ist von vornherein eine Langzeitbehandlung eines chronisch progredienten, kausal bislang nicht zu beeinflussenden Krankheitsbildes, das mit unterschiedlich stark ausgeprägten motorischen Behinderungen einhergeht, die das Leben des Betroffenen in erheblichem Maße bestimmen, die äußerlich erkennbar werden (Verlangsamung, Haltung, Tremor) und den Kranken in Abhängigkeit von seiner sozialen Situation unterschiedlich stark und in unterschiedlichen Bereichen einengen.
Grundsätzlich besteht – auch in Kenntnis der "Langzeit-Komplikationen" – die Frage, wann welche Behandlung sinnvollerweise begonnen werden soll. Diese Frage wird bestimmt davon, ob der Patient noch berufstätig ist, bei den Aktivitäten des Lebens ohne Hilfe auskommt, eine solche Hilfe überhaupt zur Verfügung hat, in welchem Alter er steht, welche Lebenserwartung er hat und ob unter solchen Aspekten auch Nebenwirkungen, insbesondere die genannten Langzeitkomplikationen eher in Kauf genommen werden können. Das therapeutische Vorgehen muß mit dem Patienten daher eingehend besprochen werden.
Die medikamentöse Therapie hat zum Ziel, die soziale Unabhängigkeit und ggf. Berufstätigkeit des Kranken aufrechtzuerhalten oder wiederherzustellen. Es wird nicht angestrebt, sämtliche erkennbaren Symptome zum völligen Verschwinden zu bringen. Da ein Teil der "Langzeit-Komplikationen" auch der Dosiserhöhung zugeschrieben wird, besteht gegenwärtig die Tendenz, die L-Dopa-Dosis möglichst gering zu halten und durch eine einschleichende Gabe die optimale Dosierung zu erreichen. Das kann beispielsweise nach dem in Tabelle 3.3.3 aufgeführten Schema geschehen. Eine solche Einstellung ist bei verläßlichen Patienten ambulant durchführbar. Modifikationen dieses Schemas ergeben sich aus der gleichzeitigen Gabe weiterer Parkinsonmittel. Diese können aus folgenden Gründen indiziert sein:
1. nicht ausreichendes Ansprechen, 2. mangelndes Ansprechen einzelner Symptome, z. B. des Tremors, 3. Ausschöpfung evtl.

Tabelle 3.3.3. Neu-Einstellung mit L-Dopa/Decarboxylasehemmer

	morgens	mittags	nachmittags	abends	Gesamtdosis mg/die
1. – 3. Tag	1		1		100
4. – 7. Tag	1	1	1		150
2. Woche	1	1	1	1	200
3. Woche	2	1	1	1	250
4. Woche	2	1	2	1	300
5. / 6. Woche	2	2	2	1	350

kausaler Therapiemöglichkeiten mit einem MAO-B-Hemmer, 4. Verminderung von Langzeitkomplikationen. Einzelheiten dazu sind dem Kapitel 2.7 zu entnehmen.

Früh- oder Späteinsatz von L-Dopa

Am meisten kontrovers diskutiert wird der Zeitpunkt des L-Dopa-Einsatzes. Nachdem einzelne klinische Studien (Lesser et al. 1979, Rajput et al. 1984) zu belegen schienen, daß sowohl das Nachlassen der L-Dopa-Wirkung als auch das Auftreten von Langzeitnebenwirkungen weniger Folge der Schwere und der Dauer der Erkrankung sind, sondern mehr mit der Dauer der spezifischen Therapie korreliert sind, wurde zu einem späten Einsatz von L-Dopa geraten (Fahn und Bressman 1984).

Andere Studien (Markham und Diamond 1981, 1986) zeigten, daß L-Dopa in allen Stadien der Erkrankung und unabhängig von der vorangegangenen Erkrankungsdauer den gleichen Wirkungsgrad entfaltet, bei stärker ausgeprägter Symptomatik nicht wirksamer ist. Des weiteren wurde gefunden, daß ein unmittelbarer Behandlungsbeginn nach Diagnosestellung sowohl hinsichtlich der Ausprägung der Symptomatik als auch der Überlebensraten nach 10 Jahren ein besseres Ergebnis brachte als ein späterer Behandlungsbeginn.

Dieses Ergebnis findet eine Bestätigung durch Mortalitätsanalysen, die ebenfalls zeigten, daß ein Behandlungsbeginn nach 1- bis 3-jähriger Krankheitsdauer statistisch signifikant bessere Überlebensraten erbrachte als ein Behandlungsbeginn nach 4–6 Jahren bzw. nach 7–9 Jahren, nämlich Mortalitätsraten von 1,43 gegenüber 2,44 bzw. 2,95 (Diamond et al. 1987).

Auch nach den eigenen Erfahrungen sind Patienten mit 10-jähriger L-Dopa-Behandlung, sofern sie nicht aus anderen Ursachen verstorben sind, im Mittel noch in einem besseren Zustand als vor Beginn der L-Dopa-Behandlung.

Die Langzeitbeobachtungen sprechen also für einen frühen Einsatz von L-Dopa, das zweifellos das wirksamste Parkinsonmittel ist. Dieser Zeitpunkt ist spätestens dann gekommen, wenn der Patient in seinen verschiedenen täglichen, sozialen und beruflichen Aktivitäten eingeschränkt ist, sein Leben nicht mehr in der bisherigen Weise gestalten kann und mit anderen Parkinsonmitteln die klinische Symptomatik nicht beherrscht werden kann. Das läßt die Frage offen, ob L-Dopa bereits bei den geringsten Anzeichen eines Parkinson-Syndroms, ohne daß eine der o. gen. Behinderungen erkennbar ist, eingesetzt werden soll. Gegenwärtig ist hier der "prophylaktische" Einsatz von MAO-B-Hemmern vorzuziehen (Kap. 2.6), ggf. in Kombination mit Amantadinen und Anticholinergika (Tabelle 3.3.4).

Tabelle 3.3.4. Parkinsonmittel in verschiedenen Krankheitsphasen

Schwere des Syndroms (Stadium Hoehn und Yahr)	Empfohlene Medikamentenkombination
Leicht (Stadium 1 und 2)	MAO-B-Hemmer und/oder Anticholinergika* Amantadine DA-Agonisten L-Dopa/Hemmer
Mittelschwer (Stadium 3)	L-Dopa/Hemmer und/oder DA-Agonisten MAO-B-Hemmer evtl. Anticholinergika evtl. Amantadine
Schwer (Stadium 4 und 5)	L-Dopa/Hemmer und DA-Agonisten evtl. Anticholinergika evtl. MAO-B-Hemmer evtl. Amantadine

* Einsatz insbesondere dann, wenn Tremor stark ausgeprägt ist

Die Diskussion ist nicht abgeschlossen, klinische Studien für die Überlegenheit der einen oder anderen Kombination stehen aus.

L-Dopa-Therapie und Ernährung

Auf die pharmakokinetischen Besonderheiten der L-Dopa-Therapie wurde im Abschnitt Interaktionen kurz hingewiesen. Zur Verbesserung der L-Dopa-Wirkung kann es bei einer Reihe von Patienten sinnvoll sein, folgende Aspekte zu berücksichtigen:

• Verbesserung der Magenentleerung durch Gabe von Antazida, Reduktion der Anticholinergika-Medikation, Verbesserung der Magenmotilität durch überwiegend peripher wirksame Dopamin-Antagonisten wie z. B. Domperidon in Dosierungen zwischen 5–30 mg/die oder von Cisaprid in Dosen von 10–30 mg/die. Cisaprid hat keine dopaminantagonistischen Effekte (Reyntjens et al. 1984).

• Verbesserung der L-Dopa-Resorption im Duodenum und an der Bluthirnschranke durch Herabsetzung der Konkurrenz zu den großen neutralen Aminosäuren der Nahrung durch

1. Einnahme von L-Dopa etwa 30 min vor oder 90 min nach den Mahlzeiten. Dennoch kann der Übertritt vom Magen in das Duodenum insbesondere morgens ausbleiben, so daß zumindest ein Keks oder Zwieback zur Motilitätsanregung gleichzeitig genommen werden sollten.

2. Reduktion der Gesamteiweißmenge oder Verteilung auf kleinere Portionen. Dabei ist zu beachten, daß insbesondere auch bei älteren Menschen die Gesamteiweißmenge nicht unter 30 bis 40 g/die fällt.

Verschiebungen der Eiweißhauptmahlzeit auf den Abend verbessern zwar die Beweglichkeit während des Tages, führen aber gleichzeitig zum vermehrten Auftreten der Hyperkinesen und beinhalten die Gefahr einer stärkeren nächtlichen Akinese (Pincus und Barry 1987 a). Hohe Plasmaspiegel an Aminosäuren aus der Nahrung sind mit einer stärker ausgeprägten Parkinsonsymptomatik korreliert (Pincus und Barry 1987 b) .

Therapie der Fluktuationen

Hauptproblem der Langzeitbehandlung des Parkinson-Syndroms sind die unterschiedlichen Formen von Fluktuationen der Beweglichkeit. Deren Beeinflussung ist mit den uns heute zur Verfügung stehenden Mitteln noch völlig unzureichend. Folgende Möglichkeiten bieten sich derzeit an:

• Aufteilung der L-Dopa-Dosis in häufigere, z. T. kleinere Einzeldosen. Dabei darf die Einzeldosis nicht zu niedrig gewählt werden, da sonst eine Wirkung überhaupt ausbleiben kann.

L-Dopa wirkt nach dem Alles- oder Nichts-Prinzip erst ab einem bestimmten Plasmaspiegel.

• Kombination mit Dopamin-Agonisten wie Bromocriptin, Lisurid und Pergolid (noch nicht im Handel), wobei der Wert einer frühzeitigen Kombinationsbehandlung weiter diskutiert wird.

• L-Dopa-Retardpräparate mit kontrollierter mehrstündiger Freisetzung von L-Dopa, die jedoch noch nicht im Handel sind.

• Anticholinergika-Retardpräparate tragen – sofern die Verträglichkeit gewährleistet ist – vor allem zur Besserung der nächtlichen Akinese bei. Vermeidung großer eiweißhaltiger Mahlzeiten.

• Im experimentellen Stadium befinden sich Verfahren mit permanenter (Pumpensysteme) und intermittierender Applikation (Penjectsysteme) von Dopamin-Agonisten wie Lisurid und Apomorphin (vgl. Kap. 5.3.7).

Therapie der Dyskinesien

Für die Therapie der Dyskinesien sind zwei Phasen zu unterscheiden:

1. Phase der Frühbehandlung vor Auftreten von Dyskinesien.

2. Phase der Manifestation der Dyskinesien.

In der Frühbehandlung sollte die Therapie so ausgerichtet sein, daß das Auftreten von

Dyskinesien reduziert wird. Das läßt sich erreichen durch

- niedrige L-Dopa-Dosen
- frühzeitige Kombination von L-Dopa mit Dopamin-Agonisten (Kap. 7)

Niedrige L-Dopa-Dosen gewährleisten keine ausreichende Beeinflussung der extrapyramidalen Symptomatik (Poewe et al. 1986). Das läßt sich durch die Kombination mit Dopamin-Agonisten vermeiden (u. a. Fischer et al. 1984, Rinne 1987), doch sind periphere Nebenwirkungen der Dopamin-Agonisten in Kauf zu nehmen.

In der Phase der Manifestation richten sich die therapeutischen Maßnahmen vor allem nach dem zeitlichen Zusammenhang von L-Dopa-Einnahme und Auftreten der Dyskinesien:

- peak-dose-Dyskinesien: Senkung der L-Dopa-Dosis, Fraktionierung hoher L-Dopa-Dosen, Gabe von Dopamin-Agonisten, Einsatz von L-Dopa-Retardpräparaten
- biphasische Dyskinesien: Erhöhung der L-Dopa-Dosis, Verkürzung der Dosisintervalle, Gabe von Dopamin-Agonisten, Einsatz von L-Dopa-Retardpräparaten
- off-period-Dystonien: Senkung der L-Dopa-Dosis, Gabe von Dopamin-Agonisten, Anticholinergika (Retardpräparate), Baclofen, Lithium, L-Dopa-Retardpräparate, Dopamin-Agonisten mit Retardwirkung, L-Dopa-Retardpräparate

Der Einsatz von Schmerzmitteln ist nicht immer zu umgehen, z. B. Diclofenac oder auch die Nutzung der muskelrelaxierenden Effekte von Benzodiazepinen. Cholinerg wirksame Substanzen (Deanol) haben ebenso wie Neuroleptika eine Verschlechterung der Parkinson-Symptomatik zur Folge.

L-Dopa-Retardpräparate

L-Dopa-Retardpräparate sind außer in der Schweiz noch nicht im Handel erhältlich, mit ihrer Markteinführung ist aber in absehbarer Zeit zu rechnen. Aus diesem Grunde sollen die Vor- und Nachteile gegenüber den bisherigen Standardpräparaten etwas ausführlicher dargelegt werden. Die Entwicklung und der Einsatz von Retardpräparaten mit über mehrere Stunden anhaltender kontinuierlicher Freisetzung von L-Dopa erscheint sinnvoll

1. wegen der pharmakokinetischen Eigenschaften von L-Dopa mit begrenzter Wirkungsdauer der Einzeldosis auf 2–3 Std.
2. wegen des Nachweises einer verbesserten Kontrolle der Fluktuationen durch kontinuierliche nasoduodenale Sondenapplikation oder die intravenöse Dauerinfusion von L-Dopa (Kurlan et al. 1986, Quinn et al. 1984).

Eingehender geprüft wurden bisher zwei Präparate, nämlich

- Madopar®HBS: 100 mg L-Dopa + 25 mg Benserazid
- Sinemet®CR: 200 mg L-Dopa + 50 mg Carbidopa,

vor allem im fortgeschrittenen Stadium der Erkrankung. Die Gabe der Retardpräparate führt zu gleichmäßigeren, länger anhaltenden Plasmaspiegeln, die jedoch mit Verzögerung auftreten und bei gleicher Dosierung wie bei den Standardpräparaten eindeutig niedriger sind. Die bisherigen Studien zeigen folgende Vorteile dieser Präparate:

- Zunahme der Zeiten guter Beweglichkeit
- Weniger abruptes Eintreten der end of dose-Akinese
- Verbesserung des Nachtschlafes
- Reduktion der Einnahmehäufigkeiten
- Reduktion der off-dose-Dystonien.

Als nachteilig hat sich erwiesen:

- Notwendigkeit der Erhöhung der L-Dopa-Dosis zwischen 20–80%
- Verzögerter Wirkungseintritt, Notwendigkeit der Kombination mit den Standardpräparaten (vor allem morgens)
- schlechter kontrollierbarer Wirkungseintritt
- Gefahr schwerer dyskinetischer Zustände. Für weitere Einzelheiten sei auf Marsden et al. (1987) und Duvoisin (1989) verwiesen.

Literatur

BAAS H, FISCHER PA (1984) Salbengesicht. Zentrale Dysregulation der Talgsekretion beim Parkinson-Syndrom. In: FISCHER PA (Hrsg) Vegetativstörungen beim Parkinson-Syndrom. Editiones Roche, Basel, S 221–233

BALZEREIT F, MICHLER M (1982) Psychische Störungen beim Parkinson-Syndrom und ihre Bedeutung für die familiäre und berufliche Situation des Kranken. In: FISCHER PA (Hrsg) Psychopathologie des Parkinson-Syndroms. Editiones Roche, Basel, S 241–251

BARBEAU A, SOURKES TL, MURPHY GF (1962) Les catecholamines dans la maladie de Parkinson. In: DE AJURIAGUERRA J (ed) Monoamines et systéme nerveux central. Masson, Paris, pp 247–262

BATEMAN DN, KAHN C, LEGG NJ, REID JL (1978) Metoclopramide in Parkinson's disease. Clin Pharmacol Ther 24: 459–464

BERNSTEIN RM (1979) Reversible hemolytic anaemia after levodopa-carbidopa. Br Med J I: 1461–1462

BIANCHINE JR (1984) Drugs for Parkinson's disease, centrally acting muscle relaxants . In: GOODMAN and GILMAN'S: The pharmacological basis of therapeutics, 6th ed. MacMillan, Toronto/ Balliere Tindall, London, pp 475–493

BIRKMAYER W, HORNYKIEWICZ O (1961) Der L-Dioxyphenylalanin(=L-Dopa) Effekt bei der Parkinson-Akinesie. Wien Klin Wochenschr 73: 787–788

BIRKMAYER W, RIEDERER P (1985) Die Parkinson-Krankheit. Biochemie, Klinik, Therapie, 2. Aufl. Springer, Wien New York

BRAAK H, BRAAK E (1990) Cognitive impairment in Parkinson's disease: amyloid plaques, neurofibrillary tangles, and neuropil threads in the cerebral cortex. J Neural Transm (P-D Sect) 2: 45–57

BRAUN AR, TANNER CM, GOETZ CG, KLAWANS HL (1983) Respiratory distress due to pharyngeal dystonia: a side effect of chronic dopamine agonism. Neurology 33 [Suppl 2]: 220

BROOKS DJ, IBANEZ V, SAWLE GV et al. (1990) PET studies on the integrety of striatal pre-and postsynaptic dopaminergic systems in idiopathic Parkinson's disease, drug – induced, and atypical parkinsonism. Contribution at the European Conference on Parkinson's Disease and Extrapyramidal disorders, Rome July 10–14, 1990

CHAJEK T, BERRY EM, FRIEDMAN G, AMBRANSKY O (1977) Treatment of acute hepatic encephalopathy with L-Dopa. Postgrad Med J 53: 262–265

COOK DG, KLAWANS HL (1985) Levodopa during pregnancy. Clin Neuropharmacol 8: 93–95

COTZIAS GC, PAPAVASILIOU PS, GELLENE R (1969) Modification of parkinsonism – chronic treatment with levodopa. N Engl J Med 280: 337–345

CRITCHLEY EMR (1976) Peak-dose dysphonia in parkinsonism. Lancet i: 544

DANIELCZYK W (1978) Akute psychische Störungen während der L-DOPA-Therapie von Parkinson-Kranken. In: FISCHER PA (Hrsg) Langzeitbehandlung des Parkinson-Syndroms. Schattauer, Stuttgart, S 211–218

DIAMOND SG, MARKHAM CH, TRECIOKAS LJ (1976) Longterm experience with L-Dopa: efficacy, progression, and mortality. In: BIRKMAYER W, HORNYKIEWICZ O (eds) Advances in parkinsonism. Editiones Roche, Basel, pp 444–455

DIAMOND SG, MARKHAM CH, HOEHN MM, MC DOWELL FH, MUENTER MD (1987) Multicenter study of parkinson mortality with early versus later dopa treatment. Ann Neurol 22: 8–12

DUPONT E, HANSEN E, NELSEN S, PAKKENBERG H, HOLM P (1972) Treatment of Parkinsonism with a combination of levodopa and the decarboxylase inhibitor Ro 4–4602 (a comparison with levodopa treatment alone). Acta Neurol Scand [Suppl 51]: 115–117

DUVOISIN RC (ed) (1989) New strategies in the dopaminergic therapy of Parkinson's disease: the use of a controlled release formulation. Neurology [Suppl 2] 39 :1

DUVOISIN RC, LOBO-ANTUNES J, YAHR MD (1972) Response of patients with postencephalitic parkinsonism. Trans Am Neurol Assoc 94: 81–84

FAHN S (1989) Adverse effects of levodopa in Parkinson's disease. In: CALNE DP (ed) Drugs for the treatment of Parkinson's disease. Springer, Berlin Heidelberg New York Tokyo, pp 385–409

FAHN S, BARRETT RB (1979) Increase of parkinsonian symptoms as a manifestation of levodopa toxicity. Adv Neurol 24: 451–459

FAHN S, BRESSMAN SB (1984) Should levodopa therapy of parkinsonism be started early or late? Evidence against early treatment. Can J Neurol Sci 11: 200–206

FERMAGLICH J, DELANEY P (1977) Parkinson's disease, melanoma, and levodopa. J Neurol 215: 221–224

Fischer PA, Schneider E, Jacobi P (1982) Depressive Verstimmungen bei Parkinson-Kranken im Langzeitverlauf. In: Fischer PA (Hrsg) Psychopathologie des Parkinson-Syndroms. Editiones Roche, Basel, S 139–152

Fischer PA, Schneider E, Jacobi P (1983) Klinische Bilder des Parkinson-Syndroms und ihre Verläufe. In: Gänshirt H, Berlit P, Haack G (Hrsg) Pathophysiologie, Klinik und Therapie des Parkinsonismus. Editiones Roche, Basel, S 51–66

Fischer PA, Przuntek H, Majer H, Wetzel D (1984) Kombinationsbehandlung früher Stadien des Parkinson-Syndroms mit Bromocriptin und Levodopa. Dtsch Med Wochenschr 109: 1279–1283

Friedman A, Sienkiewics J (1991) Psychotic Complications of long-term levodopa treatment of Parkinson's disease. Acta Neurol Scand 84: 111–113

Friedman JH, Feinberg SS, Feldman RG (1985) A neuroleptic malignantlike syndrome due to levodopa therapy withdrawal. JAMA 254: 2792–2795

Gardner WN, Langdon N, Parkes JD (1986) Breathing in Parkinson's disease. Adv Neurol 45: 271–274

Gauthier G (1972) Long-term study. Laboratory findings. Hoffmann La Roche AG

Gotham AM, Brown RG, Marsden CD (1986) Depression in Parkinson's disease: a quantitative and qualitative analysis. J Neurol Neurosurg Psychiatry 49: 381–389

Hefner R, Fischer PA (1989) Zunahme der Parkinson-Symptomatik unter Kalzium-Antagonisten. Nervenarzt 60: 187–188

Hoehn MM (1983) Parkinsonism treated with levodopa, progression and mortality. J Neural Transm [Suppl] 19: 253–264

Hoehn MM, Yahr MD (1967) Parkinsonism: onset, progression, and mortality. Neurology 17: 427–442

Hoehn MM, Rutledge CO (1975) Acute overdose with levodopa. Clinical and biochemical consequences. Neurology 25: 792–794

Kapp W (1982) Diskussionsbemerkung. In: Fischer PA (Hrsg) Psychopathologie des Parkinson-Syndroms. Editiones Roche, Basel, S 272–273

Kendel K, Beck U, Wita C, Hohneck E, Zimmermann H (1972) Der Einfluß von L-Dopa auf den Nachtschlaf bei Patienten mit Parkinson-Syndrom. Arch Psychiat Nervenkr 216: 82–100

Klawans HL, Goetz C, Bergen D (1975) Levodopainduced myoclonus. Arch Neurol 32: 331–334

Kurlan R, Rubin AJ, Miller CH, Rivera-Calimlim L, Clarke A, Shoulson I (1986) Duodenal delivery of levodopa for "on-off" fluctuations in parkinsonism: preliminary observations. Ann Neurol 20: 262–265

Langrall HM, Joseph C (1972) Evaluation of safety and efficacy of levodopa in Parkinson's disease and syndrome. Neurology [Suppl] 22: 3–16

Lesser RP, Fahn S, Snider SR, Cote LJ, Isgreen WP, Barrett RE (1979) Analysis of clinical problems in parkinsonism and the complications of long-term levodopa therapy. Neurology 29: 1253–1260

Leenders KL, Palmers AJ, Quinn NP, Clark JC, Firnau G, Garnett ES, Nahmias C, Jones T, Marsden CD (1986) Brain dopamine metabolism in patients with Parkinson's disease measured with positron emission tomography. J Neurol Neurosurg Psychiatry 49: 853–860

Lieberman AN, Shupack JL (1974) Levodopa and melanoma. Neurology 24: 340–343

Lücking CH, Deuschl G, Strahl G, Schenck E (1986) Tremor im Früh- und Spätstadium der Parkinsonkrankheit. In: Fischer PA (Hrsg) Spätsyndrome der Parkinson-Krankheit. Editiones Roche, Basel, S 99–114

Markham CH, Diamond SG (1981) Evidence to support early levodopa therapy in Parkinson's disease. Neurology 31: 125–131

Markham CH, Diamond SG (1986) Long-term follow-up of early DOPA treatment in Parkinson's disease. Ann Neurol 19: 362–365

Marsden CD, Rinne UK, Koella WP, Dubuis R (eds) (1987) Madopar HBS. Eur Neurol [Suppl 1] 27: 1–140

Nugent CA, Harris HW, Cohn J, Smith CG, Tyler FH (1958) Dyspnea as a symptom in Parkinson's disease. Am Rev Tuberkulosis 78: 682–691

Parkes JD (1989) Domperidone and Parkinson's disease. In: Calne DB (ed) Drugs for the treatment of Parkinson's disease. Springer, Berlin Heidelberg New York Tokyo, pp 515–530

Pincus JH, Barry K (1987a) Influence of dietary protein on motor fluctuations in Parkinson's disease. Arch Neurol 44: 270–272

Pincus JH, Barry K (1987 b) Plasma levels of amino acids correlate with motor fluctuations in parkinsonism. Arch Neurol 44: 1006–1009

Poewe W, Lees AJ, Stern GM (1986) Low dose L-Dopa therapy in Parkinson's disease: a 6-year follow-up study. Neurology 36: 1528–1530

Quinn NP, Parkes JD, Marsden CD (1984) Control of "on-off" phenomenon by continuous intravenous infusion of levodopa. Neurology 34: 1131–1136

QUINN NP, KOLLER WC, LANG AE, MARSDEN CD (1986) Painful Parkinson's disease. Lancet i: 1366–1369

RAJFER SI, ANTON AH, ROSSEN JD, GOLDBERG LI (1984) Beneficial hemodynamic effects of oral levodopa in heart failure. Relation to the generation of dopamine. N Engl J Med 310: 1357–1362

RAJPUT AH, STERN W, LAVERTY WH (1984) Chronic low dose levodopa therapy in Parkinson's disease: an argument for delaying levodopa therapy. Neurology 39: 991–996

REYNTJENS A, VERLINDEN M, DE COSTER R, JANISCH HD, SMONTE A, DE CREE J, LEEMPOELS J, VERHAGEN H (1984) Clinical pharmacological evidence for cisapride's lack of antidopaminergic or direct cholinergic properties. Curr Ther Res 36: 1045–1052

RINNE UK (1987) Early combination of bromocriptine and levodopa in the treatment of Parkinson's disease: a 5-year follow-up. Neurology 37: 826–828

RINNE UK, SONNINNEN V, SIIRTOLA T (1970) Treatment of Parkinson's disease with L-Dopa and decarboxylase inhibitor. Z Neurol 203: 1–20

SACKS O (1983) Awakenings. Dutton, New York, pp 1–338

SAGE I, DUVOISIN RC (1986) Sudden onset of confusion with severe exacerbation of parkinsonism during levodopa therapy. Movement Disorders 1: 267–270

SCHÄRER K (1971) Die Alters- und Wachstumsabhängigkeit der durch den Decarboxylasehemmer Ro 4–4602 verursachten Skelettveränderungen an der Ratte und ihre Bedeutung für den Parkinson-Patienten. Rapport Nr. 78'086, Hoffmann LaRoche AG

SCHÄRER K (1972) 1 1/2 jährige orale Verträglichkeitsversuche mit Ro 8–0576/7 (1 Teil Decarboxylasehemmer Ro 4–4602 plus 4 Teile L-Dopa) an der Ratte. Rapport Nr. 81'433, Hoffmann LaRoche AG

SCHNEIDER E, MAXION H, ZIEGLER B, JACOBI P (1974) Das Schlafverhalten von Parkinson-Kranken und seine Beeinflussung durch L-Dopa. J Neurol 207: 95–108

SCHNEIDER E, FISCHER PA, JACOBI P, GROTZ A (1984) Exogene Psychosen beim Parkinsonsyndrom. Häufigkeit und Entstehungsbedingungen. Fortschr Neurol Psychiat 52: 207–214

SEGAWA M, HOSAKA A, MIYGAWA F, NOMURA Y, IMAI H (1976) Hereditary progressive dystonia with marked diurnal fluctuations. Adv Neurol 14: 215–233

SOBER AJ, WICK MM (1978) Levodopa therapy and malignant melanoma. JAMA 240: 554–555

SOBER AJ, WICK MM (1979) Levodopa and melanoma. JAMA 241: 883

STREIFLER, M, KESTEN M, LOEWENTHAL M, ALDOR T, GILAT T (1976) Liver function and gastric acid secretion in parkinsonism. Patients under prolonged treatment with L-Dopa and a peripheral decarboxylase inhibitor. Eur Neurol 14: 68–76

TANNER CM, GOETZ CG, KLAWANS HL (1986) Hypersexuality in Parkinson's disease. Neurology 36 [Suppl 1]: 183

WHITEHOUSE PJ (1986) Clinical and neurochemical consequences of neuronal loss in the nucleus basalis of Meynert in Parkinson's disease and Alzheimer disease. Adv Neurol 45: 393–397

WICK MM (1980) Levodopa and dopamine analogs as DNA polymerase inhibitors and antitumor agents in human melanoma. Cancer Res 40: 1414–1418

YAHR MD (1976) Evaluation of long-term therapy in Parkinson's disease: mortality and therapeutic efficacy. In: BIRKMAYER W, HORNKIEWICZ O (eds) Advances in parkinsonism. Editiones Roche, Basel, pp 435–443

YAHR MD, WOLF A, ANTUNES JL, MIYOSHI K, DUFFY P (1972) Autopsy findings in parkinsonism following treatment with levodopa. Neurology 22 [Suppl]: 56–71

Neuro-Psychopharmaka, Bd. 5
Riederer P. / Laux G. / Pöldinger W. (Hrsg.)

4
Adamantanamine

J. Kornhuber und M. Streifler

Einleitung

Zur Zeit werden zwei Adamantanamine in der Neurologie und Psychiatrie eingesetzt. Es sind dies Amantadin (1-Amino-adamantan als Hydrochlorid- oder Sulfatsalz) und Memantin (1-Amino-3,5-dimethyl-adamantan). Gemeinsam ist ihnen die polare Amino-Gruppe und das apolare Kohlenwasserstoffskelett des Adamantans, welches aus vier gleichartigen, in der Sesselform fixierten Sechsringen besteht.

Der Name "Adamantan" leitet sich von "Diamant" ab und nimmt damit Bezug auf die strukturelle Ähnlichkeit der Kohlenwasserstoffgerüste. Sowohl Amantadin als auch Memantine bestehen bei Zimmertemperatur aus stabilen weißen Kristallen. Die Erstsynthese von Amantadin wurde 1960 beschrieben (Stetter et al. 1960). Wenig später wurde die antivirale Aktivität von Amantadin bekannt (Davies et al. 1964), und 1968 beobachtete eine Patientin unter der Grippeprophylaxe mit Amantadin eine Besserung ihrer Parkinson-Symptomatik (Schwab et al. 1969). Dieser Zufallsbefund konnte bald durch systematische Untersuchungen bestätigt werden (Parkes et al. 1970). Später wurden weitere Indikationen für Adamantan-Derivate, wie beispielsweise die Behandlung Neuroleptika-induzierter extrapyramidalmotorischer Störungen (DiMascio et al. 1976), die Behandlung der Spastik (Grossmann und Schütz 1982, Sontag et al. 1982, Mundinger und Milios 1985), die symptomatische Therapie bei zerebralem Koma (Miltner 1982), der Epilepsie (Shields et al. 1985) und der traumatischen Hirnerkrankung (Gualtieri et al. 1989) sowie der Demenz (Ditzler 1991; siehe jedoch Fleischhacker et al. 1986) beschrieben. Negative Ergebnisse wurden bei der Behandlung der Depression (Rizzo et al. 1973) gefunden. Diese und andere Indikationen werden jedoch weiter unten ausführlicher beschrieben.

Die pharmakologischen Profile von Amantadin und Memantine sind ähnlich, wenn auch nicht ganz identisch. Allgemeine Übersichten zu den Adamantanaminen finden sich bei Parkes (1974), Bailey und Stone (1975), Maj (1982), Wesemann (1983) und Wesemann et al. (1983).

4.1 Pharmakologie

J. Kornhuber

4.1.1 Pharmakokinetik

Obwohl Amantadin auch durch Inhalation verabreicht wurde (HAYDEN et al. 1979, KNIGHT et al. 1979), bleibt doch die orale oder intravenöse Applikation der Adamantanamine klinisch bevorzugt. Amantadin und Memantine sind lipophile Substanzen (HENKEL et al. 1982) und werden nach oraler Gabe schnell und fast vollständig aus dem Magen-Darm Trakt resorbiert. Amantadin-Hydrochlorid wird schneller als das Sulphat-Salz resorbiert (VÖLLER 1972) und führt damit zu größeren Schwankungen der Serumkonzentration. Maximale Blutspiegel werden bei Amantadin-Hydrochlorid 1–4 Stunden nach oraler Applikation gefunden (BLEIDNER et al. 1965, AOKI et al. 1979, SOUNG et al. 1980, HORADAM et al. 1981) (Tabelle 4.1.1).

Amantadin-Hydrochlorid wird zu etwa 65% an Plasmaproteine gebunden (LIU et al. 1984). Sowohl Amantadin als auch Memantine werden weitgehend unverändert in Speichel und Milch, vorwiegend jedoch renal ausgeschieden (BLEIDNER et al. 1965, WESEMANN et al. 1977, KÖPPEL und TENCZER 1985). Die Eliminations-Halbwertszeit hängt stark von der Nierenfunktion ab (SOUNG et al. 1980, HORADAM et al. 1981) und beträgt für Amantadin-Hydrochlorid etwa 15 Stunden (Tabelle 4.1.1).

Die Adamantanamine penetrieren gut die Blut-Hirn-Schranke (SPECTOR 1988) und werden im Gehirn gegenüber dem Blut angereichert (WESEMANN et al. 1982). Bislang liegen nur spärliche Daten über die therapeutische Gehirnkonzentration der Adamantanamine beim Menschen vor. In einer einzelnen postmortem Studie konnte die Konzentration von Memantine in verschiedenen Hirnregionen nach einer mehrwöchigen Therapie mit 20 mg Memantine/Tag (gebräuchliche tägliche Dosis: 20–30 mg) bei einer 77jährigen Patientin bestimmt werden (WESEMANN et al. 1980). Unter dieser Therapie fanden sich in allen untersuchten Hirnregionen Konzentrationen unter 2 μM. Da sich Memantine in Zellmembranen anreichert, könnten lokal jedoch auch höhere Konzentrationen vorliegen.

Die Pharmakokinetik von Amantadin und Memantine unterscheidet sich in verschiedenen Punkten (Tabelle 4.1.1). Bei Memantine wird weniger der verabreichten Substanz renal ausgeschieden, da Memantine stärker metabolisiert wird, hauptsächlich durch Hydroxylierung (WESEMANN et al. 1977). Die verschiedenen pharmakologischen Effekte von Amantadin und Memantine werden vermutlich durch die nichtverstoffwechselte Substanz ausgelöst, da Metabolite im menschlichen Urin nur in geringen Mengen nachgewiesen wurden (BLEIDNER et al. 1965, KÖPPEL und TENCZER 1985) und die hydroxylierten Metabolite nicht die Blut-Hirn-Schranke passieren (WESEMANN et al. 1980).

4.1.2 Experimentelle und klinische Pharmakologie

Nach systemischer Applikation steigern Adamantanamine die lokomotorische Aktivität bei Mäusen und Ratten (MAJ et al. 1974, PARKES 1974, BAILEY und STONE 1975), wobei Amantadin weniger potent ist als Memantine (HENKEL et al . 1982) . Die durch Neuroleptika oder Reserpin hervorgerufene Katalepsie wird durch Memantine und Amantadin antagonisiert (MAJ et al. 1972, 1974, SVENSSON 1973, PAPESCHI 1974, MAJ 1982, HENKEL et al. 1982). Beide Substanzen rufen in geringem Ausmaß Stereotypien hervor (MAJ et al. 1974, PARKES 1974, BAILEY und STONE 1975), wobei Amantadin wiederum weniger potent ist (MAJ et al . 1974, COSTALL und NAYLOR 1975). Adamantanamine bewirken "circling behaviour" nach unilateraler Zerstörung dopaminerger Neurone (COSTALL und NAYLOR 1975, BAILEY und STONE 1975). Memantine wirkt in tierexperimentellen Studien (MAJ 1982, MELDRUM et al. 1986) und in vitro (MCLEAN 1987, NETZER und BIGALKE 1990) antikonvulsiv. (Literatur siehe S. 64–66)

Tabelle 4.1.1. Vergleich einiger pharmakokinetischer Eigenschaften von Amantadin-HCl, Amantadin-Sulfat und Memantine.
Die Zahlen in den Klammern beziehen sich auf die unten aufgeführte Literatur

	Amantadin-HCl	Amantadin-Sulfat	Memantine
Übliche therapeutische Dosis bei oraler Applikation (mg/Tag)	200–400	200–600	10–60
Lipophilie (angegeben als Log des Verteilungskoeffizienten zwischen Oktanol/Wasser)	2,44 (1)	n.p.	3,28 (1)
Bindung an Plasmaproteine	65% (2)	n.p.	<5% (3)
Zeit bis zur maximalen Blutkonzentration nach oraler Gabe (h)	1–4 (4–7)	6–10 (9)	n.p.
Plasma-Halbwertszeit (h)	15 (5–7)	n.p.	53–97 (3)
Therapeutische Gehirnkonzentration	n.p.	n.p.	<2 μM (8)

n.p. = nicht publiziert
1. HENKEL et al. (1982), 2. LIU et al. (1984), 3. HUMMEL, zitiert nach WESEMANN et al. (1983), 4. BLEIDNER et al. (1965), 5. AOKI et al. (1979), 6. SOUNG et al. (1980), 7. HORADAM et al. (1981), 8. WESEMANN et al. (1980), 9. HUMMEL, Merz + Co, persönliche Mitteilung

4.2 Neurobiochemie und Wirkmechanismus

J. Kornhuber

Adamantanamine lösen unter in vivo und in vitro Bedingungen eine Vielzahl von biologischen Effekten aus (Parkes 1974, Maj 1982, Wesemann 1983). So erhöhen die Adamantanamine die Fluidität von Zellmembranen durch Einlagerung in die Lipidschicht (Eletr et al. 1974, Colman et al. 1977) und beeinflussen dadurch viele physiologische Vorgänge. Adamantanamine blockieren den Ionenkanal des nikotinischen Azetylcholin-Rezeptors (Albuquerque et al. 1978, Masuo et al. 1986). Memantine blockiert den Serotonin-aktivierten Ionenkanal (Reiser et al. 1988, Reiser und Koch 1989). Adamantanamine fördern in unterschwelligen Konzentrationen die elektrisch stimulierte Freisetzung von Dopamin. 5 µM Memantin erhöht unter diesen Bedingungen die Dopamin-Ausschüttung um etwa 10% (Wesemann et al. 1979). Ferner hemmen die Admantanamine die Wiederaufnahme von Serotonin in isolierte Nervenendigungen (Wesemann et al. 1979) und hemmen die Monoaminoxidase A (Wesemann und Ekenna 1982). All diese Eigenschaften werden teilweise zur Erklärung der therapeutischen Wirksamkeit der Adamantanamine beim Parkinson-Syndrom herangezogen (Parkes 1974, Bailey und Stone 1975, Wesemann 1983). Hierbei ist jedoch kritisch zu bemerken, daß zumindest bei Memantine die für diese Effekte benötigten Konzentrationen über der therapeutischen Hirn-Konzentration (Wesemann et al. 1980) liegen. Außerdem steigern die Adamantanamine die lokomotorische Aktivität von Ratten und Mäusen auch dann, wenn zuvor die Katecholamin-Freisetzung durch Entleerung der Speicher und Hemmung der Neusynthese verhindert wurde (Maj et al. 1972, 1974, Svensson 1973, Papeschi 1974, Maj 1982, Henkel et al. 1982). Dies spricht gegen einen präsynaptischen Angriffspunkt an katecholaminergen Synapsen. Eine postsynaptische Dopamin-ähnliche Wirkung erscheint ebenso wenig wahrscheinlich, da die Adamantanamine nicht an Dopamin-Rezeptoren binden (Karobath 1974, Osborne et al. 1982, Gianutsos et al. 1985).

Kürzlich wurde ein Befund erhoben, der an einen anderen Wirkungsmechanismus denken läßt: Memantine bindet in therapeutischen Konzentrationen (< 2 µM) an die PCP-Bindungsstelle des N-Methyl-D-Aspartat (NMDA) Rezeptors (dies ist ein Subtyp der Glutamat-Rezeptoren) und hemmt dadurch den Ionenfluß durch den Rezeptor-assoziierten Ionenkanal (Bormann 1989, Kornhuber et al. 1989a, 1991). Bei therapeutischen Konzentrationen wird die Bindungsstelle fast vollständig besetzt (Kornhuber et al. 1989a, 1991). Damit wirkt Memantine als nichtkompetitiver NMDA-Antagonist, vergleichbar den Substanzen MK-801, PCP und Ketamin. Dies paßt zur kürzlich aufgestellten Hypothese (Olney et al. 1987, Carlsson und Carlsson 1989, Schmidt und Bubser 1989, Klockgether und Turski 1989, 1990, Schmidt et al. 1990), daß Glutamat-Antagonisten eine therapeutische Wirkung beim Parkinson-Syndrom haben könnten. Diese Hypothese folgt insbeson-

dere aus der Beobachtung, daß NMDA-Antagonisten unabhängig vom dopaminergen System die motorische Aktivität im Tiermodell des Parkinson-Syndroms steigern (Carlsson und Carlsson 1989, Raffa et al. 1989, Schmidt und Bubser 1989).
Auch Amantadin bindet an den NMDA-Rezeptor-assoziierten Ionenkanal, jedoch etwa 10fach schwächer als Memantine (Kornhuber et al. 1991). Dies entspricht der klinischen Beobachtung, daß Amantadin beim Parkinson-Syndrom weniger potent ist als Memantine. In Tabelle 4.2.1 sind einige neurochemische Wirkungen der Adamantanamine übersichtsartig aufgezählt.

Zur Zeit ist noch nicht klar, in welchen Hirnregionen die Adamantanamine ihre antiparkinsonistische Wirkung entfalten. Es wird eine Beeinflussung des glutamatergen subthalamico-pallidalen Weges bei der Behandlung des Parkinson-Syndroms durch Glutamat-Antagonisten vermutet, da diese glutamaterge Projektion beim Parkinson-Syndrom überaktiv zu sein scheint (Albin et al. 1989, Klockgether und Turski 1989, 1990). Aber auch eine Beeinflussung des glutamatergen cortico-striatalen Weges wird diskutiert (Schmidt et al. 1990).

Die dargestellten Ergebnisse sprechen für ein neues Prinzip in der Pharmakotherapie des Parkinson-Syndroms. Aber auch für die biochemische Theorie der Schizophrenie haben diese Befunde Relevanz. Da sich die glutamatergen und dopaminergen Systeme zumindest im Striatum funktionell antagonisieren, erscheint es denkbar, daß bei der Schizophrenie nicht eine absolute dopaminerge Überaktivität, sondern eine glutamaterge Unterfunktion vorliegt (siehe Band 4, Kapitel 5) (Kim et al. 1986, Kornhuber et al. 1989b, c). In Übereinstimmung damit werden unter Memantine-Behandlung auch pharmakotoxische Psychosen gesehen (Riederer et al. 1991). Der NMDA-Antagonismus erklärt neben der antiparkinsonistischen Aktivität auch die antikonvulsive (Maj 1982, Meldrum et al. 1986) und die antispastische Wirkung (Grossmann und Schütz 1982, Sontag et al. 1982, Mundinger und Milios 1985) der Adamantanamine. Auch die neuroprotektive Wirkung von Memantine (El Nasr et al. 1990) ist mit den dargestellten NMDA-antagonistischen Eigenschaften der Adamantanamine vereinbar. Falls neurodegenerative Erkrankungen wie die Chorea Huntington tatsächlich durch toxische exzitatorische Aminosäuren ausgelöst werden, wie es derzeit angenommen wird (Schwarcz et al. 1983), dann wäre eine Langzeitprophylaxe dieser Erkrankungen mit Adamantanaminen möglich. Auch scheint es denkbar, mit Memantine den NMDA-Rezeptor für PET-Untersuchungen zu markieren.

Tabelle 4.2.1. Aufzählung einiger pharmakodynamischer Eigenschaften der Adamantanamine. Einzelheiten und Literatur siehe Text

- Fluiditätserhöhung der Zellmembranen
- Erhöhung der elektrisch stimulierten Freisetzung von Dopamin und Serotonin
- Hemmung der Wiederaufnahme von Serotonin in die Präsynapse
- Hemmung der Monoaminoxidase
- bislang kein Nachweis einer direkten Beeinflussung des Dopamin-Rezeptors
- Blockade des Serotonin-aktivierten Ionenkanals
- Blockade des Ionenkanals des nikotinischen Azetylcholinrezeptors
- Blockade des Ionenkanals des NMDA-Rezeptors

Literatur

ALBIN RL, YOUNG AB, PENNEY JB (1989) The functional anatomy of basal ganglia. Trends Neurosci 12: 366–375

ALBUQUERQUE EX, ELDEFRAWI AT, ELDEFRAWI ME, MANSOUR NA, TSAI MC (1978) Amantadine: neuromuscular blockade by suppression of ionic conductance of the acetylcholine receptor. Science 199: 788–790

AOKI FY, SITAR DS, OGILVIE RI (1979) Amantadine kinetics in healthy young subjects after long-term dosing. Clin Pharmacol Ther 26: 729–736

BAILEY EV, STONE TW (1975) The mechanism of action of amantadine in Parkinsonism: a review. Arch Int Pharmacodyn 216: 246–262

BLEIDNER WE, HARMON JB, HEWES WE, LYNES TE, HERMANN EC (1965) Absorption, distribution and excretion of amantadine hydrochloride. J Pharmacol Exp Ther 150: 484–490

BORMANN J (1989) Memantine is a potent blocker of N-methyl-D-aspartate (NMDA) receptor channels. Eur J Pharmacol 166: 591–592

CARLSSON M, CARLSSON A (1989) The NMDA antagonist MK-801 causes marked locomotor stimulation in monoamine-depleted mice. J Neural Transm 75: 221–226

COLMAN RW, KUCHIBHOTLA J, JAIN MK, MURRAY RK (1977) Phase separation in phosphatidylcholine bilayers as a predictor of inhibition of blood platelet aggregation by amantadines. Biochim Biophys Acta 467: 273–279

COSTALL B, NAYLOR RJ (1975) Neuropharmacological studies on D145 (1,3-dimethyl-5-aminoadamantan). Psychopharmacologia (Berl) 43: 53–61

DAVIES WL, GRUNERT RR, HAFF RF, MCGAHEN JW, NEUMAYER EM, PAULSHOCK M, WATTS JC, WOOD TR, HERMANN EC, HOFFMANN CE (1964) Antiviral activity of 1-adamantanamine (amantadine). Science 144: 862–863

DIMASCIO A, BERNARDO DL, GREENBLATT DJ, MARDER JE (1976) A controlled trial of amantadine in drug-induced extrapyramidal disorders. Arch Gen Psychiatry 33: 599–602

DITZLER K (1991) Efficacy and tolerability of memantine in patients with dementia syndrome. A double-blind, placebo controlled trial. Arzneimittelforschung/Drug Res 41: 773–780

ELETR S, WILLIAMS MA, WATKINS T, KEITH AD (1974) Pertubations of the dynamics of lipid alkyl chains in membrane systems: effect on the activity of membrane-bound enzymes. Biochim Biophys Acta 339: 190–201

EL NASR MS, PERUCHE B, ROSSBERG C, MENNEL HD, KRIEGLSTEIN J (1990) Neuroprotective effect of memantine demonstrated in vivo and in vitro. Eur J Pharmacol 185: 19–24

FLEISCHHACKER WW, BUCHGEHER A, SCHUBERT H (1986) Memantine in the treatment of senile dementia of the Alzheimer type. Prog Neuro-Psychopharmacol Biol Psychiatry 10: 87–93

GIANUTSOS G, CHUTE S, DUNN JP (1985) Pharmacological changes in dopaminergic systems induced by long-term administration of amantadine. Eur J Pharmacol 110: 357–361

GROSSMANN W, SCHÜTZ W (1982) Memantin und neurogene Blasenstörungen im Rahmen spastischer Zustandsbilder. Arzneimittelforschung/Drug Res 32: 1273–1276

GUALTIERI T, CHANDLER M, COONS TB, BROWN LT (1989) Amantadine: a new clinical profile for traumatic brain injury. Clin Neuropharmacol 12: 258–270

HAYDEN FG, HALL WJ, DOUGLAS RG, SPEERS DM (1979) Amantadine aerosols in normal volunteers: pharmacology and safety testing. Antimicrob Agents Chemother 16: 644–650

HENKEL JG, HANE JT, GIANUTSOS G (1982) Structure-anti-Parkinson activity relationships in the aminoadamantanes. Influence of bridgehead substitution. J Med Chem 25: 51–56

HORADAM VW, SHARP JG, SMILACK JD, MCANALLEY BH, GARRIOTT JC, STEPHENS MK, PRATI RC, BRATER DC (1981) Pharmacokinetics of amantadine hydrochloride in subjects with normal and impaired renal function. Ann Int Med 94: 454–458

KAROBATH ME (1974) Amantadine and D-145, an amantadine derive, do not effect dopamine sensitive adenylate cyclase from the caudate-putamen of the rat brain. Eur J Pharmacol 28: 376–378

KIM JS, KORNHUBER HH, KORNHUBER J, KORNHUBER ME (1986) Glutamic acid and the dopamine hypothesis of schizophrenia. In: CHAGASS CH et al. (eds) Biological psychiatry 1985. Elsevier, Amsterdam, pp 1109–1111

KLOCKGETHER T, TURSKI L (1989) Excitatory amino acids and the basal ganglia: implications for the therapy of Parkinson's disease. Trends Neurosci 12: 285–286

KLOCKGETHER T, TURSKI L (1990) NMDA antagonists potentiate antiparkinsonian actions of L-DOPA in monoamine-depleted rats. Ann Neurol 28: 539–546

Knight V, Bloom K, Wilson SZ, Wilson RK (1979) Amantadine aerosols in humans. Antimicrob Agents Chemother 16: 572–578

Kornhuber J, Bormann J, Retz W, Hübers M, Riederer P (1989a) Memantine displaces [3H]MK-801 at therapeutic concentrations in postmortem human frontal cortex. Eur J Pharmacol 166: 589–590

Kornhuber J, Mack-Burkhardt F, Riederer P, Hebenstreit GF, Reynolds GP, Andrews HB, Beckmann H (1989b) [3H]MK-801 binding sites in postmortem brain regions of schizophrenic patients. J Neural Transm 77: 231–236

Kornhuber J, Riederer P, Reynolds GP, Beckmann H, Jellinger K, Gabriel E (1989c) 3H-Spiperone binding sites in post-mortem brains from schizophrenic patients: relationship to neuroleptic drug treatment, abnormal movements, and positive symptoms. J Neural Transm 75: 1–10

Kornhuber J, Bormann J, Hübers M, Rusche K, Riederer P (1991) Effects of 1-amino-adamantanes at the MK-801-binding site of the NMDA-receptor-gated ion channel. A human postmortem brain study. Eur J Pharmacol (Mol Pharmacol Sect) 206: 297–300

Köppel C, Tenczer J (1985) A revision of the metabolic disposition of amantadine. Biomed Mass Spectrom 12: 499–501

Liu P, Cheng PJ, Ing TS, Daugirdas JT, Jeevanandhan R (1984) In vitro binding of amantadine to plasma proteins. Clin Neuropharmacol 7: 149–151

Maj J (1982) Die Wirkung von Memantin auf zentrale Neurotransmittersysteme. Eine Zusammenfassung der Ergebnisse. Arzneimittelforschung/Drug Res 32: 1256–1259

Maj J, Sowinska H, Baran L (1972) The effect of amantadine on motor activity and catalepsy in rats. Psychopharmacologia (Berl) 24: 296–307

Maj J, Sowinska H, Baran L, Sarnek J (1974) Pharmacological effects of 1,3-dimethyl-5-aminoadamantane, a new adamantane derivative. Eur J Pharmacol 26: 9–14

Masuo K, Enomoto K, Maeno T (1986) Effects of memantine on the frog neuromuscular junction. Eur J Pharmacol 130: 187–195

McLean MJ (1987) In vitro electrophysiological evidence predicting anticonvulsant efficacy of memantine and flunarizine. Pol J Pharmacol Pharm 39: 513

Meldrum BS, Turski L, Schwarz M, Czuczwar SJ, Sontag K-H (1986) Anticonvulsant action of 1,3-dimethyl-5-aminoadamantane. Pharmacological studies in rodents and baboon, Papio Papio. Naunyn-Schmiedebergs Arch Pharmacol 332: 93–97

Miltner FO (1982) Wertigkeit der symptomatischen Therapie mit Memantin beim zerebralen Koma I. Korrelation von Komastadien und EEG-Spektralverläufen. Arzneimittelforschung/Drug Res 32: 1268–1270

Mundinger F, Milios E (1985) Erfahrungen mit Memantine bei der Behandlung schwerer spastischer und extrapyramidaler Bewegungsstörungen in Kombination mit der stereotaktischen Operation. Nervenarzt 56: 106–109

Netzer R, Bigalke H (1990) Memantine reduces repetitive action potential firing in spinal cord nerve cell cultures. Eur J Pharmacol 186: 149–155

Olney JW, Price MT, Labruyere J, Salles KS, Frierdich G, Mueller M, Silverman E (1987) Antiparkinsonian agents are phencyclidine agonists and N-methyl-aspartate antagonists. Eur J Pharmacol 142: 319–320

Osborne NN, Beale R, Golombiowska-Nikitin K, Sontag K-H (1982) The effect of memantine on various neurobiological processes. Arzneimittelforschung / Drug Res 32: 1246–1255

Papeschi R (1974) Amantadine may stimulate dopamine and noradrenaline receptors. Neuropharmacology 13: 77–83

Parkes D (1974) Amantadine. Adv Drug Res 8: 11–81

Parkes JD, Zilkha KJ, Calver DM, Knill-Jones RP (1970) Controlled trial of amantadine hydrochloride in Parkinson's disease. Lancet i: 259–262

Raffa RB, Ortegon ME, Robisch DM, Martin GE (1989) In vivo demonstration of the enhancement of MK-801 by L-glutamate. Life Sci 44: 1593–1599

Reiser G, Koch R (1989) Memantine inhibits serotonin-induced rise of cytosolic Ca^{2+} activity and of cyclic GMP level in a neuronal cell line. Eur J Pharmacol (Mol Pharmacol Sect) 172: 199–203

Reiser G, Binmöller FJ, Koch R (1988) Memantine (1-amino-3,5-dimethyladamantane) blocks the serotonin-induced depolarization response in a neuronal cell line. Brain Res 443: 338–344

Riederer P, Lange KW, Kornhuber J, Danielczyk W (1991) Pharmacotoxic psychosis after memantine in Parkinson's disease. Lancet 338: 1022–1023

Rizzo M, Biandrate P, Tognoni G, Morselli PL (1973) Amantadine in depression: relationship between behavioural effects and plasma levels. Eur J Clin Pharmacol 5: 226–228

Schmidt WJ, Bubser M (1989) Anti-cataleptic effects of the N-methyl-aspartate antagonist MK-801. Pharmacol Biochem Behav 32: 621–623

Schmidt WJ, Bubser M, Hauber W (1990) Excitatory amino acids and Parkinson's disease. Trends Neurosci 13: 46

Schwab RS, England AC, Poskanzer DC, Young RR (1969) Amantadine in the treatment of Parkinson's disease. JAMA 208: 1168–1170

Schwarcz R, Whetsell WO Jr, Mangano RM (1983) Quinolinic acid: an endogenous metabolite that produces axon-sparing lesions in rat brain. Science 219: 316–318

Shields WD, Lake JL, Chugani HT (1985) Amantadine in the treatment of refractory epilepsy in childhood: an open trial in 10 patients. Neurology 35: 579–581

Sontag KH, Wand P, Schwarz M, Wesemann W, Osborne NN (1982) Die Wirkung von Memantin auf spinale a-Motoneurone und auf Gehalt von Dopamin, Noradrenalin und Serotonin des Striatums und lumbalen Rückenmarks. Arzneimittelforschung / Drug Res 32: 1236–1240

Soung LS, Ing TS, Daugirdas JT, Wu MJ, Gandhi VC, Ivanovich PT, Hano JE, Viol GW (1980) Amantadine hydrochloride pharmacokinetics in hemodialysis patients. Ann Int Med 93: 46–49

Spector R (1988) Transport of amantadine and rimantadine through the blood-brain barrier. J Pharmacol Exp Ther 244: 516–519

Stetter H, Mayer J, Schwarz M, Wulff K (1960) Beiträge zur Chemie der Adamantyl-(1)-Derivate. Chem Ber 93: 226–230

Svensson TH (1973) Dopamine release and direct dopamine receptor activation in the central nervous system by D-145, an amantadine derivative. Eur J Pharmacol 23: 232–238

Völler G (1972) Zur Therapie des Parkinson-Syndroms mit Amantadin. Münch Med Wochenschr 114: 1066–1067

Wesemann W (1983) Adamantanamine – Neurobiologische Untersuchungen zur klinischen Wirkung einer polizyklischen Verbindungsklasse mit diamantähnlicher Struktur. Funkt Biol Med 2: 137–145

Wesemann W, Ekenna O (1982) Effect of 1-aminoadamantanes on the MAO activity in brain, liver, and kidney of the rat. Arzneimittelforschung/Drug Res 32: 1241–1243

Wesemann W, Schollmeyer JD, Sturm G (1977) Gaschromatographische und massenspektrometrische Untersuchungen über harnpflichtige Metabolite von Adamantanaminen. Arzneimittelforschung/Drug Res 27: 1471–1477

Wesemann W, Dette-Wildenhahn G, Fellehner H (1979) In vitro studies on the possible effects of 1-aminoadamantanes on the serotonergic system in M.Parkinson. J Neural Transm 44: 263–285

Wesemann W, Sturm G, Fünfgeld EW (1980) Distribution and metabolism of the potential antiparkinson drug memantine in the human. J Neural Transm [Suppl] 16: 143–148

Wesemann W, Schollmeyer JD, Sturm G (1982) Distribution of memantine in brain, liver, and blood of the rat. Arzneimittelforschung/Drug Res 32: 1243–1245

Wesemann W, Sontag K-H, Maj J (1983) Zur Pharmakodynamik und Pharmakokinetik des Memantin. Arzneimittelforschung/Drug Res 33: 1122–1134

4.3 Klinik

M. Streifler

Die Einführung von Amantadinhydrochlorid in die Prophylaxe der A_2-Virus-Influenza (Asiatische Grippe) führte im Jahre 1968 zur zufälligen Beobachtung, daß diese Substanz parkinsonistische Störungen günstig beeinflußt.

Eine 58-jährige Dame, die an einem mittelschweren Morbus Parkinson litt, berichtete im Jahre 1968 ihrem behandelnden Arzt, dem Bostoner Neurologen Schwab, daß sie anfangs des gleichen Jahres, zwecks Grippeprophylaxe 6 Wochen hindurch zweimal täglich eine Tablette von Amantadinhydrochlorid eingenommen hatte. Es war ihr dabei aufgefallen, daß sich während dieser Zeit Rigidität, Tremor und Bradykinesie wesentlich gebessert hatten. Als sie die Tabletten wieder abgesetzt hatte, war diese Besserung alsbald verschwunden.

Bereits im folgenden Jahre konnten Schwab et al. (1969) über eine Doppelblindstudie an 153 Parkinson-Kranken berichten, die zeigte, daß es bei 66%, bei einer Tagesdosis von 200 mg Amantadinhydrochlorid, zu einer Besserung von Akinesie und Rigidität kam. Tremor wurde in einem geringeren Ausmaße günstig beeinflußt. Placeboverabreichung führte bald zur Wiederkehr des ursprünglichen Krankheitsbildes.

Die Bestätigung dieser klinischen Befunde erfolgte schon 1970 (Appleton et al. 1970, Fünfgeld 1970, Parkes et al. 1970) und seither in zahlreichen Veröffentlichungen aus verschiedenen Kontinenten. Auch auf theoretischem Gebiete befassen sich viele pharmakologische Studien mit der Erforschung der Wirkungsmechanismen dieser Substanzen. Während, trotz interessanter Beobachtungen und Theorien, manches noch ungeklärt ist, erfuhr der klinische Anwendungsbereich der Amantadine im Laufe der Jahre in verschiedenen Sparten der Medizin eine ständige Erweiterung (Tabelle 4.3.1).

4.3.1 Indikationen

In Tabelle 4.3.1 werden die heute bekannten klinischen Verwendungen der Amantadine in chronologischer Ordnung angeführt. Für einige davon steht der Nachweis der praktischen Zweckmäßigkeit noch aus.

Bevor auf das Hauptthema dieses Kapitels, nämlich den Platz der Amantadine in der Therapie des Parkinsonismus eingegangen wird, soll eine kurze Besprechung anderer, z. T. noch nicht endgültig etablierter Indikationen gemäß Tabelle 4.3.1. erfolgen.

Virale Erkrankungen

Das Amantadinhydrochlorid (Symmetrel®) gelangte als erstes Amantadinpräparat in den klinischen Gebrauch, nachdem es sich im Tierversuch wie auch beim Menschen in der Verhütung von A_2-Virus-Influenzerkrankungen (Asiatische Grippe) bewährt hatte (Jackson et al. 1963). Auch neuere Studien, die experimentell, doppelblind und placebokontrolliert an Voluntären durchgeführt wurden (Sears und Clements 1987) wie auch Beobachtungen von Influenzaepidemien in Pflegeheimen (Aoki und Sitar 1985, Davies et al. 1988), bestätigen den prophylaktischen, antiviralen Wert des Amantadins.

Mostow (1987) behauptet, daß Amantadine bis zu 90 Prozent der Infektionen verhindern kön-

Tabelle 4.3.1. Amantadine in der klinischen Medizin (chronologische Liste)

Allgemeine Praxis	
	A_2-Virus-Influenzaverhütung (1963)
	Herpes Virus-Erkrankungen (1973)
	Chronische Granulomatose (1985)
Neurologie und Psychiatrie	
	Morbus Parkinson (1969)
	Medikamentös bedingte extrapyramidale Erscheinungen (1971)
	Morbus Jacob-Creutzfeldt (1971)
	Aktivierung der psychischen Tätigkeit (1972)
	Herpes zoster-Neuralgie /1973)
	Malignes Neuroleptisches Syndrom (1981)
	Spastizität (1982)
	Kokainsucht, Begleiterscheinungen und Entziehung (1987)

nen. Obwohl kein Impfersatz, kann die Amantadinprophylaxe bei großer Infektionsgefahr von großem Wert sein, besonders bei Menschen mit kardio-vaskulären oder respiratorischen Problemen. Bei Personen, die erst während einer Influenzaepidemie geimpft werden, kann Amantadin Schutz verleihen für die zwei bis drei Wochen, die für die Entwicklung der Vakzinimmunität erforderlich sind. Bei therapeutischem Gebrauch, innerhalb von 48 Stunden nach Auftreten der ersten Symptome, können Amantadine das Fieber niedrig halten und die Grippedauer bis zur Hälfte verkürzen.

Aus den obgenannten Studien ergibt sich, daß das Einnehmen von 100 mg Amantadin pro Tag (1,4 mg/kg/die) während mindestens zwei Wochen, bei minimaler Toxizität, sowohl in der Krankheitsverhütung als auch in der Beschränkung der Virusvermehrung weitgehend wirksam ist.

Auch gegen das Herpes simplex Virus, das häufige Erkrankungen der Schleimhäute (z. B. Keratitis herpetica), der Haut (z. B. Herpes zoster, Ekzema herpeticatum) wie auch deren Übergangszonen (z. B. Herpes faciei, H. genitalis, H. progenitalis, H.glutealis) verursacht, wird Tromantadin-HCl (N-(1-Adamantyl-2-(2-diethylaminoethoxy)-acetamid Hydrochlorid als Salbe mit Erfolg angewendet (Lieb und May 1972, Winkler 1973). Dabei kann es jedoch zu allergischen Hautreaktionen kommen. Die frühzeitige orale Verabreichung von Amantadinderivaten kann herpetischen Begleitschmerz wie auch die postherpetische Neuralgie günstig beeinflußen (Galbraith 1983).

Auch bei rezidivierender Herpes simplex sciatica kann Amantadin, wenn früh, beim ersten Auftreten der Bläschen verabreicht, die Neuralgie verhindern. Herpes simplex radiculitis mit ischialgischer Neuralgie wird selten als solche erkannt, ein Umstand, der zu einer unnötigen Myelographie führen kann (Fisher 1982).

Psychische Aktivität und Bewußtsein

Bereits Schwab et al. (1969) hatten bei Amantadingebrauch eine Steigerung der psychischen Aktivität beobachtet.

Eine mehrwöchige Verabreichung von Amantadinsulfat führte laut Fünfgeld (1972) bei 81% von 94 "mehr oder minder stark" psychisch alterierten Parkinson-Patienten zu einem Anstieg von psychischen und mentalen Funktionen. Nachdem er bei 52 Parkinson-Kranken und bei 5 katatonen Schizophrenen eine Verbesserung bis Normalisierung der EEG-Kurven festgestellt hatte, postulierte er, daß Amantadin am aktivierenden, unspezifischen, retikulären System des Hirnstammes angreift. Über ähnliche psycho-mental stimulierende Befunde und über synchronisierende, normalisierende Effekte auf pathologische EEG-Tätigkeit durch Adamantine, haben auch Streifler und Hait (1973) sowie Vardi und Streifler (1975) berichtet.

Von 19 Fällen mit organischer, seniler Demenz (MULLER et al. 1979) reagierten 9 mit Abnahme der Agitation und Verbesserung von Vigilanz und psychologischem Profil auf 200–300 mg Amantadin täglich. Alle 19 Patienten zeigten eine Zunahme der Alphafrequenz bis zu gelegentlicher Normalisierung der EEG-Kurven. Acht Patienten wiesen toxische Nebenerscheinungen auf, wie Überaktivität, ängstliche Unruhe und visuelle Halluzinationen.

Amantadine können besonders als Infusion zur Steigerung von Sensorium und Vigilanz bei Bewußtseinstrübungen, sogar bei Komata verschiedentlicher Ursache, auch bei älteren Individuen angewendet werden (KUGLER 1975, MILTNER 1982, CHANDLER 1988). Bei Hirnleistungsschwäche in höherem Alter, erzielten AMBROZI und DANIELCZYK (1988) in einer placebokontrollierten Doppelblindstudie an 30 Patienten mittels Memantine (1-Amino-3,5-dimethyladamantan) eine signifikante Besserung von Vigilanz, Lernfähigkeit, geistiger Dauerleistungsgrenze und von Konzentrationsfähigkeit.
ERKULWATER und PILLAI (1989) berichten über eine "dramatische" Verbesserung der verbalen Kontaktfähigkeit durch Amantadin bei 2 von 3 Patienten, die sich im Endstadium einer histologisch nachgewiesenen Alzheimer'schen Erkrankung befanden. Diese Verbesserung, die sich auch im EEG-Muster widerspiegelte, verschwand und kehrte wieder nach dem Ab- bzw. Wiedereinsetzen der Amantadinbehandlung.

Chronische Müdigkeit bei Multipler Sklerose

In einigen Studien wurde letzthin die Möglichkeit einer Verringerung der "chronischen Müdigkeit" bei Multipler Sklerose geprüft (MURRAY 1985, ROSENBERG und APPENZELLER 1988, COHEN und FISCHER 1989). Die erzielten Resultate sind als mäßig günstig zu bezeichnen.

Spastizität

Die günstigen Wirkungen der Amantadine auf die Motorik erstrecken sich nicht bloß auf extrapyramidale Störungen, sondern weitgehend auch auf die spastischen Fehlsteuerungen des Bewegungsablaufs sowohl spinaler als auch supraspinaler, zentraler Genese. Dabei ist das Dimethylamantadin (Memantine) effizienter und von breiterem Wirkungsbereich als das Amantadinhydrochlorid und das Amantadinsulfat. Memantine findet Anwendung bei der Spastikbekämpfung in Situationen wie Multiple Sklerose, motorische Lähmungen nach Hirnschlag, Hirn- und Rückenmarkserkrankungen und Traumen, wie auch bei infantiler Zerebralparese (ROHDE 1982, OTT 1983, FÜNFGELD 1985, LESKOW 1987).
GROSSMANN und SCHÜTZ hatten bereits 1982 über den günstigen Effekt von Memantine auf neurogene, spastische Blasenfunktionsstörungen berichtet.

Spinozerebelläre Ataxien

Optimistische Berichte (PETERSON et al. 1988, BOTEZ et al. 1989) über funktionelle Verbesserung der Motorik durch Amantadinhydrochlorid bei spinozerebellären Ataxien (Friedreich'sche Ataxie, olivopontozerebelläre Atrophie) erfordern zusätzliche Bestätigung.

Malignes neuroleptisches Syndrom

Das "maligne neuroleptische Syndrom" (MNS), beschrieben und so benannt durch DELAY und DENIKER (1968), besteht in Hyperpyrexie und autonomen und extrapyramidalen Symptomen und entwickelt sich bei Behandlung mit verschiedenen psychotropen Substanzen (vgl. Band 6 Kap 1.5). Es wird auf eine Blockierung von Dopaminrezeptoren und/oder eine zu rasche Entleerung der Dopaminspeicher zurückgeführt. Das MNS erscheint auch bei abruptem Absetzen von dopaminerger Antiparkinsontherapie (TORU et al. 1981) wie auch von Amantadin (HAMBURG et al. 1986). Trotz ausgedehnter Verbreitung neuroleptischer Substanzen, ist das seltene, jedoch gelegentlich tödliche, MNS zu wenig bekannt. Das frühe Erkennen, das Absetzen der Neuroleptika und der Einsatz von dopaminerger Behandlung sind überaus wichtig. Über erfolgreiche Anwendung von Amantadin berichten ROJTMAN et al. (1981), AMDURSKI et al. (1983) und WOO et al. (1986).

Begleiterscheinungen bei Kokainentwöhnung

Die Annahme, daß die Kokain-Entziehungserscheinungen die Folge einer Erschöpfung der Dopaminspeicher sind, führte zur Anwendung von dopaminerg wirkenden Substanzen wie Amantadin und Bromocriptin. Das Amantadin soll die Mobilisierung von restlichem Dopamin und Noradrenalin aus den Depots erwirken, während Bromocriptin vor allem Dopaminrezeptoren stimuliert. In einer doppelblinden Studie mit ambulanten Kokainsüchtigen, waren sowohl Bromocriptin als auch Amantadin im Erleichtern von Entziehungserscheinungen wirksam, ohne Euphorie zu erzeugen. Höhere Dosen von Bromocriptin führten zum drop out von Versuchspersonen. Amantadin erschien als sicherer und effizienter bei ambulanten Süchtigen (TENNANT und SAGHERIAN 1987). In einer ähnlichen doppelblinden Placebostudie (GIANNINI et al. 1989) waren Amantadin und Bromocriptin dem Placebo während der ersten 15 Tage an Effizienz überlegen. Nachher sackte das Amantadin auf den Grad des Placeboeffektes ab, während Bromocriptin im Verlaufe der weiteren 15 Tage des Experiments beide an Wirksamkeit übertraf. GAWIN et al. (1989), in einem Experiment mit doppelblinder, cross-over Amantadin/Placeboverabreichung an 10 "akut" Kokainsüchtigen, fanden, daß Amantadin weniger effizient war als Placebo. Die Rolle des Amantadins bei der Kokainentwöhnung erfordert demnach weiteres Studium.

Chronische Granulomatose

Die chronische Granulomatose ist gekennzeichnet durch wiederholte schwere Infektionen der Haut, Lymphknoten, Lunge, Leber und Knochen durch übliche Bakterien wie Staphylokokken, E.coli, Salmonellen, etc. Das Leiden beruht auf einer gestörten Funktion von lysosomalen Enzymen, denen innerhalb der neutrophilen Zellen der vernichtende Abbau von phagozytierten pathogenen Mikroorganismen obliegt. Schuld daran ist bei den betroffenen Individuen das zu acide Milieu innerhalb der phagozytischen Vakuolen. Dies kann durch die Verabreichung von basischen Substanzen wie Chloroquin und Amantadin korrigiert werden (SEGAL 1985, WARNER 1985).

Parkinsonismus

Wie bereits eingangs berichtet, hatte der auf einer Zufallsbeobachtung basierte klinische Versuch von SCHWAB et al. (1969) zur Aufnahme der Amantadine in die Parkinsontherapie geführt. Die bald darauf veröffentlichten Berichte – siehe oben – und die zahlreichen Studien der folgenden Jahre, haben den Amantadinen einen bedeutenden Platz im antiparkinsonistischen Arsenal gesichert. Ihre wichtigste Rolle spielen die Amantadine in der Kombinationstherapie, besonders mit L-Dopa. Als Monotherapie sind sie in den ersten Krankheitsphasen mit leichten Symptomen und bei Fällen mit langsamem Krankheitsverlauf durchaus empfehlenswert. Tremor und Rigidität nehmen im Durchschnitt um 25 Prozent ab. Die Bradykinesie und der Gang bessern sich um ein Drittel und mehr, die globale Alltagsaktivität um 50 Prozent. Anders beurteilt, reagieren zwei Drittel der Parkinson Patienten auf eine Amantadin-Monotherapie mit einer globalen Verbesserung von 20–40 Prozent. Eine sich über Jahre erstreckende, erfolgreiche Amantadin-Monotherapie gelingt jedoch in der Regel nur selten.

Amantadine wirken nicht bloß auf die Kardinalsymptome des Morbus Parkinson wie Bradykinesie, Rigidität und Tremor, sondern auch auf Allgemeinbefinden, Stimmung, Bradyphrenie und Handschrift wie auch auf die gesteigerte Absonderung von Speichel und Sebum (STREIFLER und AVRAMI 1980). Im Vergleich mit anticholinergen Mitteln wird das Frischgedächtnis nicht nachteilig beeinflußt (MCEVOY 1987). SHANNON et al. (1987) fanden, daß "On-off"-Schwankungen bei chronisch behandelten Fällen mit idiopathischem Parkinson durch Amantadinzusatz günstig beeinflußt werden. Dieser Effekt, der bei den 20 beobachteten Patienten bis zu einem Jahr lang anhielt, erstreckte sich gleichzeitig auch auf die gesamte parkinsonistische Symptomatik. Parkinson-Patienten, die auf L-Dopa und Ergotderivate nicht rea-

gieren, sprechen manchmal gut auf Amantadine an (SANDYK et al. 1987).
Vorteile der Amantadine sind ihre rasche Wirkung, die einfache Dosierung und die gute Verträglichkeit. Dadurch eignen sie sich für den ersten Behandlungseinsatz und für die weitere ambulatorische Betreuung besonders gut. Bei Neuerkrankten kann eine Probebehandlung mit Amantadin auch in differentialdiagnostischer Hinsicht von Bedeutung sein.
Die bei Amantadinhydrochlorid-Therapie gelegentlich anfangs beobachtete, zumeist vorübergehende Abnahme der Wirksamkeit, tritt bei Amantadinsulfat kaum auf, da diese Substanz langsamer resorbiert und abgebaut wird und auch in höherer Dosis besser vertragen wird.

Medikamentös bedingte extrapyramidale Erscheinungen
Amantadine werden auch mit Erfolg bei der Verhütung und Erleichterung von iatrogenem Parkinsonismus, respektive von extrapyramidalen Begleit- und /oder Folgeerscheinungen, der Neuroleptika-Therapie, wie tardive Dyskinesie, angewendet. KELLY und ABUZZAHAB berichteten bereits im Jahre 1971 über eine mäßige bis markante Verringerung von Rigidität, Tremor, Dystonie und Akathisie, die bei Gebrauch von Chlorpromazin, Perphenazin, Haloperidol und ähnlichen Substanzen häufig auftreten. Dieser Bericht wurde 1973 durch MERRICK und SCHMITT bestätigt, in einer kontrollierten cross-over Studie, in der die Wirksamkeit von Amantadinhydrochlorid mit der des anticholinerg wirkenden Benztropinmesylat verglichen wurde. Amantadin wirkte besser und rascher gegen Rigidität und verursachte weniger Mundtrockenheit und Sehstörungen. MCEVOY (1987) und MCEVOY et al. (1987) verglichen die Effekte von Benztropinmesylat und Amantadinhydrochlorid auf Gedächtnisfunktionen bei gesunden Voluntären (MCEVOY 1987) wie auch bei mit Neuroleptika behandelten chronisch Schizophrenen (MCEVOY et al. 1987). Die anticholinerge Droge beeinträchtigte das Frischgedächtnis bei allen Versuchspersonen, besonders bei älteren Menschen. Im Langzeitversuch war Benztropin in der Kontrolle der extrapyramidalen Begleiterscheinungen effizienter als das Amantadinpräparat.

4.3.2 Dosierung

Beim Festsetzen der täglichen Amantadindosis sind der Zeitpunkt ihres Einsatzes, die individuelle Verträglichkeit, die bestehende Parkinsonsymptomatik und ihre Fortschrittstendenz bestimmend. Maßgeblich ist auch, ob es sich um eine Mono- oder Kombinationstherapie handelt. In leichten ambulanten Fällen sind 200 mg täglich in der Regel ausreichend. Auch 300–400 mg/die werden, selbst bei Dauerbehandlung, zumeist gut vertragen. Dies trifft für das Amantadinsulfat eher zu als für Amantadinhydrochlorid (FÜNFGELD 1972, STREIFLER und HAIT 1973, JÖRG 1987). Bei mehr als mittelgradigem, parkinsonischem Krankheitsbild kann die Tagesdosis bis zu 600 mg angehoben werden. Auch wenn dann der zumeist unvermeidbar fortschreitende Krankheitsverlauf den Zusatz von L-Dopa oder Dopa-Angonisten erfordert, ermöglicht eine solche Kombination sowohl ein optimales Niedrighalten aller Präparate wie auch das Vermeiden von unerwünschten Begleiterscheinungen. Die tägliche orale Dosis für Memantine beträgt bei einschleichendem Vorgehen, je nach Indikation, 10–30 mg.
Amantadine können mit L-Dopa, Ergotabkömmlingen, anticholinerg wirkenden Substanzen wie auch mit MAO-B-Hemmern (z. B. Deprenyl) kombiniert werden.
Bei Infusionsbehandlung kann eine Amantadinsulfatlösung (200 mg in 500 ml Aqua ad injectionem) ein- bis dreimal täglich i.v. verabreicht werden. Vom Memantine können 1–3 Ampullen, d. h. 10–30 mg täglich i. v. injiziert werden.

Amantadinsulfat-Infusionen sind die Therapie der Wahl bei den gefährlichen akinetischen Krisen, die bei fortgeschrittenem Parkinsonleiden auftreten können. Derartige Zustände, die sich zumeist nach Entziehung, respektive abrupten Veränderungen der etablierten Parkinsontherapie, nach physischem oder psychischem Streß, oft jedoch ohne erkennbare Ursache entwickeln, führen zu einer rasch zunehmenden Erstarrung des Kranken. Unfähig sich zu bewegen, zu sprechen und zu schlucken, wird er ein hilfloser Pfegefall. Infolge der Schluckbeschwerden kann er weder Flüssigkeit noch Medikamente einnehmen. Bloß die intravenöse Infusion von Amantadin, begleitet von anderen unterstützenden Maßnahmen, kann in solchen Situationen lebensrettend sein (Danielczyk 1984).

4.3.3 Unerwünschte Wirkungen, Kontraindikationen, Überdosierungen

In der reichhaltigen Literatur über Amantadine sind zahlreiche und verschiedenartige unerwünschte Nebenwirkungen verzeichnet. Die meisten sind von geringer Bedeutung. In Tabelle 4.3.2 werden die häufigsten angeführt. Halluzinationen, zumeist visueller Natur, die im Verlauf der Behandlung nicht selten sind, werden von den Patienten oft nicht gemeldet. Eine Verringerung der Dosierung bringt sie oft zum Verschwinden. Selten sind Verwirrtheitszustände mit gelegentlich delirantem Verhalten.

Bei Kombination von Anticholinergika mit hohen oralen Amantadindosen fand Danielczyk (1979) bei Patienten mit ausgeprägter Arteriosklerosis cerebri allerdings eine hohe Inzidenz (bis 60%) von pharmakotoxischen Psychosen. Bei idiopathischem Parkinsonismus unter Langzeittherapie mit L-Dopa und Amantadin (100–500 mg/die) waren es 50%. Ein drastisches Herabsetzen der Medikation und Umstellung auf Infusionsbehandlung mit Amantadinsulfat klärte die Psychose und konnte gleichzeitig auch das Auftreten einer Parkinsonkrise verhindern. Ausschließlich parenterales Amantadinsulfat ohne zusätzliche Medikamente führt erfahrungsgemäß nicht zu Psychosen (Danielczyk 1979 a,b).

Tabelle 4.3.2. Nebenwirkungen von Amantadinen

öfters	Visuelle Halluzinationen Leichte psychomotorische Unruhe Kurzdauernde Verwirrtheitszustände (besonders bei Hirngefäßsklerose) Schlafstörungen
gelegentlich	Livedo reticularis Knöchel- und Unterschenkelödeme Pharmakotoxische Psychosen (besonders bei Hirnsklerose) Blutdruckabfall
selten	Übelkeit, Appetitlosigkeit, Erbrechen Mundtrockenheit, leichter Schwindel Harnretention bei Prostatahypertrophie

Amantadine können systolischen und diastolischen Blutdruckabfall hervorrufen. Obwohl eine direkte Nephrotoxizität nicht nachgewiesen werden konnte, ist bei etabliertem Nierenleiden Vorsicht geboten. Bei Dialysepatienten / Niereninsuffizienz sollte Amantadin mit äußerster Zurückhaltung und wegen der extremen Kumulation nur in angemessener Dosierung verordnet werden (Rumpf et al. 1990).

Es gibt Einzelberichte über Krampfanfälle bei hoher Dosierung (800 mg/die) und auch über Herzrhythmusstörungen.

Cook et al. (1986) meldeten einen Todesfall, der einer Überdosierung von Amantadinhydrochlorid zugeschrieben wurde. Ein Selbstmordversuch mit 2800 mg (28 Kapseln) von Symmetrel® führte zu einer akuten toxischen Psychose, Harnverhaltung und Störung des Säure-Basengleichgewichts ohne markanten Blutdruckabfall (Fahn et al. 1971).

Viele der registrierten Nebenerscheinungen werden durch eine individuelle Überempfindlichkeit erklärt. Manche werden bei fortgesetztem Gebrauch schwächer und können auch gänzlich verschwinden.
Zwei eigenartige Begleiterscheinungen der Amantadintherapie, die obwohl auffallend, jedoch wenig klinische Bedeutung haben, sind: Livedo reticularis und periphere Extremitätenödeme.
Livedo reticularis (L.r.) ist eine rötlich-blaue, geäderte Verfärbung der Haut, die örtlich auch eine leichte Schwellung aufweisen kann. Er ist an den Gliedmaßen sichtbar, zumeist oberhalb der Knie. Er verursacht keine unangenehmen Empfindungen, und die Patienten beklagen sich nur selten. PARKES (1971), der sich diesem Problem gewidmet hatte, glaubt mit anderen, daß L.r. der Ausdruck einer abnormen Kapillarreaktion ist. Erfahrungsgemäß verschwindet der Livedo nach Absetzen des Amantadins.
Die Amantadinödeme betreffen die peripheren Abschnitte der Gliedmaßen und sind besonders um die Knöchel, am Fußrücken und am Unterschenkel sichtbar. Ihr Störfaktor ist gering. Ihre Genese wird von manchen Forschern gewissen funktionellen Veränderungen der Hautgefäße zugeschrieben.
Da die derzeit klinisch angewendeten Amantadine bei manchen Personen das Reaktionsvermögen beeinträchtigen können, ist beim Lenken eines Fahrzeuges und Bedienen von Maschinen Vorsicht angezeigt.
Amantadine sollen, falls nötig, bloß allmählich abgebaut werden, da ein abruptes Absetzen zu einer Parkinsonkrise führen kann.

Kontraindikationen

Die Anwendung von Amantadinen ist zu vermeiden (Tabelle 4.3.3) bei schweren Leber- und Nierenschäden und bei, auch nur anamnestisch erhobenenen Psychosen und Verwirrtheitszuständen. Ferner bei Herzinsuffizienz, schweren Herzleiden, Magen- und Zwölffingerdarmgeschwüren, Epilepsie, Engwinkelglaukom wie auch Myasthenia gravis. Bei bestehender Prostatahypertrophie kann Harnretention auftreten.
NESTELBAUM et al. (1986) berichten über psychotischen Rückfall in Folge von Amantadin bei zwei schizophrenen Patienten, die Neuroleptika als Erhaltungstherapie erhielten. STEWART (1987) berichtet über gesteigerte Reizbarkeit und Aggressivität bei zwei Personen mit fortgeschrittenem Morbus Huntington, die Amantadin zwecks Influenzabehandlung erhielten.
Schwangerschaft ist eine weitere Gegenanzeige, da Amantadine sich im Tierversuch als teratogen erwiesen haben. Auch das Stillen ist zu vermeiden, da diese Substanzen in die Muttermilch übergehen.
Vorsicht ist auch angezeigt bei fortgeschrittener Hirn- und Herzgefäßsklerose, bei Herzinsuffizienz und bei epileptischen Leiden.

Tabelle 4.3.3. Kontraindikationen von Amantadinen

absolut	Schwere Leber- und Nierenfunktionsstörungen
	Schwere Herzleiden, Herzinsuffizienz
	Fortgeschrittener zerebraler Abbau
	Psychosen, Verwirrtheitszustände
	Engwinkelglaukom
	Myasthenia gravis
relativ	Hypertonie
	Prostatahypertrophie
	Magen- und Duodenalgeschwüre
	Epileptische Leiden
	Schwangerschaft, Laktation

4.3.4 Interaktionen

Amantadine sollen mit Psychostimulantien, sympathomimetischen Drogen wie auch Appetitzüglern nicht gleichzeitig verabreicht werden. Die Wirkung von Alkohol wird durch Amantadine verstärkt. Die Kombination mit anticholinergen Substanzen, auch mit denjenigen, die als Antiparkinsonmittel verwendet werden, kann Begleiterscheinungen wie Sehstörungen, Mundtrockenheit, Miktionsstörungen wie auch Verwirrtheit verstärken. Gepaart mit L-Dopa, kann Amantadin zur Zunahme von Herzrhythmusstörungen, Blutdrucksenkung, Depression wie auch von psychotischen, paranoiden Verhaltensstörungen führen. Angesichts der eigenen hypotensiven Wirkung der Amantadine, muß bei Hypertonikern bisweilen eine Verminderung der antihypertensiven Medikation vorgenommen werden. Bei Hypo- wie auch Normotonikern kann der Zusatz von kreislaufstärkenden Mitteln erforderlich werden. Unerwünschte Wechselwirkungen mit Herzglykosiden, antidiabetischen Substanzen, Steroiden, Antibiotika und Bakteriostatika wurden auch bei intravenöser Verabreichung nicht verzeichnet.

4.3.5 Kontrolluntersuchungen

Eine Überwachung des Amantadinserumspiegels ist in der Praxis überflüssig, zumal dies sich bisher weder hinsichtlich Voraussage von Therapie-Effektivität (Pacifici et al. 1976, Brenner et al. 1989) noch von Nebenerscheinungen als hilfreich erwiesen hat. Bei Einführung von Amantadinen sowohl in der Monotherapie als auch mit anderen Antiparkinsonmitteln kombiniert, sollen anfangs Kontrolluntersuchungen in 2–3wöchigen und später in 2–4monatigen Abständen erfolgen. Abgesehen von der neurologischen und internistischen Überwachung, ist die labortechnische Kontrolle von Blutstatus, Nieren- und Leberfunktion angezeigt.

4.3.6 Praktische Durchführung, allgemeine Behandlungsrichtlinien

Die Einstellung von Parkinson-Patienten auf Amantadine kann ambulant erfolgen. Bei oraler Anwendung sind Amantadine, ob als Tablette oder Kapsel, womöglich nicht auf leeren Magen zu verabreichen. Die letzte Tagesdosis soll noch vor den Abendstunden eingenommen werden, da es sonst zu Schlafstörungen kommen kann. Zwecks frühen Erfassens von individueller Überempfindlichkeit respektive Unverträglichkeit, ist für die ersten 4–7 Tage nur eine Kapsel/Tablette von 100 mg zu verschreiben. Die tägliche Erhaltungsdosis, die für Amantadinhydrochlorid 200 mg, maximal 300 mg (2–3 Kapseln) beträgt, kann für das Sulfatpräparat bis zu 600 mg gesteigert werden. Die ersten Zeichen einer günstigen Wirkung zeigen sich oft bereits 24–48 Stunden nach Behandlungsbeginn, spätestens innerhalb einer Woche. Das Wirkungsoptimum wird bei Monotherapie innerhalb von Tagen bis wenigen Wochen erreicht.
Bei Zusatz von Amantadin sollen die bisherigen antiparkinsonischen Präparate zunächst unverändert fortgesetzt werden. Die Dosis der letzteren kann dann oft allmählich verkleinert werden. Auch bei Auftreten oder Verstärkung von bestehenden Nebenerscheinungen ist es ratsam, zunächst die ursprüngliche Medikation zu verringern. Angesichts der synergistischen Interaktion mit den üblichen Parkinsonpräparaten sollen Amantadine, besonders bei bereits hochdosierter L-Dopa- oder anticholinerger Behandlung, einschleichend dosiert werden.

Literatur

Ambrozi L, Danielczyk W (1988) Die Behandlung zerebraler Funktionsstörungen mit Memantine bei psychogeriatrischen Patienten – Ergebnisse einer Phase-II-Doppelblindstudie. Pharmacopsychiatry 21: 144–146

Amdurski S, Radwan M, Levi A, Elizur A (1983)

A therapeutic trial of amantadine in haloperidol-induced malignant neuroleptic syndrome. Curr Ther Res 33: 225–229

Aoki FY, Sitar DS (1985) Amantadine kinetics in healthy elderly men: implications for influenza prevention. Clin Pharmacol Ther 37: 137–144

Appleton DB, Eadie MJ, Sutherland JM (1970) Amantadine hydrochloride in the treatment of Parkinsonism: a controlled trial. Med J Aust 2: 626–629

Botez MJ, Young SN, Rotez T, Courchesne Y (1989) Treatment of Friedreich's ataxia with amantadine (letter). Neurology 39: 749–750

Brenner M, Haas A, Jacobi P, Schimrigk K (1989) Amantadine sulphate in treating Parkinson's disease: clinical effects, psychometric tests and serum concentrations. J Neurol 236: 153–156

Chandler MC, Barnhill JL, Gualtierei CT (1988) Amantadine for the agitated head injury patient. Brain Injury 2: 309–311

Cohen RA, Fisher M (1989) Amantadine treatment of fatigue associated with multiplc sclerosis. Arch Neurol 46: 676–680

Cook PE, Dermer SW, McGurk T (1986) Fatal overdose with amantadine. Can J Psychiatry 31: 757–758

Danielczyk W (1979 a) Medikamentös ausgelöste Psychosen bei neurologisch erkrankten älteren Menschen. Aktuelle Gerontol 9: 427–431

Danielczyk W (1979b) Akute pharmakotoxische Psychosen bei chronischen zerebralen Erkrankungen. Wien Med Wochenschr 129 [Suppl 55]: 1–15

Danielczyk W (1984) Die Therapie von Krisen bei Morbus Parkinson. Amantadin-Workshop. Socio-Medico, Gräfelfing, S 61–67

Davies JR, Grilli EA, Smith AJ, Hoskins TW (1988) Prophylactic use of amantadine in a boarding school outbreak of influenza. A J Roy Coll Gen 1. Pract 38: 346–348

Delay J, Deniker P (1968) Drug induced extrapyramidal syndromes. In: Vinken PJ, Bruyn GW (eds) Handbook of clinical neurology, vol 6. Diseaes of the basal ganglia. North Holland, Amsterdam, pp 248–266

Erkulwaters S, Pillai R (1989) Amantadine and the end-stage dementia of Alzheimer's type. South Med J 82: 550–554

Fahn S, Craddock G, Kumin G (1971) Acute toxic psychosis from suicidal overdosage of amantadine. Arch Neurol 25: 45–48

Fisher DA (1982) Recurrent herpes simplex sciatica and its treatment with amantadine hydrochloride. Cutis 29: 467–472

Fünfgeld EW (1970) Amantadinwirkung bei Parkinsonismus. Dtsch Med Wochenschr 95: 1834–1836

Fünfgeld EW (1972) Zweijährige Erfahrungen mit der Amantadintherapie bei Parkinsonismus. Ther Woche 39: 3282–3299

Fünfgeld EW (1985) Erfahrungen mit Memantin bei der Behandlung extrapyramidaler und pyramidaler Bewegungsstörungen. Med Praxis 80: 3–7

Galbraith AW (1983) Prevention of post-herpetic neuralgy by amantadine hydrochloride (Symmetrel). Br J Clin Pract 37: 304–306

Gawin FH, Morgan C, Kosten TR, Kleber HD (1989) Double-blind evaluation of the effect of acute amantadine on cocaine craving. Psychopharmacology (Berlin) 97: 402–403

Giannini AJ, Folts DJ, Feather JN, Sullivan BS (1989) Bromocriptine and amantadine in cocaine detoxification. Psychiatry Res 29: 11–16

Grossmann W, Schütz W (1982) Memantine und neurogene Blasenstörungen im Rahmen spastischer Zustandsbilder. Arzneimittelforschung/ Drug Res 32: 1273–1276

Hamburg P, Weilburg JB, Cassem NH, Cohen L, Brown S (1986) Relapse of neuroleptic malignant syndrome with early discontinuation of amantadine therapy. Compr Psychiatry 27: 272–275

Jackson GG, Muldoon RL, Akers LW (1963) Serological evidence for prevention of influenza infection in volunteers by an antiinfluenzal drug: adamantanamin hydrochloride. Antimicrob Agents Chemother 3: 703–707

Jörg J (1987) Therapie des Parkinsonsyndroms. Der Prakt Arzt 570: 1619–1622

Kelly JT, Abuzzahab FS (1971) The antiparkinson properties of amantadine in drug-induced parkinsonism. J Clin Pharm 11: 211–214

Kugler J (1975) Influence of aminoamantadine sulphate on vigilance and awareness. Acta Neurol 2: 43–51

Leskow P (1987) Therapie zentral bedingter Bewegungsstörungen. Multicenterstudie mit Memantine. Therapiewoche 37: 4843–4845

Lieb W, May G (1972) On the treatment of herpetic keratitis with a new amantadine derivative. Klin Monatsbl Augenheilkd 161: 197–206

McEvoy JP (1987) A double-blind crossover comparison of antiparkinson drug therapy: amantadine versus anticholinergics in 90 normal volunteers, with an emphasis on differential effects on memory function. J Clin Psychiatry 48 [Suppl]: 20–23

McEvoy JP, McCue M, Freter S (1987) Replacement of chronically administered anticholinergic drugs by amantadine in outpatient management of chronic schizophrenia. Clin Ther 9: 429–433

Merrick EM, Schmitt PP (1973) A controlled study of the clinical effects of amantadine hydrochloride (Symmetrel). Curr Ther Res 15: 552–558

Miltner FO (1982) Wertigkeit der symptomatischen Therapie mit Memantine beim cerebralen Koma. I. Korrelation von Komastadien und EEG-Spektralverläufen. Arzneimittelforschung/Drug Res 32: 1268–1270

Mostow SR (1987) Prevention, management and control of influenza. Role of amantadine. Am J Med 82: 35–41

Muller SR, Dastoor DP, Klinger A, Boillat J (1979) Amantadine in senile dementia: electroencephalographic and clinical effects. J Am Geriatr Soc 27: 9–16

Murray TJ (1985) Amantadine therapy for fatigue in multiple sclerosis. Can J Neurol Sci 12: 251–254

Nestelbaum Z, Siris SG, Rifkin A, Klar H, Reardon GT (1986) Exacerbation of schizophrenia associated with amantadine. Am J Psychiatry 143: 1170–1171

Ott L (1983) Klinische Beobachtungen und Erfahrungen mit Memantine bei spastischen Bewegungsstörungen. Klinikarzt 12 [Suppl]: 19–20

Pacifici GM, Nardini M, Ferrari P, Latini R, Fieschi C, Marselli PL (1976) Effect of amantadine on drug-induced Parkinsonism: relationship between plasma levels and effect. Br J Clin Pharmacol 3: 883–889

Parkes JD (1971) Side-effects in Parkinson's disease. An new approach to treatment. In: Birdwood GFB, Gilder SSB, Wind CAS (eds) Academic Press, London New York, p 72

Parkes JD, Zilka KJ, Calver DM, Knill-Jones RP (1970) Controlled trial of amantadine hydrochloride in Parkinson's disease. Lancet i: 259–262

Peterson PL, Saad J, Nigro MA (1988) The treatment of Friedreich's ataxia with amantadine hydrochloride. Neurology 38: 1478–1480

Rohde H (1982) Ergebnisse klinischer Prüfungen des Antispastikums Memantine. Fortschr Med 43: 2023–2026

Rojtman M, Apter E, Lahav S, Tiano S (1981) Amantadine in malignant neuroleptic syndrome. (Hebrew with English Abstract.) Harefuah 100: 333–334

Rosenberg GA, Appenzeller D (1988) Amantadine, fatigue and multiple sclerosis. Arch Neurol 45: 1104–1106

Rumpf KW, Rummel J, Meinhold J, Clemens C (1990) Schwere Nebenwirkungen von Amantadin bei Niereninsuffizienz. Dtsch Ärztebl 87: 352

Sandyk R, Jacono RP, Snider SR (1987) Amantadine for levodopa resistant parkinsonism. Int J Neurosci 32: 715–717

Schwab RS, England Jr AC, Poskaner DC (1969) Amantadine in the treatment of Parkinson's disease. J Am Med Assoc 208: 1168–1170

Sears SD, Clements ML (1987) Protective efficacy of low-dose amantadine in adults challenged with wild-type influenza A virus. Antimicrob Agents Chemother 31: 1470–1473

Segal AW (1985) Variations on the theme of chronic granulomatous disease. Lancet i: 1378–1383

Shannon KM, Goetz CG, Carroll VS, Tanner CM, Klawans HL (1987) Amantadine and motor fluctuations in chronic Parkinson's disease. Clin Neuropharmacol 10: 522–526

Stewart JT (1987) Adverse behavioral effects of amantadine therapy in Huntington's disease. South Med J 80: 1324–1325

Streifler M, Hait Z (1973) Amantadinderivate bei Parkinsonismus im Blindversuch. Therapiewoche 40: 3549: 3652

Streifler M, Avrami E (1990) Levodopa and the secretion of sebum in parkinsonian patients. Eur Neurol 19: 43–48

Tennant FS, Sagherian AA (1987) Double blind comparison of amantadine and bromocriptine for ambulatory withdrawal from cocaine dependence. Arch Int Med 147: 109–112

Toru M, Matsuda D, Makiguchi K, Sugano K (1981) Neuroleptic malignant syndrome – like state following withdrawal of antiparkinsonian drugs. J Nerv Ment Dis 169: 324–327

Vardi J, Streifler M (1975) On the synchronizing effect of amantadine-1-hydrochloride (Symmetrel) on pathological EEG activity. J Neural Transm 37: 73–80

Warner JD (1985) Amantadine in chronic granulomatous disease (letter). Lancet ii: 1024–1027

Winkler A (1973) Die Behandlung herpetischer Dermatosen mit einem neuartigen Virustaticum. Med Welt 24: 1024–1027

Woo J, Teoh R, Vallance-Owen J (1986) Neuroleptic malignant syndrome successfully treated with amantadine. Postgr Med J 62: 809–810

Neuro-Psychopharmaka, Bd. 5
Riederer P. / Laux G. / Pöldinger W. (Hrsg.)

5
Dopamin-Agonisten

Einleitung
Pharmakologie
Neurobiochemie, Wirkmechanismus

H. Wachtel

Einleitung

Pharmakologisch wird zwischen **direkten** und **indirekten** Dopamin(DA)-Agonisten unterschieden. Die agonistische Wirkung der letzteren beruht auf der Erhöhung der synaptischen Verfügbarkeit von endogenem DA über Freisetzungssteigerung aus den Terminalen (z.B. Amphetamin) oder Rückaufnahmehemmung in die Terminale (z.B. Nomifensin); für die Therapie des Morbus Parkinson sind sie ohne Bedeutung, was auch aus der zugrundeliegenden Pathophysiologie (Degeneration präsynaptischer DA-Neurone) einleuchtet. Die gegenwärtig zur Behandlung des Morbus Parkinson verfügbaren **direkten**, d.h. von endogenem DA unabhängig wirkenden zentralen DA-Agonisten gehören nahezu ausschließlich der chemischen Strukturklasse der **Ergoline** an; das chemisch den Aporphinalkaloiden zugehörige **Apomorphin** spielt wegen der ausschließlich parenteralen Anwendbarkeit dagegen nur eine geringe Rolle für die Therapie des Morbus Parkinson. Unter den zahlreichen, im experimentellen Entwicklungsstadium befindlichen DA-Agonisten sind das 1-Phenyl-3-benzazepin-Derivat SKF 38 393 und das Pyrazolochinolin-Derivat LY 14 1865 (aktives Enantiomer: Quinpirol) als Agonisten an Subtypen zentraler DA-Rezeptoren von wissenschaftlichem Interesse. Es gibt zahlreiche Hinweise auf die Existenz zweier DA-Rezeptorsubtypen, die sich funktionell durch die Art der Kopplung an den Enzymkomplex Adenylatcyclase (AC) unterscheiden. DA-Rezeptoren, die stimulatorisch an die Adenylatcyclase gekoppelt sind, also eine Erhöhung der cAMP-Bildung vermitteln, werden als D-1-Rezeptoren, solche hingegen, die inhibitorisch an die Adenylatcyclase gekoppelt sind, also eine Hemmung der cAMP-Bildung vermitteln, oder ohne Einfluß auf die cAMP-Bildung sind, werden als D-2-Rezeptoren bezeichnet (Kebabian und Calne 1979, Stoof und Kebabian 1981). SKF 38 393 ist der Prototyp eines D-1-Rezeptor-Agonisten, Quinpirol der Prototyp eines D-2-

Rezeptor-Agonisten. Beide Substanzen bzw. deren Derivate spielen als pharmakologische Sonden für die Analyse der funktionellen Bedeutung der D-1- bzw. D-2-Rezeptoren eine Rolle in der Grundlagenforschung.
In jüngster Zeit ist ein D-3-Rezeptor, dessen Aminosäurensequenz zwar eine weitgehende Ähnlichkeit zum D-2-Rezeptor aufweist, der sich von letzterem jedoch durch die fehlende AC-Kopplung unterscheidet, isoliert und pharmakologisch charakterisiert worden (SOKOLOFF et al. 1990). Von besonderem Interesse ist, daß unter allen bisher geprüften Liganden Quinpirol die höchste D-3-Rezeptorselektivität aufweist; dies könnte bedeuten, daß zahlreiche DA-Agonisteneffekte, die bisher auf die Aktivierung von D-2-Rezeptoren zurückgeführt wurden, tatsächlich auf der Interaktion mit D-3-Rezeptoren beruhen. Neben Quinpirol besitzen atypische Neuroleptika wie Clozapin oder Benzamide ebenfalls eine relativ hohe Affinität zu diesen präferentiell in limbischen Strukturen lokalisierten D-3-Rezeptoren; dies könnte die Grundlage für die relativ gute Dissoziation zwischen antipsychotischer Wirksamkeit und extrapyramidalmotorischen Nebenwirkungen bei diesen Neuroleptika darstellen (SOKOLOFF et al. 1990; vgl. Band 4, Kap. 5).

5.1 Pharmakologie

Innerhalb der neuropharmakologischen Forschung zeichnet sich das Indikationsgebiet Morbus Parkinson durch eine Reihe von Umständen aus, die vergleichsweise günstige Voraussetzungen für die Auffindung und Charakterisierung neuer Wirkstoffe schaffen:
(1) Die Pathophysiologie des Morbus Parkinson ist in Grundzügen bekannt.
(2) Für die Indikation existieren wirksame Pharmaka mit z.T. unterschiedlichen pharmakologischen Wirkmechanismen.
(3) Die experimentelle Pharmakologie verfügt über eine Reihe aussagefähiger Tiermodelle.
(4) Die dopaminergen Projektionsbahnen sind bei Versuchstieren wie auch beim Menschen weitgehend bekannt.
(5) Eine Reihe umschriebener dopaminerger Projektionssysteme ist relativ eng mit der Regulation bestimmter Körperfunktionen verknüpft, die der experimentellen Erfassung am Versuchstier und z.T. auch am Menschen zugänglich sind.
Obwohl über den Morbus Parkinson im Vergleich zu Indikationsgebieten wie etwa Depression oder Demenz fundiertere theoretische Erkenntnisse vorliegen und zu seiner Behandlung zweifellos zuverlässiger wirksame Pharmaka existieren, sind die therapeutischen Möglichkeiten bei weitem nicht als optimal zu bezeichnen. Die Annahme, das Krankheitsbild durch die Substitution des verminderten DA-Gehaltes im Striatum kurieren zu können, erwies sich als zu mechanistisch reduzierte, der Komplexität der Erkrankung nicht gerecht werdende Simplifikation.
Die L-Dopa-Therapie hat zweifellos zur Verbesserung der Lebensqualität und -erwartung der Parkinsonpatienten wesentlich beigetragen; aufgrund der Progression des Neuronenverlustes stellt jedoch die Behandlung der auf L-Dopa nicht mehr ansprechenden Patienten gegenwärtig ein großes Problem dar. Ein Schwerpunkt der pharmakologischen Forschung wird daher die Entwicklung befriedigender Therapeutika für diese Patientenpopulation sein. Direkte DA-Agonisten, welche in einer dem DA vergleichbaren Weise postsynaptische striatale Rezeptoren aktivieren, erscheinen beson-

ders geeignet, kurzfristig zur Lösung dieses vordringlichen therapeutischen Problems beizutragen. Längerfristig wird die Prävention des klinisch manifesten Neuronenverlustes bzw. die Prophylaxe in der subklinischen Phase der Erkrankung im Vordergrund stehen.
In den vergangenen Jahren war die Entdekkung von großer heuristischer Bedeutung, daß MPTP (1-**M**ethyl-4-**p**henyl-1,2,3,6-**t**etrahydro**p**yridin) nach systemischer Exposition ausschließlich am Menschen (Langston und Ballard 1983) bzw. subhumanen Primaten (Burns et al. 1983) eine weitgehend irreversible, dem klinischen Bild des Morbus Parkinson praktisch identische Symptomatik bei pathomorphologisch auf die Substantia nigra beschränktem Neuronenverlust (Parisi und Burns 1986) bewirkt. Das MPTP-bewirkte Syndrom an subhumanen Primaten hat als bisher relevantestes Tiermodell des Morbus Parkinson die Forschung auf diesem Gebiet stimuliert und vielleicht der Antwort auf die Frage nach der Ätiologie der Krankheit und damit auch der Aussicht auf ihre Prophylaxe näher gebracht. In den folgenden Ausführungen wird der Schwerpunkt bei den in der Therapie des Morbus Parkinson benutzten DA-Agonisten liegen; auf andere, im experimentellen Stadium befindliche DA-Agonisten wird nur eingegangen, wenn sie zum Verständnis von Wirkmechanismen beitragen oder für die Entwicklung neuer Konzepte bedeutsam sind.

5.1.1 Pharmakokinetik

Daten zur Pharmakokinetik von DA-Agonisten sind für gesunde Probanden in den Tabellen 5.1.1 und 5.1.2 und zusammengestellt; die Hauptwege ihrer Biotransformation sind in Abb. 5.1.1 schematisch skizziert.

Apomorphin

Pharmakokinetische Untersuchungen mit Apomorphin an gesunden Probanden liegen nicht vor; deshalb wurde die einzige publizierte Humanstudie, die an Patienten mit Morbus Parkinson durchgeführt wurde (Gancher et al. 1989), zum Vergleich herangezogen (Tabelle 5.1.1).

Nach subcutaner Injektion wurden maximale Wirkstoffspiegel im Plasma, die eine große interindividuelle Streuung aufwiesen, in 9 Minuten erreicht; die Halbwertszeit für die Absorption betrug etwa 5 Minuten, die für die Elimination des Wirkstoffs aus dem Plasma etwa 34 Minuten. Die totale Plasmaclearance (Cl_{tot}) von 2900ml/min weist auf einen hohen first pass effect hin.

Apomorphin wird an Plasmaproteine der Ratte bzw. des Menschen zu 90 bzw. 96% gebunden (Smith et al. 1985).
Die Mechanismen der Inaktivierung des Apomorphin in vivo sind in Abb. 5.1.1 dargestellt.

Bromocriptin

Nach oraler Gabe wird Bromocriptin vom Menschen unvollständig absorbiert (Maurer et al. 1983). Die nach 70–100 Minuten erreichten maximalen Bromocriptinspiegel im Plasma weisen eine relativ hohe interindividuelle Streuung auf (Tabelle 5.1.1); die Halbwertszeit für die Absorption beträgt etwa 22 Minuten, die für die terminale Elimination des Wirkstoffs aus dem Plasma etwa 3–6 Stunden (Drewe et al. 1988). Die totale Plasmaclearance von 916 ml/min deutet auf einen hohen first pass effect hin; die absolute orale Bioverfügbarkeit wurde mit 6,4% (Schran et al. 1980) bzw. 3% (Maurer et al. 1983) angegeben. Ähnlich wie bei Ratten und Affen wird der überwiegende Anteil der markierten Dosis mit den Fäces (95%) und etwa 7% im Urin eliminiert (Tabelle 5.1.2); die terminale Halbwertszeit der Elimination markierten Materials aus dem Plasma betrug 40–55 Stunden, die der renalen Elimination 35–48 Stunden (Aellig und Nüesch 1977).
Bromocriptin wird zu 90–96% an Plasmaproteine des Menschen gebunden (Schran et al. 1980).

Tabelle 5.1.1. Pharmakokinetik verschiedener DA-Agonisten nach einmaliger systemischer Verabreichung am Menschen auf der Basis hochdruckflüssigkeitschromatographischer bzw. radioimmunologischer Bestimmungen des Wirkstoffs im Plasma

Substanz	Anzahl Probanden, Geschlecht	Alter	Dosis	Verab-reichungs-art	pharmakokinetische Größen (Plasma)						absolute orale Bio-verfügb.
					t_{max}	C_{max}	Halbwertszeiten			Cl_{tot}	
							$t_{½α}$	$t_{½β}$	$t_{½γ}$		
		[Jahre]	[mg]		[min]	[pg/ml]	[min]	[min]	[min]	[ml/min]	[%]
(A) Apomorphin	n=15, w/m*)	36–74	2,1**)	s.c.	9,0±1,5	13231±1764	4,8±1,1	–	0,56±0,07	2900	–
(B) Bromocriptin	n=21, w/m	? (jung)	5,0	p.o.	72±24	1200±400	–	–	3±1	916	6,4
	n=8, m	21–36	5,0	p.o.	98	560±130	22+14	43±19	6,4±2,4	–	–
(C) Lisurid	n=6, w/m	24±2	0,025	i.v.	5±0	380±73	5	25	2	800±250	–
			0,100	p.o.	60	78±44	–	–	–	–	10±7
			0,300	p.o.	60	280±80	–	–	1,9±0,6	–	22±7
	n=6, w/m	61±4	0,025	i.v.	5±0	450±190	3	16	2,8	1200±700	–
			0,200	p.o.	80±60	280±340	–	–	–	–	14±18

Ergebnisse aus (A) Gancher et al. 1989; *) Parkinsonpatienten; die Daten mit den übrigen DA-Agonisten wurden an gesunden Probanden erhoben; **) die von den Autoren benutzte Dosierung von 0,03 mg/kg ist aus Gründen der Vergleichbarkeit zu den anderen DA-Agonisten auf der Basis eines Körpergewichtes von 70 kg angegeben; (B) Schran et al. 1980; Drewe et al. 1988; (C) Hümpel et al. 1981a, 1984

Tabelle 5.1.2. Pharmakokinetik radioaktiv markierter DA-Agonisten nach einmaliger systemischer Verabreichung bei gesunden Probanden auf der Basis der ^{14}C- bzw ^{3}H-Aktivität in Plasma, Urin, Fäces und Atemluft

Substanz	Anzahl Probanden, Geschlecht	Alter [Jahre]	Dosis, Verabreichungsart [mg]	Plasma t_{max} [h]	C_{max} [ngEq/ml]	$t_{½Absorp.}$ [h]	$t_{½β}$ [h]	$t_{½γ}$ [h]	Urin Elimination [%]	$t_{½I}$ [h]	$t_{½II}$ [h]	Fäces Elimination [%]	Atemluft Elimination [%]
(A)													
Bromo-	n=6, ?	48–69	1,0 i.v.	0,2	11	–	3,3±0,6	44±3	6,7±0,6	5,3±0,8	35±4	95	–
criptin			1,0 p.o.	1,4±0,3	2,15±0,68	–	–	–	–	–	–	–	–
			3,0 p.o.	1,5	8	0,12±0,04	6,2±0,5	50±6	6,4±0,7	4,2±0,3	48±4	95	–
(B)													
Lisurid	n=6, w/m	61±4	0,025 i.v.	0,08±0	0,6	–	–	–	45,0±7,5	7,7±1,3	–	44,3±7,0	–
			0,2 p.o.	1,8	2,7±0,9	0,95±0,3	1,2±0,7	9,9±0,8	45,6±8,1	10,0±1,3	23,4±1,6	42,4±4,1	–
(C)													
Pergolid	n=3, m	31–47	0,138 p.o.	1,7	1,8	–	–	15–42	55	–	–	40	5

Ergebnisse aus (A) Aellig und Nüesch 1977; (B) Hümpel et al. 1984; (C) Rubin et al. 1981

Die ausgeprägte Biotransformation der Substanz (Abb. 5.1.1) bei Versuchstieren und am Menschen spiegelt sich in zahlreichen markierten Bromocriptinmetaboliten, von denen 16 identifiziert werden konnten, wider (MAURER et al. 1982). Die Metabolite im Urin setzen sich beim Menschen zu 40% aus den Carbonsäureisomeren zusammen, gehen also auf die Biotransformation über Hydrolyse des Peptidfragmentes zurück (MAURER et al. 1983).

Lisurid

Nach oraler Gabe wird Lisurid beim Menschen vollständig aus dem Gastrointestinaltrakt absorbiert (HÜMPEL et al. 1984). Die nach etwa 60–80 Minuten erreichten maximalen Wirkstoffspiegel im Plasma weisen eine hohe individuelle Streuung auf; die terminale Halbwertszeit der Elimination des Wirkstoffs aus dem Plasma beträgt etwa 2 Stunden (Tabelle 5.1.1). Die totale Plasmaclearance von 800–1200 ml/min spiegelt eine hohes Maß der metabolischen Inaktivierung des Wirkstoffs auch beim Menschen wider; die absolute orale Bioverfügbarkeit betrug 10–20% bei hoher individueller Streuung (HÜMPEL et al. 1981, 1984). Die Radioaktivität der verabreichten Dosis wird, ähnlich wie bei Affen, zu etwa gleichen Teilen im Urin bzw. den Fäces ausgeschieden; die terminale Halbwertszeit der Elimination aus dem Plasma beträgt etwa 10 Stunden, die der renalen Ausscheidung etwa 23 Stunden (Tabelle 5.1.2).
Lisurid wird zu 60–70% an Plasmaproteine des Menschen gebunden (HÜMPEL et al. 1984).
Die ausgeprägte Biotransformation der Substanz (Abb. 5.1.1) bei Versuchstieren und am Menschen spiegelt sich in mehr als 15 Lisuridmetaboliten, von denen bei Ratten 7 (TODA und OSHINO 1981) und bei Primaten 5 (HÜMPEL et al. 1984) identifiziert werden konnten, wider.
50% der aus menschlichem Urin extrahierbaren Metabolite werden von den 5 identifizierten Strukturen gestellt (HÜMPEL et al. 1984).

Pergolid

Die einzige zugängliche Humanstudie mit oral verabreichtem, markiertem Pergolid (RUBIN et al. 1981) zeigt, daß das Maximum der Gesamtradioaktivität im Plasma nach etwa 1,5 Stunden erreicht wird. Die terminale Halbwertszeit der Plasmaradioaktivität beträgt 15–42 Stunden. 55% der verabreichten markierten Dosis werden mit dem Urin, 40% mit den Fäces und 5% mit der Atemluft ausgeschieden (Tabelle 5.1.2). Da zu keinem Zeitpunkt unveränderter Wirkstoff im Plasma nachzuweisen war, muß von einem hohen enterohepatischen Metabolismus mit entsprechend geringer absoluter oraler Bioverfügbarkeit ausgegangen werden.
Pergolid wird zu 91% an Plasmaproteine des Menschen gebunden (RUBIN et al. 1981). Analysen von Urin und Fäces der Probanden ergaben Hinweise auf mindestens 10 radioaktive Pergolidmetabolite. Aus in der Humanstudie erwähnten unveröffentlichten tierexperimentellen Daten an Ratten und Meerschweinchen werden die in Abb. 5.1.1 dargestellten Biotransformationsschritte angenommen.

Die pharmakokinetischen Daten der für die Therapie von Morbus-Parkinson-Patienten eingesetzten DA-Agonisten lassen sich folgendermaßen zusammenfassen:
(1) Alle Substanzen unterliegen nach oraler Gabe einem ausgeprägten enterohepatischen Metabolismus (first pass effect).
(2) In keinem Fall entstehen aktive Metabolite.
(3) Ihre absolute orale Bioverfügbarkeit ist gering und zudem starken individuellen Schwankungen unterworfen. Im Falle des Apomorphin ist deshalb nur die parenterale Verabreichung in begrenztem Umfang therapeutisch nutzbar.
In der Praxis bedeutet dies, daß für jeden Patienten mit erheblichem Zeitaufwand und

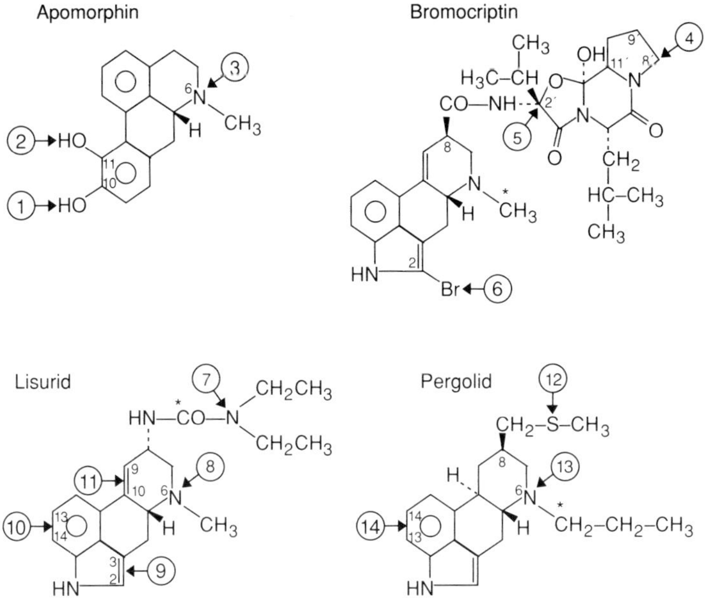

Abb. 5.1.1. Biotransformation von DA-Agonisten. *Position der radioaktiven Markierung. **1** Glukuronidierung der OH-Gruppe in Position 10 (Nager, Mensch); in geringerem Maße O-Methylierung, **2** Glukuronidierung der OH-Gruppe in Position 11 (Nager, Mensch); in wesentlich geringerem Maße O-Methylierung, **3,8,13** N-Desalkylierung in Position 6 (Ratte), **4** Oxidation der Peptidkomponente in Position 8' des Prolinfragmentes zum 8'-OH-Derivat, weitere Hydroxylierung in Position 9', anschließend Glukuronidierung oder oxidative Öffnung des Prolinringes mit sukzessiver Oxidation zum 11'-Glutaminsäurederivat (Ratte, Affe, Mensch), **5** Hydrolytische Abspaltung der Peptidkomponente in Position 2' mit Bildung des Carbonsäureamid, Hydrolyse zur 8a- bzw. 8ß-Carbonsäure (Ratte, Affe, Mensch), **6** Debromierung in Position 2 (Kaninchen, Affe; Mensch?), **7** Oxidative N'-Desalkylierung (Ratte, Affe, Mensch), **9** Monooxygenierung zum Keton in Position 2 (Ratte), Monooxygenierung zum Keton in Position 2 und Hydroxylierung in Position 3 (Affe, Mensch), **10** Hydroxylierung in Position 13 und/oder 14, anschließend Glukuronidierung (Ratte, in geringerem Maße Affe), **11** Epoxidation der 9,10-Doppelbindung, Reduktion zum OH-Derivat in Position 9 (Affe, in geringerem Maße Mensch), **12** Oxidation des Schwefels im 8ß-Methylthiomethyl-Substituenten zum Sulfoxid und Sulfon (Ratte, Meerschweinchen; Mensch?), **14** Hydroxylierung in Position 13 und/oder 14, anschließend Glukuronidierung (Ratte, Meerschweinchen; Mensch?)

hohen Anforderungen an die Geduld des Kranken wie des Therapeuten ein optimales individuelles Dosierungsschema ermittelt werden muß, das im Verlauf der Therapie der ständigen Korrektur bedarf. Ein Schwerpunkt der künftigen Entwicklung verbesserter DA-Agonisten wird deshalb sein, die Bioverfügbarkeit so zu steigern und ihre inter- und intraindividuelle Schwankung soweit zu minimieren, daß zuverlässig therapeutische Wirkstoffspiegel zu erreichen sind. Eine schon praktizierte Möglichkeit besteht in der parenteralen Dauerinfusion von DA-Agonisten wie Lisurid mit Hilfe individuell steuerbarer Mikroinfusionspumpen (Obeso et al. 1986). Die transdermale Verabreichung von DA-Agonisten scheint wegen der geringen Steuerbarkeit ein weniger erfolgversprechender Ansatz. Die Alternative zu modifizierten Verabreichungsformen bekannter DA-Agonisten wird in der Synthese neuer DA-Agonisten liegen, die in Kenntnis der bekannten Biotransformationsschritte strukturell so konzipiert sind, daß sie das Molekül metabolisch stabilisieren.

5.1.2 Experimentelle und klinische Pharmakologie

Tierexperimentelle Pharmakologie

Nach morphologischen und funktionellen Kriterien können folgende DA-Systeme unterschieden werden:

(1) Retinales DA-System: Die funktionelle Bedeutung der DA enthaltenden interplexiformen Zellen der inneren Körnerschicht der Retina ist bei Warmblütern ungeklärt (ROGAWSKI 1987).

(2) Mesocorticales DA-System: Projektionen vom ventralen Tegment (A10 DA-Neurone) des Mittelhirns insbesondere zum Frontalcortex und limbischen Cortex (Gyrus cinguli). Das mesocorticale DA-System soll für die Regulation von Antrieb, Emotion und Affekten von Bedeutung sein (FUSTER 1989); seine pharmakogene Aktivierung wird mit psychotomimetischen Nebenwirkungen bei der Therapie des Morbus Parkinson mit L-Dopa bzw. DA-Agonisten in Verbindung gebracht.

(3) Mesolimbisches DA-System: Projektionen vom ventralen Tegment (A10 DA-Neurone) des Mittelhirns zum Nucleus accumbens des Vorderhirns. Das mesolimbische DA-System ist für die Regulation der Spontanlokomotion von Bedeutung; seine Aktivierung äußert sich in einer Steigerung, seine Inaktivierung, z. B. durch DA-Antagonisten, in einer Hemmung der lokomotorischen Aktivität (PIJNENBURG und VAN ROSSUM 1973).

(4) Nigrostriatales DA-System: Projektionen von der Substantia nigra (A9 DA-Neuronen) des Mittelhirns zum Corpus striatum. Das nigrostriatale DA-System ist für die Regulation der Expyramidalmotorik von Bedeutung und spielt in der Pathophysiologie des Morbus Parkinson eine zentrale Rolle. Die Aktivierung des nigrostriatalen Systems äußert sich in stereotypen, für jede Species charakteristischen Bewegungsmustern, seine Inaktivierung, z. B. durch DA-Antagonisten, in Katalepsie (MUNKVAD et al. 1968).

(5) Mesohypothalamisches DA-System: Projektionen vom ventralen Tegment (A10 DA-Neurone) des Mittelhirns zum anteromedialen Hypothalamus neben intrinsischen Neuronen (A12 und A14 DA-Neurone) der Area praeoptica. Das mesohypothalamische DA-System ist an der Thermoregulation beteiligt (COX 1979).

(6) Hypothalamo-hypophysäres DA-System: Projektionen vom Nucleus arcuatus zur Eminentia mediana (laterale äußere Schicht in unmittelbarer Nähe der hypophysären Portalgefäße, in deren Blutzirkulation das freigesetzte DA zu den lactotrophen Zellen des Hypophysenvorderlappens transportiert wird). Das hypothalamo-hypophysäre DA-System spielt eine zentrale Rolle in der Regulation der Prolaktinsekretion (MACLEOD 1977); seine Aktivierung führt zu einer Verminderung, seine Inaktivierung, z. B. durch DA-Antagonisten, zur Erhöhung der Prolaktinspiegel im peripheren Blut.

(7) Chemorezeptor-Trigger-Zone (CTZ) der Area postrema: Für die im Rhombencephalon gelegene CTZ sind DA-Projektionen neuroanatomisch nicht gesichert; zum Brechakt befähigte Species wie Hund und Mensch weisen jedoch eine relativ hohe D-2-Rezeptorendichte in der Area postrema auf (STEFANINI und CLEMENT-CORMIER 1981, SCHWARTZ et al. 1986). Die CTZ stellt einen empfindlichen Sensor für die Registrierung einer Vielzahl emetischer Stimuli, u.a. auch für DA-Agonisten, dar; die Informationen werden einem "Brechzentrum" in der Medulla oblongata zugeführt, das Nausea und Emesis auslöst (BORISON und WANG 1953).

(8) DA-Rezeptoren der Peripherie: Vornehmlich auf pharmakologischen Untersuchungen basierend wurde in zahlreichen peripheren Organen das Vorhandensein von DA-Rezeptoren nachgewiesen; ihre physiologische Bedeutung ist jedoch in vielen Fällen unklar.

Es werden folgende DA-Rezeptorsysteme unterschieden (WILLEMS et al. 1985):

(a) Präsynaptische DA-Rezeptoren auf Nervenendigungen des Sympathikus, die, u.a. am Herzen und verschiedenen Gefäßen, die Noradrenalinfreisetzung hemmen und, in Analogie zur Nomenklatur der zentralen DA-Rezeptorsubtypen, als DA-2-Rezeptoren bezeichnet werden. Die hämodynamischen Wirkungen von DA-Agonisten (Bradykardie, Hypotension) beruhen zum Teil auf der Aktivierung kardialer und vaskulärer präsynaptischer DA-Rezeptoren.

(b) Postsynaptische DA-Rezeptoren der glatten Gefäßmuskulatur, die insbesondere an renalen und mesenterialen Gefäßen vasodilatatorische Effekte vermitteln und als DA1-Rezeptoren bezeichnet werden.

(c) Ganglionäre DA-Rezeptoren: In den para- und prävertebralen Ganglien verschiedener Species sind kleine, intensiv fluoreszierende, DA-haltige Zellen, sogenannte SIF (=**s**mall **i**ntensely **f**luorescent)-Zellen, nachgewiesen worden, die zum Teil Strukturmerkmale von Interneuronen, zum Teil solche von chromaffinen Zellen aufweisen. Das aus ihnen synaptisch und/oder parakrin freigesetzte DA wirkt inhibitorisch auf die ganglionäre Transmission.

(d) DA-Rezeptoren motorischer und sekretorischer Systeme des Gastrointestinaltraktes: Sie vermitteln, teilweise direkt über Rezeptoren auf der glatten Muskulatur, teilweise indirekt über solche auf intrinsischen neuronalen Strukturen, überwiegend relaxierende Effekte u.a. auf den Sphincter oesophagi, Magen, Dünndarm und das Colon.

Nachdem Ende der 60er Jahre der Nachweis der direkten DA-agonistischen Wirkung des Apomorphin erbracht worden war (Andén et al. 1967), die von Schwab et al. (1951) bereits beschriebene klinische Wirksamkeit der Substanz bei Parkinsonpatienten bestätigt wurde (Cotzias et al. 1970) und so die Tragfähigkeit des therapeutischen Konzepts der DA-Substitution beim Morbus Parkinson bewies, stellte sich jedoch bald heraus, daß Apomorphin wie auch seine Derivate wegen schwerwiegender Nebenwirkungen, der kurzen Wirkdauer und der geringen Bioverfügbarkeit nach oraler Gabe keine Alternative zur L-Dopa-Therapie darstellten. Die Situation änderte sich, als Anfang der 70er Jahre, stimuliert durch die aktuelle Frage nach dem Wirkmechanismus der psychotropen Effekte des LSD, die Erforschung des Einflusses von Mutterkornalkaloiden auf zentralnervöse Funktionen ins Zentrum des wissenschaftlichen Interesses rückte. Das 8α-konfigurierte Bromocriptin war das erste Ergolinderivat, dessen präferentielle Wirkung auf zentrale DA-Rezeptoren im Tierexperiment erkannt (Corrodi et al. 1973) und dessen Brauchbarkeit zur Behandlung des Morbus Parkinson bereits ein Jahr später klinisch bestätigt wurde (Calne et al. 1974). Wenig später konnten wir zeigen, daß das 8α-konfigurierte Ergolinderivat Lisurid eine wesentlich stärkere und direkte, d.h. von endogenem DA unabhängige DA-agonistische Wirkung besitzt (Horowski und Wachtel 1976) und sich somit besonders zur Substitutionsbehandlung des Morbus Parkinson eignete. Bald darauf wurde die lang anhaltende DA-agonistische Wirkung von Pergolid, einem synthetischen 8β-Ergolinderivat, publiziert (Fuller et al. 1979).

Aufgrund der Ergebnisse tierexperimenteller in-vivo-Untersuchungen zum Einfluß des Apomorphin bzw. der Ergoline auf verschiedene DA-Systeme ergibt sich eine Rangfolge der dopaminergen Wirksamkeit: Lisurid = Pergolid > Apomorphin > Bromocriptin. Diese relativ klaren quantitativen Unterschiede in der dopaminergen Wirkung, die sich auch in den therapeutischen Dosierungen bei Parkinsonpatienten widerspiegeln, suggerieren eine qualitative Uniformität der DA-Agonisten. Tatsächlich lassen sich tierexperimentell jedoch erhebliche qualitative Unterschiede zwischen den verschiedenen DA-Agonisten nachweisen. Sieht man einmal von der Pharmakokinetik ab (extrem kurze Wirkdauer des Apomorphin, längere Wirkdauer des Pergolid im Vergleich zu Lisurid), so basieren die Unterschiede im pharmakologischen Profil der einzelnen DA-Agonisten im wesentlichen auf dem unterschiedlichen Ausmaß der zusätzlichen Beeinflussung anderer Neuro-

transmittersysteme; gerade Ergoline besitzen eine hohe Affinität zu Serotonin (5HT)- und Noradrenalin (NA)-Rezeptoren neben der zu DA-Rezeptoren (s. Kapitel 5.2).
Die Rolle, welche das sicherlich unterschiedliche Ausmaß der Aktivierung von zentralen DA-Rezeptorsubtypen durch die verschiedenen DA-Agonisten für die qualitativen Unterschiede im pharmakologischen Wirkprofil in vivo spielt, ist weitgehend unklar. Daß zweifellos erhebliche Unterschiede zwischen den DA-Agonisten hinsichtlich ihrer zentral dopaminergen Wirkung existieren, soll an einem Beispiel illustriert werden: An Nagern, deren endogenes DA im Gehirn durch Inaktivierung der vesikulären Speicher mit Reserpin sowie Blockade der DA-Synthese mit α-Methyl-p-tyrosin praktisch eliminiert wurde, heben systemisch wie lokal verabreichtes Apomorphin oder Lisurid die Akinese der Versuchstiere auf (Wachtel et al. 1986); Bromocriptin dagegen ist unter diesen Bedingungen extremer DA-Verarmung unwirksam (Johnson et al. 1976). Dies deutet darauf hin, daß Bromocriptin zur Entfaltung seiner postsynaptischen DA-agonistischen Wirkung auf die Verfügbarkeit von endogenem DA, vermutlich zur zusätzlichen Aktivierung von D-1-Rezeptoren (Jackson und Hashizuma 1987), angewiesen ist, während Apomorphin und Lisurid beide DA-Rezeptorsubtypen direkt aktivieren (zur auführlichen Diskussion qualitativer Unterschiede vgl. Horowski 1989).
Der Stand der Kenntnisse über die beteiligten DA-Rezeptorsubtypen bei verschiedenen DA-vermittelten in-vivo-Phänomenen ist in Tabelle 5.1.3 zusammengestellt. Die Rückschlüsse auf Rezeptorsubtypen und die Art der Wechselwirkung basieren auf pharmakologischen Interaktionsexperimenten mit D-1- bzw. D-2-Agonisten (SKF 38 393 bzw. Quinpirol) und entsprechenden Antagonisten (SCH 23 390 bzw. Benzamide wie Racloprid oder Sulpirid).
Die Aussagen bezüglich der D-1-Rezeptorbeteiligung sind jedoch mit Vorbehalten zu treffen, da das benutzte SKF 38 393 als D-1-Partialagonist (Setler et al. 1978) sicherlich nicht die wünschenswerte Selektivität aufweist. Soweit D-1 und D-2-Rezeptoren an der Auslösung eines in-vivo-Phänomens beteiligt sind, wirken sie zumeist synergistisch, im Falle der Phänomene "rhythmische Kieferbewegungen" und "myoklonische Zukkungen" jedoch gegensinnig, d.h. Stimulation von D-1-Rezeptoren fördert und Aktivierung von D-2-Rezeptoren hemmt die Auslösung rhythmischer Kieferbewegungen während die umgekehrte Konstellation bei myoklonischen Zuckungen zutrifft. Nur wenige Phänomene lassen sich mit einiger Sicherheit auf die exklusive Vermittlung über nur einen DA-Rezeptorsubtyp zurückführen, so z. B. die Hemmung der lokomotorischen Aktivität durch niedrige DA-Agonistendosen oder die Prolaktinsekretionshemmung durch D-2-Rezeptoren (Tabelle 5.1.3). Diese prinzipiellen Muster der Rezeptorinteraktion, welche auf Befunden an Nagern beruhen (Waddington und O'Boyle 1989), lassen sich offensichtlich nicht verallgemeinern. So wurde an MPTP-behandelten Affen (Barone et al. 1987a) ebenso wie an Parkinsonpatienten (Braun et al. 1987) kein Hinweis für einen D-1-/D-2-Rezeptorsynergismus, sondern das Gegenteil, nämlich ein D-1-Rezeptor-vermittelter funktioneller Antagonismus, gefunden. Auf der vorliegenden Datenbasis läßt sich jedoch eine abschließende Aussage über prinzipielle Unterschiede zwischen Nagern und Primaten bezüglich der striatalen D-1-/D-2-Rezeptorinteraktion nicht treffen. Unter SKF 38 393 ist aufgrund des D-1-Partialagonismus gerade an denervierten Strukturen mit komplexen DA-Rezeptorwechselwirkungen zu rechnen, welche eine eindeutige Beantwortung der grundsätzlichen Frage nach dem Beitrag der D-1-Rezeptoren bei der DA-Agonistentherapie des Morbus Parkinson eher erschweren; so bleibt die Klärung des Problems zukünftigen Untersuchungen mit selektiven D-1-Rezeptoragonisten an MPTP-lädierten Affen bzw. an Parkinsonpatienten vorbehalten. Die D-1-antagonistische Wirkung des SKF 38 393 spielt bei Primaten offenbar eine nicht unbedeutende Rolle; Bindungsstudien an Striatummembranen MPTP-lädierter Affen, die subchronisch mit L-Dopa, Bromocriptin oder SKF 38 393 vorbehandelt wurden, ergaben, daß die läsionsbedingte Zunahme der D-1-Rezeptorenzahl durch L-Dopa bzw. Bromocriptin in einer für Agonisten typischen Weise verringert, durch SKF 38 393 dagegen nicht beeinflußt wird, was die Autoren auf die D-1-antagonistische Wirkung der Substanz zurückführen (Gagnon et al. 1990).

pen auf der zellulären Ebene des nigrostriatalen Systems der Ratte. Im Striatum spielen die sogenannten mittelgroßen, dendritisch stark verzweigten Neurone, welche Gammaaminobuttersäure (GABA) neben Substanz P (SP) bzw. Enkephalinen (ENK) als Neurotransmitter bzw. Neuromodulator synthetisieren und aus ihren Terminalen in der Substantia nigra freisetzen, wegen der Konvergenz zahlreicher synaptischer Kontakte eine zentrale Rolle (Freund et al. 1984). So projizieren auf die GABA/SP/ENK-Neurone neben den großen, dendritisch kaum verzweigten Acetylcholin(ACh)-Interneuronen des Striatums (Izzo und Bolam 1988) deszendierende Glutamat(GLU)-erge Neurone des Cortex (Kubota et al. 1987) und aszendierende DA-Neurone der Substantia nigra pars compacta (Freund et al. 1984). Diese DA-Neurone haben neben den GABA/SP/ENK-Neuronen auch synaptische Kontakte mit Perikarya und Terminalen der ACh-Interneurone (Lehmann und Langer 1983), während solche mit den Terminalen corticaler GLU-Neurone zunehmend bezweifelt werden (Trugman et al. 1986, Joyce und Marshall 1987).
Innerhalb des nigrostriatalen Systems sind die DA-Rezeptorsubtypen folgendermaßen lokalisiert (Abb. 5.1.2):

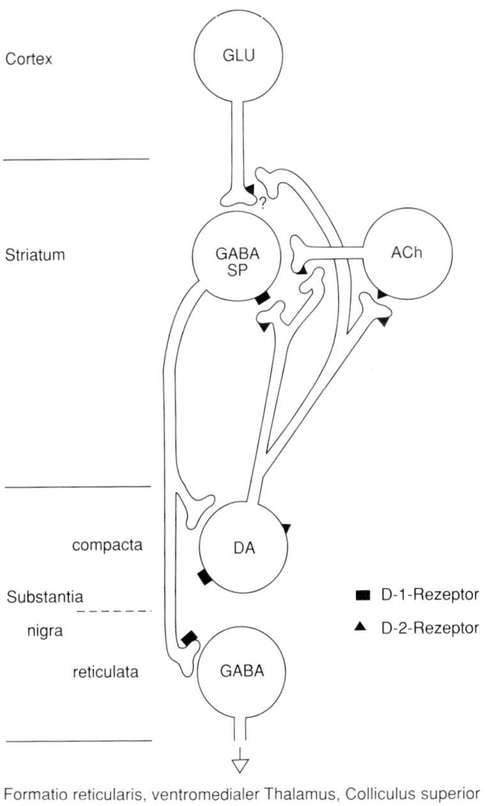

Abb. 5.1.2. Schematische Darstellung zur neuronalen Verschaltung und zur Topographie der DA-Rezeptorsubtypen im nigrostriatalen System. Die von den verschiedenen Neuronen synthetisierten und an ihren Terminalen freigesetzten Neurotransmitter bzw. -modulatoren sind: *ACh* Acetylcholin; *DA* Dopamin; *GABA* Gammaaminobuttersäure; *GLU* Glutamat; *SP* Substanz P bzw. Enkephaline

Tabelle 5.1.3. Fortsetzung

Funktionskategorie	Parameter	morphologisches Substrat	beteiligter DA-Rezeptor-subtyp	Rezeptorinter-aktion	Referenz
(2) Motorik	myoklonische Zuckungen (myoclonic jerks)	nigrostriatales DA-System (?)	D-2	gegensinnig D-1	Grabowska-Andén und Andén (1987) J Pharm Pharmacol 39: 660–661
	Krampfschwellen-erhöhung	nigrostriatales DA-System (antero-mediales Striatum)	D-2	exklusiv?	Turski et al. (1990) Synapse 5: 113–119
	Krampfschwellen-erniedrigung	nigrostriatales DA-System (Substantia nigra pars reticulata)	D-1	exklusiv?	Turski et al. (1990) Synapse 5: 113–119
	Drehverhalten (Circling,Turning)	nigrostriatales DA-System (*)	D-1/D-2	synergistisch	Arnt und Hyttel (1986) J Neural Transm 67: 225–240
	MPTP-bewirkte Hypokinese (Affe)	nigrostriatales DA-System (*)	D-2	gegensinnig D-1 (?)	Nomoto et al. (1985) Neurosci Lett 57: 37–41
(3) neuroendokrine Funktionen	Hemmung der Pro-laktinsekretion	hypothalamo-hypo-physäres DA-System	D-2	exklusiv	Cocchi et el. (1987) Eur J Pharmacol 142: 425–429
(4) neurovegetative Funktionen	Hypothermie	mesohypothalami-sches DA-System	D-2	exklusiv?	Faunt und Crocker (1987) Eur J Pharmacol 133: 243–247 Chipkin (1988) Pharmacol Biochem Behav 30: 683–686
	Emesis (Hund)	Chemorezeptoren-Triggerzone	D-2	exklusiv	Chugh et al. (1988) Asia Pacif J Pharmacol 3: 135–139
	orthostatische Hypotension	vaskuläre Sympa-thikusterminale; ganglionäres DA-System (?) *)	DA-2	exklusiv	Willems et al. (1985) Pharmacol Rev 37: 165–216
	Bradykardie	kardiale Sympathi-kusterminale*)	DA-2	exklusiv	Willems et al. (1985) Pharmacol Rev 37: 165–216

*)neben ZNS-Einflüssen

Tabelle 5.1.3. DA-Rezeptorenvermittelte Beeinflussung zentraler und peripherer Funktionen an intakten bzw. lädierten (*) Tieren (Nager sofern Species nicht unter Parameter erwähnt)

Funktionskategorie	Parameter	morphologisches Substrat	beteiligter DA-Rezeptor-subtyp	Rezeptorinter-aktion	Referenz
(1) belohnungsmotiviertes Verhalten	intrakranielle Selbstreizung	mesocorticales und mesolimbisches DA-System	D-1/D-2	synergistisch	Nakajima und McKenzie (1986) Pharmacol Biochem Behav 24: 919–923
	futterbelohntes Hebeldruckverhalten	dito	D-1/D-2	synergistisch	Beninger et al. (1987) Psychopharmacology 92: 343–349
(2) Motorik	gesteigerte Lokomotion	mesolimbisches DA-System	D-1/D-2	synergistisch	Jackson und Hashizume (1987) J Neural Transm 69: 131–145
	verminderte Lokomotion	dito	D-2 (niedrige Agonistendosis)	exklusiv	Stahle und Ungerstedt (1986) Pharmacol Biochem Behav 25: 473–488
	Gähnen (Yawning)	mesolimbisches DA-System (?)	D-1/D-2	synergistisch	Longoni et al. (1987) Eur J Pharmacol 134: 163–167
	Klettern(Climbing)	mesolimbisches und nigrostriatales DA-System (?)	D-1/D-2	synergistisch	Moore und Axton (1988) Psychopharmacology 94: 263–266
	Putzen (Grooming)	mesolimbisches und nigrostriatales DA-System (?)	D-1/D-2	synergistisch	Molloy und Waddington (1987) J Psychopharmacol 1: 177–183
	Stereotypien	nigrostriatales DA-System	D-1/D-2	synergistisch	Arnt et al. (1987) Eur J Pharmacol 30: 137–145
	rhythmische Kieferbewegungen (repetitive jaw movements; vacuous chewing)	nigrostriatales DA-System (dorsales Striatum)	D-1	gegensinnig D-2	Rosengarten et al. (1986) Life Sci 39: 29–35 Koshikawa et al. (1990) Eur J Pharmacol 178: 189–194

(Fortsetzung siehe S. 89)

Klinische Pharmakologie

Die Ergebnisse einiger repräsentativer humanpharmakologischer Studien mit DA-Agonisten an gesunden Probanden sind in Tabelle 5.1.4 zusammengestellt. Apomorphin wurde wegen der unzureichenden oralen Bioverfügbarkeit parenteral, die Ergolinderivate Bromocriptin, Lisurid und Pergolid oral verabreicht.

Alle DA-Agonisten senkten die Prolaktinbasalspiegel im Serum. In Übereinstimmung mit den tierexperimentellen Daten ergab sich folgende Rangfolge der prolaktinsenkenden Wirksamkeit: Lisurid = Pergolid > Apomorphin > Bromocriptin (Tabelle 5.1.4). In der Regel traten etwa bei Verdoppelung der prolaktinsenkend wirksamen Dosen die für DA-Agonisten typischen Nebenwirkungen nämlich Blutdruckabfall, Nausea und Emesis, mit unterschiedlicher Häufigkeit auf. Unter den Ergolinen wurde Hypotension weniger häufig nach Lisurid beobachtet.

5.2 Neurobiochemie, Wirkmechanismus

Es ist lange bekannt, daß Pharmaka zur Behandlung des Morbus Parkinson bzw. der Schizophrenie mit spezifischen DA-Rezeptoren des Gehirns interagieren (Seeman 1980). Die eingangs erwähnte Einteilung der zentralen DA-Rezeptoren in einen D-1 und einen D-2-Subtyp (Kebabian und Calne 1979) hat sich als Klassifikationsschema allgemein durchgesetzt und als brauchbares Ordnungsprinzip einer Fülle experimenteller Daten erwiesen. Auch die folgenden Ausführungen zur Neurobiochemie und zum Wirkmechanismus der DA-Agonisten basieren auf dem Konzept der D-1/D-2-Dichotomie. Im Rahmen dieses Beitrages können die Befunde zur Neurobiochemie und zum Wirkmechanismus von DA-Agonisten nur kursorisch dargestellt werden; für den Zugang zu detaillierteren Informationen wird auf einige Übersichtsartikel verwiesen (Seeman 1980, Clark und White 1987, Waddington und O'Boyle 1987).

5.2.1 Topographie der DA-Rezeptorsubtypen

Vergleichende autoradiographische in-vitro-Untersuchungen zur Verteilung der D-1- bzw. D-2-Rezeptoren im Gehirn verschiedener Säuger (Maus, Ratte, Meerschweinchen, Ratte, Affe, Mensch) zeigen bei den untersuchten Species ausnahmslos die höchste Rezeptorendichte sowohl für den D-1- als auch für den D-2-Subtyp im Basalganglienkomplex (Nucleus caudatus, Putamen, Nucleus accumbens, Tuberculum olfactorium, Substantia nigra). In allen Species übertrifft die Dichte der D-1-Rezeptoren die der D-2-Rezeptoren um den Faktor von 1,6–3,5. Eindeutige Speciesunterschiede hinsichtlich der Verteilung beider Rezeptorsubtypen bestehen nur in Hirnstrukturen außerhalb des Basalganglienkomplexes (Camps et al. 1990). Diese Befunde belegen, daß sich das Verteilungsmuster der DA-Rezeptoren in den Basalganglien über die Phylogenese hin praktisch unverändert erhalten hat; sie stellen somit zumindest auf der funktionell-morphologischen Ebene eine gute Basis für die Vergleichbarkeit experimenteller Daten zwischen verschiedenen Säugerspecies dar und erlauben so in einem hohen Maß an Gewißheit, Rückschlüsse vom Tiermodell auf den Parkinsonpatienten zu ziehen.

Die Abb. 5.1.2 zeigt in stark vereinfachter Weise den gegenwärtigen Kenntnisstand über die Verschaltung der verschiedenen Neurone, die Neurotransmittersysteme sowie die Lokalisation der DA-Rezeptorsubty-

Tabelle 5.1.4. Wirksamkeit verschiedener DA-Agonisten in neuroendokrinen und neurovegetativen Parametern bei gesunden Probanden nach akuter Verabreichung

Substanz	Anzahl Probanden, Geschlecht	Alter [Jahre]	untersuchte Dosierungen, Verabreichungsart [mg]		Senkung Prolaktinbasalspiegel, effektive Dosierung [mg]	Nebenwirkungen effektive Dosierung [mg] (Anzahl betroffener Probanden)		
						Hypotension	Nausea	Emesis
(A) Apomorphin	n=10, männl.	20–30	0,5	s.c.	0,5	keine Angaben		
	n=7, männl.	21–54	1,0–5,0	s.c.	ø	1,0 (7 von 7)	1,0 (7 von 7)	>1,0 (4 von 7)
	n=24, männl.	? (jung)	1,0	s.c.*)	ø	keine Angaben	1,0 (20 von 24)	1,0 (12 von 24)
(B) Bromocriptin	n=6, männl.	33,2±5,4	2,5	p.o.	2,5	2,5 (5 von 6)	keine Angaben**)	
(C) Lisurid	n=6, weibl.	20–40	0,1–0,3	p.o.	0,1	0,2 (1 von 6)	0,2 (1 von 6)	0,2 (1 von 6)
(D) Pergolid	n=8, männl.	28–47	0,05–0,4	p.o.	0,1	? (einige von 8)	0,25 (4 von 5)	0,25 (2 von 4)

Ergebnisse aus (A) Rotrosen et al. 1978; Konzett und Strieder 1969; *) Isaacs und MacArthur 1954: Jeder Proband erhielt insges. 4 Apomorphininjektionen im Abstand von mehreren Tagen; (B) Manelli et al 1984; **) Johns et al. (1984) berichten über Nausea nach 2 x 2,5 mg p.o. bei 9 von 12 Probanden; (C) Horowski et al. 1978; (D) Lemberger und Crabtree 1979

D-1-Rezeptoren
(a) im **Striatum**: **postsynaptisch** praktisch ausschließlich auf den Perikarya der GABA/SP/ENK-Neurone (ALTAR und MARIEN 1987, BARONE et al. 1987 b),
(b) in der **Substantia nigra**: **präsynaptisch** auf den Terminalen der GABA/SP/ENK-Neurone in besonders hoher Dichte in der Pars reticulata (ALTAR und MARIEN 1987, BARONE et al. 1987 b) sowie als **Autorezeptor** auf den Perikarya der DA-Neurone der Pars compacta (SAVASTA et al. 1986).

D-2-Rezeptoren
(a) im **Striatum**: **postsynaptisch** mit Sicherheit auf den Terminalen und Perikarya der ACh-Interneurone, weiterhin auf den Perikarya der GABA/SP/ENK-Neurone, ausgesprochen zweifelhaft hingegen auf den Terminalen corticaler GLU-Neurone (TRUGMAN et al. 1986, JOYCE und MARSHALL 1987), **präsynaptisch** auf den Terminalen der DA-Neurone (HALL et al. 1983),
(b) in der **Substantia nigra**: als **Autorezeptoren** auf den Perikarya der DA-Neurone der Pars compacta (MURRIN et al. 1979).

5.2.2 Funktionelle Bedeutung der DA-Rezeptorsubtypen

Den verschiedenen DA-Rezeptorsubtypen des nigrostriatalen Systems lassen sich folgende Funktionen zuordnen:
(1) Postsynaptische D-2-Rezeptoren auf den Perikarya und Terminalen der striatalen ACh-Interneurone: Sie vermitteln die Hemmung der ACh-Freisetzung aus den Interneuronen (STOOF et al. 1982). Ihre Aktivierung führt zu einer Verminderung exzitatorischer Impulse auf die GABA/SP/ENK-Neurone und kommt einer funktionellen Blokkade der cholinergen Transmission gleich. Es ist gut vorstellbar, daß dieser Mechanismus zum therapeutischen Effekt der DA-Agonisten beim Morbus Parkinson beiträgt. Die hemmende Wirkung verschiedener DA-Agonisten auf die ACh-Freisetzung aus Striatumschnitten ist gut mit ihrer D-2-Rezeptoraktivität korreliert (MARKSTEIN 1986).
(2) Präsynaptische D-2-Rezeptoren auf den Terminalen der DA-Neurone: Ihre Aktivierung führt zur Hemmung der DA-Freisetzung und -Synthese im Striatum. Sie sind aufgrund von Interaktionsexperimenten mit selektiven Agonisten und Antagonisten in vitro und in vivo funktionell als D-2-Rezeptoren gut charakterisiert (STOOF et al. 1982, WATANABE et al. 1987). Die Hemmung der L-Dopa-Akkumulation durch DA-Agonisten als Ausdruck der verminderten Tyrosinhydroxylaseaktivität im Striatum (KEHR et al. 1972) wird über diese Rezeptoren vermittelt.
(3) D-2-Autorezeptoren auf den Perikarya der DA-Neurone in der Substantia nigra pars compacta: Ihre Aktivierung bewirkt eine Hemmung der Entladungsfrequenz der Neurone (AGHAJANIAN und BUNNEY 1977) und hat so eine Hemmung der DA-Freisetzung nicht nur aus striatalen Terminalen, sondern auch aus nigralen Dendriten (GEFFEN et al. 1976, KORF et al. 1976) zur Folge.
(4) D-1-Autorezeptoren auf den Perikarya der DA-Neurone in der Substantia nigra pars compacta: Ihre funktionelle Bedeutung ist unklar. Denkbar ist, daß ihre Aktivierung zur Akkumulation von cAMP führt, welches über cAMP-abhängige Proteinkinasen die Tyrosinhydroxylaseaktivität stimuliert (MORGENROTH et al. 1975) und so die dendritische DA-Synthese steigert.
(5) Präsynaptische D-1-Rezeptoren auf den Terminalen der GABA/SP/ENK-Neurone in der Substantia nigra pars reticulata: Die Hinweise verdichten sich, daß ihre Aktivierung über einen cAMP-abhängigen Prozeß die Freisetzung von GABA aus den Terminalen fördert (STARR 1987).
(6) Postsynaptische D-1 und D-2-Rezeptoren auf den Perikarya der GABA/SP/ENK-Neurone des Striatums: Sie sind vermutlich modulierend bei der Integration der zahlreichen Neurotransmitterimpulse, die an die-

sen funktionell wichtigen striatalen Ausgangsneuronen konvergieren, beteiligt.

5.2.3 Rezeptorbindung in vitro

DA-Rezeptoren
Vergleicht man die Affinität verschiedener DA-Agonisten zu D-1- bzw. D-2-Rezeptoren des Striatums, dann ergibt sich für die D-1-Rezeptorbindung die Rangfolge: SKF 38 393 >> Dopamin > Apomorphin. Quinpirol und die Ergoline dagegen binden präferentiell an D-2-Rezeptoren: Bromocriptin >> Quinpirol = Pergolid > Lisurid (Waddington und O'Boyle 1989).

Noradrenalin (NA)-Rezeptoren
Die Affinität verschiedener DA-Agonisten zu αl- bzw. α2-Rezeptoren sind am Gesamthirn bzw. am Cortex der Ratte untersucht worden. LY 141865 bindet praktisch nicht an NA-Rezeptoren. Bromocriptin besitzt eine präferentielle Affinität zu α1-Rezeptoren. Die übrigen Substanzen binden an α2-Rezeptoren: Pergolid > Lisurid > Apomorphin > Dopamin (Closse et al. 1984, McPherson und Beart 1983).

Serotonin (5-HT)-Rezeptoren
Bezüglich der Affinität der verschiedenen DA-Agonisten zu 5-HT-Rezeptorsubtypen des Gesamthirns bzw. des Frontalcortex von Ratten ergibt sich folgendes Bild: Während die Ergoline in nanomolaren Konzentrationen sowohl an 5-HT_1- als auch 5-HT_2-Rezeptoren binden, sind LY 141865 und Apomorphin in dieser Hinsicht praktisch unwirksam (Closse et al. 1984, Beart et al. 1986).

Die Ergebnisse der Rezeptorbindungsstudien zeigen, daß insbesondere die Ergoline in etwa gleichen Konzentrationsbereichen Liganden sowohl für DA- als auch für NA- und 5-HT-Rezeptoren aus der Bindung verdrängen.

5.2.4 DA-sensitive Adenylatcyclase (AC)

Die DA-Rezeptorvermittelte Stimulation der AC-Aktivität im Striatum ist lange bekannt (Kebabian et al. 1972) und war Ausgangspunkt der Klassifizierung der DA-Rezeptoren in einen D-1- und einen D-2-Rezeptorsubtyp (Kebabian und Calne 1979). Es dauerte jedoch wesentlich länger, bis der Nachweis erbracht wurde, daß die Aktivierung von D-2-Rezeptoren mit einer Hemmung der cAMP-Bildung in Schnitten (Stoof und Kebabian 1981) bzw. Homogenaten (Onali et al. 1985) des Striatums verbunden ist. Die Wirkung der verschiedenen DA-Agonisten auf die DA-sensitive AC stellt sich wie folgt dar:
Auf der Basis der maximal erzielbaren cAMP-Akkumulation im Striatumhomogenat ergibt sich für die Wirksamkeit die Rangfolge: Dopamin > SKF 38 393 > Apomorphin = Pergolid (Flückiger et al. 1983, Markstein 1986). Bei den Ergolinen Bromocriptin und Lisurid ist die Situation weniger eindeutig. Während in Striatumschnitten beide Substanzen in allerdings hohen Konzentrationen stimulierend wirken, wird im Homogenat die AC-Aktivität durch Bromocriptin gehemmt; für Lisurid ist sowohl eine Hemmung als auch Aktivierung des Enzyms beschrieben (Azuma und Oshino 1979, Saiani et al. 1979).

5.2.5 Tyrosinhydroxylase in vitro

In Synaptosomen des Striatums bewirkt Apomorphin (0,65 μM) eine etwa 50%ige Hemmung der Tyrosinhydroxylaseaktivität (Rabey et al. 1981). Bromocriptin, Lisurid, Pergolid und LY 141865 haben bei deutlich höheren Konzentrationen eine schwächere inhibitorische Wirkung (Haubrich und Pflueger 1982, Bräutigam et al. 1985, Rabey et al. 1981).

5.2.6 Neurotransmittermetabolismus in vivo

Dopamin

DA-Agonisten wirken über präsynaptische D-2-Rezeptoren bzw. D-2-Autorezeptoren auf den Terminalen bzw. Perikarya der DA-Neurone hemmend auf die Freisetzung und die Synthese des DA. Während nur geringe Unterschiede in der Wirksamkeit (effektiver Dosisbereich < 0,1 mg/kg) zwischen Apomorphin (Kehr et al. 1975), Pergolid (Rabey et al. 1981, Boissier et al. 1983, Jiang et al. 1984), Lisurid (Kehr 1977, Tissari et al. 1983) und LY 141865 (Rabey et al. 1981) bestehen, ist Bromocriptin (≥ 1mg/kg) in dieser Hinsicht deutlich weniger wirksam (Markstein et al. 1978, Tissari et al. 1983). SKF 38393 ist in Dosierungen 2,5 und 15 mg/kg i.p. ohne Einfluß auf die striatale DA-Freisetzung und -Synthese (Setler et al. 1978).

Noradrenalin (NA)

Aufgrund der Blockade zerebraler NA-Rezeptoren steigern Ergolin-DA-Agonisten die NA-Freisetzung und -Synthese im Gehirn. Während Pergolid (Fuller und Perry 1983) und Lisurid (Kehr 1977) sich in ihrer Wirksamkeit (effektiver Dosisbereich < 1 mg/kg) kaum unterscheiden, ist Bromocriptin (~ 10 mg/kg) in dieser Hinsicht deutlich weniger wirksam (Corrodi et al. 1973, Markstein et al. 1978). Quinpirol und Apomorphin erhöhen den zerebralen NA-Umsatz vermutlich indirekt über Stimulation von D-2-Rezeptoren (Fuller et al. 1985).

Serotonin (5-HT)

Ergolin-DA-Agonisten hemmen die 5-HT-Freisetzung und -synthese vermutlich über die Aktivierung präsynaptischer 5HT-Rezeptoren bzw. 5-HT-Autorezeptoren auf den Terminalen bzw. Perikarya der Serotoninneurone. Während dieser Effekt unter Bromocriptin (Snider et al. 1975, Markstein et al. 1978) und Pergolid (Fuller et al. 1979) in relativ hohen Dosen (5–10 mg/kg) auftritt, ist Lisurid (Kehr 1977) in dieser Hinsicht erheblich wirksamer (< 0,1 mg/kg).

Acetylcholin (ACh)

DA-Agonisten hemmen die ACh-Freisetzung über die Aktivierung postsynaptischer D-2-Rezeptoren auf den striatalen ACh-Interneuronen. Apomorphin erhöht so in Dosen ≥ 1 mg/kg i.p. (Ladinsky et al. 1975), Bromocriptin in Dosen > 1 mg/kg i.p. (Consolo et al. 1981), Lisurid in Dosen > 0,1 mg/kg i.p. (Ladinsky, unveröffentlicht), Pergolid in der Dosis 0,3 mg/kg i.p. und LY 141865 in Dosen > 0,3 mg/kg i.p. (Wong und Bymaster 1983) die ACh-Spiegel im Striatum in vivo.

Die Ergebnisse mit den verschiedenen DA-Agonisten auf den Neurotransmittermetabolismus in vivo lassen sich folgendermaßen zusammenfassen:

(1) Die Wirksamkeit des Apomorphin und der Ergolin-DA-Agonisten bezüglich typischer D-2-vermittelter Effekte auf den DA- und ACh-Metabolismus in vivo zeigt eine gute Übereinstimmung mit ihrer dopaminergen Wirksamkeit in klassischen Verhaltensmodellen. Neurobiochemisch ist LY 141865 ein sehr wirksamer D-2-Agonist. Der D-1-Partialagonist SKF 38 393 ist in Dosen bis 15 mg/kg i.p. ohne Einfluß auf den DA-Metabolismus in vivo.

(2) LY 141865 und die Ergolin-DA-Agonisten steigern den NA-Umsatz, teils indirekt über D-2-Aktivierung (Quinpirol, Apomorphin), teils als Folge der Blockade zentraler NA-Rezeptoren (Bromocriptin, Pergolid, Lisurid).

(3) Die Ergolin-DA-Agonisten vermindern den 5-HT-Umsatz als Folge ihrer agonistischen Wirkung an zentralen 5-HT-Rezeptoren. Lisurid ist in dieser Hinsicht besonders wirksam.

Ausblick

Die vorausgegangenen Ausführungen verdeutlichen, daß die in der Therapie der Morbus Parkinson eingesetzten DA-Agonisten bezüglich pharmakokinetischer Eigenschaften bzw. hinsichtlich des pharmakologischen Profils (z. B. Selektivität der dopaminergen Wirkung) nicht als optimal bezeichnet werden können. Die Forschung auf dem Gebiet des Morbus Parkinson wird daher in den kommenden Jahren zur Lösung insbesondere folgender Probleme herausgefordert:

(1) Wie kann die Bioverfügbarkeit vorhandener bzw. zu entwickelnder Substanzen verbessert werden?

(2) Welche funktionelle Bedeutung haben DA-Rezeptorsubtypen für die Pathophysiologie und Pharmakologie des Morbus Parkinson?

(3) Welche Rolle spielen neben DA und Acetylcholin andere Transmittersysteme, z. B. exzitatorische Aminosäuren wie Glutamat, in der Pathophysiologie des Morbus Parkinson?

(4) Welche Rolle spielen postrezeptorische Mechanismen, z. B. Störungen der intraneuronalen Signaltransmission und -amplifikation oder des Energiestoffwechsels, in der Pathogenese und Pathophysiologie des Morbus Parkinson?

(5) Ist die Progression der manifesten Erkrankung pharmakogen zu verhindern (Neuroprotektion)?

(6) Können geeignete diagnostische Verfahren entwickelt werden, um die Erkrankungsdisposition in der subklinischen Phase zu erfassen, z. B. über quantitative Darstellung der Basalganglien, welche Rückschlüsse auf die DA-Neuronendichte der Substantia nigra gestatten?

(7) Kann bei über das altersbedingte Maß hinausgehender Degeneration die prophylaktische Anwendung von Neuroprotektiva die Progression des Neuronenverlustes auf das kritische Maß von mehr als 80% (Bernheimer et al. 1973) und damit die klinische Manifestation der Krankheit verhindern?

Zweifellos wird die Aufklärung des neurotoxischen Wirkmechanismus des MPTP die Möglichkeit der Entwicklung neuer, mehr kausal orientierter Behandlungsstrategien, wie sie in den oben erwähnten Schwerpunkten zukünftiger Forschung skizziert wurden, eröffnen. Bis zur Verwirklichung dieser vielleicht sehr optimistischen und ehrgeizigen Visionen werden Pharmaka mit Wirkmechanismen, die über Rezeptoren klassischer Neurotransmitter vermittelt sind, weiterhin von Bedeutung sein.

Der Beitrag der DA-Agonisten zur Verbesserung der therapeutischen Möglichkeiten beim Morbus Parkinson ist unbestritten. Nach Erfahrungen aus kontrollierten Langzeitstudien zeichnet sich ab, daß die therapeutischen Resultate bei frühem Einsatz von DA-Agonisten in Kombination mit L-Dopa denen nach jeweiliger Monotherapie langfristig überlegen sind (Rinne 1986). Bei frühzeitiger Kombination mit DA-Agonisten kann ein befriedigender therapeutischer Effekt mit deutlich geringeren L-Dopa-Dosen erzielt werden; es ist denkbar, daß dies langfristig die metabolische Belastung der verbliebenen intakten oder durch den Krankheitsprozess bereits vorgeschädigten DA-Neurone vermindert und so deren funktionelle Dekompensation hinauszögert. Die therapeutischen Resultate mit DA-Agonisten in der L-Dopa-refraktären Spätphase der Erkrankung sind gegenwärtig wenig befriedigend; eine wesentliche Voraussetzung zur Lösung dieses Problems wird sein, einen DA-Agonisten mit ausgewogener Affinität sowohl zu D-1- als auch D-2-Rezeptoren bzw. eine Kombination eines D-1- und D-2-Agonisten zu finden, die in einer dem physiologischen Neurotransmitter vergleichbaren Weise postsynaptische striatale DA-Rezeptoren aktivieren.

Literatur

AELLIG WH, NÜESCH E (1977) Comparative pharmacokinetic investigations with tritium-labeled ergot alkaloids after oral and intravenous administration in man. Int J Clin Pharmacol 15: 106–112

AGHAJANIAN GK, BUNNEY BS (1977) Pharmacological characterizsation of dopamine "autoreceptors" by microiontophoretic single-cell recording studies. Adv Biochem Psychopharmacol 16: 433–438

ALTAR CA, MARIEN MR (1987) Picomolar affinity of ^{125}J-SCH 23 982 for Dl receptors in brain demonstrated with digital subtraction autoradiography. J Neurosci 7: 213–222

ANDÉN NE, RUBENSON A, FUXE K, HÖKFELT T (1967) Evidence for dopamine receptor stimulation by apomorphine. J Pharm Pharmacol 19: 627–629

AZUMA H, OSHINO N (1979) Stimulatory action of lisuride on dopamine-sensitive adenylate cyclase in the rat striatal homogenate. Jpn J Pharmacol 30: 629–639

BARONE P, BANKIEWICZ KS, CORSINI GU, KOPIN IJ, CHASE TN (1987a) Dopaminergic mechanisms in hemiparkinsonian monkeys. Neurology 37: 1592–1595

BARONE P, TUCCI I, PARASHOS SA, CHASE TN (1987b) D-1 dopamine receptor changes after striatal quinolinic acid lesion. Eur J Pharmacol 138: 141–145

BEART PM, MCDONALD D, CINCOTTA M, DE VRIES DJ, GUNDLACH AL (1986) Selectivity of some ergot derivatives for 5-HTl and 5-HT2 receptors of rat cerebral cortex. Gen Pharmacol 17: 57–62

BERNHEIMER H, BIRKMAYER W, HORNYKIEWICZ O, JELLINGER K, SEITELBERGER F (1973) Brain dopamine and the syndromes of Parkinson and Huntington. J Neurol Sci 20: 415–455

BOISSIER JR, EUVRAD C, OBERLANDER C, LAURENT J, DUMONT C, LABRIE F (1983) Comparative study of central dopaminergic properties of RU 29717 (N-propyl-9-oxaergoline) and pergolide. Eur J Pharmacol 87: 183–189

BORISON HL, WANG SC (1953) Physiology and pharmacology of vomiting. Pharmacol Rev 5: 193–230

BRAUN A, FABBRINI G, MOURADIAN MM, SERRATI C, BARONE P, CHASE TN (1987) Selective D-1 dopamine receptor agonist treatment of Parkinson's disease. J Neural Transm 68: 41–50

BRÄUTIGAM M, KITTNER B, LASCHINSKI G (1985) Effects of apomorphine enantiomers and of lisuride on 3,4-dihydroxyphenylalanine production in striatal synaptosomes. Mol Pharmacol 28: 515–520

BURNS RS, CHIEUH CC, MARKEY SP, EBERT MH, JACOBOWITZ DM, KOPIN IJ (1983) A primate model of parkinsonism: selective destruction of dopaminergic neurons in the pars compacta of the substantia nigra by N-methyl-4-phenyl-1,2,3,6-tetrahydropyridine. Proc Natl Acad Sci 80: 4546–4550

CALNE DB, TEYCHENNE PF, LEIGH PN, BAMJI AN, GREENACRE (1974) Treatment of parkinsonism with bromocriphine. Lancet ii: 1355–1358

CAMPS M, KELLY PH, PALACIOS JM (1990) Autoradiographic localization of dopamine Dl and D2 receptors in the brain of several mammalian species. J Neural Transm [Gen Sect] 80: 105–127

CLARK D, WHITE FJ (1987) Review: D1 dopamine receptor – the search for a function: a critical evaluation of the D1/D2 dopamine receptor classification and its functional implications. Synapse 1: 347–388

CLOSSE A, FRICK W, DRAVID A, BOLLIGER G, HAUSER D, SAUTER A, TOBLER HJ (1984) Classification of drugs according to receptor binding profiles. Naunyn-Schmiedebergs Arch Pharmacol 327: 95–101

CONSOLO S, LADINSKY H, PUGNETTI P, FUSI R, CRUNELLI V (1981) Increase in rat striatal acetylcholine content by bromocriptine: evidence for an indirect dopaminergic action. Life Sci 29: 457–465

CORRODI H, FUXE K, HÖKFELT T, LIDBRINK P, UNGERSTEDT U (1973) Effect of ergot drugs on central catecholamine neurons: evidence for a stimulation of central dopamine neurons. J Pharm Pharmacol 25: 409–412

COTZIAS GC, PAPAVASILIOU PS, FEHLING C, KAUFMAN B, MENA I (1970) Similarities between neurologic effects of L-DOPA and of apomorphine. N Engl J Med 282: 31–33

COX B (1979) Dopamine. In: LOMAX P, SCHÖNBAUM E (eds) Body temperature regulation, drug effects and therapeutic implications. Marcell Dekker, New York, pp 231–255

DREWE J, MAZER N, ABISCH E, KRUMMEN K, KECK M (1988) Differential effect of food on kinetics of bromocriptine in a modified release capsule and a conventional formulation. Eur J Clin Pharmacol 35: 535–541

FLÜCKIGER E, BRINER U, ENZ A, MARKSTEIN R, VIGOURET JM (1983) Dopaminergic ergot compounds: an overview. In: CALNE DB, HOROWSKI R, MCDONALD RJ, WUTTKE W (eds) Lisuride and other dopamine agonists. Raven Press, New York, pp 1–9

FREUND TF, PAWELL JF, SMITH AD (1984) Tyrosine hydroxylase-immunoreactive boutons in synaptic contact with identified striatonigral neurons, with particular reference to dendritic spines. Neuroscience 13: 1189–1215

FULLER RW, PERRY KW (1983) Effect of pergolide on MOPEG sulphate levels in rat brain regions. J Pharm Pharmacol 35: 57–58

FULLER RW, CLEMENS JA, KORNFELD EC, SNODDY HD, SMALSTIEG EB, BACH NJ (1979) Effects of (8ß)-8-[(methylthio)methyl]-6-propyl ergoline on dopaminergic function and brain dopamine turnover in rats. Life Sci 24: 375–382

FULLER RW, HEMRICK-LUECKE SK, PERRY KW, TOOMY RE (1985) Pergolide elevation of MHPG sulphate concentration in rat hypothalamus blokked by spiperone and mimicked by other dopamine agonists. J Pharm Pharmacol 37: 268–270

FUSTER JM (1989) The prefrontal cortex. Raven Press, New York

GAGNON C, BÉDARD PJ, DI PAOLO T (1990) Effect of chronic treatment of MPTP monkeys with dopamine D-1 and/or D-2 receptor agonists. Eur J Pharmacol 178: 115–120

GANCHER ST, WOODWARD WR, BOUCHER B, NUTT JG (1989) Peripheral pharmacokinetics of apomorphine in humans. Ann Neurol 26: 232–238

GEFFEN LB, JESSELL TM, CUELLO AC, IVERSEN LL (1976) Release of dopamine from dendrites in rat substantia nigra. Nature 260: 258–260

HALL MD, JENNER P, KELLY E, MARSDEN CD (1983) Differential anatomical location of [^{3}H]-N-n-propylnorapomorphine and [^{3}H]-spiperone binding sites in the stiatum and substantia nigra of the rat. Br J Pharmacol 79: 599–610

HAUBRICH DR, PFLUEGER AB (1982) The autoreceptor control of dopamine synthesis. An in vitro and in vivo comparison of dopamine agonists. Mol Pharmacol 21: 114–120

HOROWSKI R (1989) Lisuride and related 8-α-amino-ergolines as a new class of CNS-active drugs: from "dirty drugs" to "intelligent molecules"? Funct Neurol 4 [Suppl]: 3–37

HOROWSKI R, WACHTEL H (1976) Direct dopaminergic action of lisuride hydrogen maleate, an ergot derivative, in mice. Eur J Pharmacol 36: 373–383

HOROWSKI R, WENDT H, GRÄF KJ (1978) Prolactin-lowering effect of low doses of lisuride in man. Acta Endocrinol 87: 234–240

HÜMPEL M, NIEUWEBOER B, HASAN SH, WENDT H (1981) Radioimmunoassay of plasma lisuride in man following intravenous and oral administration of lisuride hydrogen maleate: effect on plasma prolactin level. Eur J Clin Pharmacol 20: 47–51

HÜMPEL M, KRAUSE W, HOYER GA, WENDT H, POMMERENKE G (1984) The pharmacokinetics and biotransformation of ^{14}C-lisuride hydrogen maleate in rhesus monkeys and man. Eur J Drug Metab Pharmacokinet 4: 347–357

ISAACS B, MACARTHUR JG (1954) Influence of chlorpromazine and promethazine on vomiting induced with apomorphine in man. Lancet ii: 570–572

IZZO PN, BOLAM JP (1988) Cholinergic synaptic input to different parts of spiny striatonigral neurons in the rat. J Comp Neurol 269: 219–234

JACKSON DM, HASHIZUME M (1987) Bromocriptine-induced locomotor stimulation in mice is modulated by dopamine D-1 receptors. J Neural Transm 69: 131–145

JIANG DH, RECHES A, WAGNER HR, FAHN S (1984) Biochemical and behavioral evaluation of pergolide as a dopamine agonist in the rat brain. Neuropharmacology 23: 295–301

JOHNS DW, AYERS CR, CAREY RM (1984) The dopamine agonist bromocriptine induces hypotension by venous and arteriolar dilation. J Cardiovasc Pharmacol 6: 582–587

JOHNSON AM, LOEW DM, VIGOURET JM (1976) Stimulant properties of bromocriptine on central dopamine receptors in comparison to apomorphine, (+)-amphetamine and L-DOPA. Br J Pharmacol 56: 59–68

JOYCE JN, MARSHALL JF (1987) Quantitative autoradiography of dopamine D2 sites in rat caudate-putamen: localization to intrinsic neurons and not to necortical afferents. Neuroscience 20: 773–795

KEBABIAN JW, CALNE DB (1979) Multiple receptors for dopamine. Nature 277: 93–96

KEBABIAN JW, PETZOLD GL, GREENGARD P (1972) Dopamine-sensitive adenylate cyclase in caudate nucleus of rat brain and its similarity to the 'dopamine receptor'. Proc Natl Acad Sci 69: 2145–2149

KEHR W (1977) Effect of lisuride and other ergot derivatives on monoaminergic mechanisms in rat brain. Eur J Pharmacol 41: 261–273

KEHR W, CARLSSON A, MAGNUSSON T, ATACK C (1972) Evidence for a receptor mediated feedback control of striatal tyrosine hydroxylase activity. J Pharm Pharmacol 24: 744–747

KEHR W, CARLSSON A, LINDQUIST M (1975) Biochemical aspects of dopamine agonists. Adv Neurol 9: 185–195

KONZETT H, STRIEDER N (1969) Über die Wirkung von Apomorphin auf die Haut- und Muskeldurchblutung des Menschen. Z Kreislaufforschung 58: 210–214

KORF J, ZIELEMAN M, WESTERINK BHC (1976) Dopamine release in substantia nigra? Nature 260: 257–258

KOSHIKAWA N, TOMIYAMA K, OMIYA K, KIKUCHI DE BELTRAN K, KOBAYASHI M (1990) Dopamine D-1 but not D-2 receptor stimulation of the dorsal striatum potentiates apomorphine-induced jaw movements in rats. Eur J Pharmacol 178: 189–194

KUBOTA Y, INAGAKI S, SHIMEDA S, KITO S, WU JY (1987) Glutamate decarboxylase-like immunoreactive neurons in the rat caudate putamen. Brain Res Bull 18: 687–697

LADINSKY H, CONSOLO S, BIANCHI S, SAMANIN R, GHEZZI D (1975) Cholinergic-dopaminergic interaction in the striatum: the effect of 6-hydroxydopamine or pimozide treatment on the increased striatal acetylcholine levels induced by apomorphine, pirbedil and D-amphetamine. Brain Res 84: 221–226

LANGSTON JW, BALLARD PA (1983) Parkinson's disease in a chemist working with l-methyl-4-phenyl-1,2,5,6-tetrahydropyridine (MPTP). N Engl J Med 309: 310

LEHMANN J, LANGER SZ (1983) The striatal cholinergic interneuron: synaptic target of dopaminergic terminals? Neuroscience 10: 1105–1120

LEMBERGER L, CRABTREE RE (1979) Pharmacological effects in man of a potent, long-acting dopamine receptor agonist. Science 205: 1151–1153

MACLEOD RM (1977) Influence of dopamine, serotonin and their antagonists on prolactin secretion. Progr Reprod Biol 2: 54–68

MANNELLI M, DELITALA G, DE FEO LM, MAGGI M, CUOMO S, PIAZZINI M, GUAZELLI R, SERIO M (1984) Effects of different dopaminergic antagonists on bromocriptine-induced inhibition of norepinephrine release. J Clin Endocrinol Metab 59: 74–78

MARKSTEIN R (1986) Pharmacological characterisation of central dopamine receptors using functional criteria. In: WINLOW W, MARKSTEIN R (eds) The neurobiology of dopamine systems. Manchester University Press, Manchester, pp 40–52

MARKSTEIN R, HERRLING PL, BÜRKI HR, ASPER H, RUCH W (1978) The effect of bromocriptine on rat striatal adenylate cyclase and rat brain monoamine metabolism. J Neurochem 31: 1163–1172

MAURER G, SCHREIER E, DELABORDE S, LOOSI HR, NUFER R, SHUKLA AP (1982) Fate and disposition of bromocriptine in animals and man. I. Structure elucidation of the metabolites. Eur J Drug Metab Pharmacokinet 7: 281–292

MAURER G, SCHREIER E, DELABORDE S, NUFER R, SHUKLA AP (1983a) Fate and disposition of bromocriptine in the rat. Biopharm Drug Dispos 6: 301–311

MAURER G, SCHREIER, E, DELABORDE S, NUFER R, SHUKLA AP (1983b) Fate and disposition of bromocriptine in animals and man. II. Absorption, elimination and metabolism. Eur J Drug Metab Pharmacokinet 8: 51–62

MCPHERSON GA, BEART PM (1983) The selectivity of some ergot derivatives for α1 and α2-adrenoceptors of rat cerebral cortex. Eur J Pharmacol 91: 363–369

MORGENROTH VH, HEGSTRAND LR, ROTH RH, GREENGARD P (1975) Evidence for involvement of proteinkinase in the activation by adenosine 3',5'-monophosphate of brain tyrosine 3-mono-oxygenase. J Biol Chem 250: 1946–1948

MUNKVAD I, PAKKENBERG H, RANDRUP A (1968) Aminergic systems in basal ganglia associated with stereotyped hyperactive behaviour and catalepsy. Brain Behav Evol 1: 89–100

MURRIN LC, GALE K, KUHAR MJ (1979) Autoradiographic localization of neuroleptic and dopamine receptors in the caudate putamen and substantia nigra: effects of lesions. Eur J Pharmacol 60: 229–235

OBESO JA, LUQUIN MR, MARTINEZ-LAGE JM (1986) Lisuride infusion pump: a device for the treatment of motor fluctuations in Parkinson's disease. Lancet i: 467–470

ONALI P, OLIANAS MC, GESSA GL (1985) Characterization of dopamine receptors mediating inhibition of adenylate cyclase activity in rat striatum. Mol Pharmacol 28: 138–145

PARISI JE, BURNS RS (1986) The neuropathology of MPTP-induced parkinsonism in man and experimental animals. In: MARKEY SP, CASTAGNOLI N JR, TREVOR AJ, KOPIN IJ (eds) MPTP: a neurotoxin producing a parkinsonian syndrome. Academic, New York, pp 141–148

PIJNENBURG AJJ, VAN ROSSUM JM (1973) Stimulation of locomotor activity following injection of dopamine into the nucleus accumbens.

J Pharm Pharmacol 25: 1003–1005

Rabey JM, Passeltiner P, Markey K, Asano T, Goldstein M (1981) Stimulation of pre- and postsynaptic dopamine receptors by an ergoline and by a partial ergoline. Brain Res 225: 347–356

Rinne UK (1986) The importance of an early combination of a dopamine agonist and levodopa in the treatment of Parkinson's disease. In: van Maanen J, Rinne UK (eds) Lisuride: a new dopamine agonist and Parkinson's disease. Excerpta Medica, Amsterdam, pp 64–71

Rogawski MA (1987) New directions in neurotransmitter action: dopamine provides some important clues. TINS 10: 200–205

Rotrosen J, Angrist B, Clark C, Gershon S, Halpern FS, Sachar EJ (1978) Suppression of prolactin by dopamine agonists in schizophrenics and controls. Am J Psychiatry 135: 949–951

Rubin A, Lemberger L, Dhahir P (1981) Physiologic disposition of pergolide. Clin Pharmacol Ther 30: 258–265

Saiani L, Trabucchi M, Tonon GC, Spano PF (1979) Bromocriptine and lisuride stimulate the accumulation of cyclic AMP in intact slices but not in homogenates of rat neostriatum. Neurosci Lett 14: 31–36

Savasta M, Dubois A, Benavides J, Scatton B (1986) Different neuronal location of [^{3}H] SCH 23 390 binding sites in pars reticulata and pars compacta of the substantia nigra in the rat. Neurosci Lett 72: 265–271

Schran HF, Bhuta SI, Schwarz HJ, Thorner MO (1980) The pharmacokinetics of bromocriptine in man. Adv Biochem Psychopharmacol 23: 125–139

Schwab RS, Amador LV, Lettvin JY (1951) Apomorphine in Parkinson's disease. Trans Am Neurol Assoc 76: 251–253

Schwartz JC, Agid Y, Bouthenet ML, Javoy-Agid F, Llorens-Cortes C, Martres MP, Pollard H, Sales N, Taquet H (1986) Neurochemical investigations in the human area postrema. In: Davis JC, Lake-Bakaar GV, Grahame-Smith DG (eds) Nausea and vomiting: mechanisms and treatments. Springer, Berlin Heidelberg New York, Tokyo, pp 18–30

Seeman P (1980) Brain dopamine receptors. Pharmacol Rev 32: 229–313

Setler PE, Sarau HM, Zirkle CL, Saunders HL (1978) The central effects of a novel dopamine agonist. Eur J Pharmacol 50: 419–430

Smith RV, Velagapudi RB, McLean AM, Vilcox RE (1985) Interactions of apomorphine with serum and tissue proteins. J Med Chem 28: 613–620

Snider SR, Hutt C, Stein B, Fahn S (1975) Increase in brain serotonin produced by bromocriptine. Neurosci Lett 1: 237–241

Sokoloff P, Giros B, Martres MP, Bouthenet ML, Schwartz JC (1990) Molecular cloning and characterization of a novel dopamine receptor (D3) as a target for neuroleptics. Nature 347: 146–151

Starr M (1987) Opposing roles of dopamine Dl and D2 receptors in nigral gamma-[^{3}H]-aminobutyric acid release? J Neurochem 49: 1042–1049

Stefanini E, Clement-Cormier Y (1981) Detection of dopamine receptors in the area postrema. Eur J Pharmacol 74: 257–260

Stoof JC, Kebabian JW (1981) Opposing roles for D-1 and D-2 dopamine receptors in efflux of cyclic AMP from rat striatum. Nature 294: 366–368

Stoof JC, DeBoer TH, Sminia P, Mulder AH (1982) Stimulation of D2-dopamine receptor in rat neostriatum inhibits the release of acetylcholine and dopamine but does not affect the release of gamma-aminobutyric acid, glutamate or serotonin. Eur J Pharmacol 84: 211–214

Tissari AH, Rossetti ZL, Meloni M, Frau JI, Gessa GL (1983) Autoreceptors mediate the inhibition of dopamine synthesis by bromocriptine and lisuride in rats. Eur J Pharmacol 91: 463–468

Toda T, Oshino N (1981) Biotransformation of lisuride in the hemoglobin-free perfused rat liver and in the whole animal. Drug Metab Dispos 9: 108–113

Trugman JM, Geary WA, Wooten GF (1986) Localization of D2 dopamine receptors to intrinsic striatal neurons by quantitative autoradiography. Nature 323: 267–269

Wachtel H, Kehr W, Schlangen M (1986) Involvement of dopamine auto- and postsynaptic receptors in locomotor effects of lisuride after systemic or intracerebral administration. In: van Maanen J, Rinne UK (eds) Lisuride: a new dopamine agonist and Parkinson's disease. Excerpta Medica, Amsterdam, pp 11–23

Waddington JL, O'Boyle KM (1989) Drugs acting on brain dopamine receptors: a conceptual re-evaluation five years after the first selective D-1 antagonist. Pharmacol Ther 43: 1–52

Watanabe H, Suda H, Sekihara S, Nomura Y (1987) D-1 type of dopamine autoreceptors are not involved in the regulation of dopamine synthesis in the striatum. Jpn J Pharmacol 43: 327–330

Willems JL, Buylaert WA, Lefebvre RA, Bogaert MG (1985) Neuronal dopamine receptors on autonomic ganglia and sympathetic nerves and dopamine receptors in the gastrointestinal system. Pharmacol Rev 37: 165–216

Wong DT, Bymaster FP (1983) LY 141865, a D2-dopamine agonist, increases acetylcholine concentration in rat corpus striatum. J Pharm Pharmacol 35:328–329

5.3 Klinik

W. Poewe und F. Gerstenbrand

Obwohl Robert SCHWAB bereits 1951 die ausgezeichnete Wirksamkeit von subcutanen Apomorphin-Injektionen auf die Symptome des Parkinson-Syndroms beschrieben hatte, begann die Ära der klinischen Anwendung von Dopamin-Agonisten in der Parkinson-Therapie erst gut 20 Jahre später mit der Einführung des Ergot-Alkaloids Bromocriptin. Seither haben sich in der Einschätzung der optimalen Einsatzweise hinsichtlich Zeitpunkt und Dosierung wie auch der Darreichungsform einige Neuorientierungen und Fortentwicklungen vollzogen. Sie hängen zum Teil mit der Einführung neuer Substanzen zusammen – wie etwa von Lisurid, das sich auch für subcutane Dauerinfusionen verwenden läßt –, andererseits mit neuen Erkenntnissen zur Inzidenz von Spätkomplikationen bei Agonisten-Therapie im Vergleich zur L-Dopa Behandlung. Bei der Darstellung der Indikationen zur Agonisten-Therapie soll im Folgenden versucht werden, diese Entwicklungen zu berücksichtigen, wobei allerdings die Diskussion zur Rolle dieser Substanzen bei der Ersteinstellung von Parkinson-Kranken noch nicht endgültig abgeschlossen ist.

5.3.1 Indikationen

Während zu Beginn der Einführung der Dopamin-Agonisten in die Parkinson-Therapie die Behandlung fortgeschrittener Krankheitsstadien mit L-Dopa-Langzeitproblemen im Vordergrund stand (CALNE et al. 1974, LIEBERMAN et al. 1976a, b), hat sich das Indikationsspektrum inzwischen differenziert (s. Tabelle 5.3.1).

Tabelle 5.3.1. Indikation für den Einsatz von Dopamin-Agonisten beim Parkinson-Syndrom

Oral
- 'Späte' Kombination beim L-Dopa Langzeitsyndrom
- 'Frühe' Kombination mit L-Dopa bei 'de novo'-Patienten
- Initiale Monotherapie bei 'de novo'-Patienten

Parenteral
- Intermittierende oder kontinuierliche s.c. Applikation bei refraktären L-Dopa Wirkungsschwankungen

'Späte' Kombination mit L-Dopa

Bromocriptin wurde als erster Ergot-Agonist in die Klinik eingeführt und zunächst nahezu ausschließlich in späten Krankheitsstadien L-Dopa behandelter Parkinson-Patienten mit Effektivitätseinbußen infolge von 'on-off'-Fluktuationen und Dyskinesen angewendet. Mit großer Übereinstimmung zeigten alle frühen klinischen Studien mit Bromocriptin, daß die Substanz als 'add on'-Therapie zu einer vorbestehenden L-Dopa Behandlung in der Lage ist, eine Wirkverlust ganz oder teilweise zu kompensieren (CALNE et al. 1978, LIEBERMAN et al. 1976a,b, GRIMES et al. 1984). Meist konnte dabei die L-Dopa Dosis reduziert werden, was zur Abnahme von L-Dopa induzierten Dyskinesen führte (HARDIE et al. 1985, LIEBERMAN et al. 1986). Zusätzlich ließen sich L-Dopa-Wirkungsoszillationen bis zu einem gewissen Grad ausgleichen (KARTZINEL und CALNE 1976). Analoge Ergebnisse sind auch mit nachfolgend in die Klinik eingeführten Ergot-Agonisten wie Pergolid und Lisurid in derselben Anwendungsweise erzielt worden (LIEBERMAN et al. 1990; s. Tabelle 5.3.2). Es kann deshalb als erwiesen gelten, daß die kombinierte Therapie mit Dopamin-Agonisten bei chronisch mit L-Dopa behandelten Patienten Effektivitätsverluste und Wirkungsoszillationen teilweise ausgleichen und bei begleitender Dosisreduktion von L-Dopa auch zu einer Abnahme von Dyskinesen führen kann.

Initiale Monotherapie

Erstaunlicherweise hat es knapp 10 Jahre gedauert, bis nach Einführung von Ergot-Agonisten in die Parkinson-Therapie erstmals ein direkter Vergleich von Effektivität und Verträglichkeit im Langzeitverlauf zwischen einer Monotherapie mit L-Dopa oder einem Dopamin-Agonisten vorgenommen wurde. LEES und STERN (1983) behandelten 50 'de novo'-Patienten mit einer Bromocriptin-Monotherapie und fanden nach dem ersten Behandlungsjahr bei 60% der Patienten einen anhaltend zufriedenstellenden Effekt, während nach 5 Jahren 90% der Patienten wegen ungenügender Wirkung und/oder Nebenwirkungen die Therapie gewechselt hatten. Bemerkenswerterweise kam es aber bei den chronisch mit Bromocriptin-Monotherapie behandelten Patienten über den 5jährigen Beobachtungszeitraum zu keinen 'on-off'-Fluktuationen und nur in einem Fall zu Dyskinesen. Während sich also die Bromocriptin-Monotherapie im Langzeitverlauf als eindeutig weniger effektiv als eine L-Dopa Behandlung erwies und Nebenwirkungen, vor allem Nausea und Hypotension, häufiger zum Therapieabbruch zwangen, zeigte sich auch eine deutlich geringere Inzidenz der von der L-Dopa-Therapie bekannten Langzeitkomplikationen. Gleichartige Ergebnisse mit einer initialen Agonisten-Monotherapie wurden in der Folge auch von anderen Autoren und auch mit anderen Agonisten wie Pergolid und Lisurid berichtet (s. Tabelle 5.3.3). Trotz der günstigen Langzeitergebnisse hinsichtlich Wirkungsschwankungen und Dyskinesen kann jedoch dieser Therapie-Ansatz mit den bislang zur Verfügung stehenden Dopamin-Agonisten aufgrund einer geringeren absoluten Wirksamkeit und schlechteren Verträglichkeit mit drop-out-Raten um 50% im ersten Behandlungsjahr auf Dauer die L-Dopa-Behandlung nicht ersetzen.

Tabelle 5.3.2. Kombination von Dopamin-Agonisten mit L-Dopa in späteren Krankheitsstadien (Resultate ausgewählter Studien)

Studie	Agonist	Dosis (mg/d)	N	KRKH-Dauer (Jahre)	Gebesserte Patienten (%)	Pat. mit reduzierten Fluktuationen (%)	L-Dopa Reduktion (%)
LIEBERMAN et al. 1976	Bromocriptin	57	14	9, 6	71	"einzelne"	31
CALNE al. 1978	Bromocriptin	53	92	n.a.	52	66	41
LANG al. 1982	Pergolid	7,1	22	7,5	42	61	30
LIEBERMAN al.1982	Pergolid	2, 5	56	12, 4	59	58	10
RINNE 1983	Lisurid	1,5	10	9,0	80	88	n.a.
ULM 1983	Lisurid	1,2	119	9,6	71	100	n.a.

n.a. = nicht geprüft; KRKH = Krankenhausaufenthalt

Tabelle 5.3.3. Initiale Monotherapie mit Dopamin-Agonisten bei 'de novo' Patienten

Studie	Agonist	Dosis mg/d	N	Gebesserte Patienten (n.1.Jahr, %)	Langzeitergebnis nach drei Jahren gebesserte Pat. (%)	Dyskinesien	Fluktuationen (%)
Lees und Stern 1983	Bromocriptin	70	50	56	18	1 Pat.	–
Rascol et al. 1984	Bromocriptin	56	29	50	50	–	–
Rinne 1987a	Bromocriptin	38	76	54	28	10%	–
Rinne 1987b	Pergolid	3,5	20	60	25	1 Pat.	–
Rinne 1989	Lisurid	1,9	30	53	20	1 Pat.	–

'Frühe' Kombination von Dopamin-Agonisten mit L-Dopa

Im Bemühen, den Nachteil einer geringeren Effektivität gegenüber L-Dopa auszugleichen ohne dabei den Vorteil geringerer Langzeitkomplikationen einzubüßen wurde in den letzten Jahren die Langzeiteffektivität einer initialen Kombinationstherapie von L-Dopa mit Dopamin-Agonisten untersucht (Rinne 1985, 1987a,b, 1989). In getrennten Untersuchungen mit Bromocriptin und Lisurid wurden jeweils bei 'de novo'-Patienten die Langzeitergebnisse dreier initialer Behandlungsschemata über 3 bis 5 Jahre verglichen: Monotherapie mit L-Dopa- versus Monotherapie mit dem Dopamin-Agonisten versus Kombinationstherapie aus L-Dopa plus Dopamin-Agonist. In der Kombinationsbehandlung wurden dabei beide Komponenten geringer dosiert als bei der jeweiligen Monotherapie. Im Ergebnis zeigten beide Studien einen ähnlichen Langzeitvorteil der Agonisten-Monotherapie gegenüber reiner L-Dopa-Behandlung hinsichtlich der Entwicklung von Dyskinesen und Fluktuationen, allerdings wiederum bei geringerer absoluter Wirksamkeit der Agonisten. Demgegenüber wies die frühe Kombination einen der L-Dopa-Monotherapie gleichwertigen Effektivitätsgrad bei weiterhin deutlich reduzierter Inzidenz von Langzeitkomplikationen auf (s. Tabelle 5.3.4). Rinne hat hieraus den Schluß gezogen, daß die frühe Kombination aus einem Dopamin-Agonisten und L-Dopa in niedriger Dosierung die optimale Behandlungsstrategie für 'de novo'-Patienten darstellt.

Tabelle 5.3.4. "Frühe" Kombination von Lisurid und L-Dopa bei 'de novo'-Patienten (nach Rinne 1989)

Therapiegruppe	N	Initialdosis mg/d	Ergebnis nach 4 Jahren gebesserte Patienten (%)	'wearing-off' Effekte (%)	'peak-dose' Dyskinesen (%)
L-Dopa	30	718	83	52	64
Lisurid	30	1,9	17	–	–
L-Dopa + Lisurid	30	455 + 1,1	90	7	19

Parenterale Therapie mit Dopamin-Agonisten

Eine neue Indikation für Dopamin-Agonisten hat sich in den letzten Jahren aus dem Umstand der guten Wasserlöslichkeit von Lisurid und Apomorphin entwickelt. Basierend auf den positiven Erfahrungen mit experimentellen intravenösen Dauerinfusionen von L-Dopa bei Parkinson-Patienten mit 'on-off'-Oszillationen war die Bedeutung einer kontinuierlichen parenteralen dopaminergen Stimulation für die Behandlung solcher Patienten klar geworden (Shoulson et al. 1975, Quinn et al. 1984). Obeso et al. (1986) demonstrierten die Praktikabilität und Effektivität kontinuierlicher subcutaner Infusionen von Lisurid mittels tragbarer Minipumpen in der ambulanten Behandlung von Patienten mit L-Dopa Wirkungsfluktuationen und ihre Befunde sind in der Folge von anderen Arbeitsgruppen bestätigt worden (Bittkau und Przuntek 1986, Stocchi et al. 1988).

Problematisch blieb dabei eine hohe Inzidenz von psychiatrischen Komplikationen (Critchley et al. 1988) In gleicher Indikation wie Lisurid sind in letzter Zeit auch subcutane Dauerinfusionen von Apomorphin bei Parkinson-Patienten mit gegenüber herkömmlichen Maßnahmen refraktären Wirkungsschwankungen angewendet worden (Stibe et al. 1988, Poewe et al. 1989a). Hierbei zeigte sich eine auch über mehrjährige Nachbeobachtungszeiträume stabile Reduktion der täglichen kumulativen 'off'-Zeit bei gleichzeitig um durchschnittlich 50% gesenkter L-Dopa-Dosis (Frankel et al. 1990). Patienten, die trotz optimaler peroraler Therapie eine begrenzte tägliche Frequenz von Phasen mangelnder L-Dopa-Wirkung (refraktäre 'off'-Phasen) behalten, sprechen vielfach gut auf intermittierende subcutane Apomorphin-Gaben mittels Pen-Injektoren (Insulin-Pen, s. Abb. 5.3.1) an. Die Wirkung tritt dabei bereits nach 10–15 Minuten ein und ist qualitativ der von L-Dopa gleichwertig, die Wirkdauer einer subcutanen Apomorphin-Einzeldosis beträgt 45–90 Minuten (Stibe et al. 1988, Poewe et al. 1988,1989b). Diese pharmakologischen Eigenschaften von Apomorphin machen intermittierende subcutane Selbstapplikationen zu einer sehr hilfreichen Strategie für Patienten mit einzelnen oder multiplen täglichen 'off'-Perioden, wobei insbesondere auch schmerzhafte an 'off'-Phasen gekoppelte dystone Krämpfe zuverlässig zu durchbrechen sind. Beide Arten der subcutanen Applikation von Apomorphin sind durch hohe Wirksamkeit bei guter Verträglichkeit ausgezeichnet, wobei insbesondere das Risiko psychiatrischer Komplikationen geringer ist als bei subcutaner Lisurid-Therapie (Poewe et al. 1989b, Frankel et al. 1990).

5.3.2 Dosierungen

Die gebräuchlichen Dosierungen der wichtigsten bisher in die Klinik eingeführten Dopamin-Agonisten sind in Tabelle 5.3.5 zusammengefaßt. Kontroversiell ist in diese Zusammenhang vor allem die optimale Dosierung von Bromocriptin diskutiert worden und die Werte in Tabelle 5.3.5 entsprechen den Mittelwerten der in 27 von Lieberman et al. (1990) evaluierten Studien verwendeten Dosen. Während in den ersten Jahren der Anwendung von Bromocriptin beim Parkinson-Syndrom fast ausschließlich hohe Tagesdosen von 40–120 mg verwendet wurden (Calne et al. 1978, Lees und Stern 1983), entstand später die Auffassung, daß auch Tagesdosen von 5–15 mg bei langsam einschleichender Dosierung über 8–12 Wochen zu einer adäquaten Anti-Parkinson Wirkung bei deutlich verbesserter Verträglichkeit führen können (Teychenne et al. 1982, Olanow und Albert 1985). Inzwischen scheint sich nach Vorliegen kontrollierter Untersuchungen ein Konsens zum optimalen Bromocriptin-Dosierungsschema in der Monotherapie von 'de novo'-Patienten abzuzeichnen. Er geht dahin, daß in der Tat

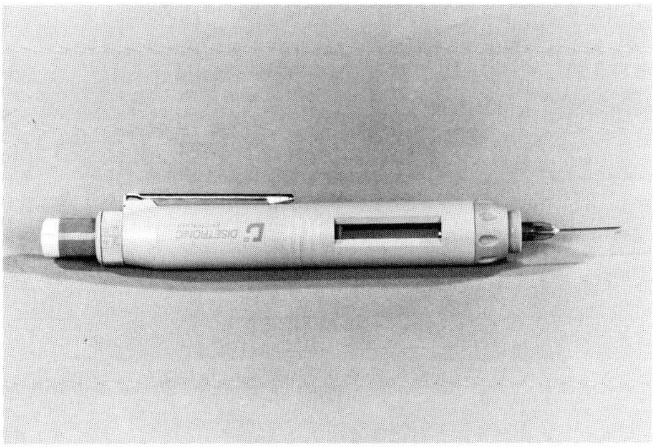

Abb. 5.3.1. Pen-Injektor (Di-Pen, Disetronic, Schweiz) zur s.c. Apomorphin-Therapie. Der abgebildete Pen faßt einmal verwendbare Glasspitzenampullen von 3,0 ml. Die durch Knopfdruck injizierbare Einzeldosis kann in vielfachen von 0,05 ml (0,05 – 0,75 ml) eingestellt werden. Die Injektion erfolgt durch Drücken des Knopfes

Tabelle 5.3.5. Dosierungen von Dopamin-Agonisten beim Parkinson-Syndrom (Mittelwerte aus publizierten Studien); siehe auch Tabellen 5.3.2 und 5.3.3

Substanz	Monotherapie	Kombination mit L-Dopa	Literatur
Bromocriptin	16–56 mg/d	23–48 mg/d	1
Pergolid	2,6–4,2 mg/d	2,5–7,1 mg/g	2–5
Lisurid	1,2–3,7 mg/d	0,8–4,6 mg/d	6–9

1 Liebermann et al. 1990; *2* Rinne 1987b; *3* Liebermann et al. 1982; *4* Goetz et al. 1983; *5* Lang et al. 1982; *6* Rinne 1989; *7* Gopinathan et al. 1981; *8* Giovannini et al. 1988; *9* Ulm 1983

Tagesdosen unterhalb von 50mg für einen adäquaten Effekt ausreichen, aber mit weniger als 15mg pro Tag kaum mehr als Placebo-Effekte erzielbar sind (Larsen et al. 1984, UK Bromocriptine Research Group 1989). Effektive subcutane Apomorphin Einzeldosen bei intermittierender Therapie mittels Pen-jects liegen zwischen 2 und 5mg, wobei einzelne Patienten bis zu 8mg für eine optimale Wirkung benötigen. Bei kontinuierlicher subcutaner Behandlung mittels Minipumpen liegt die effektive Infusionsrate pro Stunde bei 2 bis 5mg, wobei je nach Ausmaß der erwünschten begleitenden L-Dopa-Dosisreduktion auch Raten von über 10 mg pro Stunde erforderlich sein können.

5.3.3 Unerwünschte Wirkungen Kontraindikationen, Überdosierungen

Die häufigsten **Nebenwirkungen** der Therapie mit Dopamin-Agonisten (Tabelle 5.3.6) sind Übelkeit, Erbrechen und orthostatische Hypotension und werden durch Stimulation von Dopamin-Rezeptoren außerhalb der Blut-Hirn-Schranke (Area postrema, Gefäßwand) vermittelt. Sie lassen sich deshalb ganz oder teilweise durch Gabe des peripher wirksamen Dopamin-Antagonisten Domperidon antagonisieren (Quinn et al. 1981). Weitere periphere Nebenwirkungen der Ergot-Agonisten umfassen vasokonstrik-

Tabelle 5.3.6. Die häufigsten Nebenwirkungen bei oraler Therapie mit Dopamin-Agonisten

Gastrointestinal
- Inappetenz
- Nausea
- Erbrechen
- Obstipation

Kardiovaskulär
- Orthostatische Hypotension
- kardiale Arrhythmien
- periphere Durchblutungsstörungen
- Nasale Kongestion

Zentral
- Schwindel
- Sedierung
- Verwirrtheit
- Halluzinose, paranoide Psychose
- Libidosteigerung
- Appetitzunahme
- Potenzierung L-Dopa induzierter Dyskinesen

Sonstige
- Kopfschmerz
- Erythromelalgie (Bromocriptin)
- Priapismus
- Hepatopathie (Pergolid)
- pleuropulmonale Fibrosen (Bromocriptin)

torische Effekte mit Kopfschmerz, peripheren Durchblutungsstörungen, Raynaud Phänomenen und Livedo reticularis.

Für **Bromocriptin** ist das seltene Syndrom der Erythromelalgie beschrieben, das in einer schmerzhaften Schwellung der distalen unteren Extremität verbunden mit livid-rötlicher Verfärbung besteht, sowie seltene Fälle von pleuropulmonaler und retroperitonealer Fibrose.

Bei **Pergolid** sind in Einzelfällen reversible Hepatopathien sowie kardiale Arrhythmien beschrieben worden (Lieberman et al. 1990).

Zentrale Nebeneffekte dopaminerger Agonisten bestehen vor allem in der möglichen Verstärkung L-Dopa induzierter Dyskinesen bei kombinierter Therapie sowie in der Induktion von Verwirrtheit, Halluzinose und paranoider Psychose. Obwohl alle Parkinson-Mittel zu psychiatrischen Nebenwirkungen führen können, scheinen sie bei Behandlung mit Ergot-Agonisten insgesamt häufiger aufzutreten. Besonders oft zwingen sie bei subcutaner Dauertherapie mit Lisurid zum Behandlungsabbruch, kommen aber auch in 6–10% der Patienten unter subcutaner Dauertherapie mit Apomorphin vor (Frankel et al. 1990). Subcutane Agonisten-Therapie ist darüberhinaus mit der Bildung reversibler, geröteter und leicht jukkender subcutaner Knötchen verbunden. Bei subcutaner Apomorphin-Behandlung treten zudem Müdigkeit, gelegentlich auch leichte Euphorisierung, Appetit- und Libidosteigerung auf. Eosinophilien im peripheren Blut sind keine Seltenheit. Sie liegen meist um 6–8% und sind in ihrer Pathophysiologie noch nicht voll geklärt. Eine begleitende Behandlung mit Domperidon ist bei Apomorphin-Therapie erforderlich, um emetische und hypotensive Nebeneffekte zu unterdrücken.

Kontraindikationen

Eine Behandlung mit Dopamin-Agonisten ist bei Patienten mit dementiellem Abbau und episodischer Verwirrtheit nicht indiziert. Besondere Zurückhaltung ist generell bei Patienten mit halluzinatorischen Episoden in der Vorgeschichte geboten, ebenso wie bei Patienten mit symptomatischer orthostatischer Hypotension, koronarer Gefäßerkrankung und kardialen Arrhythmien, peripheren arterielllen Durchblutungsstörungen und Hepatopathien.
Die wichtigsten Syndrome absoluter oder relativer **Überdosierung** sind verstärkte Dyskinesen und Verwirrtheit/Halluzinose sowie orthostatische Hypotension. Ihr klinisches Management beinhaltet Dosisreduktion oder völliges Absetzen des Agonisten, gegebenenfalls die Verabreichung antipsychotischer Pharmaka (Clozapin, wenn unverzichtbar auch Haloperidol) oder von blutdrucksteigernden Mitteln (alpha-Adrenergika, Fludrocortison).

5.3.4 Interaktionen

Dopamin-Agonisten wirken hinsichtlich Haupt- und Nebenwirkung mit anderen Dopaminergika (L-Dopa, Selegilin) additiv. Die häufigste klinische Situation ist die Zunahme vorbestehender Dyskinesen bei Addition eines Agonisten zu einer L-Dopa Therapie, so daß in der Regel die L-Dopa Dosis zu reduzieren ist.

5.3.5 Kontrolluntersuchungen

Bei einer Behandlung mit Dopamin-Agonisten sind regelmäßige Kontrollen von Blutdruck und Pulsfrequenz im Liegen und nach Aufstehen vorzunehmen. EKG-Kontrollen vor Therapiebeginn sowie in 6-monatigen Abständen unter der Therapie sind ebenfalls zu fordern. Bei Behandlung mit Bromocriptin sollte vor Beginn sowie in jährlichen Abständen ein Thorax-Röntgen durchgeführt werden. Laborkontrollen der Leberfunktionsparameter und des Blutbildes sind vor Therapiebeginn, nach drei Monaten und dann halbjährlich angezeigt. Bei subcutaner Apomorphinbehandlung sind monatliche Kontrollen des Differentialblutbildes anzuraten.

5.3.6 Praktische Durchführung, allgemeine Behandlungsrichtlinien

Unabhängig von der gewählten Indikation (s.o.) ist eine perorale Therapie mit Dopamin-Agonisten einschleichend zu dosieren, etwa beginnend mit einer abendlichen Initialdosis von 1,25mg Bromocriptin, 0,05–0,1 mg Pergolid oder 0,1 mg Lisurid. Bei guter Verträglichkeit der Initialdosis kann am 3. Tag die abendliche Dosis verdoppelt werden, wobei bei weiterhin guter Verträglichkeit in Abständen von 2 bis 7 Tagen in 1,25–2,5 mg (Bromocriptin) bzw 0,1–0,2mg (Lisurid, Pergolid) Schritten aufdosiert wird, in der Regel durch Einführen weiterer Tagesdosen am Morgen und Mittag. Es ist nicht sinnvoll, die Tagesdosen von Bromocriptin oder Lisurid auf mehr als 4 Gaben pro Tag zu verteilen. Bei Auftreten von peripheren Nebenwirkungen in der Dosissteigerungsphase ist auf das letzte gut tolerierte Dosisniveau zurückzugehen und unter Domperidon-Schutz (3 mal 20mg/d) erneut zu steigern. Bei Zunahme von vorbestehenden L-Dopa induzierten Dyskinesen in der Kombinationstherapie ist die begleitende L-Dopa-Dosis nach unten anzupassen (s.u.), während Zeichen von mentaler Beeinträchtigung im Sinne von Verwirrtheit oder produktiven Symptomen zur sofortigen Dosisreduktion des Agonisten auf das zuletzt tolerierte Niveau führen müssen. War noch keine klinisch effektive Agonisten-Dosis erreicht sollten psychiatrische Nebenwirkungen zum völligen Absetzen Anlaß geben.

Bei Monotherapie mit Bromocriptin ist in der Regel bei Tagesdosen zischen 20 und 40mg mit einem ausreichenden Antiparkinson-Effekt zu rechnen, bei Lisurid-Monotherapie liegt der entsprechende Dosisbereich für die meisten Patienten zwischen 1,5 und 4,0 mg pro Tag. Bei kombiniertem Einsatz mit L-Dopa genügen geringere Tagesdosen (s. Tabelle 5.3.5). Bei spätem Einsatz von Dopamin-Agonisten zu einer vorbestehenden L-Dopa-Therapie kann L-Dopa reduziert werden, wobei als Richtlinie gilt, daß pro 10 mg Bromocriptin oder 1 mg Lisurid 100 mg L-Dopa eingespart werden können. Im Durchschnitt läßt sich bei dieser Art von Kombinationsbehandlung die L-Dopa Dosis um 20–30% reduzieren (s. Tabelle 5.3.2).

Auf die praktische Durchführung einer subcutanen Lisurid-Therapie wird in den Kapiteln 7.4 und 8.2 hingewiesen.

Für die Einstellung auf eine subcutane intermittierende oder kontinuierliche Apomorphintherapie sollte die Indikation und Durchführung wie bei Lisurid an einem Zentrum mit Erfahrung in diesem Behandlungsansatz unter stationären Bedingungen erfolgen. 24 Stunden vor der ersten Apomorphingabe ist mit einer Domperidon-Behandlung (3 mal 20 mg) zu beginnen, die intermittierende Apomorphinapplikation ist unter ärztlicher Beobachtung der Parkinson-Symptome nach einem 8–12stündigen medikamentenfreien Intervall mit subcutanen Einzeldosen von 1,5 bis 2,0 mg zu initiieren, wobei in 1,0 mg Schritten mit mindestens einstündigen Intervallen eine Dosisfindung bis zum Erreichen der individuellen Wirkschwelle durchgeführt wird. In der Folge ist der Patient und wenn möglich ein nächster Angehöriger in der Selbstinjektionstechnik mittels Pen-Ject zu schulen und unter klinischer Beobachtung (inklusive Auswertung von 'on-off'-Kalendern) erforderlichenfalls die Apomorphindosis sowie die der vorbestehenden L-Dopa-Therapie zu modifizieren.

Eine Einstellung auf kontinuierliche Apomorphindauerinfusion wird mit initialen Infusionsraten von 1–2mg Apomorphin pro Stunde begonnen und je nach klinischer Notwendigkeit über 12 oder 24 Stunden durchgeführt. Dosissteigerungen erfolgen in 0,5mg/h Schritten alle 24 Stunden, wobei bei Erreichen einer klinischen Wirkung die vorbestehende L-Dopa-Dosis schrittweise reduziert wird (im Mittel bis auf 50% des Ausgangsniveaus).

Subcutane Dauerinfusionsbehandlungen mit Dopamin-Agonisten erfordern ein hohes Maß an Mitarbeit von Seiten des Patienten und seiner Angehörigen und sind nur bei selektierten Patienten-Gruppen erfolgreich einzusetzen.

5.3.7 Neue klinische Entwicklungen

Gegenwärtig konzentrieren sich die Bemühungen um verbesserte Dopamin-Agonisten für die Parkinson-Therapie auf Substanzen mit erhöhter Potenz und Verträglichkeit sowie verlängerter Wirkdauer. Ein eigenes Entwicklungsfeld betrifft die Frage der optimalen Relation von D_1 zu D_2 Rezeptor-Stimulation sowie die beste Art der Medikamentenadministration. Einige vielversprechende Ansätze haben das Stadium der klinischen Erprobung erreicht.

Tergurid (Transdihydrolisurid) ist ein partieller Dopamin-Agonist mit agonistischer Wirkung an denervierten ('supersensitiven') Dopamin-Rezeptoren, während am intakten mesolimbischen Dopamin-System auch antagonistische Eigenschaften nachgewiesen wurden (Wachtel und Dorow 1983). Dementsprechend liegen klinische Berichte über positive Effekte sowohl bei Patienten mit Parkinson-Syndrom (Brücke et al. 1986) wie auch bei Schizophrenen vor (Olbrich und Schwarz 1988). Bei schizophrenen Patienten wurden dabei Negativ-Symptome wie Affektverflachung, Aspontaneität und kognitive Leistungseinbuße günstig beeinflußt, was wiederum auf eine Dopaminagonistische Wirkung von Tergurid zurückführbar sein könnte. Von besonderem Interesse ist die klinische Wertigkeit eines Dopamin-Partialagonisten wie Tergurid bei Parkinson-Kranken mit medikamentös induzierten Dyskinesen oder Neigung zu pharmakotoxischen Psychosen. Hier fehlen noch konklusive Daten an genügend großen Patienten-Kollektiven.

Klinische Erfahrungen mit selektiven D_1-Dopamin-Rezeptor-Agonisten liegen bislang nur in sehr begrenztem Umfang vor. Aus experimentellen und klinischen Daten bleibt die mögliche Bedeutung reiner D_1-Rezeptor Dopamin-Stimulation für die Parkinson-Therapie unklar. Nach tierexperimentellen Befunden einer ausgeprägten anti-Parkinson Wirkung des D_1-Partial-Agonisten **CY 208–243** ergaben sich in klinischen Pilot-Untersuchungen widersprüchliche Resultate von geringer bis zu L-Dopa äquivalenter Effektivität (Temlett et al. 1989, Tsui et al. 1989). Die für die chronische Parkinson-

Behandlung optimale 'Balance' von D_1/D_2-Agonismus eines Dopamin-Agonisten bleibt somit ein wichtiges Ziel in der Entwicklung neuer Parkinson-Mittel.
Weitere 'klassische' D_2-selektive Ergot-Agonisten mit möglichen Wirkungs- und Verträglichkeitsvorteilen gegenüber den eingeführten Substanzen Bromocriptin, Lisurid und Pergolid wurden ebenfalls in den letzten Jahren klinisch erprobt. Die vielversprechende Substanz **CQA 206–291** mußte nach einer ersten erfolgreichen klinischen Erprobungsphase (Rascol et al. 1990) wegen toxikologischer Bedenken von einer weiteren klinischen Entwicklung ausgeschlossen werden. Positive Pilot-Erfahrungen liegen auch für den reinen D_2 Agonisten **Ropinirol** vor (Kapoor et al. 1989). Vor dem Hintergrund des L-Dopa-Langzeit-Syndroms mit Wirkungsfluktuationen sind Dopamin-Agonisten mit verlängerter biologischer Halbwertszeit entwickelt worden. **Cabergoline**, ein Ergot-Alkaloid mit vorwiegender D_2-Rezeptor-Wirkung, besitzt eine Halbwertszeit von über 24 Stunden. Mit ein oder zwei Tagesdosen konnten bei Patienten mit L-Dopa Wirkungs-Fluktuationen deutliche Verbesserungen erzielt werden (Jori und Dubini 1990). Eine prolongierte Freisetzung von Bromocriptin konnte mit einem neuartigen Depot-injektionssystem erreicht werden, bei dem das Pharmakon in biologisch abbaubaren Polymeren mikroverkapselt wird. **Parlodel LAR** wurde bisher vor allem mit Erfolg in der Behandlung der Hyperprolactinämie eingesetzt, seine mögliche Rolle in der Parkinson-Therapie bleibt abzuwarten. Gleichartige Systeme werden tierexperimentell als implantierbare mikroverkapselte Dopamin-Reservoire getestet, wobei nach intrastriataler Implantation bei Ratten mit chemischer Läsion der nigrostriatalen Projektion ein deutlicher pharmakologischer Effekt nachgewiesen werden konnte (McRae-Degueurce et al. 1988). Prolongierte dopaminerge Stimulation wurde auch nach transdermaler Applikation des non-Ergot Agonisten **PHNO** bei Parkinson-Patienten beobachtet (Coleman et al. 1989). Weitere alternative Administrationswege für Parkinson-Mittel wurden durch erfolgreiche intranasale Gaben von Apomorphin-Einzeldosen mittels Spray-Applikatoren aufgezeigt (Kapoor et al. 1990). Diese vielfältigen Entwicklungsansätze lassen erwarten, daß auf dem Gebiet der Dopamin-Agonisten-Therapie der Parkinson-Krankheit bald weiter verbesserte Substanzen und neue pharmakokinetische Prinzipien zur Verfügung stehen.

Literatur

Bittkau S, Przuntek H (1986) Lisuride infusion pump for Parkinson's disease. Lancet ii: 349

Bromocriptine Research Group (1989) Bromocriptine in Parkinson's disease: a doubleblind study comparing "low-slow" and "high-fast" introductory dosage regimens in de novo patients. J Neurol Neurosurg Psychiatry 52: 77–82

Bnuecke T, Danielczyk W, Simanyi M, Sofic E, Riederer P (1986) Terguride: partial dopamine agonist in the treatment of Parkinson's disease. Adv Neurol 45: 573–576

Calne DB, Teychenne PF, Claveria LE, Eastman R, Greenacre JK (1974) Bromocriptine in Parkinsonism. Br Med J 4: 442–444

Calne DB, Plotkin Ch, Williams AC, Nutt JG, Neophytides A, Teychenne PF (1978) Longterm treatment of Parkinsonism with bromocriptine. Lancet i: 735–737

Coleman RJ, Lange KW, Quinn NP et al. (1989) The antiparkinsonian actions and pharmcokinetics of transdermal (+)-4-propyl-9-hydroxypathoxazine (PHNO): preliminary results. Mov Disord 4: 129–138

Cotzias GC, Papavasiliou PS, Tolosa ES (1976) Treatment of Parkinson's disease with apomorphines: possible role of growth hormone. N Engl J Med 294: 567–572

Critchley PHS, Grandas Perez F, Quinn NP, Parkes JD, Marsden CD (1988) Continuous subcutaneous lisuride infusion in Parkinson's disease. J Neural Transm [Suppl 27]: 55–60

Düby SE, Cotzias GC, Papavasiliou PS (1972) Injected apomorphine and orally administered levodopa in parkinsonism. Arch Neurol 27: 474–480

Frankel JP, Lees AJ, Kempster PA, Stern GM (1990) Subcutaneous apomorphine in the treatment of Parkinson's disease. J Neurol Neurosurg Psychiatry 53: 96–101

Giovannini P, Scigliano G, Piccolo I, Soliveri P, Suchi I, Caraceni T (1988) Lisuride in Parkinson's disease. Clin Neuropharmacol 11: 201–211

Goetz CG, Tanner ZM, Glantz R (1983) Pergolide in Parkinson's disease. Arch Neurol 40: 785–787

Gopinathan G, Teravainen H, Dambrosia JM et al. (1981) Lisuride in Parkinsonism. Neurology 31: 371–376

Grimes JD, Kind DB, Kofman OS, Molina-Negro P, Wilson AF, Bouchard S (1984) Bromocriptine in the management of end of dose deterioration in Parkinson's disease. Can J Neurol Sci 11: 452–456

Hardie, RJ, Lees AJ, Stern GM (1985) The controversial role of bromocriptine in Parkinson's disease. Clin Neuropharmacol 8: 150–155

Jori MC, Dubini A (1990) Cabergoline in Parkinson's disease: a confirmation of the role of long-lasting dopaminergic stimulation in motor fluctuations. Mov Disord 5 [Suppl 1]: 62

Kapoor R et al. (1989) Treatment of Parkinson's disease with novel dopamine D2 agonist SK&F 101 468. Lancet i:1445

Kapoor R, Turjanski N, Frankel J, Kleedorfer B, Lees AJ, Stern GM (1990) Intranasal apomorphine: a novel treatment in Parkinson's disease. J Neurol Neurosurg Psychiatry 53: 1015

Kartzinel R, Calne DB (1976) "On-off" phenomena. Neurology 26: 508–510

Lang AE, Quinn N, Brincat S (1982) Pergolide in late stage Parkinson disease. Ann Neurol 12: 243–247

Larsen TA, Newman R, LeWitt P, Calne DB (1984) Severity of Parkinson's disease and dosage of bromocriptine. Neurology 34: 795–797

Lees AJ, Stern GM (1983) Sustained bromocriptine therapy in 50 previously untreated patients with Parkinson's disease. Adv Neurol 37: 17–21

Lieberman A, Miyamoto T, Battista AF et al. (1975) Studies on the antiparkinsonism efficacy of lergotrile. Neurology 25: 459–462

Lieberman A, Kupersmith M, Estey E, Goldstein M (1976a) Treatment of Parkinson's disease with bromocriptine. N Engl J Med 295: 1400–1404

Lieberman A, Zolfaghari M, Boal D, Hassouri H, Vogel B, Battista A, Fuxe K, Goldstein M (1976b) The antiparkinsonian efficacy of bromocriptine. Neurology 26: 405–409

Lieberman AN, Goldstein M, Gopinathan G (1982) Further studies with pergolide in Parkinson's disease. Neurology 32: 1181–4

Lieberman A, Gopinathan G, Neophytides A, Goldstein M (1986) Management of levodopa failures: the use of dopamine agonists. Clin Neuropharmacol 9 [Suppl 1]: 9–21

Lieberman, A, Gopinathan G, Neophytides A, Nelson J, Goldstein M (1990) Dopamine agonists in Parkinson's disease. In: Stern G (ed) Parkinson's disease. Chapman Hall, London, pp 509–557

McRae-Degueurce A, Hjorth S, Dillon DL, Mason DW, Tice TR (1988) Irriplantable microencapsulated dopamine (DA): a new approach for slow-release DA delivery into brain tissue. Neurosci Lett 92: 303–309

Obeso JA, Luquin MR, Maratinez-Lage JM (1986) Lisuride infusion pump: a device for the treatment of fluctuations in Parkinson's disease. Lancet i: 467–470

Olanow CW, Albert MJ (1985) Low-dose bromocriptine in previously untreated Parkinson patients. In: Fahn S, Marsden CD, Jenner P, Teychenne P (eds) Approaches to the use of bromocriptine in Parkinson's disease. Raven Health Care Communications, pp 15–23

Olbrich W, Schanz H (1988) The effect of the partial dopamine agonist terguride on negative symptoms in schizophrenics. Pharmacopsychiatry 21: 389–390

Poewe WH, Kleedorfer B, Gerstenbrand F, Oertel WH (1988) Subcutaneous apomorphine in Parkinson's disease. Lancet i: 943

Poewe W, Kleedorfer B, Gerstenbrand F, Oertel WH (1989a) Die Behandlung von Parkinsonpatienten mit L-Dopa-Wirkungsfluktuationen mittels subkutanen Apomorphingaben. Akt Neurol 16: 73–77

Poewe WH, Kleedorfer B, Wagner M, Benke Th, Gasser Th, Oertel WH (1989b) Side effects of subcutaneous apomorphine in Parkinson's disease. Lancet i: 1084–1085

Quinn NP, llas A, Lhermitte F, Aigd Y (1981) Bromocriptine and domperidone in the treatment of Parkinson's disease. Neurology 31: 662–667

Quinn NP, Parker JD, Marsden CD (1984) Control

of on/off phenomenon by continuous infusion of levodopa. Neurology 34: 1131–1136

Rascol A, Guraud B, Montrastruc JL, David J, Clanet MJ (1979) Long-term treatment of Parkinson's disease with bromocriptine. J Neurol Neurosurg Psychiatry 42: 143–150

Rascol A, Montrastuc JL, Rascol O (1984) Should dopamine agonists be given early or late in the treatment of Parkinson's disease. Can J Neurol Sci 11 [Suppl 1]: 229–232

Rascol O, Fabre N, Teravainen H et al. (1990) CQA 206–291: a novel dopamine agonist in the treatment of Parkinson's disease. Clin Neuropharmacol 13: 303–311

Rinne UK (1983) New ergot derivatives in the treatment of Parkinson's disease. In: Calne DB, Horowski R, McDonald R, Wutke W (eds) Lisuride and other dopamine agonstis. Raven Press, New York, pp 431–442

Rinne UK (1985) Combined bromocriptine-levodopa therapy early in Parkinson's disease. Neurology 35: 1196–1198

Rinne UK (1987a) Dopamine agonists as primary treatment in Parkinson's disease. Adv Neurol 456: 519–524

Rinne UK (1987b) Early combination of bromocriptine and levodopa in the treatment of Parkinson's disease: a 5-year follow up. Neurology 37: 826–828

Rinne UK (1989) Lisuride a dopamine agonist in the treatment of early Parkinson's disease. Neurology 39: 336–339

Schwab RS, Amador LV, Levine JY (1951) Apomorphine in Parkinson's disease. Trans Am Neurol Assoc 76: 251–253

Shoulson I, Glaubiger GA, Chase T (1975) "On-off response": clinical and biochemical correlations during oral and intravenous levodopa administration in Parkinsonian patients. Neurology 25: 177–83

Stibe CMH, Lees AJ, Kempster PA, Stern GM (1988) Subcutaneous apomorphine in Parkinsonian on-off-oscillations. Lancet i: 403–406

Stocchi F, Ruggiere S, Antonini A, Baronti F, Brughitta G, Bellantuono P, Baravi D, Agnoli A (1988) Subcutaneous lisuride infusion in Parkinson's disease: clinical results using different modes of administration. J Neural Transm [Suppl 27]: 27–34

Temlett JA, Quinn NP, Jenner P et al. (1989) Antiparkinsonian activity of CY 208–243, a partial D-1 dopamine receptor agonist, in MPTP-treated marmosets and patients with Parkinson's disease. Mov Disord 4: 261–265

Teychenne PF, Bergsrud D, Racy A, Elton R, Vern B (1982) Bromocriptine: low-dose therapy in Parkinson's disease. Neurology 32: 577–83

Tsui JKC, Wolters ECH, Peppard RF, Calne DB (1989) A double-blind, placebocontrolled, dose-ranging study to investigate the safety and efficacy of CY 208–243 in patients with Parkinson's disease. Neurology 39: 856–858

Ulm G (1983) Experiences with lisuride in the treatment of Parkinson's disease. In: Calne DB, Horowski R, McDonald RJ, Wuttke W (eds) Lisuride and other dopamine agonists. Raven Press, New York, pp 463–472

Wachtel H, Dorow R (1983) Dual action on central dopamine function of transdihydrolisuride, a 9,10-dihydrogenated analogue of the ergot dopamine agonist lisuride. Life Sci 32: 421–432

Neuro-Psychopharmaka, Bd. 5
Riederer P. / Laux G. / Pöldinger W. (Hrsg.)

6
MAO-B-Hemmer

Einleitung
Pharmakologie
Neurobiochemie, Wirkmechanismus

M. Gerlach und P. Riederer

Einleitung

MAO-B-Hemmer inhibieren per definitionem die Aktivität des Enzyms Monoaminoxidase (MAO) Typ B durch Konkurrenz mit dem spezifischen Substrat. Entsprechend der Reversibilität der Hemmung unterscheidet man:

1. kompetitive, reversible und
2. irreversible Inhibitoren.

Kompetitive, reversible Inhibitoren (Abb. 6.1) haben eine enge Strukturverwandtschaft mit den Monoaminsubstraten; im Gegensatz zu den Substraten werden diese jedoch nicht von der MAO katabolisiert. Irreversible Inhibitoren, zu denen Acetylamine wie z. B. (R)-Deprenyl gehören, sind sog. "Suizid"-Inhibitoren (Tipton und Mantle 1981). Diese binden zwar in einem ersten reversiblen Schritt ebenfalls an das aktive Zentrum des Enzyms, werden dann aber nach erfolgter Oxidation kovalent und irreversibel gebunden (Abb. 6.1).

Die MAO (EC 1.4.3.4; Amin: Sauerstoff-Oxidoreduktase (desaminierend)), ein Enzym der äußeren Mitochondrienmembran, oxidiert eine Reihe von monoaminergen Neurotransmittern und Neuromodulatoren sowie exogene bioaktive Monoamine nach folgender Reaktions-Gleichung:

$$RCH_2\,NH_2 + O_2 + H_2O \longrightarrow RCHO + NH_3 + H_2O_2$$

Aufgrund unterschiedlicher Substratspezifität und Inhibitorsensitivität wurde die Existenz zweier multipler Formen postuliert (Abb. 6.2; Johnston 1968, zur Übersicht: Youdim et al. 1988): Während MAO-A vorwiegend Serotonin und Noradrenalin desaminiert und selektiv durch Clorgylin inhibiert wird, besitzt die MAO-B eine höhere Affinität zu Benzylamin, β–Phenethylamin sowie N-azetylierten Polyaminen und wird selektiv durch Deprenyl inhibiert; Dopamin und Tyramin sind Substrate für beide Enzymformen, wobei Dopamin im menschlichen Gehirn eine etwas höhere Affinität

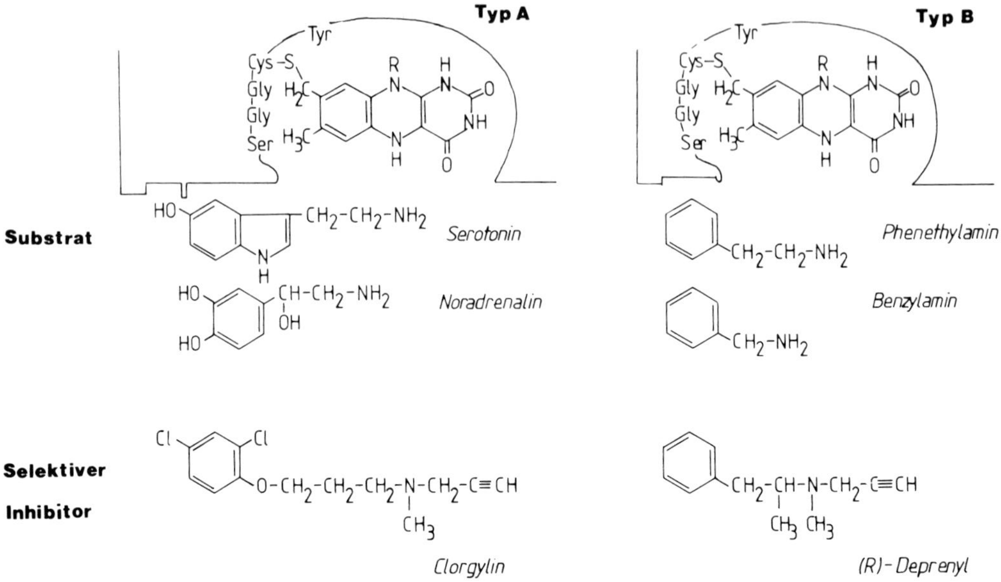

Abb. 6.1. Schematische Darstellung der aktiven Zentren der MAO Typ A und B sowie ihrer selektiven Substrate und Inhibitoren (nach Youdim et al. 1988)

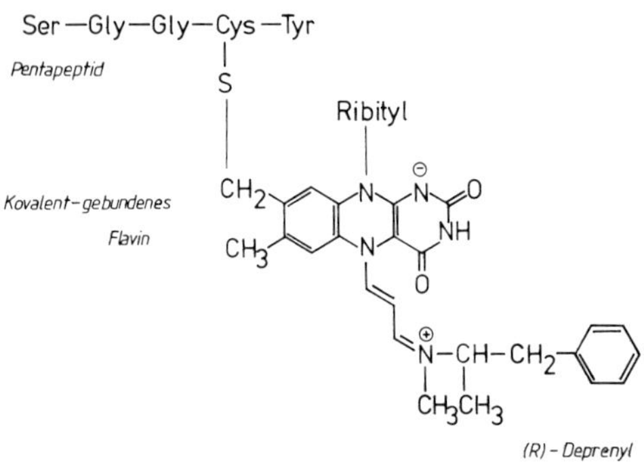

Abb. 6.2. Struktur des Cysteinyl-Flavin-Adduktes, das nach der Inaktivierung der MAO durch (R)-Deprenyl gebildet wird (nach Youdim et al. 1988)

für MAO-B aufweist (Riederer und Youdim 1986).

Viele Substrate – selbst jene, die als spezifisch für die eine oder andere Form der MAO beschrieben sind – werden jedoch *in vivo* bei höherer Substrat- bzw. Inhibitorkonzentration von beiden Subtypen des Enzyms metabolisiert. Die Desaminierung der Substrate durch die MAO-A und/oder MAO-B im Gewebe hängt von drei Parametern ab: dem K_m-Wert, der katalytischen Konstante k_{cat} (beide sind für das jeweilige Enzym und Substrat charakteristisch) sowie der prozentualen Verteilung der beiden MAO-Formen in dem jeweiligen Gewebe (siehe Tabelle 6.1).

Tabelle 6.1. Verteilung der beiden MAO-Formen beim Menschen (nach RIEDERER et al. 1978)

Organ	MAO-A-Aktivität (in % der Gesamtaktivität)	MAO-B-Aktivität
Leber	45	55
Darm	<80	>20
Niere	25	75
Gehirn	<20	>80
Thrombozyten	<5	>95
Lunge	55	45

Verschiedene selektive MAO-B-Hemmer wie "AGN 1135" (KALIR et al. 1981), "Ro 16-6491" und "19-6327" (KELLER et al. 1987, DA PRADA et al. 1988), "MDL 72,974" (ZREIKA et al. 1989) oder (R)-Deprenyl (Selegilin, L-Deprenyl) (zur Übersicht: KNOLL 1986b) wurden mit dem Ziel entwickelt, diese als Adjuvantien für die L-Dopa-Substitutionstherapie einzusetzen. Da für (R)-Deprenyl, dem bisher einzigen in Deutschland für die Parkinson-Therapie zugelassenen MAO-B-Hemmer, die meisten pharmakologischen Daten und klinischen Erfahrungen vorliegen, werden deshalb in den folgenden Kapiteln im wesentlichen nur Ergebnisse und Erkenntnisse über (R)-Deprenyl berücksichtigt.

6.1 Pharmakologie

6.1.1 Pharmakokinetik

Als lipophiles Molekül wird (R)-Deprenyl nach p. o. Applikation schnell resorbiert und rasch über die Blut-Hirn-Schranke ins Gehirn aufgenommen: Nach einer Einzeldosis von 5 mg werden maximale Plasma-Spiegel in einem Bereich von 37–45 ng/ml zwischen 30 Minuten und einer Stunde nach Applikation erreicht (BENAKIS 1985); i.v. Injektion von ^{11}C-(R)-Deprenyl führt zu einer raschen Anflutung im *Corpus striatum* von gesunden Versuchspersonen, bereits nach 5 Minuten kann mittels Positronen-Emissions-Tomographie (PET) gezeigt werden, daß das Maximum an radioaktiver Substanz vorliegt (FOWLER et al. 1987). Die biologische Halbwertszeit liegt bei einem Mittelwert von 39.5 Stunden (BENAKIS 1985). Trotz der schnellen, vollständigen Resorption und der relativ langsamen Elimination sind die erreichten Plasmaspiegel relativ gering. Dies ist vor allem der Tatsache zuzuschreiben, daß (R)-Deprenyl aufgrund der guten Lipidlöslichkeit rasch in einem großen Gewebekompartment-Volumen (Verteilungsvolumen 137 l) verteilt wird (BENAKIS 1985).

Nach drei Tagen sind 84% des verabreichten (R)-Deprenyls – größtenteils über den Urin (72%) – ausgeschieden; 15% werden über den Fäzes eliminiert (BENAKIS 1985). Die identifizierten Hauptmetaboliten sind N-demethyliertes (R)-Deprenyl, (R)-Methamphetamin und (R)-Amphetamin (REYNOLDS et al. 1978, BENAKIS 1985) (Abb. 6.3). Keine dieser Verbindungen hat jedoch eine signifikante Anti-Parkinson-Wirkung oder MAO-inhibierende Eigenschaften (zur Übersicht: GOLBE 1988).

Da (R)-Deprenyl zu der Klasse der irreversiblen MAO-B-Hemmer gehört, muß berücksichtigt werden, daß die klinische Wirkdauer wesentlich mehr von der Regenerationszeit der MAO und dem Ersetzen an der äußeren Mitochondrienmembran als von pharmakokinetischen Parametern abhängt. Bei gesunden Kontrollpersonen (ELSWORTH et al. 1978) wird ebenso wie bei Parkinson-Patienten (RIEDERER et al. 1978, LEE et al. 1989) – wie aufgrund der Pharmako-

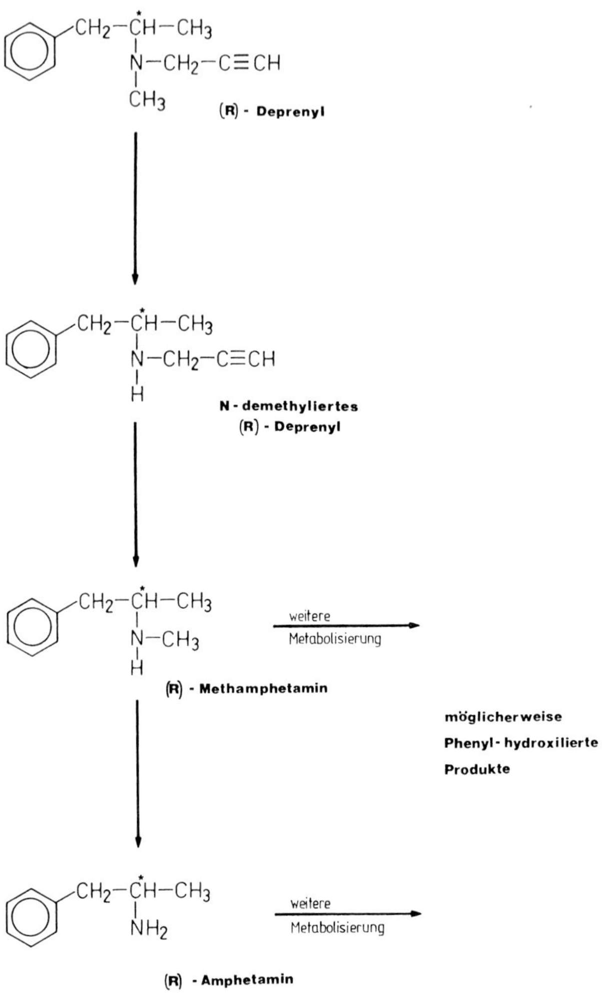

Abb. 6.3. Metabolismus von (R)-Deprenyl (nach BENAKIS 1985)

kinetik erwartet – bereits zwischen 30 Minuten und zwei Stunden nach p.o. Einnahme von 10 mg (R)-Deprenyl eine Abnahme der Thrombozyten-MAO-B-Aktivität beobachtet; die nahezu vollständige Blockierung bleibt auch noch 24 Stunden nach Absetzung der letzten (R)-Deprenyl-Dosis bestehen. Obwohl nach drei Tagen bereits im Blut kein (R)-Deprenyl mehr nachweisbar ist und der größte Teil verstoffwechselt und ausgeschieden ist, bleibt die Thrombozyten-MAO-B-Aktivität auch nach einer Woche um 50% erniedrigt; erst nach zwei bis drei Wochen ist die Aktivität wieder normal (ELSWORTH et al. 1978, RIEDERER et al. 1978, ORELAND et al. 1983, DANIELCZYK et al. 1989, LEE et al. 1989).

6.1.2 *Experimentelle und klinische Pharmakologie*

In Tabelle 6.2 ist das pharmakologische Profil von (R)-Deprenyl zusammengefaßt. Im folgenden Kapitel wird dieses im einzelnen beschrieben.

MAO-Inhibierung

(R)-Deprenyl inhibiert selektiv und irreversibel sowohl *in vitro* als auch *in vivo* die MAO-B in peripherem Gewebe und im Gehirn (zur Übersicht: Knoll 1986a, 1987): seine Substratpräferenz bezieht sich auf β-Phenethylamin, Benzylamin und N-azetylierte Polyamine; Dopamin, Tyramin und Tryptamin sind Substrate für beide Enzymformen, wobei Dopamin eine wesentlich höhere Affinität für MAO-B aufweist. In Tierstudien konnte gezeigt werden, daß die MAO-B-Aktivität im Striatum verschiedener Spezies (Maus, Ratte, Hund, Katze) durch subkutane Verabreichung von 0.17–0.31% der LD_{50} selektiv blockiert wird; bei der Ratte betrug die höchste (R)-Deprenyl-Dosis, die die MAO-B-Aktivität blockierte und die MAO-A-Aktivität aus funktioneller Sicht unbeeinträchtigt ließ 0.25–0.50 mg/kg. In höheren Dosen beginnt (R)-Deprenyl auch die MAO-A-Aktivität beträchtlich zu hemmen. Tägliche Verabreichung von 0.25 mg/kg Deprenyl über 21 Tage veränderte nicht die Selektivität der MAO-B-Hemmung (Ekstedt et al. 1979).

Post-mortem-Untersuchungen von Riederer und Youdim (1986) bestätigten die MAO-B-selektive Wirkung von (R)-Deprenyl: Ihre Ergebnisse zeigten, daß auch nach nahezu vollständiger MAO-B-Hemmung durch therapeutische Dosen (R)-Deprenyl noch MAO-A-Aktivität in verschiedenen Gehirnregionen (*Nucleus caudatus, Putamen, Globus pallidus, Substantia nigra*) von Parkinson-Kranken nachweisbar ist; infolge dieser selektiven Hemmung fanden die Autoren in diesen Gehirnregionen regional 1000–3000 % erhöhte Phenylethylaminkonzentrationen, 30–50%ige, signifikant erhöhte Dopamin-Konzentrationen und unveränderte Werte für Serotonin und 5-Hydroxiindolessigsäure.

Ein Vergleich der *Ex-vivo*-Enzym-Hemmung verschiedener MAO-Hemmer im Rattenhirn zeigt, daß "Ro 19–6327" der potenteste Hemmer der MAO-B ist (Da Prada et al. 1988). Das Verhältnis der IC_{50}-Hemmwerte von MAO-A zu MAO-B belegt, daß "Ro 19–6327" ein noch selektiverer MAO-B-Hemmer als (R)-Deprenyl ist (Tabelle 6.3). Im Gegensatz zu den irreversiblen Inhibitoren ist die Wirkung des reversiblen MAO-B-Inhibitors "Ro 19–6327" jedoch nur verhältnismäßig kurz (Da Prada et al. 1988); bereits 24 Stunden nach Applikation ist die MAO-Hemmung fast vollständig aufgehoben.

Tabelle 6.2. Pharmakologisches Profil von (R)-Deprenyl

- selektiver MAO-Hemmer bei therapeutischen Dosen
- geringe Potenzierung peripherer Effekte sympathikomimetischer Amine
- Beeinflussung der Aktivität katecholaminerger Neurone
- Beeinflussung von Neurotransmitter-Rezeptoren in sehr hohen Dosen
- schwacher Monoamin-Aufnahme-Inhibitor
- Schutzwirkung gegenüber Neurotoxinen

Tabelle 6.3. *In-vitro*-Selektivität von MAO-Hemmern

Inhibitor	IC_{50} (Mol/l) Serotonin	β-Phenethylamin	MAO-A/-B	Literatur
AGN 1135	8	0,02	400	Riederer und Youdim 1986
Ro 19-6327	900	0,03	30000	Da Prada et al. 1988
(R)-Deprenyl	2	0,005	400	Da Prada et al. 1988

Geringe Tyramin-potenzierende Wirkung

Die Verstärkung der sympathikomimetischen Wirkung von L-Dopa (L-3,4-Dihydroxiphenylalanin) und/oder in Nahrungsmitteln enthaltenen Tyramin ("Cheese Effekt") durch nicht-selektive MAO-Hemmer ist die wichtigste Nebenwirkung dieser Medikamentengruppe. Die Auslösung hypertensiver Krisen erklärt sich durch die Tatsache, daß indirekt wirkende sympathomimetische Amine wie vor allem Tyramin (ein MAO-Substrat) durch die verminderte enzymatische Aktivität der MAO (Form A und B) im Gastrointestinaltrakt während der Resorption in großen Mengen in den Kreislauf gelangen und Noradrenalin aus sympathischen Nervenendigungen freisetzen (Blackwell und Marley 1966).

(R)-Deprenyl zeigt in therapeutischen Dosen nur eine geringe Verstärkung der sympathikomimetischen Wirkung von Tyramin sowohl in pharmakologischen Versuchsmodellen (Knoll und Magyar 1972, Knoll 1976, Finberg und Tenne 1982, Youdim und Finberg 1986) als auch in einem oralen "Tyramin-Pressor"-Test beim Menschen (Bieck 1989). Nachdem ähnliche Befunde auch für andere selektive MAO-B-Hemmer beschrieben wurden (Youdim und Finberg 1986, Bieck 1989), kann davon ausgegangen werden, daß für das Nicht-Auftreten des "Cheese Effektes" während der Behandlung mit (R)-Deprenyl nur die selektive MAO-B-Hemmung in systemischen Organen und extrapyramidalen Gehirnregionen verantwortlich ist, und nicht wie von Knoll (1986a) angenommen, das pharmakologische Profil von (R)-Deprenyl. Deshalb kann im Dünndarm, in dem die A-Form überwiegt (Squires 1972), der größte Anteil des oral aufgenommenen Tyramins verstoffwechselt werden, sodaß nur wenig Tyramin in den Kreislauf gelangt.

Hemmung von Monoamin-Aufnahmemechanismen

(R) -Deprenyl ist in therapeutischen Dosen ein schwacher Dopamin-Aufnahme-Inhibitor (zur Übersicht: Knoll 1987): Nach 14täglicher s. c. Injektion von jeweils 0.25 mg/kg ist 24 Stunden nach der letzten Applikation in isolierten Striatum-Schnitten der Ratte die ^{3}H-Dopamin-Aufnahme im Vergleich zu Kontrollen nur um 22% reduziert; in höheren Konzentrationen (10 μM) wird auch die Aufnahme anderer Amine (Noradrenalin, Tyramin, Metaraminol und Oktopamin) geringfügig (15–20%) blockiert (Youdim und Finberg 1986).

Beeinflussung der Aktivität katecholaminerger Neuronen

In vitro besitzt (R)-Deprenyl *per se* keine Katecholamin-freisetzende Wirkung; es kann sogar wie z. B. im Herzmuskel die Noradrenalinfreisetzung aus den Nervenendigungen hemmen (zur Übersicht: Knoll 1987). Da (R)-Deprenyl in der Leber u. a. auch in (R)-Methamphetamin und (R)-Amphetamin metabolisiert wird (siehe vorhergehendes Kapitel), wurde vermutet, daß *in vivo* ein Amphetamin-artiger Dopamin-freisetzender Effekt an der komplexen pharmakologischen Wirkung dieser Substanz beteiligt sein könnte (Eisler et al. 1981, Karoum et al. 1982).

Vergleichende Untersuchungen der Wirkung von (R)-Deprenyl und (R)-Amphetamin auf die Konzentration und den Umsatz von Dopamin im Gehirn der Ratte lieferten jedoch gegensätzliche Ergebnisse (Knoll 1983): Während (R)-Deprenyl die Dopamin-Konzentration und den -Umsatz im Striatum erhöht, reduziert (R)-Amphetamin diese. Klinische Studien (Stern et al. 1983), die keinen zusätzlichen Einfluß von Amphetamin auf die Parkinson-Symptomatik belegen konnten, lassen ebenso wie die tierexperimentellen Befunde den Schluß zu, daß die Anti-Parkinson-Eigenschaften von (R)-Deprenyl nicht durch die Abbauproduk-

te Methamphetamin und Amphetamin hervorgerufen werden.
Die Steigerung der Aktivität dopaminerger Neuronen durch Langzeit-Gaben kleiner (R)-Deprenyl-Dosen (0.25 mg/kg), die vor allem durch einen erhöhten Dopamin-Umsatz zum Ausdruck kommt, kann auch durch Stimulierungsexperimente mit KCl belegt werden (Knoll 1987): So wurden aus präparierten Striatum-Schnitten von Ratten, die vor ihrer Tötung drei Wochen täglich 0.25 mg/kg (R)-Deprenyl s. c. injiziert bekamen, im Ruhezustand fünfmal und nach KCl-Stimulation siebenmal mehr Dopamin freigesetzt als bei Kontrolltieren. Die Förderung der striatalen dopaminergen Neurotransmission durch diese Langzeitbehandlung ist hochspezifisch: Für Noradrenalin wurde eine signifikante Abnahme des Umsatzes und eine unveränderte Konzentration im Hirnstamm nachgewiesen; hingegen wurde die serotoninerge Neurotransmission nicht beeinflußt (Zsilla et al. 1986). Die verminderte Acetylcholin-Freisetzung aus cholinergen Neuronen des Striatums nach Behandlung mit (R)-Deprenyl weist aufgrund der antagonistischen funktionellen Interaktion des dopaminergen und cholinergen Systems) ebenfalls auf einen erhöhten dopaminergen Tonus im nigro-striatalen System hin (Knoll 1987).

Beeinflussung von Neurotransmitter-Rezeptoren

Postsynaptische Dopamin-, Noradrenalin- und Serotonin-Rezeptoren werden durch therapeutische Dosen (R)-Deprenyl nicht beeinflußt (Knoll 1987). Sehr hohe (R)-Deprenyl-Dosen (10 μM) zeigten jedoch eine Interaktion mit Dopamin-Rezeptoren und hemmen bei der Ratte die Wirkung von Apomorphin (Knoll 1978). Für eine derartige *In-vivo*-Wirkung an postsynaptischen Dopamin-Rezeptoren müßten jedoch 40- bis 100mal höhere Dosen eingesetzt werden als zur selektiven Hemmung der MAO-B benötigt werden.

Schutzwirkung gegenüber Neurotoxinen

Neurotoxine wie 1-Methyl-4-phenyl-1,2,3,6-tetrahydropyridin (MPTP) (zur Übersicht: Kopin 1986, Stern 1990) oder 6-Hydroxidopamin (zur Übersicht: Cohen 1986) können selektiv dopaminerge Neuronen schädigen. Bei MPTP, das *per se* nicht neurotoxisch ist, ist die Metabolisierung durch die MAO-B der Glia in das toxische 1-Methyl-4-phenylpyridiniumion (MPP^+) und die Aufnahme dieses Ions in dopaminerge Neuronen durch Dopamin-Aufnahmemechanismen Voraussetzung für die neurotoxische Wirkung. MAO-B-Inhibitoren wie u. a. auch (R)-Deprenyl verhindern die Bildung von MPP^+ und sind deshalb in der Lage, im Tiermodell die neurotoxische Wirkung von MPTP im Sinne einer Antagonisierung der MPTP-induzierten striatalen Dopamin-Reduktion zu verhindern (Cohen et al. 1984, Heikkila 1984).
6-Hydroxidopamin verursacht die Neurodegeneration möglicherweise durch die Erzeugung von Radikalen (zur Übersicht: Cohen 1986): *In-vitro*-Experimente zeigten, daß in Anwesenheit von Sauerstoff eine Autoxidation stattfindet, bei der Chinone und Wasserstoffperoxid gebildet werden; aus Wasserstoffperoxid, das auch beim enzymatischen Abbau von Katecholaminen entsteht, werden in Anwesenheit von Schwermetallionen (z. B. Eisen(II)) freie Superoxid- und Hydroxil-Radikale gebildet. Wenn diese Radikale in hohen Konzentrationen gebildet werden, können die zellulären Schutzmechanismen (Katalase, Peroxidase) diese nicht mehr inaktivieren, sodaß es infolge der Peroxidation von ungesättigten Fettsäuren der Membranlipide zu einer Schädigung der Nervenzellmembran kommen kann. Experimentell läßt sich die Wirkung von (R)-Deprenyl gegenüber den neurotoxischen Effekten von 6-Hydroxidopamin durch vergleichende Messungen der basalen und Strophanthin-stimulierten Acetylcholin-Freisetzung erfassen (zur Über-

sicht: Knoll 1986a) – da das im Striatum freigesetzte Dopamin im Sinne einer funktionellen Hemmung der Acetylcholin-Freisetzung aus den cholinergen Interneuronen des *Nucleus caudatus* wirkt, läßt sich der Einfluß von Substanzen auf das dopaminerge System indirekt über die Messung der Acetylcholin-Freisetzung bestimmen. Wie zu erwarten, ist diese im Striatum der nur mit 6-Hydroxidopamin behandelten Tiere signifikant auf das Doppelte erhöht (Knoll 1986a). Entsprechende Vorbehandlung mit hohen Dosen (R)-Deprenyl (5 mg/kg) führt wieder zu Normalwerten; Clorgylin zeigt bei gleicher Behandlung diese Wirkung nicht. Ähnliche Ergebnisse lassen sich auch durch dreiwöchige Vorbehandlung mit niedrigen – in etwa therapeutischen – Dosierungen (0.25 mg/kg) erzielen (Knoll 1987).

Da (R)-Deprenyl an diesem experimentellen Modell spezifisch die 6-Hydroxidopamin-Wirkung unterdrückt, folgerte Knoll (1987), daß (R)-Deprenyl das Striatum absolut vor diesem Neurotoxin schützt. Über den Wirkungsmechanismus, der dieser Protektion zugrunde liegt, läßt sich nur spekulieren. Naheliegend sind Mechanismen, die sich durch das pharmakologische Profil von (R)-Deprenyl erklären lassen.

6.2 Neurobiochemie, Wirkmechanismus

Da die (R)-Deprenyl-induzierten Veränderungen auf die Aktivität der nigro-striatalen Neuronen (siehe vorangehendes Kapitel) durch andere selektive MAO-B-Hemmer nicht hervorgerufen werden konnten, folgerte Knoll (1987), daß für dessen klinische Wirksamkeit bei der Behandlung von Morbus Parkinson dessen charakteristisches und komplexes pharmakologisches Wirkungsspektrum verantwortlich ist. Danach stellen die selektive Hemmung der MAO-B und die Förderung der intrazellulären Schutzwirkung vor endogenen oder exogenen Neurotoxinen wohl die wichtigsten Mechanismen dar; während die anderen Eigenschaften wie Blockade der präsynaptischen Dopamin-Aufnahme und der präsynaptischen Dopamin-Autorezeptoren sowie Akkumulation von Amphetamin-artigen (R)-Deprenyl-Metaboliten im Hirngewebe nur von untergeordneter Bedeutung sein dürften.

Diese Mechanismen, die im wesentlichen aus tierexperimentellen Ergebnissen abgeleitet wurden, sind jedoch nur bedingt auf Vorgänge in menschlichen Basalganglien übertragbar. Während z. B. im Rattengehirn MAO-A überwiegt (Da Prada et al. 1988), zeigen immunzytochemische und histochemische Untersuchungen beim Menschen (Konradi et al. 1989, Riederer et al. 1989) sowohl eine unterschiedliche intra- und extraneuronale als auch anatomische Verteilung der beiden Subtypen: Glia enthält ebenso wie striatales Gewebe 60% MAO-B und 40% MAO-A; intraneuronale MAO ist im Locus caeruleus MAO-A, in der Raphe MAO-B, während Neuronen der Substantia nigra nur zu etwa 10% MAO-A enthalten.

Die Kombination der L-Dopa-Therapie mit (R)-Deprenyl führt, wie mittlerweile zahlreiche Studien belegen (zur Übersicht: Knoll 1986b, Golbe 1988, Riederer und Przuntek 1988), zu einer Optimierung der medikamentösen Behandlung des Morbus Parkinson. Im Vordergrund steht die Verminderung der unter der L-Dopa-Langzeittherapie auftretenden Fluktuationen der Beweglichkeit und die Dosisreduktion von L-Dopa; weiterhin wird die Progression der Erkrankung verzögert. Eine retrospektive Studie von Birkmayer et al. (1985) hat ferner gezeigt, daß Patienten, die mit L-Dopa-Präparaten und (R)-Deprenyl behandelt waren, eine signifikant bessere Wahrscheinlickeit zu längerer Lebenserwartung hatten als jene ohne (R)-Deprenyl-Zusatzbehandlung. Die Monotherapie mit (R)-Deprenyl führt zudem in der Parkinson-Frühbehandlung zu einer Hinausschiebung der Therapie mit L-Dopa-Präparaten und zu einer Verlangsamung der Progression (Tetrud und Langston 1989). Diese klinischen Erfahrungen könnten auf folgende Wirkungsprinzipien zurückgeführt werden:

1. Selektive MAO-B-Hemmung – primär vor allem der Glia – führt bei reduziertem Abbau von Dopamin zu signifikanter Erhöhung der synaptischen Konzentration des Neurotransmitters. Dabei ist noch unklar – aber durchaus wahrscheinlich –, ob Dopamin in der Glia angereichert wird und in Hormon-ähnlicher Weise die dopaminerge Neurotransmission beeinflußt. Diese Hormon-ähnliche Wirkung und die Metabolisierung des extraneuronalen Dopamins durch die Katecholamin-O-Methyl-Transferase (COMT) könnte eine Erklärung dafür sein, daß (R)-Deprenyl ein weniger potentes Anti-Parkinson-Mittel ist als L-Dopa oder Dopamin-Agonisten. Eine Kombinations-Therapie mit MAO-B- und COMT-Hemmern, bei der möglicherweise die Nachteile der L-Dopa-Langzeittherapie erspart bleiben, sollte deshalb angestrebt werden.

2. Ein endogener "Amphetamin-ähnlicher" antriebssteigernder Effekt. Da endogene Monoamine wie z. B. β-Phenethylamin von der COMT nicht metabolisiert werden, kommt es infolge der MAO-B-Hemmung zu einer Akkumulation solcher Amine im Gehirn (Erhöhung der β-Phenethylkonzentrationen im Striatum auf 1192% und in limbischen Arealen auf bis zu 3440% der Normalwerte, Riederer et al. 1984). β-Phenethylamin wirkt Dopamin-freisetzend und folglich stimulierend auf dopaminerge (nicht aber auf noradrenerge) Neuronen, sodaß ein endogener "Amphetamin-ähnlicher" antriebssteigernder Effekt für die Wirkung von (R)-Deprenyl mitverantwortlich sein könnte.

3. Verlängerung der Lebenserwartung von Parkinson-Patienten und Verlangsamung der Progression der Erkrankung könnte einerseits auf Unterdrückung der Generierung endogener neurotoxischer Radikale beruhen, andererseits aber auch darauf, daß die Synthese neurotoxischer Substanzen aus exogen zugeführten Nahrungsmittel- und Umweltgiften gehemmt wird. Wie bereits im vorangehenden Kapitel ausführlich beschrieben, ist beispielsweise die Metabolisierung des Neurotoxins MPTP durch die MAO-B der Glia Vorausetzung für seine toxische Wirkung. Zum neuroprotektiven Effekt von L-Deprenyl könnte aber auch eine Antagonisierung der Polyaminbindungsstelle des N-Methyl-D-aspartat (NMDA)-Rezeptors (neuere Untersuchungen zeigen, daß dieser Rezeptor maßgeblich an der neurotoxischen Wirkung der exzitatorischen Aminosäuren beteiligt ist) durch N-acetylierte Polyamine beitragen, da diese als endogene Substrate der MAO-B (MBH Youdim persönliche Mitteilung) unter der L-Deprenyl-Therapie in erhöhten Konzentrationen vorliegen müßten.

Durch die Hemmung der intra- und extraneuronalen MAO-B in Kerngebieten der dorsalen Raphe, wodurch die serotoninerge Neurotransmission stimuliert wird, könnte (R)-Deprenyl auch eine antidepressive Wirkung entfalten. Obwohl anzunehmen ist, daß selektive MAO-A-Hemmung zu besseren Ergebnissen führt, fehlt es an vergleichenden Untersuchungen zur Bestätigung dieser Hypothese. Zusätzlich geprüft werden müßte auch, ob der klinische Effekt einer Monotherapie mit MAO-Hemmern durch eine entsprechende Kombinations-Therapie mit *Precursor*- Neurotransmittern wie z. B. L-Tryptophan, 5-Hydroxitryptophan oder L-Phenylalanin potenziert werden könnte. Erste klinische Hinweise dafür liegen bereits vor: So konnte die Überlegenheit einer Kombination von L-Tryptophan und (R)-Deprenyl bei der Behandlung des Depressionssyndroms gezeigt werden (Mendlewicz und Youdim 1983); signifikant antidepressive Wirkung mit Stimmungsaufhellung und Antriebssteigerung konnte auch durch eine Behandlung mit der Kombination (R)-Deprenyl/L-Phenylalanin erzielt werden (Birkmayer et al. 1984).

Literatur

Benakis (1985) Pharmacokinetic and metabolic data of Jumex® in human volunteers. In: Marton J, Zak F, Szebeni R (eds) Proceedings of the International Symposium on (-)-Deprenyl, Jumex®. Chinoin Pharmaceutical and Chemical Works, Budapest, pp 33–37

Bieck PR (1989) Hypertensive Krisen unter reversiblen Hemmstoffen der Monoaminoxidase? Ergebnisse von Tyramin-Interaktionsstudien. In: Laux G, Riederer P (Hrsg) Neue selektive Monoaminoxidase-Hemmer in der Therapie depressiver Erkrankungen. Psychiatr Prax 16: 25–31

Birkmayer WP, Riederer P, Linauer W, Knoll J (1984) L-Deprenyl plus L-phenylalanine in the treatment of depression. J Neural Transm 59: 81–87

Birkmayer W, Knoll J, Riederer P, Youdim MBH, Hars V, Marton J (1985) Increased life expectancy resulting from addition of L-deprenyl to Madopar® treatment in Parkinson's disease: a longterm study. J Neural Transm 64: 113–127

Blackwell B, Marley E (1966) Interactions of cheese and of its constituents and monoamine oxidase inhibitors. Br J Pharmacol 26: 120–141

Cohen G (1986) Monoamine oxidase, hydrogen peroxide, and Parkinson's disease. In: Yahr MD, Bergmann KJ (eds) Advances in neurology, vol 45. Raven Press, New York, pp 119–125

Cohen G, Psik P, Cohen B, Leist A, Mythilineou C, Yahr MD (1984) Pargyline and deprenyl prevent the neurotoxicity of 1-methyl-4-phenyl-1,2,3–6-tetrahydropyridine (MPTP) in monkeys. Eur J Pharmacol 106: 209–210

Danielczyk W, Streifler M, Konradi C, Riederer P, Moll G (1989) Platelet MAO-B activity and the psychopathology of Parkinson' disease, senile dementia and multi-infarct dementia. Acta Psychiatr Scand 78: 730–736

Da Prada M, Kettler R, Zurcher G, Keller HH (1988) Hemmer der MAO-B und COMT: Möglichkeiten ihrer Anwendung bei der Parkinson-Therapie aus heutiger Sicht. In: Fischer PA (Hrsg) Modifizierende Faktoren bei der ParkinsonTherapie. Editiones Roche, Basel, S 309–323

Eisler T, Teravainen H, Nelson R et al. (1981) Deprenyl in Parkinson's disease. Neurology 31: 19–23

Ekstedt B, Magyar K, Knoll J (1979) Does the B form selective monoamine oxidase inhibitor lose selectivity by long term treatment? Biochem Pharmacol 28: 919–923

Elsworth JD, Glover V, Reynolds GP et al. (1978) Deprenyl administration in man: selective monoamine oxidase B inhibitor without the "cheese effect". Psychopharmacology 57: 33–38

Finberg J PM, Tenne M (1982) Relationship between tyramine potentiation and selective inhibition of monoamine oxidase types A and B in the rat vas deferens. Br J Pharmacol 77: 13–21

Fowler JS, McGregor RR, Wolf AP et al. (1987) Mapping human brain monoamine oxidase A and B with ^{11}C-labeled suicide inactivators and PET. Science 235: 481–485

Golbe LI (1988) Deprenyl as symptomatic therapy in Parkinson's disease. Clin Neuropharmacol 11: 387–400

Heikkila RL, Manzino L, Cabbat FS, Duvoisin RC (1984) Protection against the dopaminergic neurotoxicity of 1-methyl-4-phenyl-1,2,3,6-tetrahydropyridine by monoamine oxidase inhibitors. Nature 311: 467–469

Johnston JP (1968) Some observations upon a new inhibitor of monoamine oxidase in brain tissue. Biochem Pharmacol 17: 1285–1297

Kalir A, Sabbagh A, Youdim MBH (1981) Selective acetylenic 'suicide' and reversible inhibitors of monoamine oxidase types A and B. Br J Pharmacol 73: 55–64

Karoum F, Chuang LW, Eisler T, Calne DB, Leibowitz MR, Quitkin FM, Klein DF, Wyatt RJ (1982) Metabolism of (-)-deprenyl to amphetamine and methamphetamine may be responsible for deprenyl's therapeutic benefit: a biochemical assessment. Neurology 32: 503–509

Keller HH, Kettler R, Keller G, Da Prada M (1987)

Short-acting novel MAO inhibitors: in vitro evidence for the reversibility of MAO inhibition by moclobemide and Ro 16–6491. Naunyn-Schmiedebergs Arch Pharmacol 335: 15–20

Knoll J (1976) Analysis of the pharmacological effects of selective monoamine oxidase inhibitors. In: Wolstenholme GEW, Knight J (eds) Monoamine oxidase and its inhibition. Elsevier/North-Holland, Amsterdam, pp 131–161 (Ciba Foundation Symposium 39)

Knoll J (1978) The possible mechanism of action of (-)deprenyl in Parkinson's disease. J Neural Transm 43: 177–198

Knoll J (1983) Deprenyl (selegiline): the history of its development and pharmacological action. Acta Neurol Scand [Suppl] 95: 57–80

Knoll J (1986a) The pharmacology of (-)- deprenyl. J Neural Transm [Suppl] 22: 75–89

Knoll J (1986b) Role of B-type monoamine oxidase inhibition in the treatment of Parkinson's disease. In: Shah NS, Donald HG (eds) Movement disorders. Plenum Press, New York, pp 53–81

Knoll J (1987) R-(-)-Deprenyl (Selegiline, Movergan®) facilitates the activity of the nigrostriatal dopaminergic neuron. J Neural Transm [Suppl] 25: 45–69

Knoll J, Magyar K (1972) Some puzzling effects of monoamine oxidase inhibitors. Adv Biochem Psychopharmacol 5: 393–408

Konradi C, Riederer P, Heinsen H (1989) Histochemistry of MAO subtypes in the brainstem of humans: a relation to the radical hypothesis of Parkinson's disease? In: Przuntek H, Riederer P (eds) Early diagnosis and preventive therapy in Parkinson's disease. Springer, Wien New York, pp 243–249

Kopin IJ (1986) Toxins and Parkinson's disease MPTP parkinsonism in humans and animals. In: Yahr MD, Bergmann KJ (eds) Advances in neurology, vol 45. Raven Press, New York, pp 137–144

Lee DH, Mendoza M, Dvorozniak MT, Chung E, van Woert MH, Yahr MD (1989) Platelet monoamine oxidase in Parkinson patients: effect of L-deprenyl therapy. J Neural Transm [P-D-Sect] 1: 189–194

Mendlewicz J, Youdim MBH (1983) L-Deprenyl, a selective monoamine oxidase type B inhibitor in the treatment of depression: a double blind evaluation. Br J Psychiatry 142: 507–511

Oreland L, Johansson F, Ekstedt J (1983) Dose regimen of deprenyl (selegiline) and platelet MAO activities. Acta Neurol Scand [Suppl] 95: 87–89

Reynolds GP, Elsworth JD, Blau K, Sandler M, Lees AJ, Stern GM (1978) Deprenyl is metabolized to methamphetamine and amphetamine in man. Br J Clin Pharmacol 6: 542–544

Riederer P, Youdim MBH (1986) Monoamine oxidase activity and monoamine metabolism in brains of parkinsonian patients treated with L-deprenyl. J Neurochem 46: 1359–1365

Riederer P, Przuntek H (1988) Morbus Parkinson – Selegilin (R-(-)-Deprenyl, Movergan®). Ein neues Therapiekonzept. Springer, Wien New York

Riederer P, Youdim MBH, Rausch WD, Birkmayer W, Jellinger K, Seemann D (1978) On the mode of action of L-deprenyl in the human central nervous system. J Neural Transm 43: 217–226

Riederer P, Jellinger K, Seemann D (1984) Monoamine oxidase and parkinsonism. In: Tipton K, Dostert P, Strolin-Benedetti M (eds) Monoamine oxidase and disease. Academic Press, London Orlando San Diego, pp 404–415

Riederer P, Konradi C, Hebenstreit G (1989) Neurochemische Perspektiven zur Funktion der Monoaminoxidase. Psychiatr Prax 16 [Suppl]: 7–11

Squires R (1972) Multiple forms of monoamine oxidase in intact mitochondria as characterized by selective inhibitors and thermal stability: a comparison of eight mammalian species. Adv Biochem Psychopharmacol 5: 355–370

Stern Y (1990) MPTP-induced parkinsonism. Prog Neurobiol 34: 107–114

Stern GM, Lees AJ, Hardie RJ, Sandler M (1983) Clinical and pharmacological problems of deprenyl (selegiline) treatment in Parkinson's disease. Acta Neurol Scand [Suppl] 95: 113–116

Tetrud J, Langston W (1989) The effect of deprenyl (Selegiline) on the natural history of Parkinson's disease. Science 245: 519–522

Tipton KF, Mantle TJ (1981) Inhibition of rat liver monoamine oxidase by clorgyline and deprenyl. In: Youdim MBH, Paykel ES (eds) Monoamine oxidase inhibitors: the state of the art. Wiley, Chichester, pp 3–27

Youdim MBH, Finberg JPM (1986) MAO Type B inhibitors as adjunct to L-DOPA therapy. In: Yahr MD, Bergmann KJ (eds) Advances in neurology, vol 45. Raven Press, New York, pp 127–136

Youdim MBH, Finberg JPM, Tipton KF (1988) Monoamine oxidase. In: Trendelenburg U, Weiner N (eds) Catecholamines I. Springer, Berlin Heidelberg New York Tokyo, pp 119–192 (Handbook of experimental pharmacology, vol 90/I)

Zreika M, Fozard JR, Dudley MW, Bey PH, McDonald IA, Palfreyman MG (1989) MDL 72,974: a potent and selective enzyme-activated irreversible inhibitor of monoamine oxidase type B with potential for use in Parkinson's disease. J Neural Transm [P-D-Sect] 1: 243–254

Zsilla G, Földi P, Held G, Szekely AM, Knoll J (1986) The effect of repeated doses of (-)-deprenyl on the dynamics of monoaminergic transmission. Comparison with clorgyline. Pol J Pharmacol Pharm 38: 57–67

6.3 Klinik

P.-A. Fischer

6.3.1 Indikationen

Die pathogenetische Bedeutung des striatalen Dopaminmangels bei der Parkinson-Krankheit fand nicht zuletzt durch die Erfolge der L-Dopa-Therapie eine Bestätigung. Neben der Substitution von Dopamin wurde versucht, auch durch Eingriffe an anderen Stellen der dopaminergen Transmission zu positiven therapeutischen Effekten zu kommen. Eine Möglichkeit bot die Verzögerung des Dopaminkatabolismus durch Gabe von MAO-Hemmern. Wegen überschießender noradrenerger Aktivität und Auftreten des Cheese-Effekts nach Genuß von Tyramin-haltigen Nahrungsmitteln wurde dieser Weg jedoch zunächst wieder verlassen. Nach Differenzierung von zwei verschiedenen MAO-Typen (Typ A und B), die auch selektiv gehemmt werden können (Johnston 1968), fand das Therapieprinzip erneute Beachtung. L-Deprenyl (Selegilin, Phenylisopropyl-methylpropinylamin HCL) zeigte eine selektive Inhibition der MAO-Typ B (Knoll et al. 1967, 1972). Birkmayer et al. (1975) fanden bei kombinierter Anwendung von L-Dopa und L-Deprenyl eine Potenzierung des antiakinetischen L-Dopa-Effektes und eine Besserung von Fluktuationen. In nachfolgenden Arbeiten wurden die positiven Wirkungen von Deprenyl auf die motorischen Parkinson-Symptome bestätigt und die MAO-B-Hemmung als zusätzliches therapeutisches Prinzip in die Parkinson-Behandlung eingeführt. Andere Indikationen der MAO-B-Inhibition beim Parkinson-Syndrom gründen sich auf pathogenetische Vorstellungen, die man als Radikalenhypothese und Neurotoxinhypothese umschreiben kann. Im Rahmen des physiologischen Dopamin-Stoffwechsels kommt es bei oxydativen Prozessen zur Bildung von H_2O_2 und von zytotoxischen freien Radikalen, die durch spezielle Enzymsysteme entgiftet werden. Unter der Annahme, daß endogen gebildete freie Radikale bei Störung der Entgiftungsmechanismen eine pathogenetische Rolle bei Entstehung und Progression des neuro-degenerativen Basisprozesses in der Substantia nigra spielen (Radikalen-Hypothese), könnte sich die MAO-B-Inhibition protektiv oder protrahierend auf den Verlauf der Parkinson-Krankheit auswirken.

Nach Aufklärung der MPTP-Vergiftungen und nach Etablierung des MPTP-Tiermodells bei nicht-menschlichen Primaten hat die MAO-B-Hemmung bei der Parkinson-Krankheit unter einem zusätzlichen Aspekt besonderes Interesse gefunden. Die toxische Wirkung von MPTP kann durch präventive MAO-B-Inhibition mit Deprenyl aufgehoben werden (Heikkila et al. 1984). Diese protektive Wirkung beruht wahrscheinlich auf einer Blockade der Umwandlung von MPTP in MPDP und weiter in den eigentlich toxischen Metaboliten MPP^+. Ausgehend von diesen Befunden wird diskutiert, ob andere, chemisch ähnliche und bisher noch unbekannte, Exotoxine für Entstehung und Verlauf der Parkinson-Krankheit von Bedeutung sein könnten (Neurotoxin-Hypothese). Eine MAO-B-Hemmung müßte sich auch in diesem Fall positiv auf den Basisprozeß in der Nigra auswirken.

MAO-B-Hemmer in der Behandlung der Parkinson-Symptomatik

Klinische Erfahrungen mit der Anwendung der MAO-B-Hemmung in der Parkinson-Therapie beschränken sich auf Gaben von Deprenyl (Selegilin), das bisher als einzige Substanz zur allgemeinen Verfügung steht. Deprenyl ist in der Parkinson-Behandlung als Monotherapie und im Rahmen von Kombinationstherapien verwendet worden. Während sich die Monotherapien auf die Anwendung in frühen Krankheitsstadien mit leichter Symptomatik beschränkten, wurde die Substanz in Kombinationstherapien, vor allem mit L-Dopa, sowohl in beginnenden als auch in fortgeschrittenen Krankheitsfällen verabfolgt. Dabei wurden seine Wirksamkeit überhaupt, seine Effektivität im Vergleich zu anderen Parkinson-Mitteln und seine L-Dopa-einsparende Wirkung untersucht und der Beeinflussung von Fluktuationen der Beweglichkeit während der L-Dopa-Langzeittherapie durch Deprenyl nachgegangen.

Deprenyl-Monotherapie

Die Monotherapie mit Deprenyl bei leichten Parkinson-Erkrankungen in ihrer Frühphase bewirkte lediglich eine geringe Beeinflussung der neurologischen Zielsymptome. Csanda und Tarczy (1987) hatten unter 30 Parkinson-Patienten mit beginnender Symptomatik unter Deprenyl-Monotherapie in der Dosierung von 2 × 5mg oral zehn Non-Responder. In den übrigen Fällen kam es zu einer leichten Besserung der motorischen Parkinson-Symptome mit Ausnahme des Ruhetremors. Lees et al. (1977) konnten mit Dosen bis 15mg Deprenyl täglich bei bis dahin unbehandelten Parkinson-Patienten keine motorischen Antiparkinsoneffekte verzeichnen. Nur 2 von 22 Patienten, über die Yahr et al. (1989) berichteten, zeigten eine geringe Besserung ihrer motorischen Störungen mit Deprenyl-Monotherapie.

Myllylä et al. (1989) fanden dagegen in einer Doppelblindstudie bei 56 Patienten in einer frühen Krankheitsphase und mit leichter Symptomatik signifikant niedrigere Symptom- und Beeinträchtigungswerte unter Deprenyl-Monotherapie als in der Placebo-Gruppe. In einer Beobachtungszeit bis zu 12 Monaten mußte bei 12 Patienten der Selegilin-Gruppe und bei 14 Patienten der Placebo-Gruppe wegen Zunahme der Parkinson-Symptomatik L-Dopa eingesetzt werden.

L-Deprenyl in der Kombinationsbehandlung der Parkinson-Krankheit

Ausgehend von der Erstveröffentlichung durch Birkmayer et al. (1975) betrifft die Mehrzahl der publizierten Behandlungsergebnisse Kombinationsbehandlungen von L-Dopa mit Deprenyl. Es wurden zahlreiche offene Studien unterschiedlicher Beobachtungsdauer durchgeführt, die übereinstimmend eine positive Wirkung von Deprenyl auf die motorischen Parkinson-Symptome registrierten. Bei Tagesdosen zwischen 5 und höchstens 15mg wurden geringe bis deutliche motorische Besserungen registriert. Bei Langzeitanwendung läßt die Effektivität der Deprenyl-Behandlung nach (Rinne 1987, Yahr et al. 1989). Auch in Doppelblinduntersuchungen mit unterschiedlichem Prüfdesign wurde die Wirksamkeit von Deprenyl auf die Parkinson-Symptomatik im Rahmen einer adjuvanten Therapie bestätigt (Goldstein 1980, Presthus et al. 1983, Golbe und Duvoisin 1987, Fischer und Baas 1987). Untersuchungen zum Einspareffekt von L-Dopa bei kombinierter Anwendung L-Dopa/Deprenyl ergaben übereinstimmend die Möglichkeit zur L-Dopa-Reduktion. Ihr Ausmaß wird unterschiedlich, zwischen 20 und 50%, angegeben. Die Besserung der Parkinson-Sympto-

matik durch Zugabe von Deprenyl zu einer L-Dopa-Therapie wird unterschiedlich quantifiziert, wobei differente Meßmethoden und Studiendesigns von Bedeutung sind. Generell wurde der therapeutische Nutzen in offenen Studien größer eingeschätzt. Zur Charakterisierung der Wirkungsstärke wurden auch Vergleichsuntersuchungen mit anderen Parkinson-Mitteln vorgenommen. Bei Patienten mit L-Dopa-Langzeitbehandlung war der therapeutische Effekt zusätzlicher Gaben von L-Deprenyl (10mg) oder dem Anticholinergikum Metixen (20mg/die) quantitativ vergleichbar (Fischer und Baas 1987). Ulm und Fornadi (1987) fanden etwa gleich starke Wirkungen von Deprenyl und low-dose-Bromocriptin (15mg/die).
Da Deprenyl über Amphetamin und Metamphetamin metabolisiert wird (Reynolds et al. 1978), hat man seine insgesamt moderaten antiparkinsonistischen Wirkungen auf einen unspezifischen stimulierenden Effekt der genannten Metaboliten und eine unspezifische antidepressive Wirkung zurückgeführt (Eisler et al.1981). Für diese Annahme fand sich in verschiedenen Untersuchungen keine Stütze (Stern et al. 1978, Przuntek und Kuhn 1987, Fischer und Baas 1987). In hohen Dosen von 20–40mg täglich hat Deprenyl eine antidepressive Wirkung (Mann et al. 1989, Laux 1992). Möglicherweise hängt dies mit einem Verlust an Selektivität und zunehmender Hemmung auch von MAO-A bei hohen Dosierungen zusammen (Sunderland et al. 1985).
Besonderes Augenmerk wurde nach der Erstveröffentlichung von Birkmayer et al. (1975) der positiven Beeinflussung von Motilitäts-Fluktuationen durch Deprenyl während einer L-Dopa-Langzeittherapie geschenkt. In mehreren Veröffentlichungen bei offener Kurzzeitanwendung, offener Langzeitanwendung und in Doppelblindstudien konnte dieser positive, Schwankungen der Beweglichkeit glättende, Effekt bestätigt werden. Die nähere Analyse der positiv beeinflußten Fluktuationen ergab Erfolge bei der wearing-off-Symptomatik vor allem im Sinne von end-of-dose-Akinesien, während Deprenyl paroxysmale on-off-Phänomene (random oscillations) nicht beeinflußt.

MAO-B-Hemmer in der protrahierenden Therapie der Parkinson- Krankheit

Birkmayer et al. (1985) berichteten, daß bei Patienten mit L-Dopa-Monotherapie und Patienten mit L-Dopa/Deprenyl-Kombinationstherapie unterschiedliche Zeitspannen zwischen Beginn der L-Dopa-Therapie und dem Tod zu beobachten sind. Diese Aussage stützte sich auf die Analyse von 841 Parkinson-Patienten und einen Verlauf von neun Jahren. 564 Patienten erhielten die Kombination L-Dopa/Deprenyl, während 377 Patienten einer Monotherapie unterzogen wurden. Diese Befunde und zahlreiche tierexperimentell erbrachte Hinweise auf einen protektiven Effekt von Deprenyl auf den Basisprozeß bei der Parkinson-Krankheit waren Anlaß, die Bedeutung von Deprenyl für den Verlauf der Parkinson-Krankheit in zwei prospektiv durchgeführten, doppelblind angelegten Untersuchungen zu überprüfen. In einer Studie (Tetrud und Langston 1989) wurde in einem Krankengut von 54 de novo-Patienten die Wirkung von 10mg Deprenyl täglich mit Placebo verglichen. Die Patienten wurden über drei Jahre nachbeobachtet und in fünfmonatigen Intervallen untersucht. Das Zeitintervall bis zum Beginn der L-Dopa-Medikation konnte von 312 Tagen der Placebo-Gruppe auf 549 Tage in der Deprenyl-Gruppe signifikant verlängert werden. Die mit verschiedenen Skalen gemessene Zunahme der motorischen Behinderungen war in der Deprenyl-Gruppe verlangsamt. In einer multizentrisch angelegten Studie (Parkinson-Study-Group 1989 a, b) wurden 800 nicht mit L-Dopa vorbehandelte Parkinson-Patienten mit leichter Symptomatik entsprechend den Stadien I bis II nach Hoehn und Yahr mit

Deprenyl (10mg pro Tag), Tocopherol 2000 I.U. pro Tag, Deprenyl, Tocopherol 10mg bzw. 2000 I.U./die und Placebo behandelt. Innerhalb von durchschnittlich 12 Behandlungsmonaten benötigten 97 von 399 Patienten mit Deprenyl-Therapie und 176 von 401 Patienten ohne Deprenyl-Therapie L-Dopa. Diese hochsignifikante Differenz weist auf eine verlangsamte Progredienz hin, die ebenfalls unter Zuhilfenahme verschiedener Parkinson-Skalen und bei Beachtung des Merkmals Berufsfähigkeit erkennbar wurde. Die protrahierende Wirkung auf die Parkinson-Symptomatik war nur unter Deprenyl-Gabe zu erkennen. Das Antioxydant Tocopherol zeigte dagegen während des bisherigen Beobachtungszeitraums diese positiven Wirkungen nicht.

6.3.2 Dosierung

Deprenyl wird in täglichen Dosen von 5 bis 10 mg gegeben. 10 mg Deprenyl pro Tag hemmen mindestens 80% der MAO-B. Eine Erhöhung der Dosierung verbessert nicht den therapeutischen Effekt. Deprenyl wird in der Regel in einer Tagesdosis verabfolgt, die Einnahmen können aber auch auf zwei Einzeldosen verteilt werden.

6.3.3 Unerwünschte Wirkungen, Kontraindikationen, Überdosierungen

Die Verträglichkeit von Deprenyl ist gut. In einzelnen Fällen wurden jedoch Ruhelosigkeit, Schlafstörungen, Schwindel, Mundtrockenheit und Kopfschmerzen beobachtet. In Arbeiten über Monotherapien mit Deprenyl wurden "Schlaflosigkeit" bzw. "Einschlafstörungen" übereinstimmend als häufigste Nebenwirkung genannt (Myllylä et al. 1989, Tetrud und Langston 1989, DATATOP-Studie – Parkinson-Study Group 1989b). Bei der Kombination von L-Dopa mit L-Deprenyl wurden Halluzinationen, Wahnvorstellungen und Verwirrtheitszustände gesehen (Golbe und Duvoisin 1987). L-Dopa-induzierte Hyperkinesen können durch zusätzliche Deprenylgaben akzentuiert werden.

In der DATATOP-Studie (Parkinson-Study-Group 1989b) fiel unter 40 Laborparametern nur eine vorübergehende Erhöhung der Alaninaminotransferase (15mal in der Deprenyl-Gruppe, 2mal in der Placebo-Gruppe) auf. Auch Myllylä et al. (1989) fanden bei primärer Therapie mit Deprenyl keine Abweichungen in den regelmäßig kontrollierten Laboratoriumswerten.

Kontraindikationen einer Therapie mit Deprenyl sind schwere Hypertonien, Herzrhythmusstörungen und schwere Angina pectoris. Weiter soll das Medikament nicht angewandt werden bei Bestehen oder starker Neigung zu exogenen Psychosen und fortgeschrittener Demenz. Bei Engwinkelglaukom, Prostataadenom mit Restharnbildung und Behandlung mit Antidepressiva besteht ebenfalls eine Gegenanzeige für eine Therapie mit Deprenyl, zumindest sind in diesen Fällen engmaschige Kontrollen erforderlich.

Bei der Bewertung von Nebenwirkungen und Kontraindikationen von Deprenyl ist in Rechnung zu stellen, daß zunächst nur Nebenwirkungen im Rahmen von Kombinationsbehandlungen mit L-Dopa registriert wurden. Die schon erwähnten prospektiven Studien mit Deprenyl als Monotherapie (Myllylä et al. 1989, Tetrud und Langston 1989, Parkinson-Study-Group 1989 a, b) haben bei etwa 450 Deprenyl-Patienten und einem Beobachtungszeitraum bis zu zwei Jahren keine schwerwiegenden, bleibenden oder lebensbedrohlichen Nebenwirkungen registriert. Für eine Abhängigkeitsentwicklung haben sich bisher Hinweise nicht ergeben. Die in den Untersuchungen von Tetrud und Langston (1989) und der Parkinson-Study-Group (1989) enthaltenen einmonatigen "wash-out-Phasen" zeigten ebenso wenig Symptome einer Abhängigkeit wie Nachuntersuchungen von YAHR et al. (1989) bei Patienten, bei denen Deprenyl nach einer Langzeittherapie abgesetzt wurde.

6.3.4 Interaktionen

Bei der Kombinationsbehandlung von Deprenyl mit L-Dopa können L-Dopa-induzierte Nebenwirkungen, insbesondere choreiforme Dyskinesien, verstärkt werden. In diesen Fällen ist eine Reduktion der L-Dopa-Dosis indiziert. Bei Patienten, die unter einer L-Dopa-Langzeitbehandlung bereits exogen-psychotische Episoden hatten, ist die Induktion weiterer psychotischer Episoden durch die zusätzliche Therapie mit Deprenyl möglich. Eine Kombinationsbehandlung sollte in diesen Fällen vermieden werden. Eine Zunahme von Nebenwirkungen ist auch bei der Kombination von Deprenyl mit anderen Parkinson-Mitteln, wie Amantadinen und Anticholinergika, möglich. Während der Therapie mit Deprenyl ist die gleichzeitige Anwendung von Sympathikomimetika und zentral dämpfenden Pharmaka sowie Pethidin zu vermeiden (ZORNBERG et al. 1991).

6.3.5 Kontrolluntersuchungen

Die Parkinson-Krankheit ist bisher nicht heilbar. Jede medikamentöse Therapie muß deshalb als Langzeit-Behandlung angelegt sein. Während derartiger Langzeitbehandlungen sind regelmäßige Kontrolluntersuchungen in mehrmonatigen Abständen mit standardisierter Erfassung der Parkinson-Symptomatik und Kontrolle der Laborparameter erforderlich. Diese allgemeine Forderung gilt auch, wenn Deprenyl als Monotherapie oder in Kombinationsbehandlungen angewendet wird. Bei der guten Verträglichkeit von Deprenyl sind darüberhinausgehende spezielle Kontrollen nicht erforderlich.
Bei den bisher vorliegenden Langzeituntersuchungen ergaben sich keine Hinweise für eine Toleranzentwicklung (BIRKMAYER et al. 1985, LEES et al. 1977). Bezüglich der Toleranz gegenüber einer Tyraminprovokation ergab sich keine Verschlechterung nach 18 Monaten Behandlung mit 10mg Deprenyl/die (STERN et al. 1978).

6.3.6 Praktische Durchführung, allgemeine Behandlungsrichtlinien

Die praktische Durchführung der Deprenyl-Behandlung ist einfach. Die empfohlene Tagesdosis von 10mg genügt für eine ausreichende MAO-B-Inhibition für 24 Stunden. Die Tagesdosis wird als Einmalgabe nach dem Frühstück gegeben. Eine Verteilung auf zwei Einzelgaben nach dem Frühstück und nach dem Mittagessen ist möglich. Die genannte Dosis wird während der Langzeit-Behandlung unverändert beibehalten. In den seltenen Fällen von gravierenden Unverträglichkeitserscheinungen ist es nicht sinnvoll, die Medikamentendosis zu reduzieren. In diesen Fällen muß die Deprenyl-Behandlung abgesetzt werden. Kommt es zu unerwünschten Wirkungen nach dem Einsatz von Deprenyl im Rahmen von Kombinationsbehandlungen, insbesondere bei der Kombination mit L-Dopa-Präparaten, muß den Nebenwirkungen durch eine Änderung der L-Dopa-Dosis bei unveränderter Deprenyl-Dosierung begegnet werden.

Literatur

Birkmayer W, Riederer P, Youdim MBH, Linauer W (1975) The potentiation of the anti-akinetic effect after L-dopa treatment by an inhibitor of MAO-B deprenyl. J Neural Transm 36: 303–326

Birkmayer W, Knoll J, Riederer P, Youdim MBH, Hars V, Marton J (1985) Increased life expectancy resulting from addition of L-deprenyl to madopar treatment in Parkinson's disease: a longterm study. J Neural Transm 64: 113–127

Csanda E, Tarczy M (1987) Selegeline in the early and late phases of Parkinson's disease. J Neural Transm [Suppl 25]: 105–113

Eisler T, Teräväinen H, Nelson R, Krebs H, Weise V, Lake CR, Ebert MH, Whetzel N, Murphy DL, Kopin IJ, Calne DB (1981) Deprenyl in Parkinson's disease. Neurology 31: 19–23

Fischer PA, Baas H (1987) Therapeutic efficacy of deprenyl as adjuvant therapy in advanced parkinsonism. J Neural Transm [Suppl 25]: 137–147

Golbe LI, Duvoisin RC (1987) Deprenyl for on-off-Parkinson's disease. J Neural Transm [Suppl 25]: 123–129

Goldstein L (1980) The "on-off" phenomena in Parkinson's disease. Treatment and theoretical considerations. Mt Sinai J Med 47: 80–84

Heikkila RL, Manzino L, Duvoisin RC, Cabbat FS (1984) Protection against the dopaminergic neurotoxicity of 1-methyl-4phenyl-1,2,3,6-tetrahydropyridine by monoamine oxidase inhibitors. Nature 311: 467–469

Johnston JP (1968) Some observations upon a new inhibitor of monoamine oxidase in brain tissue. Biochem Pharmacol 17: 1285–1297

Knoll J, Magyar K (1972) Some puzzling effect of monoamine oxidase inhibitors. Adv Biochem Psychopharmacol 5: 393–408

Knoll J, Vizi ES, Somogyi G (1967) Phenylisopropylmethylpropinyl-amine (E-250) tyramin-antagonista hatása MTA V. Oszt Közl 18: 33–37

Laux G (1992) Do MAO-B inhibitors have any role in the treatment of depression? In: Szelenyi I (ed) Inhibitors of monoamine oxidase B. Basic and clinical aspects. Birkhäuser, Basel (in press)

Lees AJ, Shaw KM, Kohout LJ, Stern GM, Elsworth JD, Sandler M, Youdim MBH (1977) Deprenyl in Parkinson's disease. Lancet ii: 791–796

Mann G, Gershon S (1980) L-deprenyl, a selectice monoamine oxidase type-B inhibitor in endogenous depression. Life Sci 29: 877–882

Myllylä VV, Sotaniemi KA, Tuominen J, Heinonen EH (1989) Selegiline as primary treatment in early phase Parkinson's disease – an interim report. Acta Neurol Scand [Suppl 126]: 177–182

Parkinson Study Group (1989a) DATATOP: a multicenter controlled clinical trial in early Parkinson's disease. Arch Neurol 46: 1052–1060

Parkinson Study Group (1989b) Effect of deprenyl on the progression of disability in early Parkinson's disease. N Engl J Med 321: 1364–1371

Presthus J, Hajba A (1983) Deprenyl (selegiline) combined with levodopa and a decarboxylase inhibitor in the treatment of Parkinson's disease. Acta Neurol Scand 68 [Suppl 95]: 127–133

Przuntek H. Kuhn W (1987) The effect of R-(-)-deprenyl in de novo Parkinson patients on combination therapy with levodopa and decarboxylase inhibitor. J Neural Transm [Suppl 25]: 97–104

Reynolds GP, Riederer P, Sandler M, Jellinger K, Seemann D (1978) Amphetamine and 2-phenylethylamine in post-mortem parkinsonian brain after deprenyl administration. J Neural Transm 43: 271–277

Rinne UK (1987) R(-)- deprenyl as an adjuvant to levodopa in the treatment of Parkinson's disease. J Neural Transm [Suppl 25]: 149–155

Stern GM, Lees AJ, Sandler M (1978) Recent observations on the clinical pharmacology of deprenyl. J Neural Transm 43: 245–251

Sunderland T, Mueller EA, Cohen RM, Jimerson DC, Pickar D, Murphy DL (1985) Tyramine pressor sensitivity changes during deprenyl treatment. Psychopharmacology 86: 432–437

Tetrud JW, Langston JW (1989) The effect of deprenyl (selegiline) on the natural history of Parkinson's disease. Science 245: 519–522

Ulm G, Fornadi F (1987) R-(-)-deprenyl in the treatment of end-of-dose akinesia. J Neural Transm [Suppl 25]: 163–172

Yahr MD (1989) Selegiline in the treatment of Parkinson's disease long-term experience. Acta Neurol Scand [Suppl 126]: 157–161

Zornberg GL, Bodkin JA, Cohen BM (1991) Severe adverse interaction between pethidine and selegiline. Lancet 337: 246

Neuro-Psychopharmaka, Bd. 5
Riederer P. / Laux G. / Pöldinger W. (Hrsg.)

7 Kombinierte Therapien

E. Schneider

7.1 Allgemeine Bemerkungen zur Kombinationstherapie

Die Therapie des Parkinson-Syndroms stellt – sieht man von einer beginnenden, die Aktivitäten des Kranken nicht wesentlich behindernden Symptomatik ab – weitgehend eine Kombinationsbehandlung mit einem oder mehreren Parkinsonmitteln dar. Es hat sich gezeigt, daß alle in den vorangegangenen Kapiteln besprochenen Substanzgruppen miteinander kombiniert werden können. Es herrscht des weiteren Übereinstimmung darüber, daß die L-Dopa-Substitutionstherapie die Basisbehandlung des Parkinson-Syndroms darstellt.

Der Einsatz weiterer Parkinsonmittel erfolgt unter folgenden Gesichtspunkten:

1. die L-Dopa-Dosis niedrig und dieser Substanz zugeordnete Probleme der Langzeitbehandlung gering zu halten,
2. einzelne, auf eine Substanz nicht ausreichend reagierende Symptome, z.B. Tremor, besser zu beeinflussen,
3. die Progredienz der Erkrankung zu verlangsamen und
4. motorische Probleme von L-Dopa-langzeitbehandelten Patienten zu reduzieren.

Die Kombinationstherapie hat zur Voraussetzung, daß sie vom Patienten vertragen wird. Die gleichzeitige Gabe verschiedener Substanzen erhöht das Risiko von unerwünschten Nebenwirkungen, insbesondere von pharmakotoxischen Psychosen. Diese medikamentös induzierten Psychosen sind nach eigener Erfahrung (SCHNEIDER et al. 1984 a) insbesondere bei älteren Kranken, Patienten mit schwerer akinetisch-rigider Symptomatik und vorbestehenden psychoorganischen Störungen, ggf. kombiniert mit einer Allgemeinveränderung im EEG und neuroradiologisch nachweisbaren hirnatrophischen Veränderungen oder Zeichen einer subkortikalen vasogenen Enzephalopathie, zu erwarten. Das gleiche gilt für körperlich-interne Zweiterkrankungen. Diese machen eine optimale Beeinflussung der Symptomatik häufig nicht möglich. Schließlich sind bei der Therapie Begleitbehandlungen wegen anderer Erkrankungen, spezifischer Einzelsymptome der Grunderkrankung und die Verträglichkeit dieser Substanzen mit den Parkinsonmitteln und deren Einfluß auf die Grunderkrankung zu berücksichtigen. Nicht alle Kombinationsmöglichkeiten sind sinnvoll bzw. deren Wirksamkeit auch ausreichend dokumentiert. Das wird in entsprechenden Behandlungsschemata (z.B. FISCHER 1988) berücksichtigt (Abb. 7.1).

7.2 Kombination mit Anticholinergika

Gegenwärtig besteht die Neigung, Anticholinergika nur dann als Adjuvans einzusetzen, wenn Einzelsymptome durch andere Parkinsonmittel nicht hinreichend beherrschbar sind. Hinsichtlich der Begründung der vor allem negativen psychotropen Effekte sei auf das entsprechende Kapitel verwiesen. Die Effekte einer Zusatzbehandlung bei mit L-Dopa behandelten Patienten wird kontrovers diskutiert. In kontrollierten Studien mit Kranken, die unter einer maximalen L-Dopa-Therapie standen, wurden sowohl eine weitere Besserung (WHYTE et al. 1971, VAN DER DRIFT 1977) als auch ein fehlendes Ansprechen der Symptomatik (MARTIN et al. 1974) beobachtet. Eindeutiger haben sich die positiven Effekte der Anticholinergika durch Absetzversuche an gleichzeitig mit L-Dopa behandelten Patienten nachweisen lassen (DUVOISIN et al. 1969, YAHR 1971, HUGHES et al. 1971). In einer eigenen Doppelblindstudie (SCHNEIDER et al. 1983) konnte an einem exemplarischen Fall mit hoher L-Dopa-Dosis von 1000 mg + Hemmer/die nach Absetzen von 6 mg Biperiden nicht nur eine Zunahme des Tremors, sondern auch der Akinese festgestellt werden, was sich u.a. durch einen höheren Zeitbedarf bei feinmotorischen Leistungen und der Verstärkung der Mikrographie zeigte. Eine Verschlechterung der Symptomatik nach Anticholinergika-Entzug fanden HORROCKS et al. (1973) nur bei etwa 1/3 der Patienten, während umgekehrt auch nur 1/3 der L-Dopa-behandelten Kranken auf eine zusätzliche Anticholinergika-Gabe positiv reagierte. Es kann also im Einzelfall nicht vorausgesehen werden, bei welchen Patienten die Symptomatik auf Anticholinergika anspricht.

Folgende Indikationen sind für eine adjuvante Anticholinergika-Therapie in Betracht zu ziehen:

1. Therapieresistenter Tremor,
2. Hypersalivation,
3. Hyperhidrosis,
4. Schlafstörungen durch motorische Komplikationen und
5. ungenügend beeinflußte akinetisch-rigide Symptomatik.

ad 1: Der Antitremoreffekt ist allen Anticholinergika eigen, bei einigen Substanzen jedoch ausgeprägter und besser dokumentiert, z.B. Metixen-HCl und Bornaprin-HCl.

ad 2: Obwohl die Hypersalivation des Parkinsonkranken Ausdruck einer Schluckstörung (Dysphagie) ist, kann dieses auch in sozialer Hinsicht sehr störende Symptom unter niedrigen Anticholinergika-Dosen besser werden. Gelegentlich ist aufgrund der weiteren Drosselung der beim Parkinsonkranken ohnehin niedrigen Speichelproduktion mit Klagen über Trockenheit im Rachen und ggf. auch Schwierigkeiten beim Schlucken fester Speisen zu rechnen.

ad 3: Bei einigen Kranken kommt es in den fortgeschrittenen Stadien der Erkrankung vor allem nachts zu profusen Schweißausbrüchen; die Gabe von Anticholinergika kann hier hilfreich sein (siehe unten).

ad 4: Der durch nächtliche Akinese und gegen Morgen auftretende schmerzhafte Fußdystonien gestörte Nachtschlaf kann durch Gabe von Anticholinergika mit Lang-

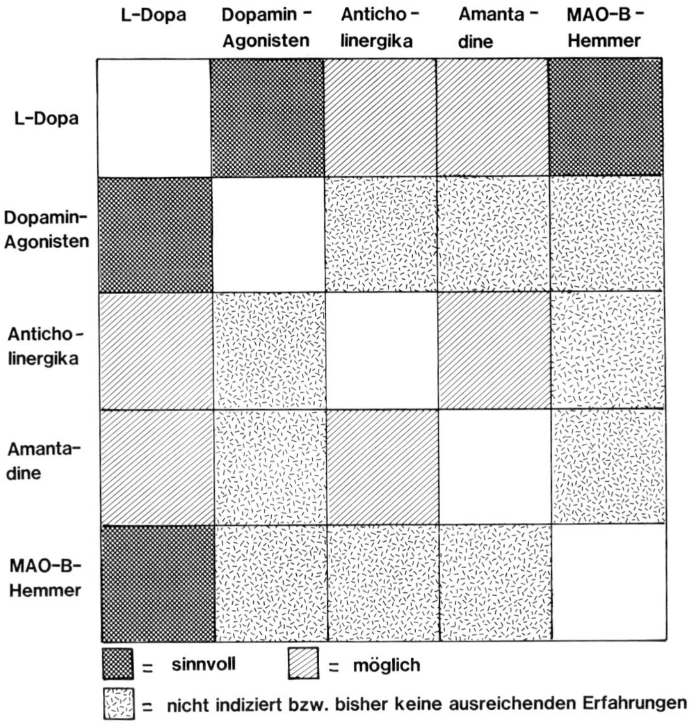

Abb. 7.1. Kombinationsmöglichkeiten von Parkinsonmitteln (nach Fischer 1988)

zeitwirkung, z.B. retardiertes Biperiden eine Besserung erfahren.

ad 5: Bei auf L-Dopa nicht befriedigend ansprechender akinetisch-rigider Symptomatik ist der versuchsweise Einsatz von Anticholinergika durchaus indiziert. Es liegen jedoch keine gut dokumentierten Erfahrungen darüber vor, welche Effekte eintreten, wenn die L-Dopa-Therapie bereits durch Dopamin-Agonisten und ggf. MAO-B-Hemmer ergänzt wurde.

Anzumerken bleibt, daß Anticholinergika die Magenentleerung und damit den Transport von L-Dopa in das Duodenum, wo es resorbiert wird, verzögern können. Das hat niedrigere L-Dopa-Plasmaspiegel und damit einen schwächeren oder verzögert einsetzenden L-Dopa-Effekt zur Folge (Bianchine und Sunyapridakul 1973). Anticholinergika können des weiteren die L-Dopa-induzierten Dyskinesien vom choreo-athetotischen Typ verstärken oder sie ggf. auslösen. Die Dosierung sollte mittlere Bereiche nicht überschreiten, da Maximaldosen den therapeutischen Effekt nicht erhöhen, wohl aber das Nebenwirkungsrisiko.

7.3 Kombination mit Amantadinen

Der adjuvante Einsatz von Amantadinen ist insbesondere unter Langzeitgesichtspunkten umstritten. Über die kombinierte Therapie mit anderen Parkinsonmitteln liegen nur wenige Mitteilungen vor, die sich darüber hinaus weitgehend auf die Kombination mit L-Dopa beschränken und Langzeitbeobachtungen aussparen. Zudem ist bei den Schlußfolgerungen zu berücksichtigen, daß L-Dopa vor Einführung der Decarboxylasehemmer oft nicht optimal dosiert werden konnte. Während WEBSTER und SAWYER (1984) einen additiven Effekt von Amantadinen bei vorbestehender L-Dopa-Therapie belegen, kamen GODWIN-AUSTEN et al. (1970) und BARBEAU et al. (1971) zu gegenteiligen Ergebnissen in entsprechenden Doppelblindstudien. Die Kombinationstherapie erscheint aber indiziert bei nicht erreichbarer optimaler L-Dopa-Dosierung. Dabei sind die Vor- und Nachteile gegenüber den Kombinationsbehandlungen mit Dopamin-Agonisten und MAO-B-Hemmern abzuwägen.
Die Dauer der Amantadinwirkung ist sowohl bei Mono- als auch Kombinationstherapie umstritten (PARKES 1989). Es wurden schnelle Wirkungsverluste innerhalb weniger Monate beschrieben, aber auch positive Effekte über Zeiträume von bis zu 4 Jahren in Kombination mit L-Dopa mitgeteilt (TIMBERLAKE und VANCE 1978). PARKES (1989) erwähnt den Fall einer inzwischen 75-jährigen Patientin, die seit 18 Jahren erfolgreich mit 200 mg Amantadin-HCl behandelt wird. Eigene Erfahrungen zeigen, daß einige Patienten auch nach mehrjähriger hochdosierter L-Dopa-Gabe verbunden mit Amantadinsulfat und Bromocriptin über eine Verschlechterung klagen, wenn der Versuch einer Beendigung der Amantadintherapie gemacht wird. WILSON et al. (1987) sahen sogar dramatische Verschlechterungen nach plötzlichem Amantadinentzug.
Systematische Studien mit Absetzversuchen liegen bislang nicht vor. Es ist zu diskutieren, ob die tierexperimentellen Befunde von GIANUTSOS et al. (1985) über eine Empfindlichkeitssteigerung der dopaminergen Rezeptoren unter Langzeitapplikation von Amantadinen, die Beeinflussung der Membranfluidität (WESEMANN 1984) oder der Nachweis einer Glutamat-antagonistischen Wirkung von Amantadinen (KORNHUBER et al. 1989, 1991) eine Erklärung für die im Einzelfall zu beobachtende Langzeiteffektivität bieten.
Die Dosierungen von Amantadinen sind denen bei Monotherapie adäquat. Hinsichtlich der Effekte scheinen keine wesentlichen Unterschiede zwischen den verschiedenen Amantadinsalzen zu bestehen (PARKES 1989). Die Nebenwirkungen der Anticholinergika erfahren nach den Beobachtungen von VÖLLER (1970) eine deutliche Verstärkung.

7.4 Kombination mit Dopamin-Agonisten

Aus neuropathologischen und pathobiochemischen Untersuchungen ist bekannt, daß die postsynaptischen dopaminergen Rezeptoren im Gegensatz zu den progredient degenerierenden präsynaptischen Neuronenanteilen relativ intakt bleiben. Es kommt jedoch krankheits- und therapiebedingt zu Veränderungen ihrer Stimulierbarkeit (Übersicht bei BIRKMAYER und RIEDERER 1985). An diesen postsynaptischen Rezeptoren greifen die Dopamin-Agonisten direkt an, sie benötigen für ihre Wirksamkeit nicht den präsynaptischen Neuronenanteil. Die im klinischen Gebrauch befindlichen Dopamin-Agonisten leiten sich im wesentlichen von den Ergotalkaloiden ab (Flückiger et al. 1983). Im Handel befinden sich gegenwärtig Bromocriptin und Lisurid.

Für die orale Kombinationsbehandlung mit L-Dopa kommen zwei Zeitpunkte in Frage:
1. Frühe Kombination zeitgleich mit der Einleitung einer L-Dopa-Therapie und
2. adjuvante Gabe, wenn motorische Komplikationen wie Fluktuationen der Beweglichkeit und Dyskinesien nach längerdauernder L-Dopa-Behandlung die klinische Symptomatik prägen, und außerdem
3. kommt die parenterale Gabe von Dopamin-Agonisten im fortgeschrittenen Stadium der Erkrankung in Frage.

ad 1: *Frühe Kombination mit Dopamin-Agonisten:* Bei der Monotherapie mit Dopamin-Agonisten an zuvor nicht mit L-Dopa behandelten Patienten – die Feststellungen gründen sich fast ausnahmslos auf den Einsatz von Bromocriptin – wurden nur sehr selten Dyskinesien und on-off-Phänomene im Sinne der end of dose-Akinese gesehen (Lees und Stern 1981, Rascol et al. 1979). Es wurde daher postuliert, daß die frühe Kombination von L-Dopa mit einem Dopamin-Agonisten zu weniger L-Dopa-spezifischen Nebenwirkungen führen müßte. Diese Hypothese wird derzeit weltweit überprüft, endgültige Ergebnisse stehen noch aus. In einer deutschen Multicenterstudie (Fischer et al. 1984) mit 125 Patienten, die in einer frühen, aber behandlungsbedürftigen Phase der Erkrankung entweder L-Dopa allein oder L-Dopa in Kombination mit Bromocriptin erhielten, erwies sich die kombinierte Behandlung auch im Langzeitverlauf von 3 Jahren der L-Dopa-Monotherapie überlegen. Es konnten ein besseres Ansprechen der klinischen Symptomatik und eine geringere Häufigkeit von Dyskinesien und Fluktuationen der Beweglichkeit, beruhend auf einer end of dose-Akinese, erreicht werden. Bei einer durchschnittlichen täglichen Bromocriptin-Dosis von 17 mg erhielt die Gruppe mit der Kombinationstherapie 289 mg L-Dopa/die, die mit der Monotherapie 444 mg L-Dopa/die. Die L-Dopa-Einsparung betrug 39%.

Zu vergleichbaren Ergebnissen kam Rinne (1987 a) im Rahmen einer über 5 Jahre andauernden Kombinationsbehandlung. In dieser Studie betrug die Bromocriptin-Dosis 13,7 mg/die, die L-Dopa-Dosis 592 mg/die. Inzwischen liegen Erfahrungen über die frühe Kombination eines zweiten Dopamin-Agonisten Lisurid mit L-Dopa vor (Rinne 1989). In dieser Studie mit 90 de novo-Patienten konnten 25 Kranke mit einer L-Dopa-Monotherapie mit 27 Kranken mit einer Kombination von L-Dopa + Lisurid verglichen werden. Die Beeinflussung der Parkinsonsymptomatik war in beiden Gruppen im wesentlichen gleich: Besserung nach 1 Jahr bzw. 4 Jahren unter L-Dopa-Monotherapie 59% bzw. 25% und 65% bzw. 28% unter der Kombinationstherapie. Statistisch signifikante Unterschiede ergaben sich jedoch hinsichtlich der Häufigkeit der Fluktuationen (end of dose-Akinese) und der Dyskinesien (peak dose-Dyskinesien): Häufigkeit der end of dose-Akinese in der L-Dopa-Gruppe 52%, in der Kombinationsgruppe 7%, Häufigkeit der Dyskinesien nach 4 Jahren 64% in der L-Dopa-Gruppe, 19% in der Kombinationsgruppe. Die durchschnittliche Lisurid-Dosis lag bei 1,1 mg, die L-Dopa-Dosis bei Monotherapie bei 718 mg/die und bei der Kombinationsbehandlung bei 455 mg/die bezogen auf den 1-Jahreszeitpunkt.

Dosisempfehlungen beim frühen kombinierten Einsatz von Dopamin-Agonisten: Die Höhe einer wirksamen Dosis ist abhängig von der Höhe der angestrebten L-Dopa-Dosis und selbstverständlich auch der Schwere des Syndroms. Will man mit eher niedrigen L-Dopa-Dosen auskommen, was gegenwärtig der bevorzugten Praxis entspricht, dann dürfte die erforderliche Menge des Dopamin-Agonisten eher höher liegen. Dosisbereich für Bromocriptin 7,5–20 mg/die, Dosisbereich für Lisurid 0,6–1,2 mg/die. Dieser Dosisbereich darf aber in Abhängigkeit vom Ansprechen der Symptomatik und der Verträglichkeit variabel gestaltet werden.

ad 2: *Dopamin-Agonisten beim fortgeschrittenen Parkinson-Syndrom:* Der Einsatz von Dopamin-Agonisten beim fortgeschrittenen Parkinson-Syndrom hat vor allem zum Ziel, die nach langjähriger L-Dopa-Behandlung fast regelmäßig vorhandenen, die Patienten in ihren Aktivitäten massiv einschränkenden Fluktuationen der Beweglichkeit zu beeinflussen, aber auch auf die Kardinalsymptome, ggf. die Dyskinesien zu wirken. Über den "Späteinsatz" von Dopamin-Agonisten liegen zahlreiche Mitteilungen in der Literatur vor, die sich im wesentlichen auf die Substanzen Bromocriptin, Lisurid und Pergolid beziehen (Fuxe und Calne 1979, Calne et al. 1981, Fahn et al. 1987, Fischer und Frieling 1989). Weitere Substanzgruppen sind geprüft worden, neue werden untersucht mit dem Ziel, ein günstigeres Verhältnis von Haupt- und Nebenwirkungen zu finden. Mit den verschiedenen Studien konnte gezeigt werden, daß mit Dopamin-Agonisten alle Symptome der Erkrankung beeinflußt werden können. Insbesondere läßt sich eine Verbesserung der end of dose-Akinese erreichen und damit eine Verlängerung der Zeiten guter Beweglichkeit (Schneider et al. 1982). Man fand keinen Einfluß auf die L-Dopa-Dosis-unabhängigen, unvorhersehbaren (at random) off-Erscheinungen, wohl aber Besserungseffekte bei den "off-dose"-Dyskinesien, insbesondere der nächtlichen und morgendlichen schmerzhaften Fußdystonien. Bei nicht adjustierter L-Dopa-Dosis muß sogar mit einer Zunahme der sog. "peak dose"-Dyskinesien gerechnet werden. Häufig ist aufgrund der Besserung der Kardinalsymptome eine Reduktion der L-Dopa-Dosis möglich, ohne daß das allein aufgrund einer Zunahme der Dyskinesien erforderlich wäre. Folgende Dosen sind zu empfehlen:

– Bromocriptin 20–50 mg/die,
– Lisurid 0,6–2,0 mg/die.

Bei der Zusatztherapie ist zu beachten, daß die gewählte Dosis nicht zu niedrig bleibt, da dann bei den fortgeschrittenen Stadien der Erkrankung der erwünschte therapeutische Effekt ausbleibt. So konnten Maier-Höhn und Elton (1985) z. B. für Bromocriptin zeigen, daß eine Dosis von 20 mg zwar bei leichten Syndromen eine Besserung bringt, aber bei fortgeschrittenen Fällen nicht von einem Placeboeffekt abgrenzbar ist. Das von Teychenne et al. (1982) propagierte low dose-Konzept versagt daher in den fortgeschrittenen Stadien.

Wichtig erscheinen auch die Beobachtungen, daß es bei einem Wechsel von einem Dopamin-Agonisten auf einen anderen durchaus zu einer erneuten Verbesserung einer sich vorher verschlechternden Symptomatik kommen kann. Dies ist von Klawans et al. (1985) für den Wechsel von Bromocriptin auf Pergolid beschrieben worden. Vergleichbare Beobachtungen sind für Lisurid mitgeteilt worden (Übersicht bei Frieling 1989).

ad 3: *Parenterale Gabe von Dopamin-Agonisten:* Diese Therapieform befindet sich noch in der Prüfphase. Zwei Substanzen stehen zur Verfügung: Lisurid und Apomorphin. Die parenterale Gabe von Dopamin-Agonisten ist indiziert im Rahmen einer akinetischen Krise (siehe Kapitel 1.6) und bei mit oraler Therapie unzureichender Beeinflussung der Fluktuationen der Beweglichkeit.

Kontinuierliche subkutane Applikation von Lisurid:

Die kontinuierliche subkutane Lisurid-Applikation wurde 1983 von Obeso et al. inauguriert, inzwischen sind mehr als 100 Patienten in dieser Weise behandelt worden (Bittkau et al. 1989). Mit einer durchschnittlichen Tages-Dosis von 0,25–2,0 mg lassen sich Rigor, Akinese und Sprache signifikant beeinflussen und eine Reduktion der Zeiten schlechter Beweglichkeit (sog. off-Zeiten) um etwa 30% erreichen. Es handelt sich um ein sehr zeitaufwendiges, individuell anzupassendes Verfahren, das eine gute Kooperation des Patienten bzw. Betreuung durch Angehörige voraussetzt. Technisch ist eine Mikrodosierpumpe mit an den Tages- bzw. nächtlichen Bedarf angepaßter Applikationsmöglichkeit notwendig. Bei einer mehrmonatigen Therapie kann die anfänglich erforderliche Lisurid-Dosis gesenkt werden. Hauptkomplikation des Verfahrens ist das Auftreten von exogen-psychotischen Symptomen, die eine L-Dopa-Reduktion von 30–40% ratsam erscheinen lassen (PRZUNTEK et al. 1989), nicht selten auch den Abbruch des Behandlungsverfahrens erzwingen.

Subkutane Applikation von Apomorphin

Ebenso wie Lisurid kann auch Apomorphin subkutan appliziert werden. Neben der kontinuierlichen Applikation hat sich vor allem die intermittierende subkutane Gabe zur schnellen Behebung von off-Phasen als sinnvoll herausgestellt. Die antiparkinsonistische Wirkung von Apomorphin ist seit langem bekannt (SCHWAB et al. 1951, STRUPPLER und VON UEXKÜLL 1953), seiner breiteren Anwendung stand vor allem seine emetische Wirkung entgegen. Dieser Nebenwirkung kann heute mit der prophylaktischen Gabe von 3 × 20 mg Domperidon/die wirkungsvoll begegnet werden. Die Wirkung einer s.c.-Gabe von Apomorphin setzt innerhalb von 5–15 min ein und hält 1–2,5 Std an. Apomorphin wird bei den entsprechend instruierten Patienten mit Hilfe eines Penject-Systems mit einstellbarer Dosis selbst appliziert, dabei kann aber bei schwerer akinetischer Symptomatik fremde Hilfe notwendig werden. Die Therapie hat vor allem eine Abnahme der off-Zeiten um mehr als 50% zur Folge (STIBE et al. 1989, POEWE et al. 1989) und ermöglicht dem Patienten darüber hinaus eine Ausbreitung seines Aktionsradius, nachdem er in die Lage versetzt wurde, sich aus unvorhergesehenen off-Phasen relativ schnell zu befreien. Es ist des weiteren hervorzuheben, daß bislang – im Gegensatz zu Lisurid – unter Apomorphin keine ernst zu nehmenden psychotischen Komplikationen aufgetreten sind. Das gilt auch für die mit einer subkutanen Dauerapplikation behandelten Fälle.

Wegen der Möglichkeit eines orthostatischen Kollapses wird eine vorsichtige stationäre Einstellung des Patienten mit einer Anfangsdosis von 2 mg pro Injektion empfohlen. Der emetische Effekt pflegt nachzulassen, so daß in einigen Fällen später auf Domperidon verzichtet werden kann.

Hinsichtlich der Dosierung ergibt sich folgendes: Im Mittel sind 2 Injektionen (1–5) mit einer Dosis von 4 mg/Injektion (2,5–7,0 mg) erforderlich, womit sich Tagesdosen von 5–15 mg ergeben (POEWE et al. 1989). Bei Versagen der intermittierenden Injektionen kann auf die subkutane Dauer-Applikation übergegangen werden.

7.5 Kombination mit Monoaminoxidase-B-Hemmern

Die durch eine Monotherapie mit dem einzigen für klinische Zwecke zur Verfügung stehenden MAO-B-Hemmer, dem Selegilin-Hydrochlorid (Deprenyl) erreichbaren Besserungseffekte gelten als gering (CSANDA und TARCZY 1983, 1987, KAUFMANN et al. 1989). Nach den bisherigen Erfahrungen ist Selegilin daher als Adjuvans bei einer L-Dopa-Basistherapie einzusetzen. Dies kann

1. beim fortgeschrittenen Parkinson-Syndrom und
2. zusammen mit der erstmaligen Einstellung von L-Dopa erfolgen.

ad 1: Bislang besteht für die Substanz eine zugelassene Indikation zur Kombinationsbehandlung mit L-Dopa bei Patienten mit einem idiopathischen Parkinson-Syndrom, die nach längerer Anwendung von L-Dopa nicht mehr ausreichend ansprechen und an verschiedenen Formen einer end of dose-Akinese leiden. Für diese Gruppe ist ein signifikanter Effekt auch durch mehrere offene und Doppelblind-Studien nachgewiesen (Übersicht bei Rinne 1987 b). Es zeigte sich, daß die vom L-Dopa-Einnahmezeitpunkt unabhängigen, sog. random-off-Störungen, durch Selegilin nicht beeinflußt werden. Unter einer Dosis von 5–10 mg Selegilin/die konnte die L-Dopa-Dosis um 20–50%, im Mittel um 30% reduziert werden. Eine Dosisreduktion in dem angegebenen Ausmaß ist häufig erforderlich, um Nebenwirkungen wie Verstärkung von Dyskinesien, psychotischen Symptomen, Schlafstörungen, Verwirrtheit und innerer Unruhe zu verhindern. Der zu erzielende Besserungsgrad der Parkinsonsymptomatik ist vergleichbar dem mit Anticholinergika zu erreichenden (Fischer und Baas 1987). Bei schwer ausgeprägter Symptomatik und maximaler L-Dopa-Dosierung sind die Besserungseffekte eher bescheiden (Poewe et al. 1987). Die zusätzliche Gabe von Selegilin erscheint außerdem indiziert wegen der aufgrund tierexperimenteller Untersuchungen zu erwartenden und durch eine klinische Langzeitstudie wahrscheinlich gemachten zytoprotektiven Wirkung der Substanz. Birkmayer et al. (1985) konnten in einer über 9 Jahre gehenden Studie zeigen, daß Parkinsonkranke, die Selegilin zum Zeitpunkt des Nachlassens der L-Dopa-Wirkung zusätzlich erhielten, eine signifikant höhere Lebenserwartung haben.

ad 2: *Der Früheinsatz von Deprenyl in Kombination mit L-Dopa* – obwohl die Substanz dafür offiziell noch nicht zugelassen ist – erscheint aus zwei Gründen gerechtfertigt:

1. Die L-Dopa-Dosis kann um ca. 30% vermindert werden, und möglicherweise wird dadurch das Auftreten der end of dose-Akinese hinausgezögert (Csanda und Tarczy 1987).
2. Ebenso wie bei einem Späteinsatz ist ein zytoprotektiver und damit progressionsverlangsamender Effekt zu erwarten. Langzeitstudien mit einer Monotherapie bei nicht L-Dopa-pflichtigen Parkinson-Patienten machen eine solche Wirkung sehr wahrscheinlich (Tetrud und Langston 1989, The Parkinson Study Group 1989).

Schließlich ist die kombinierte Anwendung von L-Dopa, Dopamin- Agonisten und einem MAO-B-Hemmer zu diskutieren. Die Indikationen für die Einzelkombination sind dargelegt worden, sie gelten auch für diese Dreifachkombination, die prinzipiell möglich ist.

Allerdings liegen bislang keine dokumentierten Erfahrungen über den tatsächlichen Nutzen einer solchen Therapie vor. Unabhängig davon stellt sich aber das Problem der Verträglichkeit, d. h. um das aus der Kombination erwachsende Nebenwirkungsrisiko gering zu halten, müssen die Dosen sowohl von L-Dopa als auch der Dopamin-Agonisten niedrig gehalten werden. Insbesondere besteht wiederum bei hirnorganischer Vorschädigung ein erhöhtes Risiko für das Auftreten exogen-psychotischer Symptome.

7.6 Kombination mit Beta-Rezeptorenblockern

Während der klassische Ruhetremor des Parkinson-Syndroms sowohl auf L-Dopa als auch Anticholinergika anzusprechen pflegt, ist die Beeinflussung kombinierter Tremorformen schwierig. Nach Lücking et al. (1986) findet sich unter Parkinsonpatienten mit Tremor nur in 25% ein reiner Ruhetremor, bei etwa 50% handelt es sich um die Kombination von Ruhe- und Haltetremor gleicher Frequenz, Kombination eines Ruhetremors mit einem Haltetremor höherer Frequenz und in etwa 10% um einen reinen Haltetremor. Funktionell kann sich der Haltetremor als hinderlicher erweisen als der Ruhetremor. Therapeutisch hat sich gezeigt, daß Patienten mit einem Haltetremor höherer Frequenz als der des Ruhetremors günstig auf einen Beta-Rezeptorenblocker ansprechen, ebenso die Gruppe mit einem reinen Haltetremor. In diesen Fällen ist daher unter Beachtung kardialer und bronchopulmonaler Kontraindikationen die Gabe eines Beta-Blockers indiziert. Die wirksame Dosis muß im Einzelfall ausgetestet werden. Dosisbereich für Propanolol: 30–120 mg/die; Metropolol 200 mg/die; Bupranolol 100–200 mg/die (siehe Band 6, Kapitel 4).

7.7 Behandlung von Einzelsymptomen

Die Störung des Neurotransmittergleichgewichtes und die Systemüberschreitung des degenerativen Prozesses haben beim Parkinson-Syndrom eine Reihe von vegetativen und psychopathologischen Störungen zur Folge, die bei den Sonderformen (Parkinson plus) der Erkrankung das Erscheinungsbild prägen. Diese Symptome bedürfen häufig zusätzlicher medikamentöser Behandlungen.

Exogen-psychotische Symptome

Bei Auftreten exogen-psychotischer Symptome ist zunächst nach einer Zweiterkrankung zu suchen. Ist diese ausgeschlossen, sind Zahl und Dosis der Antiparkinsonmedikamente, ggf. auch andere Substanzen mit Auswirkungen auf das zentrale Nervensystem zu reduzieren. Zur Vermeidung akinetischer Krisen soll kein abruptes völliges Absetzen der Medikamente erfolgen. Läßt sich die Symptomatik dadurch nicht bessern, empfiehlt sich die Gabe niedrig-potenter Neuroleptika, von Benzodiazepinen, Clomethiazol oder Clozapin (Tabelle 7.1). Die Behandlung mit L-Tryptophan hat sich bei schwereren Syndromen nicht bewährt

Tabelle 7.1. Therapie exogen-psychotischer Symptome

Int. Freiname	Richtdosis/Tag
Promethazin	3 × 25 mg
Thioridazin	3 × 25 mg
Melperon	3 × 25-50 mg
Diazepam	3–5–10 mg
	3–5–10 Tropfen
	(30 Tr. = 10 mg)
Clomethiazol	3 × 1–2 Kps.
	3 × 5–10 ml
Clozapin	12,5–25 mg

Endogene Psychosen im Rahmen eines Parkinson-Syndroms machen weit höhere Dosen erforderlich (Friedman und Lannon 1989)

(Beasly et al. 1980). Die Gabe von Clozapin (Scholz und Dichganz 1985) ist deshalb besonders geeignet, weil diesem Neuroleptikum die extrapyramidalen Nebenwirkungen weitgehend fehlen (siehe Band 4, Kapitel 2.2). Auf die zu beachtenden Überwachungsmaßnahmen sei verwiesen. Diazepam entfaltet als Valiquid® eine schnelle sedierende Wirkung, kann sehr individuell dosiert und ggf. auch durch Flumazenil antagonisiert werden.

Demenz

Unbeschadet der noch nicht abgeschlossenen Diskussion über die Genese der Demenz beim Parkinson-Syndrom, stellt diese – zusammen mit exogen-psychotischen Symptomen – häufig den entscheidenden therapielimitierenden Faktor dar. Die therapeutischen Möglichkeiten sind begrenzt, auf die Wirkungen der Nootropika sei verwiesen (siehe S. 167 ff). Der Einsatz hoher Cholindosen von 15–30 mg/die vermag zwar einige kognitive Funktionen zu verbessern, führt aber gleichzeitig zu einer Verstärkung der akinetisch-rigiden Symptomatik (Garcia et al. 1982). Ca^{++}-Antagonisten (Ca-Overloadblocker), sofern zur Verbesserung der hirnorganischen Leistungsfähigkeit eingesetzt, verschlechtern eindeutig die Parkinsonsymptomatik (Hefner et al. 1988).

Depression

Etwa 30% der Parkinsonkranken leiden an unterschiedlich schwer ausgeprägten depressiven Verstimmungen, die teils einen endoformen Charakter haben, teils reaktiv sind und mit der Schwere der motorischen Symptomatik oder psychoorganischen Faktoren korrelieren (Ring und Trimble 1991). Diese Patienten können eine zusätzliche antidepressive Behandlung nötig haben.
Der Einsatz der trizyklischen Antidepressiva hat sich beim Parkinson-Syndrom bewährt, wobei deren Wirkungsmechanismus (siehe Band 3, Kapitel 2.3) die motorischen Effekte der Parkinsonmittel verstärken kann. Folgende Substanzgruppen kommen u. a. in Frage: Clomipramin, oral oder i.v., Dosierung 25–75 mg/die; Imipramin, Dosierung 30–75 mg/die, Amitriptylin, Dosierung 25–75 mg/die; an die abendliche Gabe als Retardpräparat ist zu denken. Dadurch können gelegentlich auch durch nächtliche Dystonien oder Akinesen verursachte Schlafstörungen günstig beeinflußt werden.

Schlafstörungen

Schlafstörungen beim Parkinson-Syndrom müssen nach der ihnen zugrunde liegenden Ursache behandelt werden (Schneider et al. 1984 b). Als solche kommen in Frage:
1. die Schwere des Syndroms mit bereits am Abend vorhandener Akinese oder einem ausgeprägten Tremor oder mitten in der Nacht auftretende akinetische oder schmerzhafte dystone Symptome in den unteren Extremitäten im Sinne einer off-Symptomatik.
In diesen Fällen ist die abendliche oder nächtliche Gabe eines Parkinsonmittels erforderlich. Als nützlich haben sich Präparate mit Retardwirkung, z. B. Akineton retard® und die neuen, gerade oder noch nicht im Handel befindlichen L-Dopa-Präparate wie Madopar HBS® oder Nacom CR 4 bewährt. Manche Patienten reagieren auch günstig auf ein Thymoleptikum mit Retardwirkung, z. B. Saroten retard® in Dosierungen zwischen 25–75 mg.
2. Durch depressive Verstimmungen verursachte Schlafstörungen bedürfen einer spezifischen antidepressiven Therapie.
3. Innere Unruhe kann die Gabe von Tranquilizern erforderlich machen.

Miktionsstörungen

Die typische Miktionsstörung des Parkinsonkranken beruht auf einer Detrusorhyperaktivität mit einer kleinen Blasenkapazität, imperativem Harndrang bis hin zur urge incontinence, Pollakisurie, Nykturie, gelegentlich auch Restharnbildung. Daneben gibt es hypoaktive Blasenstörungen mit abgeschwächtem Harnstrahl und größeren Restharnmengen, die entweder auf Einwirkungen von Medikamenten (Anticholinergika, trizyklische Antidepressiva), zerebralen Zweiterkrankungen (Hydrocephalus internus) oder obstruktiven Prozessen der unteren Harnwege beruhen. Daneben spielen auch bei diesen Patienten entzündliche Prozesse eine Rolle (Schneider und Bressel 1988). Therapeutisch kommen die in Tabelle 7.2 genannten Medikamente in Frage, wobei deren spezifische Nebenwirkungen zu beachten sind, nämlich vegetative und zentralnervöse sowie die extrapyramidalmotorische Symptomatik verstärkende.

Hypersalivation

Der Speichelfluß beim Parkinsonkranken ist Ausdruck einer Dysphagie. Tatsächlich ist die Speichelproduktion gegenüber altersgleichen Gesunden vermindert. Dennoch ist eine Dämpfung des Speichelflusses häufig nicht zu umgehen. Bei gegebener Verträglichkeit sind niedrige Dosen von Anticholinergika zu empfehlen.

Hyperhidrosis

Thermoregulationsstörungen machen sich auch beim L-Dopa behandelten Parkinson-Syndrom nicht selten durch z. T. profuse, häufig nachts auftretende massive Schweißausbrüche bemerkbar. Zwar wird die sekretorische Tätigkeit durch den Sympathicus gesteuert, jedoch ist die neuroglanduläre synaptische Übertragungsstelle cholinerg und der Neurotransmitter das Azetylcholin (Schifter 1985). Therapeutisch kommen daher vor allem Anticholinergika in Frage. Darüber hinaus sind günstige Effekte von Beta-Rezeptorenblockern berichtet worden.

Tabelle 7.2. Medikamentöse Beeinflussung von Miktionsstörungen

Intern. Freiname	Richtdosis/Tag
I. Hemmung der Detrusorhyperaktivität	
1. Anticholinergika	
Hyoscin-N-butylbromid	20–40 mg
Methantheliniumbromid	100–200 mg
Trospiumchlorid	15–45 mg
2. Muskulotrope Substanzen	
Flavoxat	15–30 mg
Oxybutynin	5–15 mg
Imipramin	10–50 mg
3. Benzodiazepine	
Diazepam	10–20 mg
3. Baclofen	15–50 mg
II. Stimulation der Detrusoraktivität	
1. Cholinergika	
Carbachol	3 × 0,5–4 mg oral
2-3 × 0,25 mg s.c., i.m.	
2. Cholinesterasehemmer	
Neostigmin	15–45 mg oral
0,5–1,0 mg s.c.	
Distigminbromid	3,5 mg oral
0,5–1,0 mg s.c.	

Hypotonie

Neben den medikamentös verursachten hypotonen Regulationsstörungen lassen sich bei Parkinsonkranken neurogene Hypotonien unterschiedlichen Ausprägungsgrades nachweisen, die gekennzeichnet sind durch eine asympathikotone, hypodiastolische Regulationsstörung. In diesen Fällen ist die Gabe von Alpha-Rezeptorenstimulatoren wie Midodrin und Amezinium-metilsulfat, Betarezeptorenstimulatoren wie Etilefrin oder Kombinationspräparaten wie Dihydergot plus®, die den venösen Rückfluß aus den unteren Extremitäten verbessern sollen, indiziert. In diesem Zusammenhang sei auch auf die positiven Effekte eines körperlichen Trainings hingewiesen.

Bei den schwer zu behandelnden hypotonen Regulationsstörungen im Rahmen eines Shy-Drager-Syndroms oder den spino-olivo-zerebellären Atrophien ist ein Behandlungsversuch mit Prostaglandinsynthesehemmern wie Indometacin indiziert, die eine Empfindlichkeitssteigerung der Gefäßwände gegenüber Adrenalin zur Folge haben sollen.

Hypertonie

Bei der Behandlung der Hypertonie geht es darum, alle Substanzen zu vermeiden, die aufgrund ihres Einwirkens auf den Dopamin-Stoffwechsel ein Parkinson-Syndrom hervorrufen oder verstärken können und damit der Wirkung der spezifischen Therapie entgegenstehen. Kontraindiziert sind daher alle Reserpin- und Alpha-Methyldopahaltigen Präparate. Nach neueren Erkenntnissen führen auch verschiedene Calcium-Antagonisten, insbesondere Ca-Overloadblocker wie Flunarizin und Cinnarizin, aber auch Ca-Channelblocker vom Typ Nifedipin zu einer Verstärkung der extrapyramidalen Symptomatik (Übersicht bei HEFNER und FISCHER 1988, 1989). Einzelmitteilungen weisen auf vergleichbare Beobachtungen nach Gabe von ACE-Hemmern hin (SANDYK 1985, SHIMODA et al. 1987). Als therapeutisch unbedenklich hinsichtlich extrapyramidaler Nebenwirkungen gelten gegenwärtig folgende Substanzen: Saluretika, Beta-Rezeptorenblocker, Hydralazin, Prazosin, Clonidin, Guanfacin, Guanethidin, Minoxidil.

Literatur

BARBEAU A, MARS H, BOTEZ M I, JOUBERT M (1971) Amantadine – HCl (Symmetrel) in the management of Parkinson's disease. Double-blind cross-over study. Can Med Assoc 105: 42–46

BEASLY BL, NUTT JG, DAVENPORT RW, CHASE TN (1980) Treatment with tryptophan of levodopa-associated psychiatric disturbances. Arch Neurol 37: 155–156

BIANCHINE JR, SUNYAPRIDAKUL L (1973) Interactions between levodopa and other drugs: significance in the treatment of Parkinson's disease. Drugs 6: 364–388

BIRKMAYER W, RIEDERER P (1985) Die Parkinsonkrankheit. Biochemie, Klinik, Therapie, 2. Aufl. Springer, Wien New York, S 36–48

BIRKMYER W, KNOLL J, RIEDERER P, YOUDIM MBH, HARS V, MARTON J (1985) Increased life expectancy resulting from addition of L-Deprenyl to Madopar® treatment in Parkinson's disease: a long-term study. J Neural Transm 64: 113–127

BITTKAU S, KLEWIN IR, SUCHY I, PRZUNTEK H (1989) Continous dopaminergic stimulation with parenteral lisuride in complicated Parkinson's disease. In: PRZUNTEK H, RIEDERER P (eds) Early diagnosis and preventive therapy in Parkinson's disease. Springer, Wien New York, pp 357–371

CALNE D, HOROWSKI R, MC DONALD R J, WUTTKE W (eds) (1981) Lisuride and other dopamine agonists. Raven Press, New York

CSANDA E, TARCZY M (1983) Clinical evaluation of deprenyl (selegiline) in the treatment of Parkinson's disease. Acta Neurol Scand [Suppl] 95: 117–122

CSANDA E, TARCZY M (1987) Selegiline in the early and late phases of Parkinson's disease. J Neural Transm [Suppl] 25: 105–113

DUVOISIN RC, BARRET C, SCHEAR M, HOEHN M, YAHR MD (1969) The use of L-Dopa in parkinsonism. In: GILLINGHAM GFJ, DONALDSON JML (eds) The Third Symposium on Parkinson's Disease. Livingstone Publ, Edinburgh, pp 185–192

FAHN S, MARSDEN CD, CALNE D, GOLDSTEIN M (eds) (1987) Recent developments in Parkinson's disease. Macmillan Healthcare Information, New Jersey

FISCHER PA (1988) Aktuelle Parkinsontherapie: Heutiges Konzept für die Anwendung von L-Dopa. Akt Neurol 15: 38–41

FISCHER PA, BAAS H (1987) Therapeutic efficacy of R-(-)-deprenyl therapy in advanced parkinsonism. J Neural Transm [Suppl] 25: 137–147

FISCHER PA, FRIELING B (1989) (Hrsg) Morbus Parkinson – neue Möglichkeiten mit Lisurid. De Gruyter, Berlin New York

FISCHER PA, PRZUNTEK H, MAJER M, WELZEL D (1984) Kombinationsbehandlung früher Stadien des Parkinson-Syndroms mit Bromocriptin und Levodopa. Dtsch Med Wochenschr 109: 1279–1283

Flückiger E, Briner U, Enz A, Markstein R, Vigouret M (1983) Dopaminergic ergot compounds: an overview. In: Calne D et al. (eds) Lisuride and other dopamine agonists. De Gruyter, Berlin New York, pp 59–88

Friedman JH, Lannon MC (1989) Clozapine in the treatment of psychosis in Parkinson ' s disease. Neurology 39: 1219–1221

Frieling B (1989) Klinische Prüfung der oralen Lisurid-Therapie bei Morbus Parkinson. In: Fischer PA, Frieling B (Hrsg) Morbus Parkinson – neue Möglichkeiten mit Lisurid. De Gruyter, Berlin New York, S 59–88

Fuxe K, Calne D (eds) (1979) Dopaminergic ergot derivates and motor function. Pergamon Press, Oxford New York Toronto Sydney Paris Frankfurt

Garcia CA, Tweedy JR, Blass JP, Mc Dowell FH (1982) Lecithin and Parkinson dementia. In: Corkin S et al. (eds) Alzheimer's disease: a report of progress in Research. Raven Press, New York, pp 443–449 (Aging, vol 19)

Gianutsos G, Chute S, Dunn JP (1985) Pharmacological changes in dopaminergic systems induced by long-term administration of amantadine. Eur J Pharmacol 110: 357–361

Godwin-Austen RB, Frears CC, Bergmann S, Parkes JD, Knill-Jones RP (1970) Combined treatment of parkinsonism with L-Dopa and amantadine. Lancet ii: 383–385

Hefner R, Fischer PA (1988) Interaktionen von Hochdruck Therapeutika mit Parkinson-Mitteln. In: Fischer PA (Hrsg) Modifizierende Faktoren bei der Parkinson-Therapie. Editiones Roche, Basel, S 209 – 219

Hefner R, Fischer PA (1989) Zunahme der Parkinson-Symptomatik unter Kalzium-Antagonisten. Nervenarzt 60: 187–188

Hefner R, Baas H, Fischer PA (1988) Incompatibility of flunarizine in Parkinson's disease. In: Bartko et al. (eds) New trends in clinical neuropharmacology. John Libbey, London Paris, pp 314–316

Horrocks PM, Vicary DJ, Rees JE, Parkes JD, Marsden CD (1973) Anticholinergic with drawal and benzhexol treatment in Parkinson's disease. J Neurol Neurosurg Psychiatry 36: 936–941

Hughes RC, Polgar JG, Weightman D, Walton JN (1971) Levodopa in parkinsonism: the effects of withdrawal of anticholinergic drugs. Br Med J 2: 487–941

Kaufmann H, Elizan T, Yahr MD, Moros D, Van Woert M (1989) Deprenyl monotherapy in patients with early Parkinson's disease: a clinical and biochemical study. Neurology 39 [Supp 1]: 229 (Abstract)

Klawans HL, Goetz CH G, Tanner CM, Glantz R (1985) Studies with bromocriptine, In: Fahn S et al. (eds) Approaches to the use of bromocriptine in Parkinson's disease. Raven Health Care Communications, New York, pp 37–45

Kornhuber J, Bornemann J, Retz W, Hübers M, Riederer P (1989) Memantine displaces [3H] Mk-801 at therapeutic concentrations in postmortem human frontal cortex. Eur J Pharmacol 166: 589–590

Kornhuber J, Bormann J, Hübers M, Rusche K, Riederer P (1991) Effects of the l-amino-adamantanes at the PCP-binding site of the NMDA-receptor-gated in the channel. Eur J Pharmacol 206: 297–300

Lees AJ, Stern GM (1981) Sustained bromocriptine therapy in previously untreated patients with Parkinson's disease. J Neurol Neurosurg Psychiatry 44: 1020–1023

Lücking CH, Deuschl G, Strahl K, Schenk E (1986) Tremor im Früh- und Spätstadium der Parkinson-Krankheit. In: Fischer PA (Hrsg) Spätsyndrome der Parkinson-Krankheit. Editiones Roche, Basel, S 99–113

Martin WE, Loewenson RB, Resch JA, Baker AP (1974) A controlled study comparing trihexyphenidyl hydrochloride plus levodopa with placebo plus levodopa in patients with Parkinson's disease. Neurology 24: 912–919

Maier-Hoehn MM, Elton RL (1985) Low dosages of bromocriptine added to levodopa in Parkinson's disease. Neurology 35: 199–206

Obeso JA, Luquin MR, Martinez-Lage JM (1983) Lisuride infusion for Parkinson's disease. Ann Neurol 14: 134

Parkes JD (1989) Clinical pharmacology of amantadines and derivates. In: Przuntek H, Riederer P (eds) Early diagnosis and preventive therapy in Parkinson's disease. Springer, Wien New York, pp 335–341

Poewe W, Gerstenbrand F, Ransmayr G (1987) Experience with selegiline in the treatment of Parkinson's disease. J Neural Transm [Suppl] 25: 131–135

Poewe W, Kleedorfer B, Gerstenbrand F, Oertel WH (1989) Die Behandlung von Parkinsonpatienten mit L-Dopa – Wirkungsfluktuationen mittels subkutaner Apomorphingaben. Akt Neurol 16: 73–77

Przuntek H, Klewin I, Bittkau S (1989) Indikation für die chronische parenterale Lisurid-Applikation, In: Fischer PA, Frieling B (Hrsg) Morbus Parkinson – neue Möglichkeiten mit Lisurid. De Gruyter, Berlin New York, S 141–148

RASCOL A, GUIRAND B, MONTRASTUC JL, DAVID J, CLANET MJ (1979) Long-term treatment of Parkinson's disease with bromocriptine. J Neurol Neurosurg Psychiatry 42: 143–150

RING HA, TRIMBLE MR (1991) Affective disturbance in Parkinson's disease. Int J Geriatr Psychiatry 6: 385–393

RINNE UK (1987a) Early combination of bromocriptine and levodopa in the treatment of Parkinson's disease: a 5-year follow-up. Neurology 37: 826–826

RINNE UK (1987 b) R-(-)-Deprenyl as an adjuvant to levodopa in the treatment of Parkinson's disease. J Neural Transm [Suppl] 25: 149–155

RINNE UK (1989) Die Bedeutung einer frühzeitigen Kombination von Lisurid und L-Dopa in der Behandlung der Parkinson-Krankheit. In: FISCHER PA, FRIELING B (Hrsg) Morbus Parkinson – neue Möglichkeiten mit Lisurid. De Gruyter, Berlin New York, S 99–110

SANDYK R (1985) Parkinsonism induced by Captopril. Clin Neuropharmol 8: 197–198

SCHIFTER R (1985) Neurologie des vegetativen Systems. Springer, Berlin Heidelberg New York

SCHNEIDER E, FISCHER PA (1982) Bromocriptin in der Behandlung der fortgeschrittenen Stadien des Parkinson-Syndroms. Dtsch Med Wochenschr 107: 175–179

SCHNEIDER E, BRESSEL M (1988) Behandlung von Harnblasenfunktionsstörungen beim Parkinson-Syndrom. In: FISCHER PA (Hrsg) Modifizierende Faktoren bei der Parkinson-Therapie. Editiones Roche, Basel, S 221–232

SCHNEIDER E, FISCHER PA, CSIKI C (1983) Stellenwert der Anticholinergika in der Behandlung des Parkinson-Syndroms. In: GÄNSHIRT H (Hrsg) Pathophysiologie, Klinik und Therapie des Parkinsonismus, Editiones Roche, Basel, S 257–266

SCHNEIDER E, FISCHER PA, JACOBI P, GROTZ A (1984 a) Exogene Psychosen beim Parkinsonsyndrom. Häufigkeit und Entstehungsbedingungen. Fortschr Neurol Psychiatr 52: 207–214

SCHNEIDER E, ZIEGLER B, JACOBI P (1984 b) Schlafstörungen beim Parkinson-Syndrom In: FISCHER PA (Hrsg) Vegetativstörungen beim Parkinson-Syndrom. Editiones Roche, Basel, S 163–183

SCHOLZ E, DICHGANS J (1985) Treatment of drug-induced exogenous psychosis in parkinsonism with clozapine and fluperlapine. Eur Arch Psychiatr Neurol Sci 235: 60–64

SCHWAB RS, AMADOR LV, LEVINE JY (1 951) Apomorphine in Parkinson ' s disease. Trans Am Neurol Assoc 76: 251–253

SHIMODA K, HIKASA C, NISHIKAWA S, TAKAHASHI K (1987) A case report of captopril induced parkinsonism. Clin Neurol 27: 366–368

STIBE CMH, KEMPSTER PA, LEES AJ, STERN GM (1989) Subcutaneous apomorphine in Parkinson's disease. In: PRZUNTEK H, RIEDERER P (eds) Early diagnosis and preventive therapy in Parkinson's disease. Springer, Wien New York, pp 349–355

STRUPPLER A, UEXKÜLL TV (1953) Untersuchungen über die Wirkungsweise des Apomorphins auf den Parkinsontremor. Z Klin Med 152: 46–57

TETRUD JW, LANGSTON JW (1989) The effect of deprenyl (selegiline) on the natural history of Parkinson ' s disease. Science 245: 519–522

TEYCHENNE P, BERGSTRUD D, RACY A, ELTON RL, VERN B (1982) Bromocriptine: low dose therapy in Parkinson ' s disease. Neurology 32: 577–583

THE PARKINSON STUDY GROUP (1989) Effect of deprenyl on the progression of disability in early Parkinson's disease. N Engl J Med 321: 1364–1371

TIMBERLAKE WH, VANCE MA (1978) Four-year treatment of patients with parkinsonism using amantadine alone or with levodopa. Ann Neurol 3: 119–128

VAN DER DRIFT JHA (1977) Long-term clinical experience with levodopa and anticholinergics: therapeutic considerations. In: LAKKE JPW et al. (eds) Parkinson's disease. Concept and prospects. Excerpta Medica, Amsterdam Oxford, pp 111–116

VÖLLER GW (1970) Die Behandlung des Parkinson-Syndroms mit Amantadin. Dtsch Med Wochenschr 95: 934–937

WEBSTER DD, SAWYER GT (1984) The combined use of amantadine HCl and levodopa/carbidopa in Parkinson's disease. Curr Ther Res Clin Exp 35: 1010–1013

WESEMANN W (1984) Aspekte zum Wirkungsmechanismus von Amantadinen. In: DANIELCZYK W, WESEMANN W (Hrsg) Amantadin-Workshop, Edition Materia Medica. Socio-medico, Gräfelfing, S 15–23

WHYTE RK, HUNTER KR, LAURENCE DR, STERN GM, ARMITAGE P (1971) Levodopa and orphenadrine hydrochloride in parkinsonism. Eur J Clin Pharmacol 4: 18–21

WILSON JA, FARQUHAR DL, PRIMROSE WR, SMITH RG (1987) Long term amantadine treatment. The danger of withdrawal. Scot Med J 32: 135

YAHR MD (1971) Results of long-term administration of L-Dopa. In: DE AJURIAGUERRA, GAUTHIER G (eds) Monoamines Noyoux Gris Centraux et Syndrome de Parkinson. Georg, Geneve, pp 403–410

Neuro-Psychopharmaka, Bd. 5
Riederer P. / Laux G. / Pöldinger W. (Hrsg.)

8 Exkurs: Wirkverlust und "Therapieresistenz"

W. Poewe

8.1 Einleitung und Definition

In der Mehrzahl der Fälle gelingt es, mit einer der verschiedenen möglichen Strategien der Ersteinstellung eines Patienten mit idiopathischem Parkinson-Syndrom zu einem befriedigenden Therapieresultat zu gelangen. Bei L-Dopa-Monotherapie wird in Abhängigkeit von der gewählten Dosis innerhalb des ersten Behandlungsjahres bei bis zu 90% der Patienten ein ausreichender Effekt erzielt (Shaw et al. 1980, Poewe et al. 1986a, s. auch Tabelle 8.2). Ähnlich ist die Situation bei Kombinationsbehandlung von L-Dopa mit einem Dopamin- (DA)-Agonisten (Rinne 1989), während nur knapp 60% auf Monotherapie mit einem DA-Agonisten im ersten Jahr hinlänglich gut ansprechen (Lees und Stern 1983, Rascol et al. 1984). Amantadin als Monotherapie oder in Kombination mit einem Anticholinergikum führte in 70% zum erwünschten Effekt (Schwab et al. 1969, Parkes et al. 1970).

Wesentlich ungünstiger ist die Situation in der Langzeitbehandlung dieser Erkrankung, wo praktisch jedes gängige Therapieschema an Wirksamkeit einbüßt: Bei Monotherapie mit DA-Agonisten finden die meisten Studien drop-out-Raten von über 70% nach drei Jahren (Lees und Stern 1983, Rinne 1987, 1989), die initiale Behandlung mit Amantadin oder Anticholinergika erweist sich nach einem ähnlichen Zeitraum in der großen Mehrzahl der Fälle als zu schwach wirksam und auch L-Deprenyl verliert bei den meisten Patienten nach ca. zweijähriger Therapiedauer seinen klinisch relevanten L-Dopa potenzierenden Effekt (Golbe 1988).

Ca. 15% aller Patienten mit der klinischen Diagnose eines idiopathischen Parkinson-Syndroms erreichen auch unter suffizienter Pharmakotherapie primär nicht das therapeutische Ziel einer mindestens 25–30%igen Verbesserung auf einer der gebräuchlichen klinischen Rating-Skalen (Marsden und Parkes 1977). Eine solche 'Therapieresistenz' kann allerdings nur diagnostiziert werden, nachdem auch L-Dopa als noch immer potentestes Parkinsonmittel in maximal tolerierter Dosis eingesetzt wurde.

Es ist plausibel, daß beim idiopathischen Parkinson-Syndrom die Krankheitsprogression an sich am Wirkverlust der Pharmakotherapie beteiligt sein muß. Die Zusammenhänge zwischen Aspekten der fortschreitenden Grunderkrankung und pharmakokinetischen und pharmakodynamischen Faktoren eines Effektivitätsverlustes der medikamentösen Therapie sind am besten für die L-Dopa Behandlung untersucht. Es soll daher im folgenden das Problem der Therapieresistenz und des Wirkverlustes der Langzeitbehandlung am Beispiel von L-Dopa diskutiert werden, auch deshalb, weil die meisten Parkinson-Patienten weltweit nach wie vor unter chronischer alleiniger oder kombinierter Therapie mit L-Dopa stehen.

8.2 Wirkverlust und Wirkungsschwankungen unter chronischer L-Dopa-Substitution

Mehr als 50% aller Parkinson-Patienten verlieren nach drei- bis fünfjähriger Therapiedauer die ursprüngliche Qualität ihres initialen Ansprechens (Marsden und Parkes 1977, Shaw et al. 1980). Das 'L-Dopa-Langzeitsyndrom' (Tabelle 8.1) umfaßt dabei neben veränderter Effektivität auch das vermehrte Auftreten zentraler Nebenerscheinungen, in erster Linie von L-Dopa induzierten Dyskinesen.

Tabelle 8.1. L-Dopa-Langzeitsyndrom

- Wirkungsschwankungen ("on-off"-Oszillationen)
- Dyskinesen
- Psychiatrische Komplikationen

Der sogenannte Wirkungsverlust von L-Dopa

Eine Reihe von Studien zur Langzeiteffektivität einer L-Dopa Therapie haben übereinstimmend einen Wirksamkeitsverlust über einen Zeitraum von 5 bis 6 Jahren nachgewiesen (Tabelle 8.2). Das Kriterium dieses Wirkungsverlustes war dabei in der Regel entweder ein Vergleich klinischer Rating-Scores vor Therapiebeginn mit jenen zu verschiedenen Zeiten im Behandlungsverlauf oder ein Vergleich der Zahl deutlich gebesserter Patienten in sukzessiven Behandlungsjahren. Drei Faktoren machen aber diese Art der Definition einer abnehmenden Wirkung eines Pharmakons problematisch:

1. Krankheitsprogedienz bei gleichbleibender Wirkintensität der Therapie führt zum gleichen Ergebnis.
2. Viele Patienten entwickeln nach mehrjähriger Therapie Fluktuationen im klinischen Ansprechen auf L-Dopa und derartige 'on-off'-Fluktuationen verschlechtern bei gleicher absoluter Wirkung einzelner Dosen den L-Dopa-Effekt.
3. Eine abnehmende Zahl deutlich von L-Dopa profitierender Patienten im Verlauf einer Langzeittherapie wird bei größeren Kollektiven stets auch auf eine Kontamination mit Patienten mit Multisystem-Atrophien sowie auf die Entwicklung zerebraler Zweiterkrankungen bei Patienten mit idiopathischer Parkinson-Krankheit zurückgehen. Multisystem-Atrophien sind vielfach klinisch in ihrem Beginn nicht von der Parkinson-Kranheit zu unterscheiden, sprechen jedoch bereits initial oder im Verlauf nicht

Tabelle 8.2. Langzeiteffektivität einer L-Dopa-Monotherapie

Ergebnis	Dosierungsbereich 400 - 800 mg/d*	 > 950 mg/d+
– Prozentsatz deutlich gebesserter Patienten (1. Jahr)	43%–94%	49%–79%
– prozentuelle Score-Verbesserung		
– initial	43%–47%	45%–67%
– nach 5-6 Jahren	22%–37%	19%–53%
– Langzeitkomplikationen nach 5-6 Jahren		
Wirkungsfluktuationen	35%–58%	65%–80%
'Peak-dose' Dyskinesen	41%–64%	23%–88%

* gepoolte Daten aus: Lee et al. 1971, Barbeau und Roy 1976, Battistin et al. 1970, Rajput et al. 1984, Poewe et al. 1986a
+ gepoolte Daten aus: Shaw et al. 1980, Sweet und McDowell 1975, Markham et al. 1974, Yah 1976, Barbeau 1976, McDowell und Sweet 1979, Poewe et al. 1986a

oder mangelhaft auf dopaminerge Stimulation an (Quinn 1989). Zerebrale Zweiterkrankungen vermindern häufig Verträglichkeit und Effektivität einer L-Dopa-Therapie (Fischer et al. 1984).

Eine strenge Definition eines Wirkverlustes von L-Dopa muß also von der absoluten Wirksamkeit – gemessen mit standardisierten Tests und/oder Rating Skalen – einzelner L-Dopa-Dosen bei verschieden lang behandelten und damit verschieden lang erkrankten Patienten mit zweifelsfreiem idiopathischen Parkinson-Syndrom ohne Sekundärkomplikationen ausgehen. Derartige klinische Studien sind erst in den letzten Jahren durchgeführt worden. Sie zeigen allesamt keinen eindeutigen Effektivitätsverlust einzelner L-Dopa-Dosen bzw. von L-Dopa-Kurzinfusionen zwischen verschieden lang behandelten Patienten hinsichtlich der dosisinduzierten prozentualen Score-Verbesserung im klinischen Rating oder in motorischen Tests (Gancher et al. 1988, Kempster et al. 1989b). Im Gegenteil zeigt sich in solchen Untersuchungen mit zunehmender Behandlungs-/Krankheitsdauer eine zunehmende Amplitude zwischen Basalscore und optimalen Score nach L-Dopa, was in erster Linie auf einen mit der Krankheitsprogredienz sich verschlechternden basalen Parkinson-Status zurückgeführt wird (Kempster et al. 1989b).

Es erscheint also fragwürdig bei Patienten mit einem unkomplizierten idiopathischen Parkinson-Syndrom von einem zunehmenden Wirkungsverlust einer chronischen L-Dopa Therapie zu sprechen. Vielmehr handelt es sich um eine indirekte Effektivitätseinbuße infolge des Auftretens von Wirkungsschwankungen ('on-off'-Fluktuationen) und L-Dopa-induzierten Dyskinesen. Die Möglichkeit einer ausreichenden Therapie in späten Krankheitsstadien mit 'on-off'-Fluktuationen, wie sie mit verschiedenen Strategien immer wieder demonstriert wurde, hängt entscheidend von einer erhaltenen Ansprechbarkeit des Parkinson-Syndroms auf dopaminerge Stimulation ab.

Effektivitätsverlust infolge von L-Dopa-Wirkungsschwankungen

Mehr als die Hälfte aller L-Dopa behandelten Parkinson-Patienten entwickeln nach mehr als fünfjähriger Therapie Fluktuationen im klinischen Ansprechen (s. Tabelle 8.2). Hinsichtlich ihrer Beziehung zu den L-Dopa Dosierungsintervallen zerfallen diese Wirkungsschwankungen in zwei Kategorien:
a) regelhafter Wirkungsausklang einer Dosis vor Fälligkeit der nächsten ('vorhersehbare' Fluktuation, 'wearing-off'-Effekt)
b) plötzlicher Wirkabbruch oder fehlender Wirkeintritt ohne erkennbare Beziehung zu den Dosierungsparametern ('Zufallsschwankungen', 'on-off'-Fluktuationen im engeren Sinn).
Diese Unterteilung hat mehr klinisch-praktischen Hintergrund als theoretische Basis, da die Zuteilung zu einem der beiden Fluktuationsmuster zum Teil eine Funktion der Beobachtungsgenauigkeit ist. Dennoch hat sich diese Einteilung bislang durchgesetzt und das Resultat beider Fluktuationstypen ist, daß betroffene Patienten auch bei optimaler Wahl von Dosierungsstärke und -intervall eine verschieden große tägliche Stundenzahl mit nicht kontrollierter Parkinsonsymptomatik (sog. kumulative 'off'-Zeit) durchleben müssen. Ungeachtet der Qualität der Phasen guter Symptomkontrolle ('on'Zeit) bedingen L-Dopa-Wirkungsschwankungen meist ein beträchtliches Maß an subjektiver und objektiver Behinderung im Alltag der Betroffenen und stellen eine der großen Herausforderungen der Parkinson-Therapie dar.

Tabelle 8.3. L-Dopa-Wirkungsschwankungen – Pathogenetische Faktoren

(A)	Periphere – L-Dopa Pharmakokinetik – Gastrointestinale Absorption
(B)	Zentrale – Blut-Hirnschranke-Transport – präsynaptische Speicherung – postsynaptische Rezeptorveränderungen

Pathophysiologie von L-Dopa-Wirkungsschwankungen

Die Pathophysiologie der L-Dopa-Wirkungsschwankungen ist komplex und nicht restlos aufgeklärt. Ihre detaillierte Diskussion würde den Rahmen dieses Kapitels sprengen, es sollen aber einige therapierelevante Aspekte im Überblick dargestellt werden (s. Tabelle 8.3).
Ein wesentlicher Faktor in der Entstehung von dosierungs-abhängigen Schwankungen der L-Dopa Wirkung ist die relativ kurze Halbwertszeit von L-Dopa von weniger als 2 Stunden (s. Kap 3.1.1). Regelmäßige Oszillationen im L-Dopa Serumspiegel sind also bei oraler Gabe multipler Dosen über den Tag unausweichlich und es muß überraschen, daß dies nicht schon zu Beginn der Behandlung von klinisch apparenten Fluktuationen im motorischen Status der Patienten begleitet ist (s.u.). Ein weiterer peripherer Mechanismus, der zu Unregelmäßigkeiten im klinischen Effekt oraler Dosen führt, liegt in den Besonderheiten der gastrointestinalen Absorption von L-Dopa. Eine rasche Absorption erfolgt vor allem im proximalen Jejunum, während L-Dopa aus dem Magen nicht resorbiert werden kann (Nutt und Fellman 1984). Daraus folgt für die Klinik, daß die zeitlichen Parameter des Wirkeintritts nach oralen Einzeldosen auch von der Geschwindigkeit oder Regelmäßigkeit der Magenentleerung abhängen. Hierauf nehmen aber zahlreiche Faktoren wie Azi-

dität, Mahlzeiten und auch Medikamente, z. B. Anticholinergika, zum Teil erheblichen Einfluß (Wade et al. 1974, Nutt und Fellman 1984, Evans et al. 1981). Die Absorption im Jejunum wird ihrerseits von bestimmten Nahrungsaminosäuren beeinflußt, die mit L-Dopa in eine konzentrationsabhängige Konkurrenz um einen substratspezifischen Carrier-vermittelten Transport durch die Mukosa treten (Wade et al. 1973, Frankel et al. 1989). Ähnliche kompetitive Effekte zwischen L-Dopa und anderen neutralen Aminosäuren bestehen auch für den Transport über die Blut-Hirn-Schranke (BHS), so daß erhöhte Serumkonzentrationen entsprechender Aminosäuren den L-Dopa-Flux ins Gehirn dramatisch reduzieren können (Wade und Katzman 1975, Nutt et al. 1984, Leenders et al. 1986b).

Alle vorgenannten Faktoren und Mechanismen sind konstante Phänomene, welche auch zu Beginn einer L-Dopa-Behandlung bestehen und von denen bislang nicht gezeigt werden konnte, daß sie sich mit fortdauernder Therapie verändern. Sie erklären also nicht ausreichend, warum klinische Wirkungsfluktuationen erst nach mehrjähriger L-Dopa-Substitution bemerkbar werden. Eine populäre Hypothese greift hierzu auf die Effekte progredienter nigrostriataler Denervierung zurück und postuliert eine mit der Krankheitsdauer abnehmende präsynaptische Speicherkapazität für Dopamin aus exogenen L-Dopa-Quellen (Mouradian und Chase 1988). So würde in früheren Krankheitsstadien die diskontinuierliche exogene L-Dopa-Zufuhr über eine noch vorhandene präsynaptische Speichermöglichkeit in eine prolongierte synaptische striatale Freisetzung umgewandelt, während mit progredientem Untergang nigrostriärer Projektions-Neurone ein kontinuierlicher exogener L-Dopa-Flux ins Striatum für eine kontinuierliche klinische Wirkung zunehmend kritisch würde. In der Tat legen PET-Befunde mit Fluorodopa eine solche Abnahme striataler Speicherkapazität für Dopamin nahe (Leenders et al. 1986a), jedoch haben klinisch-pharmakologische Studien auch Zweifel an der Relevanz dieser Hypothese für das Auftreten von 'on-off'-Fluktuationen aufkommen lassen (Kempster et al. 1989a,b). Demgegenüber legen jüngere Untersuchungen der L-Dopa-Wirkung bei unterschiedlich lange behandelten Patienten den Schluß nahe, daß im Laufe der chronischen Therapie pharmakodynamische Veränderungen an Dopamin-Rezeptoren induziert werden, die letztlich zum Auftreten von Wirkungsfluktuationen und Dyskinesen beitragen (Mouradian et al. 1988).

Behandlung von L-Dopa-Wirkungsfluktuationen

Die derzeit vorherrschenden Konzepte zum therapeutischen Management von 'on-off'-Fluktuationen basieren überwiegend auf einer Beeinflussung der Kontinuität des L-Dopa-Fluxes in das Gehirn. Die wichtigsten Strategien sind in Tabelle 8.4 zusammengefaßt.

Tabelle 8.4. Therapeutische Ansätze bei L-Dopa-Wirkungsschwankungen

1. Stabilisierung der L-Dopa Plasmaspiegel

- häufige orale Einnahme
- orale 'sustained-release' Präparate
- i.v.Dauerinfusionen von L-Dopa

2. 'Kontinuierliche' Zufuhr von DA-Agonisten

- s.c. Dauerinfusion (Lisurid, Apomorphin)
- transdermale Applikation (s. Kap. 5.3.1)
- orale Agonisten mit langer Halbwertszeit (s. Kap. 5.3.6)
- i.m. Depots

3. Verbesserung des BHS-Transports von L-Dopa

- diätetische Eiweiß-Reduktion

BHS Blut-Hirn-Schranke

Eiweißrestriktionsdiäten

Nahrungseiweiß interagiert auf dreifache Weise mit der Wirkung oraler L-Dopa-Dosen: eiweißreiche Mahlzeiten können die Magenentleenung und damit die Absorption von L-Dopa verzögern und neutrale Aminosäuren wirken kompetitiv auf den aktiven Transport des Medikamentes über die Dünndarmmukosa und die Blut-Hirn-Schranke (s.o.). Nachdem alle drei Vorgänge zu Fluktuationen der klinischen L-Dopa-Wirkung beitragen können, war der Versuch naheliegend, durch reduzierte Eiweißzufuhr in der Diät die L-Dopa-Wirkung zu verbessern. Alle Studien hierzu haben mit etwas unterschiedlichen Diät-Regimen eine Zunahme der täglichen 'on'-Zeit bei fluktuierenden Parkinson-Patienten gefunden (s. Tabelle 8.5). Zur Praxis ist anzumerken, daß radikale Protein-Beschränkungen unterhalb der empfohlenen Standard-Zufuhr von 0,8 g/kg Körpergewicht als Dauermaßnahme in einer älteren Patienten-Population nicht ratsam erscheinen und vielfach eine Protein-Redistribution mit Hauptzufuhr am Abend für den erwünschten klinischen Effekt ausreicht. Wesentlich ist die individuelle Erfassung der Diätgewohnheiten des Patienten und eine hierauf abgestimmte Diätberatung.

L-Dopa Retard-Präparate

Ein wichtiger Schritt in der Entwicklung therapeutischer Konzepte für Patienten mit 'on-off'-Fluktuationen war der Nachweis, daß auch in schweren Fällen eine kontinuierliche intravenöse Dauerinfusion von L-Dopa eine stabile klinische Wirkung erzeugen kann (Shoulson et al. 1975, Quinn et al. 1984). Als Ansatz für die Routine-Behandlung solcher Patienten ist dieser Weg nicht gangbar, unter anderem deshalb, weil aufgrund der Azidität von L-Dopa-Lösungen auch bei Verdünnung der Tagesdosen in Volumina von 2–3 Litern Venennekrosen auftreten können. Er war jedoch Impuls für die Entwicklung von neuen pharmakokinetischen L-Dopa-Präparationen mit prolongierter Wirkstoff-Freisetzung, die als Madopar® HBS (100 mg L-Dopa plus 25mg Benserazid) und Nacom® Retard (200mg L-Dopa plus 50mg Carbidopa) von den beiden großen Herstellern von L-Dopa-Präparaten angeboten werden. In beiden Formulationen ist der Wirkstoff in eine polymere Matrix eingebettet, wobei im Falle von Madopar® HBS das Prinzip einer 'Schwimmkapsel' mit Bildung einer semipermeablen mukösen Masse nach Magensaft-Kontakt der Kapsel für prolongierte Freisetzung sorgt, während bei Nacom® Retard ein geschwin-

Tabelle 8.5. Studien zum Einfluß eiweißarmer Diät auf die L-Dopa-Wirkung bei Parkinson-Patienten mit motorischen Fluktuationen

Autoren	N	Protein	positives Ansprechen (% d.Pat.)	'on'	Dysk	Dopa-Redukt.
Mena und Cotzias 1978	7	0,5g/kg	100%	+	–	–
Pincus und Barry 1987	11	7g abds.	100%	+	+	+
Riley und Lang 1988	38	7g	60%	+	+	+
Pincus und Barry 1988	16	7g abds.	88%	+	+	–
Carter et al. 1989	5	0,8g/kg	100%	+	+	–

'on' Zunahme der täglichen 'on'-Zeit; *Dysk* Zunahme L-Dopa-induzierter Dyskinesen

digkeitskontrollierter Erosionsprozeß während der Dünndarmpassage stattfindet (Erni und Held 1987, Yeh et al. 1989).
Beide Präparationen haben eine verminderte Bioverfügbarkeit gegenüber der Standard-Formulation, so daß bei Therapie-Umstellung eine 30–60%ige Erhöhung der Tagesdosen erforderlich ist (Cedarbaum 1989). Die Nacom® Retard-Dosen scheinen hierbei etwas unterhalb derjenigen für Madopar® HBS zu liegen. Beide Präparationen haben den für viele Patienten nachteiligen Effekt, eines verzögerten Wirkeintritts nach peroraler Einnahme, was mit dem bekannten pharmakokinetischen Aspekt einer verzögerten Latenz bis zum Erreichen des Plasmaspiegelgipfels bei verlängerter Persistenz wirksamer Blutkonzentrationen korreliert. Es ist deshalb meist für eine optimale klinische Wirkung nötig, zumindest die erste Tagesdosis eines Retard-Präparates mit konventionellem L-Dopa kombiniert zu verabreichen (Poewe et al. 1986a, 1989b, Cedarbaum 1989). Die bisher mitgeteilten Erfahrungen mit dem Einsatz von L-Dopa retard Präparaten sprechen für positive Effekte bei Patienten mit beginnenden Wirkungsfluktuationen vom 'wearing-off'-Typ sowie bei Patienten mit nächtlicher Akinese und an off-Phasen gekoppelten dystonen Krämpfen (z. B. frühmorgendliche Fußdystonie). Eine geringe Reduzierung der Dosierungsfrequenz ist gegenüber Standard-L-Dopa zu erreichen, wirksame Einzeldosen der Retard-Formulationen liegen zwischen 200 und 400mg L-Dopa. Die wichtigsten Gründe für Therapie-Versagen mit diesem Ansatz ist eine subjektiv vom Patienten als unberechenbar empfundene zeitliche Abfolge der Medikamenteneffekte, zunehmende Dyskinesen sowie prolongierte Phasen eines subjektiven 'Zwischenzustandes' zwischen voller und fehlender L-Dopa-Wirkung ('semi-on'), der mit unangenehmen und schmerzhaften Dyskinesen verbunden sein kann.

Parenterale Therapieansätze

Die Beobachtung eines weitgehenden Ausgleichs von Wirkungsschwankungen durch 24-stündige Dauerinfusionen von L-Dopa hat die Suche nach alternativen Wegen einer kontinuierlichen dopaminergen Stimulation mit dem Ziel der Praktikabilität in der ambulanten Langzeittherapie stimuliert. Einige Arbeitsgruppen haben bei kleinen Gruppen selektierter Patienten über Langzeiterfolge mit chronischer intraduodenaler Infusion von L-Dopa-Lösungen via nasogastrischer Sonden oder intrajejunaler Zufuhr durch Jejunostomien berichtet (Kurlan et al. 1986, Sage et al. 1988). Die hierzu nötigen großen Lösungsvolumina können bei Verwendung des besser wasserlöslichen Methylesters von L-Dopa umgangen werden (Stocchi et al. 1992).
Weniger invasiv und bislang auch in größerer Breite angewandt versuchen subcutane Dauerinfusionen von Dopamin-Agonisten mittels extern getragener Minipumpen vom Typ der Insulinpumpen die erwünschte kontinuierliche dopaminerge Stimulation bei fluktuierenden Parkinson-Patienten zu erreichen. Erste Erfolge mit diesem Ansatz wurden 1986 für den Ergot-Agonisten Lisurid mitgeteilt (Obeso et al. 1986). Die seither verwendeten Dosen liegen meist zwischen 50 und 100 ug pro Stunde über 12 bis 24 Stunden, wobei insbesondere bei 24stündigen Dauerinfusionen mit Tagesdosen über 2mg das Risiko der Psychose-Induktion den wichtigsten limitierenden Faktor für die subcutane Lisurid-Dauertherapie darstellt. Die Versager-Rate infolge psychiatrischer Komplikationen bei chronischer subcutaner Lisuridbehandlung liegt in verschiedenen Serien zwischen 30 und 70% (Obeso et al. 1988, Stocchi et al. 1988, Vaamonde et al. 1992). Günstigere Ergebnisse werden für subcutane Dauerinfusionen von Apomorphin berichtet (Stibe et al. 1988, Poewe et al. 1989b). Bei mitunter dramatischer Reduktion der täglichen 'off'-Zeit liegt auch in der

Langzeitbehandlung die Psychose-Rate unter 10% (FRANKEL et al. 1990). Wirksame Dosen liegen in der Regel bei Infusionsraten von 2–6mg Apomorphin pro Stunde, wobei aber auch – besonders bei völligem Ausschleichen einer begleitenden peroralen L-Dopa-Therapie – deutlich höhere Dosen von über 10 mg/h nötig sein können. Eine Apomorphinbehandlung erfordert zumindest während der ersten Wochen eine Begleitmedikation mit Domperidon zur Vermeidung von Übelkeit und Erbrechen.

Eine weniger aufwendige Alternative der subcutanen Therapie stellen intermittierende subcutane Apomorphingaben durch Pen-Injektoren dar, die für Patienten mit einer begrenzten Zahl von 'off'-Perioden unter der peroralen Therapie eine sinnvolle Option sein können. Subcutane Einzeldosen von 2–5mg Apomorphin können bei der Mehrzahl der Patienten innerhalb von 10–15 Minuten eine 'off'-Phase durchbrechen, wobei die Apomorphinwirkung 60–90 Minuten anhält (STIBE et al. 1988, POEWE et al. 1989b).

8.3 Therapieresistenz

Ein positives Ansprechen auf L-Dopa gehört zu den diagnostischen Kriterien des idiopathischen Parkinson-Syndroms (GIBB und LEES 1988). Die wichtigsten Gründe für das klinische Phänomen der 'Therapieresistenz' eines Parkinsonsyndroms sind in Tabelle 8.6 zusammengefaßt. Daraus ergibt sich, daß 'Therapieresistenz' erst nach ausreichend langer Behandlung in maximal tolerierter Dosis herkömmlicher Parkinsonmittel inklusive L-Dopa diagnostizierbar ist. Für die klinische Praxis eignet sich der Apomorphintest in besonderer Weise, um auf rasche und reproduzierbare Weise die dopaminerge Ansprechbarkeit eines vorliegenden Parkinson-Syndroms zu beurteilen (OERTEL et al. 1989, HUGHES et al. 1990). In 90% der Fälle läßt sich anhand der Reaktion auf subcutane Apomorphin-Einzeldosen die zu erwartende Antwort auf eine nachfolgende chronische L-Dopa-Therapie korrekt vorhersagen. Ein positiver Apomorphintest unterstützt dabei die klinische Diagnose eines idiopathischen Parkinson-Syndroms weiter, obwohl auch andere Parkinsonismusformen zumindest initial ein positives Ansprechen zeigen können (HUGHES et al. 1990). Umgekehrt haben über 80% der Patienten mit negativem Apomorphintest entweder ein Parkinson-Syndrom anderer Ätiologie (vor allem Multi-System-Atrophien) oder klinische bzw. neuroradiologische Zeichen zerebraler Zweiterkrankungen (Parkinson plus) (OERTEL et al. 1989, HUGHES et al. 1990). Aus diesen Ergebnissen geht hervor, daß der Apomorphintest gut geeignet ist, die klinische Frage sekundärer 'Therapieresistenz' im Krankheitsverlauf – global oder Einzelsymptome wie Tremor betreffend – unter kontrollierten Bedingungen zu beantworten. Zum anderen sollte ein negativer Apomorphintest bei 'de

Tabelle 8.6. Häufige Gründe für 'Therapieresistenz' beim Parkinson-Syndrom

(A) Pseudoresistenz

- primäre Unterdosierung
- Störungen der gastrointestinalen Absorption (M. Crohn, Colitis ulcerosa)
- mangelnde Compliance

(B) 'Echte' Resistenz

- 'Parkinson plus'-Syndrom
- Multi-System-Atrophien
- therapieresistenter Tremor
- therapieresistentes 'freezing'

novo'-Patienten mit dem klinischen Bild eines idiopathischen Parkinson-Syndroms Grund zu diagnostischer Überprüfung und enger Verlaufskontrolle hinsichtlich der Entwicklung zusätzlicher Symptome einer Multi-System-Degeneration oder eines Parkinson plus Syndroms sein.
Echte Therapieresistenz bei einem unkomplizierten und diagnostisch einwandfrei belegten idiopathischen Parkinson-Syndrom ist also eine Rarität und im Grunde bisher immer nur für Einzelsymptome gut dokumentiert worden. Hierzu gehört das Problem des therapierefraktären Parkinson-Tremors, der nicht auf klassische Parkinsonmittel reagiert. Hier war lange Zeit eine unilaterale stereotaktische Thalamotomie die ultima ratio der Behandlung, in jüngerer Zeit ist jedoch wiederholt in solchen Fällen über Erfolge einer Therapie mit Clozapin in niedriger Dosierung (12,5–25mg/d) berichtet worden (Pakkenberg und Pakkenberg 1986, Friedman und Lannon 1990). Demgegenüber bleibt das genuine 'freezing' im Gegensatz zum L-Dopa sensitiven 'off-period-freezing' ein bislang gegenüber medikamentösen Maßnahmen refraktäres Phänomen. Frühere Berichte über positive Reaktionen auf Behandlung mit dem Noradrenalin-Präkursor L-Threo-DOPS konnten nicht reproduziert werden und krankengymnastische Maßnahmen bleiben die einzig mögliche therapeutische Strategie.

8.4 Wirkverlust anderer Parkinsonmittel unter chronischer Therapie

Die klinischen Daten zum Wirkverlust anderer Parkinsonmittel sind deutlich weniger umfangreich als diejenigen für L-Dopa, da nur eine begrenzte Zahl von Studien vorliegt, die Auskunft über die Ergebnisse einer Monotherapie mit Anticholinergika, Amantadin oder Dopamin-Agonisten im Langzeitverlauf geben. Generell zeigen die vorliegenden klinischen Untersuchungen auch hier eine Effektivitätseinbuße über die Zeit, wobei die zugrunde liegenden Mechanismen nicht geklärt sind. Vielfach dürfte jedoch die fortschreitende Grunderkrankung mit progressiver nigrostriataler Denervierung eine wesentliche Rolle spielen.

Amantadin

Die Daten zur Langzeiteffektivität von Amantadin sind widersprüchlich. So wurde über eine Persistenz der Anti-Tremor-Effekte bei raschem Nachlassen der kinetischen Wirkung berichtet (Butzer et al. 1975). Andere Autoren fanden einen Verlust des initialen Ansprechens bei einzelnen Patienten schon in den ersten Monaten der Therapie, während die Mehrzahl auch nach einem Jahr noch die initiale Verbesserung im Parkinsonstatus aufwies (Parkes et al. 1971). Eine Langzeitstudie zur Wirksamkeit von Amantadin fand anhaltende Effekte über einen vierjährigen Nachbeobachtungszeitraum (Timberlake und Vance 1978).

Dopamin-Agonisten

Unter Monotherapie mit Dopamin-Agonisten erleben während des ersten Behandlungsjahres bis zu 50% der Patienten eine Wirkungseinbuße (Lees und Stern 1983, Rinne 1987), wenngleich einzelne Autoren auch günstigere Langzeitergebnisse mitgeteilt haben (Rascol et al. 1984). Auch bei 'später' Kombination mit L-Dopa ist ein Wirkverlust von Dopamin-Agonisten über die Zeit zu beobachten (Lieberman et al. 1984). Unter der Vorstellung, daß diese Substanzen ihre Effekte über eine direkte Stimulation striataler Dopamin-Rezeptoren entfalten, könnte dieser Effektivitätsverlust auf die Entwicklung pharmakodynamischer Rezeptorveränderungen hinweisen. Reine D_2-Agonisten wie Bromocriptin benötigen zudem eine begleitende D_1-Rezeptor-Stimulation zur Entfaltung des optimalen Effektes. Bei Monotherapie muß dies durch endogene Dopamin-Reserven erfolgen, welche mit fortschreitender Erkrankung abnehmen und so einen klinischen Wirkverlust bedingen können.

MAO-B-Hemmer

Klinische Daten zur Langzeiteffektivität von Selegilin (Deprenyl) liegen nur für die Kombinationsbehandlung mit L-Dopa bei Patienten mit 'wearing-off'-Effekten vor. In fünf von acht offenen Studien über mittlere Behandlungszeiträume von 3 bis 30 Monaten fand sich ein ca. 50%iger Wirkverlust (ausgedrückt als Anzahl der Patienten mit anhaltender Verbesserung oder Ausmaß der klinischen Symptomkontrolle) nach etwa einjähriger Therapie (Übersicht bei Golbe 1988). Auch hier wird in erster Linie die Krankheitsprogredienz für den beobachteten Wirkverlust verantwortlich gemacht, wobei allerdings am Beginn einer Selegilin Behandlung das klinische Ansprechen nicht von der Dauer der Grunderkrankung abhängig zu sein scheint (Birkmayer et al. 1977). Ungeklärt bleibt, ob eine frühzeitige Gabe von MAO-B-Hemmern einen anhaltend günstigen Effekt auf Krankheitsprogression und Entwicklung von L-Dopa-Wirkungsfluktuationen haben könnte (The Parkinson Study Group 1989).

Anticholinergika

Eine anticholinergische Behandlung mit Extrakten aus Belladonna-Alkaloiden war die erste wirksame medikamentöse Parkinson-Behandlung (Ordenstein 1967). Seit der Mitte dieses Jahrhunderts stehen synthetische zentral antimuskarinisch wirkende Anticholinergika für die Parkinson-Therapie zur Verfügung, ohne daß bislang die pathophysiologische Basis ihres Effektes voll aufgeklärt wäre. Eine sekundäre striatale cholinerge Überfunktion nach Wegfall inhibitorischer dopaminerger Einflüsse im Putamen dürfte von Bedeutung sein (Duvoisin 1967). Die klinische Effektivität der Anticholinergika ist gemessen an jener von L-Dopa gering bis mässig und beschränkt sich im wesentlichen auf eine Reduktion von Rigidität, geringer auch von Tremor, während antiakinetische Eftekte zu vernachlässigen sind (Lang 1984). Hieraus ergibt sich, daß eine Monotherapie mit Anticholinergika nur eine begrenzte Langzeiteffektivität in der Behandlung der Parkinson-Krankheit haben kann, da in der Regel nach spätestens dreijähriger Krankheitsdauer behindernde akinetische Symptomenausprägungen vorhanden sind. Im übrigen ist der Gebrauch von Anticholinergika wegen der möglichen Beeinträchtigung kognitiver Funktionen von Parkinson-Kranken (Agid et al. 1983) nach Möglichkeit zeitlich zu begrenzen.

Literatur

AGID Y, RUBERG M, DUBOIS B, JAVOY-AGID F (1983) Biochemical substrates of mental disturbances in Parkinson's disease. Adv Neurol 40: 211–218

BARBEAU A (1976) Six years of high-level levodopa therapy in severely akinetic parkinsonian patients. Arch Neurol 33: 333–338

BARBEAU A, ROY M (1976) Six-year results of treatment with levodopa plus benserazide in Parkinson's disease. Neurology 26: 399–404

BATTISTIN L MENEGHETTI G, RIGOTTI S, SAIA A (1978) A long-term treatment of Parkinson's disease with L-Dopa and doipa-decarboxylase inhibitor: therapeutic results and side-effects. Acta Neurol Scand 57: 186–192

BIRKMAYER W, RIEDERER P, AMBROZI L, YOUDIM MBH (1977) Implications of combined treatment with "Madopar" and l-deprenyl in Parkinson's disease: a long-term study. Lancet i: 343–349

BUTZER JF, SILVER DE, SAHS AL (1975) Amantadine in Parkinson's disease. Neurology 25: 603–606

CARTER JH, NUTT JG, WOODWARD WR, HATCHER L, TROTMAN L (1989) Amount and distribution of dietary protein affectsthe clinicalresponse to levodopa. Neurology 39: 552–556

CEDARBAUM JM (1989) The promise and limitations of controlled-release oral levodopa administration. Clin Neuropharmacol 12: 147–166

DUVOISIN RC (1967) Cholinergic-anticholinergic antagonism in parkinsonism. Arch Neurol 17: 124–136

ERNI W, HELD K (1987) The hydrodynamically balanced system: a novel principle of controlled drug release. Eur Neurol 27 [Suppl 1]: 21–27

EVANS MA, BROE GA, TRIGGS EJ, CHEUNG M, CREASY H, PAULL PD (1981) Gastric emptying rate and the systemic availability of levodopa in the elderly parkinsonian patient. Neurology 31: 1288–1294

FISCHER PA, SCHNEIDER E, JACOBI P (1984) Ergebnisse der medikamentösen Parkinson-Therapie. Modifizierende und limitierende Faktoren. In: FISCHER PA (Hrsg) Parkinson plus. Springer, Berlin Heidelberg New York, S 4–7

FRANKEL JP, KEMPSTER PA, BOVINGDON M, WEBSTER R, LEES AJ, STERN GM (1989) The effects of oral protein on the absorption of intraduodenal levodopa and motor performance. J Neurol Neurosurg Psychiatry 52: 1063–1067

FRANKEL JP, LEES AJ, KEMPSTER PA, STERN GM (1990) Subcutaneous apomorphine in the treatment of Parkinson's disease. J Neurol Neurosurg Psychiatry 53: 96–101

FRIEDMAN JH, LANNON MC (1990) Clozapine-responsive tremor in Parkinson's disease. Mov Disord 5: 225–229

GANCHER ST, NUTT JG, WOODWARD W (1988) Response to brief levodopa infusions in Parkinsonian patients with and without motor fluctuations. Neurology 38: 712–716

GIBB WRG, LEES AJ (1988) The relevance of the Lewy body to the pathogenesis of idiopathic Parkinson's disease. J Neurol Neurosurg Psychiatry 51: 745–752

GOLBE LI (1988) Deprenyl as symptomatic therapy in Parkinson's disease. Clin Neuropharmacol 11: 387–400

HUGHES AJ, LEES AJ, STERN GM (1990) Apomorphine test to predict dopaminergic responsiveness in parkinsonian syndromes. Lancet 336: 32–34

KEMPSTER PA, GIBB WRG, STERN GM, LEES AJ (1989a) Asymmetry of substantia nigra neuronal loss in Parkinson's disease and its relevance to the mechanism of levodopa related motor fluctuations. J Neurol Neurosurg Psychiatry 52: 72–76

KEMPSTER PA, FRANKEL JP, BOVINGDON M, WEBSTER R, LEES AJ, STERN GM (1989b) Levodopa peripheral pharmacokinetics and duration of motor response in Parkinson's disease. J Neurol Neurosurg Psychiatry 52: 718–723

KURLAN R, RUBIN AJ, MILLER C et al. (1986) Duodenal delivery of levodopa for on-off fluctuations in parkinsonism: preliminary observations. Ann Neurol 20: 262–265

LANG AE (1984) Treatment of Parkinson's disease with agents other than levodopa and dopamine agonists: controversies and new approaches. Can J Neurol Sci 2: 210–220

LEE JE, SWEET RD, MCDOWELL FH (1971) Treatment of parkinsonism with levodopa: follow-up after 2 years of treatment. Ann Intern Med 75: 703–708

LEENDERS KL, POEWE WH, PALMER AJ, BRENTON D, FRACKOWIACK RSJ (1986a) Inhibition of L-^{18}(F)-fluorodopa uptake into human brain by amino acids demonstrated by positron emission tomography. Ann Neurol 20: 258–261

LEENDERS KL, PALMER AJ, QUINN NP et al. (1986b) Brain dopamine metabolism in patients with Parkinson's disease measured with positron emission tomography. J Neurol Neurosurg Psychiatry 49: 853–860

LEES AJ, STERN GM (1983) Sustained bromocriptine therapy in 50 previously untreated patients with Parkinson's disease. Adv Neurol 37: 17–21

LIEBERMANN AN, GOLDSTEIN M, LEIBOWITZ M, GOPINATHAN G, NEOPHYTIDES A, HIESIGER E, NELSON J, WALKER R (1984) Long-term treatment with pergolide: decreased efficacy with time. Neurology 34: 223–226

MARKHAM CH, TRECIOKAS LJ, DIAMOND SG (1974) Parkinson's disease and levodopa: a five year follow up and review. West J Med 121: 188–206

MARSDEN CD, PARKES JD (1977) Success and problems of long-term levodopa therapy in Parkinson's disease. Lancet i: 345–349

McDOWELL FH, SWEET R (1979) Ten-year follow-up study of levodopa-treated patients with Parkinson's disease. Adv Neurol 24: 475–480

MENA I, COTZIAS GC (1978) Protein intake and treatment of Parkinson's disease with levodopa. N Engl J Med 292: 131–184

MOURADIAN MM, CHASE TN (1988) Central mechanisms and levodopa response fluctuations in Parkinson's disease. Clin Neuropharmacol 11: 378–385

MOURADIAN MM, JUNCOS JL, FABBRINI G, SCHLEGEL J, BARTKO JJ, CHASE TN (1988) Motor fluctuations in Parkinson's disease: central pathophysiological mechanisms, part 2. Ann Neurol 24: 372–378

NUTT JG, FELLMAN JH (1984) Pharmacokinetics of levodopa. Clin Neuropharmol 7: 35–49

NUTT JG, WOODWARD WA, HAMMERSTAD JP, CARTER JH, ANDERSON JL (1984) The 'on-off' phenomenon in Parkinson's disease: relation to levodopa absorption and transport. N Engl J Med 310: 483–488

OBESO J, LUQUIN MR, MARTINEZ-LAGE JM (1986) Intravenous lisuride corrects oscillations in motor performance in Parkinson's disease. Ann Neurol 19: 31–35

OBESO JA, LUQUIN MR, MARTINEZ-LAGE JM (1988) Subcutaneous administration of lisuride in the treatment of complex motor fluctuations in Parkinson's disease. J Neural Transm [Suppl] 27: 17–25

OERTEL WH, GASSER T, IPPISCH R, TRENKWALDER C, POEWE WH (1989) Apomorphine test for dopaminergic responsiveness. Lancet i: 1263

ORDENSTEIN L (1967) Sur la Daralvsie aaitante e la sclérose en Dlaque généralisé. Martinet, Paris

PAKKENBERG H, PAKKENBERG B (1986) Clozapine in the treatment of tremor. Acta Neurol Scand 73: 295–297

PARKES JD, ZILKHA KJ, CALVER DM, KNILL-JONES RP (1970) Controlled trial of amantadine hydrochloride in Parkinson's disease. Lancet i: 259–262

PARKES JD, BAXTER RCH, CURZOR G, KNILL-JONES RP, KNOTT PJ, MARSDEN CD, TATTERSALL R, VOLLUM B (1971) Treatment of Parkinson's disease with amantadine and levodopa. Lancet i: 1083–1085

PINCUS JH, BARRY K (1987) Influence of dietary protein on motor fluctuations in Parkinson's disease. Arch Neurol 44: 270–272

PINCUS JH, BARRY K (1988) Protein redistribution diet restores motor function in patients with dopa-resistant "off" periods. Neurology 38: 481–483

POEWE W, KLEEDORFER B, WAGNER M, BENKE T, GASSER T, OERTEL W (1989a) Side-effects of subcutaneous apomorphine in Parkinson's disease. Lancet i: 1084–1085

POEWE WH, LEES AJ, STERN GM (1986a) Low-dose L-Dopa therapy in Parkinson's disease: a 6 year follow up study. Neurology 36: 1528–1530

POEWE WH, LEES AJ, STERN GM (1986b) Treatment of motor fluctuations in sustained release preparation of L-dopa: clinical and pharmacokinetic observations. Clin Neuropharmacol 9: 430–439

POEWE WH, KLEEDORFER B, GERSTENBRAND F (1989a) Therapeutische Erfahrungen mit einem slow-release-Präparat von L-Dopa (Madopar HBS) bei Patienten mit fortgeschrittener Parkinson-Krankheit. Nervenarzt 60: 294–298

POEWE WH, KLEEDORFER B, GERSTENBRAND F, OERTEL WH (1989b) Die Behandlung von Parkinson-Patienten mit L-Dopa- Wirkungsfluktuation mittels subkutanen Apomorphingaben. Akt Neurol 16: 73–77

QUINN N (1989) Multiple system atrophy – the nature of the beast. J Neurol Neurosurg Psychiatry [Suppl]: 78–89

QUINN N, PARKES JD, MARSDEN CD (1984) Control of on-off phenomena by continuous intravenous infusion of levodopa. Neurology 34: 1131–1136

RAJPUT AH, STERN W, LAVERTY WH (1984) Chronic low-dose levodopa therapy in Parkinson's disease: an argument for delaying levodopa therapy. Neurology 34: 991–996

RASCOL A, MONTRASTUC JL, RASCOL O (1984) Should dopamine agonists be given early or late in the treatment of Parkinson's disease? Can J Neurol Sci 11: 229–232

RILEY D, LANG AE (1988) Practical application of a low protein diet for Parkinson's disease. Neurology 38: 1026–1031

RINNE UK (1987) Dopamine agonists as primary treatment in Parkinson's disease. Adv Neurol 45: 519–524

RINNE UR (1989) Lisuride, a dopamine agonist in

the treatment of early Parkinson's disease. Neurology 39: 336–339

SAGE JL, TROOKIN S, SONSALLA PK, HEIKKILA R, DUVOISIN RC (1988) Long-term duodenal infusion of levodopa for motor fluctuations in Parkinsonism. Ann Neurol 24: 87–89

SCHWAB RS, ENGLAND AC, POSKANZER DL, YOUNG RR (1969) Amantadine in the treatment of Parkinson's disease. J Am Med Assoc 208: 1168

SHAW KM, LEES AJ, STERN GM (1980) The impact of treatment with Levodopa on Parkinson's disease. Q J Med 49: 283–293

SHOULSON I, GLAUBIGER, GA, CHASE TN (1975) 'On-off'response. Clinical and biochemical correlations during oral and intravenous levodopa adminstration in parkinsonian patients. Neurology 25: 1144–1148

STIBE CMH, LEES AJ, KEMPSTER PA, STERN GM (1988) Subcutaneous apomorphine in parkinsonian on-off-oscillations. Lancet i: 403–06

STOCCHI F, RUGGIERI S, ANTONINI A et al. (1988) Subuctaneous lisuride infusion in Parkinson's disease: clinical results using different modes of administration. J Neural Transm 27: 27–33

STOCCHI F, RUGGIERI S, BRAURANTE L, DE PANDIS F, AGNOLI A (1992) Intrajejunal infusion of L-Dopa methylester. Proceedings of the European Conference on Parkinson's disease and Extrapyramidal Disorders, Rome, July 10–14, 1990. J Libbey (in Druck)

SWEET RD, MCDOWELL FH (1975) Five years treatment of Parkinson's disease with levodopa: therapeutic results and survival of 100 patients. Ann Intern Med 83: 456–463

THE PARKINSON STUDY GROUP (1989) Effect of deprenyl on the progression of disability in early Parkinson's disease. N Engl J Med 321: 1364–1371

TIMBERLAKE WH, VANCE MA (1978) Four-year treatment of patients with parkinsonism using amantadine alone or with levodopa. Ann Neurol 3: 119–128

VAAMONDE J, LUQUIN MR, OBESO JA (1992) Subcutaneous lisuride infusion in Parkinson's disease: response to chronic ad ministration in 34 patients. Proceedings of the European Conference on Parkinson's disease and Extrapyramidal Disorders, Rome, July 10–14, 1990. J Libbey (in Druck)

WADE LA, KATZMAN A (1975) Synthetic amino acids and the nature of levodopa transport at the blood-brain barrier. J Neurochem 25: 837–842

WADE DN, MEARRICK PT, MORRIS JL (1973) Active transport of L-Dopa in the intestine. Nature 242: 463–465

WADE DN, MEARRICK PT, BURKETT et al. (1974) Variability of levodopa absorption in man. Aust NZ J Med 4: 138–143

YAHR MD (1976) Evaluation of long-term therapy in Parkinson's disease: mortality and therapeutic efficacy. In: BIRKMAYER W, HORNYKIEWICZ O (eds) Advances in parkinsonism. Editiones Roche, Basel, pp 435–443

YEH KC, AUGUST TF, BUSH DF et al. (1989) Pharmacokinetics and bioavailability of Sinement CR: a summary of human studies. Neurology 39: 25–38

II
Nootropika – Allgemeiner Teil

Neuro-Psychopharmaka, Bd. 5
Riederer P. / Laux G. / Pöldinger W. (Hrsg.)

1
Definition, Einteilung, Chemie

H. Herrschaft

Unter Nootropika werden am ZNS wirkende Arzneimittel verstanden, die höhere integrative noetische Funktionen, wie Gedächtnis, Denken, Aufmerksamkeit, Auffassung, Konzentrations- und Lernfähigkeit, Orientierung und Vigilanz verbessern. Diese Begriffsbestimmung orientiert sich an der klinischen Wirksamkeit. Ein einheitlicher pharmakologischer Wirkungsmechanismus ist nicht bekannt. Synonyma für Nootropika in der internationalen Literatur sind: "cognition enhancers, cerebroactive drugs, cerebral metabolic activators, dementia drugs, zerebrale Antihypoxidotika, Neurodynamika, Geriatrika, Gerontopharmaka".

Der **Begriff Nootropika** wurde 1972 von Giurgea eingeführt, der auch als erster die pharmakologischen Eigenschaften dieser Substanzgruppe wie folgt charakterisierte (Giurgea 1979, 1982):

- Erhöhung der Resistenz des ZNS, speziell höherer integrativer Leistungen, gegen schädigende Einflüsse; Begünstigung von Lern- und Gedächtnisprozessen; Erhöhung tonischer kortiko-subkortikaler Kontrollfunktionen;
- Begünstigung des telencephalen Informationstransfers.

Skondia (1979) erarbeitete sechs Klassifikationskriterien für Nootropika, die sich vorwiegend auf biochemische und neurophysiologische Wirkungen bezogen. Es sind dies: Die fehlende direkte Vasoaktivität, die freie Passage der Bluthirnschranke, ein positiver Effekt auf das pathologische EEG und den pathologisch veränderten zerebralen Energiestoffwechsel, eine Verbesserung gestörter molekularer Zellfunktionen und der Mikrozirkulation im ZNS bei guter Verträglichkeit und minimalen Nebenwirkungen der Substanzen.

Matthies (1985) hat die Nootropika charakterisiert als Substanzen, die eine fördernde und wiederherstellende Wirkung auf die integrative Hirntätigkeit, auf kognitive Leistungen oder andere komplexe Funktionen des ZNS (Lernvorgänge, Gedächtnis) ausüben.

Schmidt (1984) bezeichnet die Fähigkeit der Nootropika zur Protektion und Begünstigung der Restitution schädigungsbedingter Veränderungen von Struktur und Funktion des ZNS als eine ihrer herausragenden und wahrscheinlich klinisch bedeutungsvollsten Eigenschaften.

Die **chemische Klassifizierung** der derzeit klinisch relevanten Nootropika ist in Tabelle 1 dargestellt.

In Tabelle 1A sind die Arzneimittel aufgeführt, deren pharmakologische Wirkungen klinisch experimentell (Tabelle 8) und deren therapeutische Wirksamkeit (Tabelle 9) bei der Demenz in randomisierten placebokontrollierten Doppelblind-Studien nach den derzeit gültigen Wirksamkeitskriterien belegt sind.

Die in Tabelle 1B angegebenen Stoffe wurden als **wahrscheinlich therapeutisch wirksam** eingestuft, wenn sich in der wissenschaftlichen Literatur Aussagen finden, die die Wirksamkeit durch kontrollierte klinische Studien belegen, der **eindeutige** Wirksamkeitsnachweis wegen des den heutigen Anforderungen nicht genügenden Studiendesigns jedoch durch weitere Untersuchungen noch bestätigt werden muß. Als möglicherweise therapeutisch wirksam sind die übrigen Stoffe der Tabelle 1B anzusehen, da zwar sichere Aussagen zur therapeutischen Wirksamkeit fehlen, jedoch aufgrund nachgewiesener pharmakologischer Wirkungen am ZNS nicht ausgeschlossen ist, daß diese Befunde noch in Zukunft vorgelegt werden könnten.

Tabelle 1. Nootropika

Chemische Bezeichnung	**Kurzbezeichnung**		
A. Nootropika mit gesicherter klinischer Wirksamkeit		*B. Nootropika mit Indikationsanspruch bei möglicher oder wahrscheinlicher klinischer Wirksamkeit*	
2-Oxo-pyrrolidine	**Piracetam**		
	Etiracetam	Vinca-Alkaloide	Vincamin
	Oxiracetam		Vinpocetin
	Aniracetam	Xanthine	Pentifyllin
	Pramiracetam		Xanthinolnicotinat
	Roziracetam	Piperazine	Cinnarizin
Pyridine	**Pyritinol**		Flunarizin
	Tamitonol	**Ginkgo biloba-Extrakte***	
	Nimodipin		
Dimethyl-aminoetanole	**Meclofenoxat**	Naphtaline	**Naftidrofuryl***
	Deanol	Benzyl-cycloheptyl-Derivat	Bencyclan
Ergot-Alkaloide	**Codergocrinmesilat**	Ergot-Alkaloide	**Nicergolin***
	(Dihydroergotoxin)	Pyridine	Nicotinsäure
Xanthine	**Pentoxifyllin**		

* wahrscheinlich wirksam

Neuro-Psychopharmaka, Bd. 5
Riederer P. / Laux G. / Pöldinger W. (Hrsg.)

2
Pharmakologie

H. Herrschaft

Zur Pharmakologie der Nootropika liegt eine Vielzahl von Originalarbeiten, Übersichtsartikeln und Büchern vor, die zuletzt in der Literaturübersicht von FRÖSTL und MAÎTRE (1989) in ihrem Beitrag über "die Klassifizierung von Pharmaka zur Behandlung von Hirnleistungsstörungen" aufgeführt sind (973 Originalarbeiten, 100 Übersichtsartikel und Bücher). Aus den letzten fünf Jahren sind zu diesem Thema Übersichten und Zusammenfassungen der nachfolgend aufgeführten Autoren erschienen:
MARKSTEIN 1989, COPELAND et al. 1986, COPER und HERRMANN 1988, KEIM und KISS 1988, MOOS et al. 1988, CARLSSON 1987, GOTTFRIES 1982, HOCK 1987, LYNCH et al. 1987, ROSENTHAL 1987, WOOD und STRONG 1987, WURTMANN et al. 1987, GIOTTI 1986.

2.1 Experimentelle Pharmakologie

2.1.1 Tierexperimentelle Modelle (*Tabelle 2*)

Die Analyse der Wirkungsweise von Nootropika basiert bisher ganz wesentlich auf tierexperimentellen Untersuchungen, da biochemische Wirkungsanalysen am Menschen außer durch die Positronen-Emissions-Tomographie (PET) oder die Magnet-Resonanz-Spektroskopie (MRS) nicht möglich sind und beide Untersuchungsverfahren bisher nur in sehr eingeschränktem Umfang bei der Erforschung von Arzneimittelwirkungen bei der Demenz eingesetzt worden sind. Tierexperimentell werden Nootropika entweder auf ihre Fähigkeit zur Stabilisierung adaptativer Leistungen oder auf ihre protektiven Eigenschaften gegen Schädigungen des ZNS untersucht. Ziel dieser Untersuchungen sind die Erfassung biochemischer Veränderungen im ZNS, der Beeinflussung physiologischer Regulationssysteme und Veränderungen im Verhalten der Tiere. Unterschiedliche experimentelle Versuchsanordnungen werden angewendet. Als Modelle werden physiologische Altersveränderungen, umschriebene oder globale Hirnschädigungen (Hypoxie, Ischämie, Intoxikation, lokale Hirnläsionen) und Streßbelastungen gewählt. Die derzeit verwendeten Modelle zur Wirkungsanalyse lassen sich in fünf Gruppen zusammenfassen: 1. Biochemische, histologische und neurohistochemische Untersuchungen am ZNS, 2. Lokomotorische und exploratorische Aktivität sowie emotionales Verhalten, 3. Koordinationsleistungen, 4. Kognitive Fähigkeiten und 5. Adaptationsleistungen sowie Konditionierungs- und Lernexperimente jeweils unter 10% normobarer Hypoxie.

Tabelle 2. Tierexperimentelle Modelle zur Wirkungsanalyse

1. Lokomotorische und exploratorische Aktivität sowie emotionales Verhalten
a) Spontanaktivität
b) Open-field-Test mit Modifikationen
c) Plus-Maze- oder "Anxiolyse"-Test
d) Passive-Avoidance-Test
e) Geller-Seifter-Test
(Umlernen von fixed ratio auf ein variables Intervallprogramm)

2. Koordinationsleistungen
a) Roto-Rod-Test
b) Traktionstest
c) Klettertest
d) Kamintest u.a.

3. Kognitive Fähigkeiten
a) Active Avoidance-Test
b) Konditionierung auf fixed ratio und Umlernen auf ein DLR-Programm
c) Labyrinthlernen

4. Adaptationsleistungen
bei 10% normobarer Hypoxie
a) Temperaturregulation (Hitze- oder Kälteeinwirkung)
b) Physiolog. Reaktionen (Futteraufnahme)
c) Konditionierungs- und Lernexperimente

5. Experimentell induzierte kognitive Störungen
a) Hypoxie
b) Ischämie (global, lokal)
c) Mangelernährung
d) Elektroschockschädigung
e) Intoxikation (Cycloheximid, Scopolamin, Hemicholinium-3)

2.1.2 Probandenmodelle (Tabelle 3)

Untersuchungen an gesunden jungen und alten Personen sind mit geeigneten Prüfbe-

Tabelle 3. Nootropika. Probanden-Modelle zur Wirksamkeitsanalyse
(Phase I-Prüfungen, Akut-/Langzeitversuch)

A Ziel
a) Aufstellung von Hypothesen zur Wirksamkeit bei Patienten der Zielgruppe
b) Verträglichkeit, Dosierung

B Grundlage
Experimentelle Simulation von wichtigen Aspekten kognitiver Leistungsstörungen

C Art
Leistungsbeeinträchtigungen durch

a) Hypoxie
b) Pharmaka (z.B. Scopolamin)
c) Allgemeine Reaktivitat bei mentaler und emotionaler Belastung

D Ergebnisse
a) Beeinflußbarkeit von Zielsymptomen
b) Hinweise auf Wirkungskomponenten (z.B. unspez. Aktivierung, emotionale Veränderung, Stimmungsverbesserung, spez. kognitive Wirkungen)
c) Hinweise zur Klassifizierung als Nootropikum

dingungen und -verfahren mit zahlreichen Nootropika durchgeführt worden, um Wirkungen und Wirkungsmechanismen aufzuzeigen. Die Probandenmodelle basieren auf der experimentellen Induktion bzw. Simulation von wichtigen Aspekten kognitiver Leistungsstörungen (z. B. Leistungsbeeinträchtigungen durch Hypoxie und Pharmaka) oder von Störungen der allgemeinen Reaktivität bei mentaler und emotionaler Belastung. Daneben kommt der Auslese von Probanden nach Zielsymptomen (z. B. Verlangsamung, mangelnde mentale Belastbarkeit) eine Bedeutung als Prüfmodell zu.
Fragestellungen im Probandenmodell sind:
1. Beeinflußbarkeit von Zielsymptomen (z. B. Gedächtnisstörungen, Störungen von Aufmerksamkeit, Auffassung, Denktätigkeit, verminderte Lernfähigkeit, gestörtes Reaktionsvermögen).
2. Ermittlung von Wirkungskomponenten des Arzneimittels (z. B. unspezifische Aktivierung, Veränderung von Emotion und Stimmung, spezifische kognitive Wirkungen).
3. Gewinnung von Hinweisen auf Art und Ausmaß der therapeutischen Wirksamkeit, zur Dosierung und den Nebenwirkungen.
Sowohl im Tierexperiment als auch im Probandenmodell kommt dem Langzeitversuch für die Vorhersage der therapeutischen Wirksamkeit der Nootropika im Hinblick auf die zeitliche Dauer der kognitiven Störungen bei der Demenz eine größere Aussagekraft zu als dem Akutversuch.

2.2 Klinische Pharmakologie

2.2.1 Vorbemerkung

Da angemessene Modelle für Demenzen weder beim Tier noch bei Probanden existieren, muß die Forschung im wesentlichen mit dementen Kranken selbst durchgeführt werden. Der Forschungsbedarf ergibt sich aus den epidemiologischen Daten, die Demenzen in einer Häufigkeit von mehr als 10% der über 65jährigen und mehr als 25% bei über 80jährigen belegen (Häfner 1986). Die erheblich gestiegene Lebenserwartung älterer Menschen seit 30 Jahren und deren weitere Zunahme verdeutlichen die Konturen eines umfangreichen Gesundheitsproblems mit schwerwiegenden subjektiven und finanziellen Belastungen vieler Kranker wie auch Angehöriger und der Gesundheitsdienste. Die damit verbundenen Probleme der Einwilligungsfähigkeit, Risiken und Nutzen-Risiko-Abwägung der Forschung, Verfahren und Instrumente zum Schutze des Patienten und die Bedeutung der "Lebensqualität" als Bewertungskriterium sind in zahlreichen Publikationen eingehend diskutiert (Helmchen 1986, Helmchen et al. 1989, Fletcher et al. 1985, Levine 1986).
Lösungsvorschläge zu diesen Problemen und den ethisch rechtlichen Fragen im Zusammenhang der Arzneimittelprüfung bei Patienten mit einer Demenz sind in den Publikationen mehrerer Konsensuskonferenzen der letzten Jahre enthalten.

2.2.2 Apparative Verfahren zur Wirkungsanalyse

Mit der Positronen-Emissions-Tomographie (PET) wurde die Wirkung von Nootropika im Akut- und Langzeitversuch auf den Gehirnstoffwechsel bei Patienten mit einer Demenz quantitativ bestimmt (Heiss et al. 1983). Art und Ausmaß der durch Nootropika bedingten Veränderungen auf die Verteilung, Aufnahme und Umsatzrate von Glukose und Sauerstoff mit 18 F-, 11 C- und 15 O-radioaktiv markierten Tracern, zur Proteinsynthese unter Verwendung radioaktiv markierter Aminosäuren und zur Rezeptordarstellung (Dopamin-, Serotonin- und GABA-Rezeptoren) sind durchführbar und erlauben Aussagen zur Beeinflussung des gestörten Zellstoffwechsels einschließlich ihrer durch Nootropika bedingten Veränderungen (Heiss et al. 1983).

Mit der 31-Phosphor-Magnet-Resonanz-Spektroskopie (31-P-MRS) steht ein weiteres nicht-invasives in vivo-Untersuchungsverfahren zur Verfügung, das den Energiestoffwechsel des Gehirngewebes einschließlich der Wirkung von Arzneimitteln zuverlässig bestimmt. Eingeschränkt ist das Verfahren zur Zeit noch durch die Größe der meßbaren Gewebevolumina von ca. 15 ml, in denen vor und nach Gabe eines Arzneimittels ATP, ADP, AMP, Phosphor-Kreatinin und anorganisches Phosphat gemessen werden.

Neuro-Psychopharmaka, Bd. 5
Riederer P. / Laux G. / Pöldinger W. (Hrsg.)

3 Klinische Bewertung der Wirksamkeit von Nootropika

H. Herrschaft

Da tier- und humanexperimentell ermittelte pharmakologische und biochemische Untersuchungsergebnisse lediglich Aussagen zur Wirkung der Nootropika zulassen, muß die Bewertung der Wirksamkeit ausschließlich nach klinischen Kriterien erfolgen.

3.1 Hauptindikationsgebiet

Hauptindikationsgebiet der Nootropika ist die Demenz (entsprechend den Kriterien des DSM III-R bzw. ICD 10), wobei im deutschsprachigen Raum das hirnorganische Psychosyndrom als synonymer Begriff angewandt wird. Beide Begriffe beinhalten dieselben Syndrome, die durch Hirnleistungsstörungen (Hirnleistungsschwäche) im weiteren Sinne und hirnorganisch bedingte Persönlichkeitsveränderungen gekennzeichnet sind. Erstere beinhalten Störungen von Aufmerksamkeit, Auffassung, Konzentrationsfähigkeit, Gedächtnis, Denken und Orientierung, letztere emotional-affektive Veränderungen eines vorgegebenen Persönlichkeitsmusters und qualitative und quantitative Modifikationen von Charaktereigenschaften. Außerdem sind Handlungskomponenten wie Antrieb, Spontaneität und Reaktivität betroffen (Tabelle 4). Wegen der großen ätio-pathogenetischen Heterogenität der Demenz (Tabellen 5, 6) empfiehlt es sich, bei der klinischen Prüfung zum Wirksamkeitsnachweis eines Nootropikums sich zunächst auf die Gruppe der primär degenerativen Demenz vom Alzheimer Typ (DAT) und vaskulären Demenzen (VD) einschließlich ihrer Mischformen zu beschränken und alle sonstigen Demenzen auszuschließen. Eine weitere ätiologische Differenzierung zwischen DAT und VD ist bei Nootropika-Wirksamkeitsprüfungen gegenwärtig noch vernachlässigbar, da klinische und apparative Untersuchungsverfahren zur eindeutigen Differenzierung nicht zur Verfügung stehen und derzeit die meisten Substanzen mit Anspruch nootroper Wirksamkeit keine pathogenetische Spezifität erkennen lassen.

Tabelle 4. Leistungsstörungen bei Demenz

Kognitiv-Noetische Funktionen	**Wahrnehmung**	**Affektivität**	**Handeln**
Konzentration	Aufmerksamkeit	Schwingungs- und Modulationsfähigkeit	Antrieb
Gedächtnis Informationsaufnahme – speicherung – abruf – organisation	Wahrnehmungs- – qualitäten – adaptionen – organisation	Stimmung Emotionalität	Spontaneität Reaktivität Reize Situationen
Denken inhaltlich formal	Signalverarbeitung und -differenzierung		
Auffassung Orientierung			
Vigilanz			
Agnosie			Apraxie

Tabelle 5. Demenzen (Synonym: Hirnorganisches Psychosyndrom – HOPS)

Hauptzielgruppen der Therapie

a) Primär degenerative Demenzen

1. Senile Demenz
2. Alzheimer Krankheit
3. Pick Krankheit
4. Chorea Huntington
5. Parkinson Krankheit
6. Steele-Richardson-Olszewski-Syndrom
7. Andere seltene Systematrophien des Gehirns

b) Vaskuläre Demenzen (CT- und NMR-Klassifizierung)

1. Folgezustand nach Hirninfarkt
1.1 Großer Einzelterritorialinfarkt der A. cerebri ant., med., post. (embolisch)
1.2 Multiple kleine Territorialinfarkte (embolisch)
1.3 Singuläre oder multiple Grenzzoneninfarkte (hämodynamisch)
1.4 Großer Einzelendstrominfarkt (hämodynamisch)
1.5 Multiple kleinere Endstrominfarkte (hämodynamisch)
2. Hypertensive Enzephalopathie (Morbus Binswanger)
2.1 Leukoaraiosis
2.2 Multiple Lacunarinfarkte (Status cribrosus)
3. Folgezustand nach Hirnblutung

c) Mischformen aus primär degenerativen und vaskulären Demenzen

d) Hypoxisch-ischämische Hirnschädigungen (z. B. Zust. n. Herzstillstand und Reanimation)

Tabelle 6. Sekundäre Demenzen

Demenz bei Erkrankungen der inneren Medizin

I. Endokrine Krankheiten

a) Schilddrüse	Hypothyreose Hyperthyreose
b) Nebenschilddrüse	Hypoparathyreoidismus
c) Nebenniere	M. Addison
d) Pankreas (Inselorgan)	Hyperinsulinismus, Hypoglykämien, Insulinpfl. Diabetes mellitus

II. Herz-Kreislauferkrankungen
- a) Schwere Herzinsuffizien (NYHA III)
- b) Schwere Herzrhythmusstörungen
  Tachy-Bradykardien und -arrhythmien, AV-Block III-IV Grades,
  Kammerflattern und -flimmern
- c) Herzklappen- und Myokarderkrankungen mit hoher zerebraler Emboliewahrscheinlichkeit
- d) Primäre Kardiomyopathien
- e) Schwere fixierte Hypertonie (WHO III)

III. Nierenkrankheiten
Schwere Niereninsuffizienz
(GFR 30 ml/1,73 m^2 KO oder komp. Retention mit Kreatininwert >3 mg/dl)

IV. Lungenkrankheiten
Schwere obstruktive und restriktive Lungenfunktionsstörungen
Obstruktiv: VK < 80%, Einsekundenwert < 30% der Norm
Restriktiv: Einsekundenwert >85% der Norm
Verhältnis maximaler mittelexspirator. Flußrate zu forcierter Vitalkapazität >1,5

V. Blutkrankheiten
Schwere Anämie Hb < 9 g%
Polyglobulie-, Polycythaemia vera
Neoplasien d. hämatopoet. Systems

Demenz bei Intoxikationen

1. Medikamente
   Hypnotika, Sedativa, Antidepressiva, Neuroleptika, Tranquilizer, Psychostimulantien, Drogen
2. Alkohol
3. Schwermetalle
   Blei, Quecksilber, Mangan
4. Organische Lösungsmittel
5. Kohlenmonoxid

Demenz bei neurochirurgischen Erkrankungen

1. Chronisches subdurales Hämatom
2. Normaldruck – Hydrozephalus
3. Gutartige intrakranielle Tumoren
4. Intrakranielle Angiome

3.2 Zielsetzung der Nootropika-Therapie

Das Ziel der Nootropika-Behandlung sind die **Besserung der Demenz**, vor allem in ihren kognitiven Symptomen mit daraus folgender deutlicher Verminderung der Beeinträchtigung im alltäglichen Leben (Alltagsaktivitäten, "Lebensqualität") oder die **Verhinderung der Krankheitsprogression** über eine längere Zeit (mindestens 6–12 Monate). Da kognitive Leistungen und emotionaler Zustand sich gegenseitig beeinflussen, sind für die Wirksamkeitsbewertung auch die Effekte der Nootropika-Behandlung im affektiv-emotionalen Bereich (Stimmung, Befindlichkeit, Antrieb, Spontaneität, Reaktivität) von Bedeutung.

3.3 Bedeutung des Schweregrades der Demenz bei der Wirksamkeitsbewertung von Nootropika

Die in DSM III-R oder ICD 10 angegebenen Kriterien sind nicht deckungsgleich mit denen der verschiedenen Konsensus-Konferenzen. Da die Kriterien nach DSM III-R oder ICD 10 nicht alle Probleme der Subjektivität außer Kraft setzen, sollte auf der Basis dieser Kriterien als systemdiagnostisches Instrument zur stringenteren Operationalisierung und Diagnosesicherung eines der folgenden Verfahren eingesetzt werden: AGECAT (Copeland et al. 1986), CAMDEX (Roth et al. 1986), Geriatric Mental State Schedule, GMSS (Copeland et al. 1976), SIDAM (Zaudig 1991) und BGA-Empfehlungen zum Wirksamkeitsnachweis von Nootropika (1991).
Die validierten Verfahren zur quantitativen Einschätzung des Schweregrades der Demenz als Einschlußkriterien zum Wirksamkeitsnachweis für Nootropika sind in Tabelle 7 aufgeführt. Die Verfahren zur globalen Einschätzung des Schweregrades bestehen aus einer Gruppe mit überwiegend Beurteilungs-Charakter (I) und einer weiteren Gruppe mit überwiegend Test-Charakter (II). Aus beiden Gruppen ist der Einsatz von mindestens je einem Verfahren erforderlich, um eine zuverlässige Graduierung

Tabelle 7. Verfahren zur Einschätzung des Schweregrades der Demenz

I.	**Beurteilungsskalen**
	Alzheimer' s Disease Assessment Scale (ADAS, Rosen et al. 1984)
	Brief Cognitive Rating Scale (BCRS, Reisberg et al. 1983)
	Global Deterioration Scale (GDS, Reisberg et al. 1982)
	Gottfries-Brane-Steen Geriatric Rating Scale (GBS, Gottfries et al. 1982)
	Sandoz Clinical Assessment Scale (SCAG, Shader et al. 1974)
II.	**Testverfahren**
	Mini Mental State Examination (MMSE, Folstein et al. 1975)
	Selective Reminding Test (SRT, Buschke 1973)
	Short Protable Mental Status Questionaire (SPMSQ, Pfeiffer 1975)
	Syndrom-Kurztest (SKT, Erzigkeit 1986)

zu erhalten. In Zweifelsfällen sind weitere Tests aus I und II einzusetzen. Da für **schwere** Formen der Demenz validierte und allgemein akzeptierte Untersuchungsinstrumente nicht zur Verfügung stehen, müssen diese derzeit von Wirksamkeitsprüfungen ausgeschlossen bleiben.
Die Hauptzielgruppen der Nootropika-Behandlung sind in Tabelle 4 aufgeführt.

Wegen der großen praktisch-klinischen Bedeutung sei an dieser Stelle hervorgehoben: Die **depressive Pseudodemenz** und **sämtliche kausal behandelbaren Demenzen**, insbesondere bei internistischen Grundleiden, chronischen Intoxikationen und neurochirurgisch-operativ therapierbaren Erkrankungen (Tabelle 6) gehören **nicht** zum Indikationsgebiet der Nootropika.

3.4 Wirksamkeitsnachweis

Die klinische Beurteilung der Wirksamkeit von Nootropika bei der Behandlung der Demenz stützt sich auf drei Merkmalsgruppen:
1. Psychopathologischer Befund.
2. Objektivierende Leistungsverfahren (testpsychologische Untersuchungen).
3. Verhalten in enger Verbindung mit "Alltagsaktivität".

Auf der Grundlage dieser Kriterien ist für die Verlaufsbeobachtung in den drei Merkmalsgruppen zur Wirksamkeitsbeurteilung mindestens eines der Verfahren anzuwenden:

Zu 1:
Als Verfahren für die globale ärztliche Beurteilung:
- **Clinical Global Impressions (CGI)** sowie als Verfahren zur differenzierteren Wirksamkeitsbeurteilung einzelner psychopathologischer Merkmale bzw. auf Subskalen zusammengefaßter psychopathologischer Merkmale das
- **AMDP-System** oder das
- **Dokumentationssystem der Arbeitsgemeinschaft für Gerontopsychiatrie (AGP)** (Gutzmann et al. 1989), die
- **Sandoz Clinical Assessment Geriatric Scale (SCAG)** (Shader et al. 1974) und die
- **Alzheimer Disease Assessment Scale (ADAS)** (Mohs et al. 1983, Rosen et al. 1984).

Zu 2:
Als allgemein akzeptierte und standardisierte Verfahren werden eingesetzt:
- **A Computerized Everyday Memory Battery** for Assessing Treatment Effects (Larrabee und Crook 1988).
- **Nürnberger Alters-Inventar**: Untertests zur Erfassung von Gedächtnisleistungen (Oswald und Fleischmann 1986).
- **Syndrom-Kurztest** (SKT),(Erzigkeit 1986).
- **Zahlen-Symbol-Test** (Geriatrie) als altersadaptierte Form des ZST nach Wechsler (1964), (Oswald und Fleischmann 1989).
- **Zahlen-Verbindungs-Test** (Geriatrie) als altersadaptierte Form des Trail Marking Test (Reitan 1958, Oswald und Roth 1987).

Zu 3:
Für die Beurteilung des Verhaltens, der Alltagsaktivitäten, ggf. der Hilfs- und Pflegebedürftigkeit sowie der Selbständigkeit der Patienten stehen folgende allgemein akzeptierte Fremdbeurteilungsverfahren zur Verfügung:
- **Beurteilungsskala für geriatrische Patienten (BGP)**, (Kam 1971)
- **Geriatric Evaluation by the Relative's Instrument (GERRI)**, (Schwartz 1983).
- **Instrumental Activities of Daily Living Scale (IADL)**, (Lawton und Brody 1969).
- **Multidimensionale Observations-Scale for Elderly Subjects (MOSES)**, (Helmes 1988).

– **Nürnberger-Alters-Beobachtungs-Skala (NAB)**, (Oswald und Fleischmann 1986)
– **Nürnberger-Alters-Alltagsaktivitäten-Skala (NAA)**, (Oswald und Fleischmann 1986)
– **Nurses Observation Scale for Geriatric Patients (NOSGER)**, (Brunner und Spiegel 1990).

Apparative Verfahren zur Erfassung morphologischer oder pathophysiologischer Veränderungen am Gehirn während der Prüfung (EEG, CCT, NMR, PET, SPECT, rCBF) sind von untergeordneter Bedeutung. CCT und NMR lassen therapieinduzierte morphologisch strukturelle Veränderungen am Gehirn in den relativ kurzen Beobachtungszeiten der klinischen Prüfung nicht erwarten. Durch Nootropika induzierte Beeinflussungen von Hirndurchblutung und Hirnstoffwechsel (Tabelle 8) können lediglich zerebrale Wirkungen der Substanz belegen und ggf. hypothetische pathogenetische Mechanismen bei der Demenz nachweisen. Obwohl das EEG derzeit die einzige praktikable Methode ist, um Nootropika-induzierte Vigilanzveränderungen zu objektivieren, kommt diesem Verfahren nur der Rang eines Wirkungsnachweises zu, da die Beeinflussung der Vigilanz für sich allein nicht als Wirksamkeitsnachweis gelten kann.

Tabelle 8. Die Wirkung von Nootropika bei der Demenz auf Hirndurchblutung und Hirnstoffwechsel. Langzeitstudien bei Patienten mit primär degenerativer Demenz vom Alzheimer-Typ (DAT), vaskulärer Demenz (VD) und Mischformen (MIX) aus DAT und VD

Arzneimittel **Dosis / Tag**	**Piracetam** **(4,8–6 g)**	**Pyritinol** **(400–600 mg)**	**Co-Dergocrin** **(3–6 mg)**
Hirndurchblutung ($rCBF/N_2O$) PET/15 O_2 ml / 100 g / min.	54 > 62 15% p<0,0001 33 > 48 48% p<0,05	42 > 50 19%	negativ
Autor (Jahr) Demenzform	Ott et al. (1988) VD Hoyer (1977) VD	Mubrin et al. (1989) DAT Knesevic et al. (1989) DAT	Hartmann (1985) VD
Zerebraler Glucoseumsatz CMR-Glucose PET / 15 FDG	= 10% p < 0,05 3,26 > 4,88 33%	2,45 > 4,35 70% p < 0,05 9,5% p < 0,05	5,7 < 6,3 mg Glucose / 100 g/min = 9% p < 0,05
Autor (Jahr) Demenzform	Heiss et al. (1988) DAT Hoyer (1977) VD	Hoyer et al. (1977) MIX Veda et al. (1989) DAT	Kawashima et al. (1988) VD Nagasawa et al. (1989) DAT
Zerebraler Sauerstoff-Verbrauch CMR O_2 PET / 15 O_2	2,41 > 3,83 42% (VD) p < 0,05	nicht signifikant	nicht untersucht
Autor (Jahr) Demenzform	Hoyer (1977) VD	Hoyer (1977) MIX	

(Fortsetzung s. Seite 173)

Tabelle 8. Fortsetzung

Arzneimittel **Dosis / Tag**	**Meclophenoxat** **(1,5–2 g)**	**Pentoxifyllin** **(1200 mg)**	**Nimodipin** **(40–80 mg)**
Hirndurchblutung (rCBF / N2O) PET / O2 ml / 100 g / min.	3,30 > 4,71 42% $p < 0,05$	10,3 > 16,5% $p < 0,05$ 18,8% $p < 0,005$	Nur für SAB 15% $p < 0,005$ 18% $p < 0,05$
Autor (Jahr) Demenzform	Hoyer (1979) VD	Hartmann (1979, 1985) VD Passero (1981) VD	Bes et al. (1987) MIX Gaab et al. (1985) VD
Zerebraler Glukoseumsatz CMR-Glucose PET / 15 FDG	nicht signifikant	nicht untersucht	
Autor (Jahr) Demenzform	Hoyer (1976) VD		
Zerebraler Sauerstoff-Verbrauch CMR O2 PET / 15 O2	nicht signifikant	nicht untersucht	nicht untersucht
Autor (Jahr)	Hoyer (1976) VD		

3.5 Prüfkriterien für klinische Prüfungen mit Nootropika

Für den Wirksamkeitsnachweis (Tabelle 9) von Nootropika können nur doppelblinde, placebo-kontrollierte und in parallelen Gruppen mit zufälliger Zuteilung der Patienten zu Verum/Placebo vorgenommene Prüfungen akzeptiert werden. Die Behandlungsdauer sollte 6–12 Monate, mindestens jedoch 3 Monate betragen, da durchgehend in der Literatur frühestens nach 4–6wöchiger Medikation meßbare Veränderungen klinischer Symptome mitgeteilt werden. Der statistischen Sicherung der Untersuchungsergebnisse sollten Irrtumswahrscheinlichkeiten für den Fehler erster und zweiter Art von mindestens 2-Alpha = 0,05 und Beta = 0,20 zugrundeliegen. Für die Patientenkollektive sind diese an den binominal oder stetig verteilten Zufallsvariablen vor Prüfbeginn nach Festlegung der Zielkriterien und ihrer erwarteten medikamentös bedingten Veränderungen festzulegen.

Bisher liegt eine klare allgemein akzeptierte Übereinkunft, wie klinische Relevanz operationalisiert und damit der klinischen Bewertung von Nootropika zugrunde gelegt werden könnte, nicht vor.

3.6 Andere Indikationen

Außerdem werden als weitere Indikationen von mehreren Substanzen in unterschiedlicher Weise das Koma, das delirante Syndrom, Myoklonus-Syndrome, das akute Schädelhirntrauma und Folgezustände traumatischer Hirnschäden, der akute Hirninfarkt, die Demenz nach chronischem Alkoholabusus und Hirnleistungsstörungen bei Kindern (Lern- und Lesestörungen, "Dyslexie" und Minimal Brain Dysfunction) in Anspruch genommen.

3.7 Grenzen der Behandlung mit Nootropika

Die Grenzen für die Behandlung der Demenz mit Nootropika ergeben sich aus den nachfolgenden Einschränkungen:

1. Fehlende Kriterien für die Vorhersage der individuellen therapeutischen Wirksamkeit. Diese Schwierigkeit ist auf die annähernd gleich große Zahl der Responder und Non-Responder bei der Nootropika-Behandlung zurückzuführen.
2. In dem Fehlen eines für die jeweilige Substanz spezifischen und zuverlässigen Wirkungsprofils, aus dem Zielsymptome für die Indikation festgelegt werden könnten.
3. In der begrenzten Wirksamkeit der Nootropika mit durchschnittlichen Placebo-/Verum-Differenzen von 15–20% zugunsten von Verum. Diese durchschnittlichen Besserungsraten geben jedoch nicht Auskunft über den Therapieerfolg im Einzelfall.

Tabelle 9. Wirksamkeit der Nootropika bei der Demenz. Placebo-kontrollierte Doppelblind-Studien

Arzneimittel (Dosis/Tag)	Gesamt-studienzahl	Behand-lungsdauer (Monate)	Int. Kriterien gem. Consensus Konf. 1990 erf. (Zahl)	Verum/Placebo Änderungen (%)	Autor (Jahr)
Piracetam 2,4–3,6–4,8 g	23	3–6	4	≈ 20 %	Peretz (1981) Weibel (1981) Bjürwill (1985) Herrmann/Kern (1987) Fleischmann (1990)
Pyritinol 200–600 mg	10	3–6	4	≈ 20%	Goncalves (1979) Herrmann et al. (1986) Oswald (1988) Knezevic et al. (1989)
Meclophenoxat 600–2000 mg	11	1–12	4	≈ 20%	Morton/Goldberg (1989) Marcer/Hopkins (1977) Pieschl et al. (1983) Pek et al. (1989)
Co-Dergocrin 3–4–6 mg	35	3–12	4	15–20%	Fanchamps (1983) Singer (1985) Oswald (1982) Kugler (1978)
Pentoxifyllin 1200 mg	11	3–9	2 (5)	15–20%	Black et al. (1991) Blume et al. (1989) Dominguez et al. (1977) Harwart (1979) Parnetti et al. (1986)
Nimodipin 30–90 mg	11	2–4	2 (2)	10–20%	Bruckner et al. (1981) Harwart/Biastoch (1982) Menazzi et al. (1987) Kanowski et al. (1988)

Literatur

American Psychiatric Association (1989) Diagnostisches und statistisches Manual psychischer Störungen DSM-III-R. Übersetzt nach der Revision des Diagnostic and Statistical Manual of Mental Disorders der American Psychiatric Association. Deutsche Bearbeitung und Einführung von Wittchen H-U, Sass H, Zaudig M, Koehler K. Beltz, Weinheim

Bergener M, Reisberg B (eds) (1989) Diagnosis and treatment of senile dementia. Springer, Berlin Heidelberg New York Tokyo

Brunner C, Spiegel R (1990) Eine Validierungsstudie mit der NOSGER (Nurses' Observation Scale for Geriatric Patients), einem neuen Beurteilungsinstrument für die Psychogeriatrie. Z Klin Psychol 19: 1–19

Buschke H (1973) Selective reminding for analysis of memory and learning. J Verbal Learning Verbal Behav 12: 543–550

Carlsson A (1987) Brain neurotransmitters in aging and dementia: similar changes across diagnostic dementia groups. Gerontology 33: 159–167

Ciompi L, Kanowski S et al. (1986) Dokumentationssystem der Arbeitsgemeinschaft für Gerontopsychiatrie. In: Collegium Internationale Psychiatriae Scalarum (Hrsg) Internationale Skalen für Psychiatrie. Beltz, Weinheim

CIPS Collegium Internationale Psychiatriae Scalarium (Hrsg) (1986) Internationale Skalen für Psychiatrie. Beltz, Weinheim

Clinical global impressions (CGI) (1970) In: Guy W, Bonato RR (eds) Manual for the ECDEU assessment battery, 2nd revised ed. Chevy Chase, Maryland 1: 12-1–12-6

Copeland JRM, Kelleher MJ, Kellett JM, Gourlay AJ, Gurland BJ, Fleiss JL, Sharp L (1976) A semistructured clinical interview for assessment of diagnosis and mental state in the elderly. The geriatric mental state schedule. I. Development and reliability. Psychol Med 6: 439–449

Copeland JRM, McWilliam C, Dewey ME, Forshaw D, Shiwach R, Abed R, Muthu MS, Wood N (1986) The early recognition of dementia in the elderly: a preliminary communication about a longitudinal study using the GMS-AGECAT package (community version). Int J Geriatr Psychol 1: 63–70

Coper H, Herrmann WM (1988) Psychostimulants, analgetics, nootropics: an attempt to differentiate and assess drugs designed for the treatment of impaired brain functions. Pharmacopsychiatry 21: 211–217

Das AMDP-System (1981) Manual zur Dokumentation psychiatrischer Befunde, 4. Aufl. Springer, Berlin Heidelberg New York

Crook T, Larrabee GJ (1988) Age-associated memory impairment. Diagnostic and therapeutic strategies. Psychopharmacol Bull 24: 509–514

Empfehlungen zum Wirksamkeitsnachweis von Nootropika im Indikationsnachweis “Demenz” (Phase III) (1991) Gemeinsames Papier der das Bundesgesundheitsamt beratenden Zulassungskommission für neue Stoffe (Kommission A) und der Aufbereitungskommission “Neurologie, Psychiatrie” (Kommission B). Bundesgesundheitsblatt 7: 342–350

Erzigkeit H (1986) Syndrom-Kurz-Test, 2. überarbeitete Aufl. Vless, Ebersberg

Ferris SH, Crook T, Clark E, McCarthy M, Rae D (1980) Facial recognition memory deficits in normal aging and senile dementia. J Gerontol 35: 707–714

Fletcher JC, Dommel FW jr, Cowell DD (1985) Consent to research with impaired human subjects. IRB. Rev. Hum Subject Res 7: 1–6

Folstein MF, Folstein SE, McHugh PR (1975) Mini-Mental-State. A practical method for grading the cognitive state of patients for the clinican. J Psychiatr Res 12: 189–198

Fröstl W, Maître L (1989) The families of cognition enhancers. Pharmacopsychiatry 22: 54–100

Giotti A (ed) (1986) Drugs affecting cognitive disorders. Clin Neuropharmacol 9 [Suppl 3]: 1–84

Gottfries CG, Braine G, Steen G (1982) A new rating scale for dementia syndromes. Gerontology 28 [Suppl 2]: 20–31

Giurgea CE (1972) Vers une pharmacologie de l'activitè integrative au cerveau. Tentative du concept nootrope en psychopharmacologie. Actual Pharmacol 25: 115–157

Giurgea CE (1979) Nootropic and related drugs interacting with the integrative activity of the brain. Dev Psychiatry 2: 876–881

Giurgea CE (1982) The nootropic concept and its prospective implications. Drug Dev Res 2: 441–446

Gutzmann H, Kanowski S, Krüger H, Urban R, Ciompi L (1989) Das AGP-System. Manual zur Dokumentation gerontopsychiatrischer Befunde. Springer, Berlin Heidelberg New York Tokyo

Häfner H (1986) Psychische Gesundheit im Alter. G Fischer, Stuttgart New York

HEISS WD, BEIL C, HERHOLZ K, PAWLIK G, WAGNER R, WIENHARD K (1983) Atlas der Positronen-Emissions-Tomographie des Gehirns. Springer, Berlin Heidelberg New York Tokyo

HELMCHEN H (1986) Ethische Fragen der Psychiatrie. In: KISKER KP, LAUTER H, MEYER JE, MÜLLER C, STRÖMGREN E (Hrsg) Psychiatrie der Gegenwart, Bd 2. Krisenintervention, Suizid. Konsiliarpsychiatrie. Springer, Berlin Heidelberg New York Tokyo

HELMCHEN H, KANOWSKI S, KOCH H-G (1989) Forschung mit dementen Kranken. Forschungsbedarf und Einwilligungsproblematik. Ethik in der Medizin 1: 83–98

HELMES E (1988) Multidimensional observation scale elderly subjects (MOSES). Psychopharmacol Bull 24: 733–745

HOCK FJ (1987) Drug influence on learning and memory in aged animals and humans. Neuropsychobiology 17: 145–160

KAM P VAN DER, MOL F, WIMMERS MFHG (1971) Beoordelingsschool voor Oudere Patienten. Van Loghum Slaterus, Niederlande

KEIM KL, KISS B (eds) New drug strategies in the treatment of senile dementia of different origin. Drug Dev Res 14: 181–384

LARRABEE GJ, CROOK T (1988) A computerized everyday memory battery for assessing treatment effects. Psychopharmacol Bull 24: 695–697

LAUTER H, MÖLLER HJ, ZIMMER R (1986) Untersuchungs- und Behandlungsverfahren in der Gerontopsychiatrie. Springer, Berlin Heidelberg New York Tokyo

LAWTON MG, BRODY EM (1969) Assessment of older people. Self-maintaining an instrumental activities of daily living. Gerontologist 9: 179–186

LEHMANN E (1984) Practicabel and valid approach to evaluate the efficacy of nootropic drugs by means of rating scales. Pharmacopsychiatry 17: 71–75

LEVINE RL (1986) Ethics and regulation of clinical research. Urban & Schwarzenberg, Baltimore München

LYNCH G, LARSON J, STAUBLI U, BAUDRY M (1987) New perspectives on the physiology, chemistry and pharmacology of memory. Drug Dev Res 10: 295–315

MARKSTEIN R (1989) Pharmacological approaches in the treatment of senile dementia. Eur Neurol 28: 136–144

MATTHIES H (1985) Zentralnervensystem. In: MARKWARDT F, MATTHIES H, OELSSNER W (Hrsg) Medizinische Pharmakologie. VEB Georg Thieme, Leipzig

MAURER K, RIEDERER P, BECKMANN H (eds) (1990) Alzheimer's disease. Epidemiology, neuropathology, neurochemistry and clinics. Springer, Wien New York (Key topics in brain research)

MERLINI L, PINZA M (1989) Trends in searching for new cognition enhancing drugs. Prog Neuro-Psychopharmacol Biol Psychiatry 13: 61–75

MOHS RC, ROSEN WG, DAVIS KL (1983) The Alzheimer's disease asssessment scale: an instrument for assessing treatment efficacy. Psychopharmacol Bull 19: 448–449

MOOS WH, DAVIS E, SCHWARZ RD, GAMZU ER (1988) Cognition activators. Med Res Rev 8: 353–391

OSWALD WD, FLEISCHMANN UM (1986) Das Nürnberger-Alters-Inventar NAI. Hogrefe, Göttingen

OSWALD WD, ROTH E (1987) Der Zahlen-Verbindungs-Test, 2. Aufl. Hogrefe, Göttingen

OSWALD WD, FLEISCHMANN UM (1989) Psychometric assessment in psychogeriatrics. In: BERGENER M et al. (eds) Psychogeriatrics – A new paradigm on basic research and clinical practice. Springer, New York

PFEIFFER E (1975) Short portable mental status questionnaire for the assessment of organic brain deficit in elderly patients. J Am Geriatr Soc 23: 433–441

REISBERG B, FERRIS SH, DE LEON MJ, CROOK T (1982) The global deterioration scale (GDS). An instrument for the assessment of primary degenerative dementia (PDD). Am J Psychiatry 139: 1136–1139

REISBERG B, SCHNECK MK, FERRIS SH, SCHWARZ GE, DE LEON MJ (1983) The brief cognitive rating scale (BCRS). Psychopharmacol Bull 19: 47–50

REITAN RM (1985) Validity of the trail making test as an indicator of organic brain damage. Perceptual and Motor Skills 8: 271–276

ROSEN WG, MOHS RC, DAVIS KL (1984) A new rating scale for Alzheimer's disease. Am J Psychiatry 141: 1356–1364

ROTH M, TYM E, MOUNTJOY CQ, HUPPERT FA, HENDRIE H, VERMA S, GODDARD R (1986) CAMDEX – A standardised instrument for the diagnosis of mental disorder in the elderly with special reference to the early detection of dementia. Br J Psychiatry 149: 698–709

SCHINDLER U (1989) Pre-clinical evaluation of cognition enhancing drugs. Prog Neuro-Psychopharmacol Biol Psychiatry 13: 99–115

SCHMIDT J (1984) Zur Pharmakologie der Nootropika. Beiträge zur Wirkstofforschung Heft 17. Akademie-Industrie-Komplex-Arzneimittelforschung, Berlin

SCHNEIDER HD, FISCH HP (1981) Der geriatrische Beurteilungsbogen (GBB): Ein Instrument zur

Einschätzung des Alltagsverhaltens geriatrischer Patienten durch das Pflegepersonal. In: Oswald WD, Fleischmann UM (Hrsg) Experimentelle Gerontopsychologie. Beltz, Weinheim, S 116–130

Schwartz GE (1983) Development and validation of the geriatic evaluation by the relative's rating instrument (GERRJ). Psychol Reports 53: 479–488

Shader RI, Harmatz JS, Salzman C (1974) A new scale for clinical assessment in geriatric populations: Sandoz clinical assessment geriatric scale (SCAG). J Am Geriatr Soc 22: 107–113

Skondia V (1979) Criteria for clinical development and classification of nootropic drugs. Clin Ther 2/5: 316–332

Thomae H (1984) Lebenszufriedenheit. In: Oswald WD, Hermann WM, Kanowski S, Lehr UM, Thomae H (Hrsg) Gerontologie. Kohlhammer, Stuttgart, S 271–275

Wechsler D (1964) Die Messung der Intelligenz Erwachsener. Hogrefe, Göttingen

Wenk GL, Olton DS (1989) Cognitive enhancers: potential strategies and experimental results. Prog Neuro-Psychopharmacol Biol Psychiatry 13: 117–139

Wood WG, Strong R (eds) (1987) Geriatric clinical pharmacology. Raven Press, New York

Wurtman RJ, Corkin S, Growdon HJ (eds) (1987) Topics in the basic and clinical science of dementia. J Neural Transm [Suppl 24]: 1–329

WHO (1989) Draft of the international classification of disease, 10th revision (ICD 10). Genova

Zaudig M, Mittelhammer J, Hiller W, Pauls A, Thora C, Morinigo A, Mombour W (1991) SIDAM-A structured interview for the diagnosis of dementia of the Alzheimer type, multiinfarct dementia and dementias of other aetiology according to ICD 10 and DSM III-R. Psychol Med 21: 225–236

Zimmer R, Kurz A, Lauter H (1987) Zur klinischen Relevanz nootroper Effekte. In: Cooper H, Heimann H, Kanowski S, Künkel H (Hrsg) Hirnorganische Psychosyndrome im Alter III. Springer, Berlin Heidelberg New York Tokyo, S 54–61

Exkurs: Nootropika und Brain Mapping

T. Dierks, R. Ihl und K. Maurer

Bildgebende Verfahren in der Psychiatrie

Die Fortschritte, die in den letzten 10 Jahren in der Entwicklung von Computer-Technologien und -Programmen gemacht wurden, erlauben uns mehr und mehr den Einsatz von bildgebenden Verfahren in der Medizin. Auch in die Nervenheilkunde hat die Bildgebung Eingang gefunden. Computertomographie (CT) und Magnet Resonanz Tomographie (MRT) tragen zur Darstellung von Strukturen des Gehirns bei. Verfahren wie die Positronen Emissions Tomographie (PET), die Single Photonen Emissions Computer Tomographie (SPECT), die Magnetenzephalographie (MEG) und die Computerisierte Elektroenzephalographische Topographie (CET) liefern Hinweise auf die Funktion des Gehirns. Die zuletzt genannte funktionelle Methode wird auch als "Brain-Mapping" bezeichnet und ist ein Zweig des quantitativen EEG's. Sie ist nicht-invasiv, erlaubt dadurch Wiederholungsuntersuchungen und kann sehr kurze Prozesse analysieren (bis in den Millisekundenbereich hinein). Das Mapping von EEG und von evozierten Potentialen (EP) stellt die konstant variierende räumliche Verteilung der elektrischen Felder des Gehirns auf der Schädeloberfläche dar.

Brain-Mapping

EEG- und EP-Mapping wurden zuerst von Lehmann Ende der 60-er Jahre methodisch untersucht und klinisch eingeführt (Lehmann 1971). Weiter verbreitet wurde die Methode aber erst nach der Entwicklung kleinerer und schnellerer Computer sowie benutzerfreundlicherer Programme (Duffy et al. 1979). Die leichtere Bedienung beinhaltet die Gefahr einer unkritischen Benutzung. Richtlinien und Handbücher zu Geräten und zur Auswertung wurden daher unumgänglich (American Electroencephalographic Society 1987, Herrmann et al. 1989b, Maurer und Dierks 1991).

Pharmako-EEG

Um den Einfluß von pharmakologischen Substanzen auf das Gehirn beurteilen zu können, wurde das sog. "Pharmako-EEG" entwickelt (vgl. Bd. 1, Kap. 3.3). Hierdurch konnte festgestellt werden, ob, wie, wann und in welchem Dosisbereich Psychopharmaka am Gehirn wirken (Fink 1969, Itil 1974, Herrmann 1982a, Saletu et al. 1987). Um valide und vergleichbare Ergebnisse zu erhalten, wurden Richtlinien erst für das Pharmako-EEG (Herrmann 1982b, Dummermuth et al. 1987) und dann für das topographische Pharmako-EEG (Herrmann et al. 1989a) erstellt.

Brain-Mapping bei Demenz vom Alzheimer Typ (DAT)

Patienten mit dementiellen Syndromen, insbesondere mit einer DAT, zeigen eine Zunahme langsamer Tätigkeit und eine Abnahme der Alpha- und Beta- Tätigkeit (Duffy et al. 1984, Dierks et al. 1991). Herrmann (1988) interpretiert diesen Befund z.T. als

Zeichen einer Vigilanzminderung und begründet seine Annahme damit, daß viele Beschwerden im Alter sowie auch Leistungsdefizite als Vigilanzstörungen beschrieben werden können.
Die kognitive Welle P300 zeigt bei der DAT eine verlängerte Latenz, eine erniedrigte Amplitude und eine veränderte Topographie (Pfefferbaum et al. 1984, Dierks und Maurer 1990).

Nootropika

Nootropika sind nach Amaducci et al. (1990) "Medikamente, die bei Patienten mit dementiellen Symptomen Aufmerksamkeit, Kognition und Gedächtnis verbessern." Nootropika werden somit in einem breiteren klinischen Sinn definiert. Um die Wirkung von Nootropika in Phase-I-Studien zu untersuchen, wurden häufig experimentelle Modelle benutzt. Beispiele sind Untersuchungen unter Hypoxie und unter mental belastenden Bedingungen. Dadurch entstandene mentale Einbußen, gemessen z.B. mit dem Brain-Mapping, sollten bei validen Modellen eine Verbesserung nach Nootropikagabe zeigen.

Brain-Mapping Untersuchungen

Welche Auswirkungen eine pharmakologische Therapie auf die Hirnleistungsfähigkeit bei dementiellen Prozessen zeigt, wurde für eine sehr große Anzahl von verschiedenen Substanzgruppen untersucht. Einige neuere Untersuchungen zum Einfluß der Substanzen auf die elektrische Hirntätigkeit (quantifiziert mittels Brain-Mapping) sind, ohne Anspruch auf Vollständigkeit, nachfolgend herausgegriffen (Tabelle 1).

Neurotransmitterbeeinflussende Substanzen

Unter den neurotransmitterbeeinflussenden Substanzen sind Untersuchungen zu cholinomimetischen Agentien am stärksten vertreten. Grund dafür ist die Feststellung eines verminderten Acetylcholingehaltes im Gehirn von Patienten mit einer Demenz vom Alzheimer Typ (DAT). Mit cholinergen Substanzen wird versucht, das Defizit an Acetylcholin bei Patienten mit einer DAT zu beheben. Alhainen et al. (1991) untersuchten EEG-Veränderungen mit 8 bipolaren Ableitungen bei Respondern und Nicht-Respondern auf Tetrahydroaminoacridine (THA), einer cholinergen Substanz. Sie konnten einen signifikanten Anstieg des Alpha/Theta-Quotienten zeigen. Der cholinerge Rezeptoragonist RS-86 zeigte in einer "Single-Case-Study" eine Abnahme der Alpha-Aktivität links fronto-zentral und rechts parieto-okzipital (Fritze et al. 1989). Die Autoren interpretierten die Befunde als eine Aktivierung verschiedener Hirnregionen. Die acetylcholinfreisetzende Substanz DUP 996 zeigte bei einer Untersuchung (Saletu et al. 1989b) bei jungen gesunden Probanden eine Zunahme der absoluten Alpha- und langsamen Beta-Aktivität, besonders über temporo-okzipitalen, temporo-parietalen, parietalen und frontalen Regionen. Hier wurden die Befunde als vigilanzsteigernder Effekt von DUP 996 gewertet. Nach i.v. Gabe des Cholinomimetikums Physostigmin erhöhte sich die Amplitude der kognitiven Welle P300 (Ihl et al. 1989b). Unter dem Antagonisten Biperiden verringerte sich die Amplitude (Maurer et al. 1990).
Phosphatidylserin ist ein Bestandteil biologischer Membranen und beeinflußt daher möglicherweise nach systemischer Gabe den Neurotransmitterstoffwechsel. Dietrich et al. (1989) untersuchten die Wirkung von Phosphatidylserin auf das EEG über 12 Wochen bei einer Gruppe von geriatrischen Probanden mit Gedächtnisbeschwerden. Sie fanden eine generelle Abnahme der Delta-Aktivität, sowie eine parieto-okzipitale Abnahme der Theta-Aktivität. Die Alpha-1-Aktivität (8.5-10.5 Hz) nahm in der Mittellinie und parieto-okzipital ab. Eine tendentielle Zunahme der dominanten Frequenz konn-

Tabelle 1. Zusammenstellung neuerer, meist mit dem Brain-Mapping durchgeführter Untersuchungen von Nootropika. Die Tabelle gibt an, ob die Untersuchung mit Brain-Mapping durchgeführt wurde, falls Patienten oder gesunde Probanden verwendet wurden, und ob es sich um einen Akut-Versuch oder eine Untersuchung über längeren Zeitraum handelte.

Neurotransmitterbeeinflussende Substanzen				
Physostigmin	Maurer et al. 1990	EP-Mapping	Probanden	Akut
Tetrahydroamino-acridin (THA)	Alhainen et al. 1991	EEG	Patienten	Akut
RS-86	Fritze et al. 1989	EEG-Mapping	Proband	Akut
DUP 996	Saletu et al. 1989b	EEG-Mapping	Probanden	Akut
WEB 1881 FU	Münte et al. 1989	EP (6 Kanäle)	Probanden	Akut
Phosphatidylserin	Dietrich et al. 1989	EEG-Mapping	Patienten	12 W
	Rupprecht et al. 1989	EEG-Mapping	Probanden	akut
Durchblutungsfördernde Substanzen				
Hydergin®	Saletu et al. 1990b	EEG-Mapping	Probanden	Akut
Nicergolin	Saletu et al. 1990a	EEG-Mapping	Probanden	Akut
	Saletu et al. 1990c	EEG-Mapping	Probanden Hypoxie	
Xantinolnicotinat	Saletu et al. 1988	EEG-Mapping	Patienten	Wochen
	Ihl et al. 1989a	EEG-Mapping	Patienten	Akut
		EP-Mapping	Patienten	
Naftidrofuryl	Grossmann et al. 1990	EEG	Patienten	8 W
Nootropika im engeren Sinn				
Anirazetam	Kraaier et al. 1989	EEG	Probanden Hypoxie	Akut
Oxiracetam	Itil et al. 1986	EEG	Patienten	12 W
Tenilsetam	Saletu et al. 1989c	EEG	Probanden	Akut
		EP	Probanden	Akut
Pyritinol	Ihl et al. 1989c	EEG-Mapping	Patienten	Akut
	Maurer et al. 1989a	EP-Mapping	Probanden	Akut
	Saletu et al. 1989a	EEG-Mapping	Probanden	Akut
	Herrmann et al. 1986	EEG	Patienten	8 W
Radikalfänger				
Ginkgo-Biloba	Fünfgeld 1989	EEG-Mapping	Patienten	Wochen

Hypoxie es wurde ein hypoxisches Modell benutzt; *W* Wochen te auch beobachtet werden. Bei jungen gesunden Probanden fanden RUPPRECHT et al. (1989) dagegen eine Zunahme der schnellen Theta-Aktivität und der langsamen Alpha-Tätigkeit nach einer einmaligen i.v. Gabe von Phosphatidylserin.

Substanzen zur Förderung der Hirndurchblutung

Eine zweite Gruppe der Medikamente, denen eine Wirksamkeit bei einem Teil der dementiellen Syndrome zugeschrieben wird, sind Substanzen zur Förderung der Hirndurchblutung. Bei Ergolinderivaten wurde zuerst eine Vasodilatation, ein gesteigerter zerebraler Stoffwechsel, sowie adrenerge, antiserotininerge und dopaminerge Effekte als Wirkungsmechanismus angenommen (KRASSNER 1984). Neuere Befunde machen aber eine gesteigerte cholinerge Aktivität für die Wirkungen verantwortlich (LEPONCIN-LAFITTE 1985). Vertreter dieser Klasse sind z.B. Dihydroergotoxin und Nicergolin.

SALETU et al. (1990b) untersuchten bei 15 gesunden Probanden unter Verwendung eines hypoxischen Modells die Wirkung von Dihydroergotoxin auf die topographische Verteilung der elektrischen Hirnaktivität. Hier zeigte sich ein deutlicher vigilanzsteigernder Effekt im EEG mit Verminderung der Delta/Theta-Aktivität und Erhöhung der langsamen Beta-Aktivität. Von SALETU et al. (1990a) wurde der Einfluß von Nicergolin auf das EEG bei 12 gesunden geriatrischen Probanden untersucht. Eine Abnahme von Delta- und Theta-Aktivität, sowie eine Zunahme der langsamen Beta-Aktivität wurde bevorzugt über frontalen und zentralen Arealen beobachtet. Ähnliche Befunde wurden bei einer hypoxischen Untersuchung von Nicergolin bei 16 jungen gesunden Probanden gefunden (SALETU et al. 1990c). Bei SDAT-Patienten konnten SALETU et al. (1988) eine erhöhte Aktivität langsamer (vertex) und eine verminderte Aktivität schneller Alpha-Aktivität (frontal) nach Gabe von Xantinolnicotinat beobachten. Die Beta-Aktivität war okzipital erhöht und frontal vermindert. Bei MID-Patienten konnte man dagegen u.a. eine Abnahme der Delta- und Theta-Aktivität frontal und frontotemporal beobachten. Bei MID-Patienten untersuchten IHL et al. (1989a) die Wirkung einer einmaligen Gabe von Xantinolnicotinat auf das EEG und die P300. Es fanden sich sowohl eine Abnahme der langsamen Tätigkeit als auch eine Zunahme der Alpha- und Beta-Aktivität. Die dominante Frequenz nahm ebenso zu. Die P300 blieb unbeeinflußt.

Nootropika im engeren Sinne

Die Nootropika im engeren Sinne sind Substanzen, bei denen der Wirkmechanismus nicht völlig geklärt ist. Vertreter für diese Gruppe sind die Pyrrolidinon-Derivate (Piracetam, Aniracetam, Pramiracetam, Oxiracetam, Tenilsetam). Diese zeigen typische vigilanzsteigernde Effekte im EEG mit Abnahme der langsamen Tätigkeit und einer Zunahme von Alpha-Aktivität und langsamer Beta-Aktivität (SALETU et al. 1985, KRAAIER et al. 1989). Tenilsetam konnte bei gesunden geriatrischen Probanden unter gewissen Bedingungen die P300 Amplitude erhöhen (SALETU et al. 1989c). Die Autoren sehen hierin eine mögliche Ursache für eine Verbesserung kognitiver Prozesse. Ein weiterer Vertreter dieser Gruppe ist Pyritinol. IHL et al. (1989c) beschrieben bei einer Gruppe von SDAT-Patienten nach einer einmaligen Pyritinolgabe eine signifikante Abnahme der Delta- und Theta-Aktivität, besonders parietal sowie eine signifikante Zunahme der Alpha-Aktivität und langsamen Beta-Aktivität, auch parietal (Abb. 1). Die Alpha-Aktivität wurde im Sinne einer Normalisierung nach okzipital verlagert. Pyritinol erhöhte die Amplitude der P300, veränderte aber weder Latenz noch Topographie bei einer Gruppe von gesunden geriatrischen Probanden (MAURER et al. 1989a). Die Autoren interpretieren diesen Befund als eine Zunahme der cholinergen Aktivität in hippocampalen Strukturen bei Patienten mit DAT (MAURER et al. 1989b).

Radikalfänger

Der Substanz Ginkgo-Biloba werden Eigenschaften zugeschrieben, freie Radikale abzufangen. FÜNFGELD (1989) konnte bei Patienten mit Parkinson-Krankheit und DAT

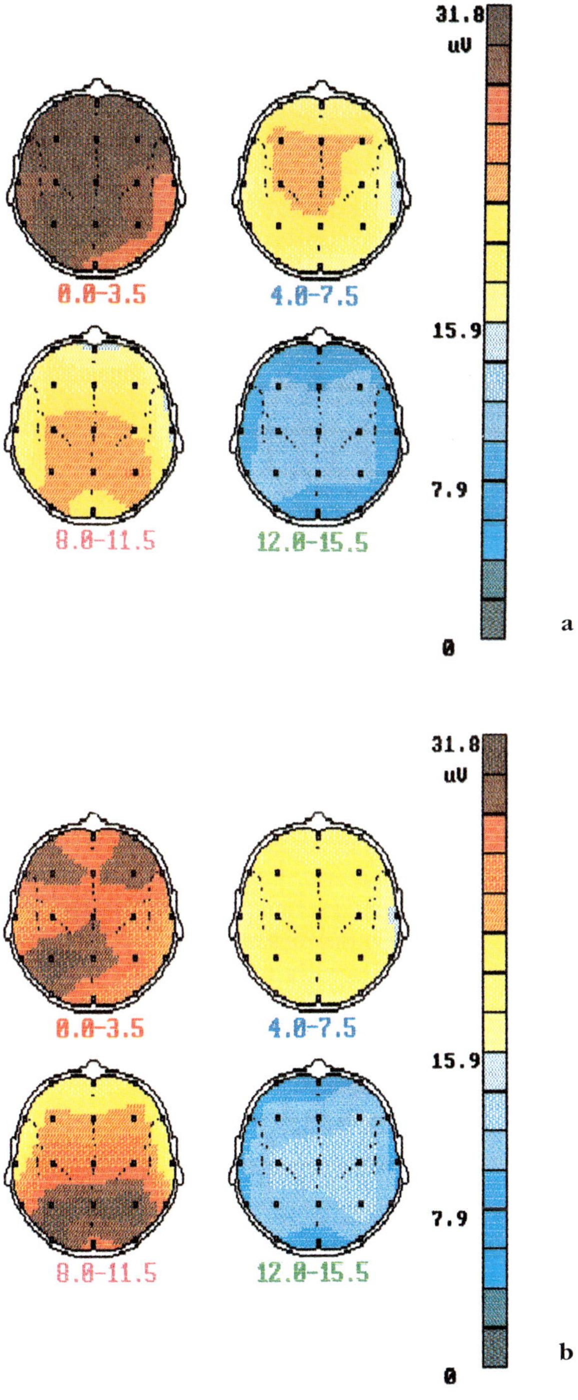

Abb. 1. a Brain-Mapping der Delta-, Theta-, Alpha-, und Beta1-Aktivität in einer Gruppe von DAT-Patienten vor und **b** nach Gabe von Pyritinol (Daten aus Maurer und Dierks 1991)

eine Abnahme langsamer und Zunahme schneller Tätigkeit im EEG beobachten. Er deutete das Ergebnis als eine mögliche Wiederherstellung gestörter metabolischer Vorgänge im Gehirn.

Ausblick

Viele der oben genannten Medikamente zeigen elektrophysiologische Effekte, die die Veränderungen bei Demenz umkehren, nämlich eine Abnahme langsamer Aktivität im Gegensatz zu einer Zunahme der Alpha-Aktivität und der langsamen Beta-Aktivität. Dies ließe sich als eine vigilanzregulierende Substanzwirkung interpretieren (Fink 1975, Herrmann 1982a). Inwieweit diese Wirkung auch als therapeutische Wirksamkeit auf die eine Demenz konstituierenden Symptome der kognitiven Leistungseinbußen zu interpretieren ist, bleibt noch zu klären. Bei der Interpretation der Ergebnisse sollte berücksichtigt werden, daß EEG-Veränderungen neben den Einflüssen der jeweils applizierten Substanz auch von den Ausgangsbedingungen abhängen (Herrmann 1982b, Coper und Herrmann 1988). Zum Beispiel kann eine Abnahme der Aktivität der langsamen Wellen nur beobachtet werden, falls ein hoher Ausgangswert vorliegt. Vigilanzsteigernde Effekte können auch erst gesehen werden, wenn eine reduzierte Vigilanz als Ausgangsbedingung vorliegt.

Die Befunde, die mit kognitiven evozierten Potentialen erhoben wurden, können eher als Wirksamkeit einer Substanz bewertet werden als das spontane EEG. Zum Beispiel wird die Welle P300 wahrscheinlich im limbischen System generiert, wobei eine Mehrzahl von Neurotransmittern involviert sind (Maurer et al. 1989b). Durch pharmakologische Beeinflußung könnte die Neurotransmitterfreisetzung verändert werden und somit zu kognitiven Leistungssteigerungen führen (Saletu et al. 1989c).
Bisher ist die Anzahl der Untersuchungen von hirnleistungssteigernden Substanzen mittels Brain-Mapping noch relativ gering. Das Brain-Mapping erweitert aber die Möglichkeiten der neurophysiologischen Beurteilung von Wirkung und Wirksamkeit pharmakologischer Substanzen auf das ZNS. Pharmako-EEG-Maps können herangezogen werden, um die zerebrale Bioverfügbarkeit und Bioäquivalenz psychotroper Substanzen zu beurteilen. Es können sowohl Zeit- und Dosiswirkungsrelationen berechnet, als auch die Region mit dem maximalen EEG-Effekt topographisch ermittelt werden (vgl. Kap. 3.3, Band 1). Somit erweist sich das Brain-Mapping als eine Hilfe bei der Beurteilung von medikamentösen Effekten nicht nur in der Wissenschaft, sondern auch in der Therapie einzelner Patienten.

Literatur

Alhainen K, Riekkinen PJ, Helkala EL, Partanen J, Laulumaa V, Reinikainen K, Soininen H, Airaksinen M (1991) The effects of THA on cognitive functions and spectral power EEG in Alzheimer's disease: preliminary results of an open study. In: Iqbal K, McLachlan DRC, Winblad B, Wisniewski HM (eds) Alzheimer's disease: basis mechanism, diagnosis and therapeutic strategies. Wiley, Chichester New York, pp 611–619

Amaducci L, Angst J, Bech P, Benkert O, Bruinvels J, Engel RR, Gottfries CG, Hippius H, Levy R (1990) Consensus conference on the methodology of clinical trials of "Nootropics". Pharmacopsychiatry 23: 171–175

American Electroencephalographic Society (1987)

Statement on the clinical use of quantitative EEG. J Clin Neurophysiol 4: 197

Coper H, Herrmann WM (1988) Psychostimulants, analeptics, nootropics: an attempt to differentiate and assess drugs designed for the treatment of impaired brain functions. Pharmacopsychiatry 21: 211–217

Dierks T, Maurer K (1990) Reference-free evaluation of auditory evoked potentials P300 in aging and dementia. In: Dostert P, Riederer P, Strolin Benedetti M, Roncucci R (eds) Early markers in Parkinson's and Alzheimer's disease. Springer, Wien New York, pp 197–208 (New Vistas in Drug Research)

Dierks T, Perisic I, Froelich L, Ihl R, Maurer K (1991) Topography of quantitative EEG in dementia of Alzheimer type: relation to severity of dementia. Psychiatry Res 40: 181–194

Dietrich B, Herrmann WM, Coppola R (1989) Untersuchungen zur Wirkung von Phosphatidylserine-Fidia auf eine funktionale zerebrale Ebene mit Hilfe der EEG-Mapping-Technik. In: Saletu B (Hrsg) Biologische Psychiatrie. Thieme, Stuttgart New York, S 238–240

Duffy FH, Burchfiel JL, Lombroso CT (1979) Brain electrical activity mapping (BEAM): a method for extending the clinical utility of EEG and evoked potential data. Ann Neurol 5: 309–321

Duffy FH, Albert MS, McAnulty G (1984) Brain electrical activity in patients with presenile and senile dementia of the Alzheimer type. Ann Neurol 16: 439–448

Dummermuth G, Ferber G, Herrmann WM, Hinrichs H, Kuenkel H (1987) Recommendations for standardization of data acquisition and signal analysis in pharmaco-electroencephalography. Neuropsychobiology 17: 213–218

Fink M (1969) EEG and human psychopharmacology. A Rev Pharmacol 9: 241–258

Fink M (1975) Central electrometry-quantitative EEG applied to human psychopharmacology. In: Dolce G, Kunkel H (eds) CEAN-computerized EEG-analysis. Fischer, Stuttgart

Fritze J, Dierks T, Maurer K (1989) EEG mapping during cholinergic drug challenge with RS-86. In: Maurer K (ed) Topographic brain mapping of EEG and evoked potentials. Springer, Berlin Heidelberg New York Tokyo, pp 518–521

Fünfgeld EW (1989) A natural and broad spectrum nootropic substance for treatment of SDAT – the ginkgo biloba extract. Prog Clin Biol Res 317: 1247–1260

Grossmann WM, Standl A, May U, van Laak HH, Hirche H (1990) Naftidrofuryl in the treatment of mild senile dementia. Pharmacopsychiatry 23: 265–273

Herrmann WM (1982a) Development and critical evaluation of an objective procedure for the electroencephalographic classification of psychotropic drugs. In: Herrmann WM (ed) Electroencephalography in drug research. Fischer, Stuttgart, pp 249–351

Herrmann WM (1982b) Electroencephalography and drug research. Fischer, Stuttgart

Herrmann WM, Scharer E (1988) Wirkungen und Wirksamkeit von Nootropika. In: Helmchen H (Hrsg) Wirkungen und Wirksamkeit von Nootropika. Springer, Berlin Heidelberg New York Tokyo, S 71–93

Herrmann WM, Kern U, Roehmel J (1986) Contribution to the search of vigilance indicative EEG variables: results of a controlled, double-blind study with pyritinol in elderly patients with symptoms of mental dysfunction. Pharmacopsychiatry 19: 75–83

Herrmann WM, Coppola R, Etevenon P, Ferber G, Fink M, Gevins AS, Hinrichs H, Itil TM, John ER, Kubicki St, Kuenkel H, Kugler J, Lehmann D, Petsche H, Rappelsberger P, Roehmel J, Saito M, Saletu B, Scheuler W (1989a) International Pharmaco-EEG Group (IPEG). Recommendations for EEG and evoked potential mapping. Neuropsychobiology 22: 170–176

Herrmann WM, Kubicki St, Kuenkel H, Kugler J, Lehmann D, Maurer K, Rappelsberger P, Scheuler W (1989b) Empfehlungen der Deutschen EEG-Gesellschaft für das Mapping von EEG-Parametern (EEG- und EP- Mapping). EEG-EMG 20: 125–132

Ihl R, Dierks T, Maurer K (1989a) Demenz vom vaskulärem Typ – Effekte einer Infusionstherapie mit Xantinolnicotinat. In: Saletu B (Hrsg) Biologische Psychiatrie. Thieme, Stuttgart New York, S 232–234

Ihl R, Frölich L, Dierks T, Maurer K (1989b) Influence of physostigmine on cognitive processing of the brain. In: Basar E et al. (eds) Springer Series in Brain Dynamics 2. Springer, Berlin Heidelberg New York Tokyo, pp 429–435

Ihl R, Maurer K, Dierks T, Wannenmacher W (1989c) EEG and EP mapping in patients with senile dementia of Alzheimer type before and after treatment with pyritinol. In: Maurer K (ed) Topographic brain mapping of EEG and evoked potentials. Springer, Berlin Heidelberg New York Tokyo, pp 241–248

Itil TM (1974) Quantitative pharmaco-electroencephalography. Use of computerized cerebral biopotentials in psychotropic drug research. In: Itil TM (ed) Psychotropic drugs and the human EEG. Karger, Basel, pp 43–75

Itil TM, Menon GN, Songar A, Itil KZ (1986) CNS pharmacology and clinical therapeutic effects of oxiracetam. Clin Neuropharmacol 9 [Suppl 3]: S70–S72

Kraaier V, Van Huffelen AC, Wieneke GH (1989) The hyperventilation-induced ischaemia model in human neuropharmacology: neurophysiological and psychometric studies of aniracetam and 3-OH aniracetam. Eur J Clin Pharmacol 36: 605–611

Krassner MB (1984) Mechanism of action of hydergin (ergoloid mesylates) in relation to organic brain disorders. Adv Ther 1: 172–188

Lehmann D (1971) Multichannel topography of human alpha EEG fields. Electroencephalogr Clin Neurophysiol 31: 439–449

LePoncin-Lafitte M (1985) Learning and cholinergic neurotransmission in old animals: the effect of hydergine. J Pharmacol 16: 57–63

Maurer K, Dierks T (1991) Atlas of brain mapping. Springer, Berlin Heidelberg New York Tokyo

Maurer K, Dierks T, Ihl R (1989a) The effect of pyritinol upon P300 topography. Psychiatry Res 29: 413–415

Maurer K, Riederer P, Heinsen H, Beckmann H (1989b) Altered P300 topography due to functional and structural disturbances in the limbic system in dementia and psychoses and to psychopharmacological conditions. Psychiatry Res 29: 391–394

Maurer K, Dierks T, Strik WK, Frölich L (1990) P3 topography in psychiatry and psychopharmacology. Brain Topogr 3: 79–84

Münte TF, Heinze HJ, Scholz MB, Bartusch SM, Dietrich DE (1989) Event-related potentials and visual spatial attention: influence of a cholinergic drug. Neuropsychobiology 21: 94–99

Pfefferbaum A, Wenegrat BG, Ford JM, Roth WT, Kopell BS (1984) Clinical application of the P3 component of event-related potentials. II. Dementia, depression and schizophrenia. Electroencephalogr Clin Neurophysiol 59: 104–124

Rupprecht R, Maurer K, Dierks T, Ihl R (1989) Topographic mapping of pharmaco-EEG before and after application of phosphatidylserine. Psychiatry Res 29: 417–418

Saletu B, Linzmayer L, Grünberger J, Pietschmann H (1985) Double-blind, placebo-controlled, clinical, psychometric and neurophysiological investigations with oxiracetam in the organic brain syndrome of late life. Neuropsychobiology 13: 44–52

Saletu B, Anderer P, Kinsberger K, Grünberger J (1987) Topographic brain mapping of EEG in neuropsychopharmacology. Part II. Clinical applications (pharmaco EEG imaging). Meth Find Exp Clin Pharmacol 9: 385–408

Saletu B, Anderer P, Paulus E, Grünberger J, Wicke L, Neuhold A, Fischhof PK, Litschauer G, Wagner G, Hatzinger R, Dittrich R (1988) EEG brain mapping in SDAT and MID patients before and during placebo and xantinolnicotinate therapy: reference considerations. In: Samson-Dolfuss (ed) Statistics and topography in quantitative EEG. Elsevier, Paris, pp 251–275

Saletu B, Anderer P, Kinsberger K, Grünberger J (1989a) Topographic EEG brain maps and mental performance under hypoxia after placebo and pyritinol. In: Maurer K (ed) Topographic brain mapping of EEG and evoked potentials. Springer, Berlin Heidelberg New York, pp 527–534

Saletu B, Darragh A, Salmon P, Coen R (1989b) EEG brain mapping in evaluating the time-course of the central action of DUP 996 – a new acetylcholine releasing drug. Br J Clin Pharmacol 28: 1–16

Saletu B, Semlitsch HV, Anderer P, Resch F, Presslich O, Schuster P (1989c) Psychophysiological research in psychiatry and neuropsychopharmacology. II. The investigation of antihypoxidotic/nootropic drugs (tenilsetam and co-dergocrine-mesylate) in elderlies with the Viennese psychophysiological test-system (VPTS). Meth Find Exp Clin Pharmacol 11: 43–55

Saletu B, Anderer P, Grünberger J (1990a) Topographic mapping of EEG after acute application of ergotalkaloids in the elderly. Arch Gerontol Geriatr 11: 1–22

Saletu B, Grünberger J, Anderer P (1990b) On brain protection of co-dergocrine mesylate (Hydergine) against hypoxic hypoxidosis of different severity: double-blind placebo-controlled quantitative EEG and psychometric studies. Int J Clin Pharmacol Ther Toxicol 28: 510-524

Saletu B, Grünberger J, Linzmayer L, Anderer P (1990c) Brain protection of nicergoline against hypoxia: EEG brain mapping and psychometry. J Neural Transm [PD-Sect]2: 305–325

II
Nootropika – Spezieller Teil

Neuro-Psychopharmaka, Bd. 5
Riederer P. / Laux G. / Pöldinger W. (Hrsg.)

1
Piracetam

H. Herrschaft

Chemische Bezeichnung:
α-(2-Oxo-pyrrolidino)-acetamid.

1.1 Pharmakologie

Die pharmakologischen Wirkungen von Piracetam wurden im Tierexperiment ausgiebig untersucht. **Verhaltensstudien** bei gesunden jungen und alten Tieren (Giurgea 1976, Bryant et al. 1973, Wolthuis 1971, Buresova und Bures 1976), **bei Tieren mit Hirnschädigungen durch Hypoxie** (Giurgea et al. 1971, Sara und Lefevre 1972, Kruse und Kohler 1978, Bartus et al. 1981), nach **Elektroschockbehandlung** (Sara und David-Remacle 1974, Hoffmann und Rostock 1983a) und **nach Intoxikation mit Scopolamin** (Schindler et al. 1984), **mit Cycloheximid** (Krejci et al 1982) und **Alkohol** (Hoffmann und Rostock 1983b) zeigten unter Piracetam einen günstigen Effekt auf die Lernfähigkeit und Gedächtnisleistungen.

EEG-Ableitungen an wachen, frei beweglichen oder narkotisierten Tieren (Mezitis 1976, Nikolova et al. 1979, Dimov et al. 1983) und **unter Hypoxie** (Giurgea et al. 1970, Dimov et al. 1983) belegten ebenso wie die Ableitungen der somato-sensorisch, visuell und akustisch evozierten Potentiale (Giurgea und Moyersoons 1970, Wolthuis und Nickolson 1971, Nikolova et al. 1980b) eine Begünstigung der Erregungsübertragung und -fortleitung in verschiedenen Gehirnarealen. Mikroableitungen von einzelnen Neuronen (Mezitis 1976, Olpe und Steinmann 1982, Maillis et al. 1988) erbrachten entweder eine Erhöhung oder Veränderung der Entladungsmuster in verschiedenen Hirnabschnitten.

Piracetam beeinflußt positiv den gestörten zerebralen Energiestoffwechsel durch: Stimulierung des oxydativen Glukoseabbaus über den Pentose-Phosphatweg, Erhöhung des ATP-Umsatzes, des cAMP-Spiegels in den Neuronen und Stimulierung der Adenylatkinese (PEDE et al. 1971, NICKOLSON und WOLTHUIS 1976, WOLEK und PEILER-ICHIKAWA 1978, WETH 1983, BONIFACI et al. 1982, OSTROVSKAYA et al. 1983, BENZI et al. 1985), Anregung des Phospholipidstoffwechsels mit erhöhtem Einbau von 32-P in Phosphadidylcholin und -inositol (WOELK 1979, PELLEGATA 1981) und Förderung der Proteinbiosynthese und Synthese oder Turn-over des Atmungsfermentes Cytochrom b5 (PLATT et al. 1974, BURNOTTE et al. 1973)

Außerdem fanden sich unter Piracetam Hinweise für eine **Erhöhung von Dopaminfreisetzung und -umsatz** (NYBÄCK et al. 1979, RAEGO et al. 1981, BENESOVA 1985), für eine **erhöhte Acetylcholinfreisetzung** im Hippocampus und Striatum (WURTMANN et al. 1981, BARTUS et al. 1981, OLPE und STEINMANN 1982) und einen agonistischen Effekt auf 5-HT- und hemmenden Effekt auf Glutamat-Rezeptoren (BEHRING und MÜLLER 1985). MÜLLER (1988) konnte unter Piracetam eine **Erhöhung der Cholinrezeptorendichte im Cortex** alter Tiere nachweisen.

Aus den pharmakodynamischen Untersuchungen resultieren zwei Hauptwirkungen: **eine Protektion** gegen zerebrale Schädigungen durch Hypoxie, Ischämie und Intoxikationen und in enger Korrelation mit den biochemischen und neurophysiologischen Befunden, einen **fördernden Einfluß** auf die Lern- und Gedächtnisvorgänge, besonders bei gestörter Hirnfunktion.

1.1.1 Pharmakokinetik

Piracetam wird beim Menschen nach oraler Anwendung vollständig resorbiert. Die maximale Plasmakonzentration (15–18 µg/ml) wird bei einmaliger oraler Gabe nach einer Stunde erreicht. Ab diesem Zeitpunkt unterscheidet sich die Höhe der Plasmaspiegel nicht mehr zwischen oraler und i.v.-Applikation (BALTES und GOBERT 1977). Die Halbwertszeit beträgt für beide Applikationsarten 5 Stunden. Die totale Plasma-Clearance beträgt 120 mg/min. Die Linearität der Pharmakokinetik im Plasma ist bis zu einer Dosis von 4,8g nach einmaliger und wiederholter Gabe beim Menschen belegt. Piracetam passiert frei die Bluthirnschranke und reichert sich zu 95% im Zytoplasma der Neuronen an (OSTROWSKI et al. 1975, 1978). Im Liquor cerebrospinalis wird die maximale Konzentration nach ca. 2 Stunden erreicht. Die Halbwertszeit im Liquor beträgt 7,7 Stunden. Die Ausscheidung erfolgt innerhalb von 24 Stunden zu 82–100% in unveränderter Form durch den Urin (GOBERT 1972, GOBERT und BALTES 1977).

Die renale Clearance beträgt 105 ml/min. Wegen der Kumulationsgefahr ist bei der Niereninsuffizienz eine Dosisreduzierung nötig (SCHULZ und WITTLER 1980). Die pharmakokinetischen Parameter werden bei wiederholter Applikation von Piracetam bei Langzeitanwendung bis zu einer Dosis von 9,6 g nicht verändert. Bei der oralen Regeldosis von 3,6–4,8 g/Tag fanden sich zwischen dem 1. und 43. Tag für die Plasmahalbwertszeit keine Unterschiede. Die Bioverfügbarkeit ist für alle Zubereitungsformen identisch. Die Eiweißbindung, wahrscheinlich an Alphaglobuline, beträgt etwa 15%. Die Resorption von Piracetam wird bei Einnahme unmittelbar nach einer Mahlzeit möglicherweise verzögert.

1.1.2 Experimentelle und klinische Pharmakologie

Piracetam verbessert Hirndurchblutung und -stoffwechsel beim akuten ischämischen Hirninfarkt des Menschen und bei der vaskulären Demenz. Nach einmaliger i.v.-Gabe von 6–12 g sind eine Steigerung der Hirndurchblutung, speziell im Ischämie- und Ischämierandgebiet, zwischen 10,5 und 17,5% (HERRSCHAFT 1978), für den Glukoseumsatz eine Zunahme von 8,5 auf 10,8 mmol/100 g/min. (HEISS et al. 1983) und für den Sauerstoffverbrauch um 7,5–13,2% (DEPRESSEUX et al. 1985) jeweils mit einer Signifikanz < 0,05 belegt. Auch bei der Demenz vom Alzheimer-Typ (HEISS et al. 1977, OTT 1988) konnte mit Piracetam nach oraler oder i.v.-Gabe in einer Dosierung von 4,8–6 g/Tag ein signifikanter positiver Effekt auf Hirndurchblutung, zerebralen Sauerstoff- und Glukoseverbrauch nach 2- bis 3wöchiger Behandlung nachgewiesen werden.

Eine positive Wirkung von Piracetam auf das EEG des Menschen mit Vigilanzsteigerung, Abnahme von Delta- und Thetaaktivität und Zunahme der Alphaaktivität konnte im placebokontrollierten Akut- und Langzeitversuch bei gesunden Probanden (SCHENK et al. 1982), nach akutem ischämischen Hirninfarkt (HERRSCHAFT 1988) und bei der Demenz (BENTE et al. 1978, MINDUS 1978) belegt werden.

Piracetam hat einen Effekt auf die Hämorheologie und Hämostasiologie mit Verbesserung der Erythrozytenverformbarkeit und

Tabelle 1.1. Synopsis der pharmakologischen Wirkungen von Piracetam im ZNS

Funktion	Wirkung
Neurotransmitter	Modulation der zerebralen Neurotransmission **Cholinerges System:** Aktivitätssteigerung cholinerger Neurone mit Anstieg der Acetylcholinfreisetzung. Zunahme cholinerger Neurone im Kortex. **Noradrenerges System:** Steigerung der Impulsfrequenz noradrenerger Neurone und der Noradrenalinumsatzrate. **Dopaminerges System:** Affinität zu DA-Rezeptoren mit Erhöhung der Dopamin-Umsatzrate. **Serotoninerges System:** Affinität zu 5-HT-Rezeptoren mit agonistischer Wirkung. **Glutamaterges System:** Affinität zu Glutamat-Rezeptoren mit Hemmfunktion.
Hirnmetabolismus	Aktivierung des neuronalen Energiestoffwechsels mit Anstieg des ATP-Gehaltes und der Aktivität von Adenylatkinase und Glucose-6-Phosphat-Dehydrogenase in den (geschädigten) Neuronen. Förderung der Phospholipid- und Proteinsynthese, Anstieg der O_2- und Glucoseaufnahme des Gehirns. Normalisierung des gestörten Glucosestoffwechsels und der Glycolyse.
Hirndurchblutung	Anstieg der zerebralen Durchblutung, besonders in geschädigten Regionen. Verbesserung der gestörten zerebralen Mikrozirkulation.
Blutfließ-eigenschaften	Verbesserung der Erythrozytenverformbarkeit. Verminderung der Erythrozytenaggregation und -adhäsion. Hemmung hyperaktiver Thrombozyten.

-aggregation, der Fließschubspannung des Blutes, Senkung der Plasmaviskosität und Thrombozytenaggregationshemmung (Grotemeyer 1984). In Tabelle 1.1 sind in einer Synopsis die pharmakologischen Wirkungen von Piracetam im ZNS aufgeführt.

Von spezieller Bedeutung für die Beurteilung der Piracetam-Wirkung auf die Erythrozyten sind die Untersuchungen bei der **Sichelzellanämie**. Piracetam verhindert bei dieser Krankheit in einer Dosierung von 2–12 g die Bildung sichelförmiger Erythrozyten und das Auftreten von hämolytischen Krisen. In der Dosierung von 4–5 g/Tag bei Kindern und 8–12 g/Tag bei Erwachsenen kann mit Piracetam die Sichelzellkrise innerhalb weniger Stunden durchbrochen werden (De Melo 1976, De Araujo und Nero 1977, Sonnet et al. 1985).

Toxizität

Piracetam erwies sich an verschiedenen Tierspezies nach oraler und i.v.-Applikation als sehr gut verträglich. Der Wirkstoff ist in der beim Menschen angewandten Dosis nach i.v. und oraler Applikation nahezu untoxisch. Die tierexperimentellen Studien zur akuten und chronischen Toxizität wurden bei verschiedenen Säugetierspezies durchgeführt. Die Ergebnisse liegen als unveröffentlichte Berichte von Suzuki et al. (1973), Guirgea et al. (1967, 1978) und als UCB-DIPHA-Bericht (1970) vor, die dem Verfasser zur Verfügung standen.

1.2 Klinik

1.2.1 Indikationen

Symptomatische Behandlung von chronischen hirnorganisch bedingten Leistungsstörungen im Rahmen eines therapeutischen Gesamtkonzeptes bei der Demenz mit den Leitsymptomen: Gedächtnis-, Konzentrations-, Denk-, Affekt- und Orientierungsstörungen, Antriebs- und Motivationsmangel und erhöhte Ermüdbarkeit.

Zur primären Zielgruppe gehören Patienten mit einer primär degenerativen Demenz vom Alzheimer Typ (DAT), mit einer vaskulären Demenz (VD) und Mischformen aus DAT und VD. Der Wirksamkeitsnachweis bei dieser Indikation basiert auf 23 placebo-kontrollierten Doppelblindstudien, wobei die Arbeiten von Perez (1981), Welbel (1981), Bjürwill (1985) und Herrmann und Kern (1987) wegen ihres den heutigen Anforderungen weitgehend genügenden Studiendesigns hervorzuheben sind. In Tabelle 1.2 sind die wichtigsten klinischen Doppelblindstudien mit ihren Merkmalen und Ergebnissen zur Indikation "Demenz" zusammengestellt.

Fleischmann (1990) hat eine Sekundäranalyse bei allen bisher durchgeführten 26 klinischen Doppelblindstudien aus den Jahren 1972–1988 zu Piracetam vorgenommen. Er berücksichtigte bei seiner Bewertung vier Beurteilungsebenen: ärztliches Globalurteil, Symptom-Graduierungsskalen, objektive Leistungsprüfungen, Patientenurteil. Für die vier Beurteilungsebenen konnten im Verum-/Placebo-Vergleich jeweils eine signifikante mittlere Piracetam-Überlegenheit, im ärztlichen Globalurteil von 23%, in den klinischen Rating-Skalen von 20%, bei den Leistungstests von 22% und in der Patientenselbsteinschätzung von 10% ermittelt werden. Literaturübersicht zur Indikation "Demenz" bei Fleischmann (1990) und Herrschaft (1988).

Zur unterstützenden Therapie beim akuten ischämischen Hirninfarkt. Der Wirksamkeitsnachweis bei dieser Indikation stützt sich auf die placebo-kontrollierten Doppelblindstudien von HERRSCHAFT (1988), KAROUTAS et al. (1988) und MING et al. (1990). Nach i.v.-Gabe von 12 g Piracetam über 10–12 Tage und Fortsetzung der Therapie mit 4,8 g/Tag bis zur 4. Woche wurden von den Autoren übereinstimmend signifikante mittlere Besserungsraten im Verum-/Placebo-Vergleich von 20–25% für Piracetam ermittelt.

Behandlung postanoxischer Myoklonussyndrome. Die therapeutische Wirksamkeit von Piracetam bei den Myoklonus-Syndromen ist durch sieben Veröffentlichungen belegt, wobei der Therapieerfolg entweder durch Auslaßversuche oder durch vorausgegangene ineffektive Therapieversuche mit anderen antimyoklonisch wirksamen Substanzen gesichert wurde (CREMIEUX und SERRATRICE 1979, OBESO et al. 1986, BOURRIN et al. 1982, KARAKOSTAS et al. 1988, PEUVOT 1990).

Zur unterstützenden Therapie bei Entzugssymptomen in der Behandlung des Alkoholabusus und bei der Demenz nach chronischem Alkoholmißbrauch. Die Indikation stützt sich auf die Ergebnisse placebo-kontrollierter Studien von SNEL et al. (1983), SKONDIA und KABES (1985), DENCKER et al. (1978). Durch Zugabe von Piracetam zur Clomethiazol-Behandlung werden beim Alkoholentzugsdelir die Symptomausprägung und Delirdauer verkürzt. Bei dementiellen Syndromen nach chronischem Alkoholmißbrauch können Antriebsmangel und Hirnleistungsstörungen durch Piracetam gebessert werden (BINDER und DODDABELA 1976).

Als unterstützende Maßnahme bei der Behandlung des akuten Schädelhirntraumas und Folgezuständen nach Schädelhirntrauma. Die placebo-kontrollierten Doppelblindstudien von RICHARDSON und BEREEN (1977), CALLIAUW und MARCHAU (1975) zeigen unter Piracetam eine Verbesserung der Bewußtseinslage. Bei Folgezuständen nach Schädelhirntrauma ließen sich positive Effekte auf die Symptome Schwindel, Kopfschmerzen und Antriebsmangel erzielen (AANTAA und MEURMAN 1975, HAKKARAINEN und HAKAMIES 1978).

Zur unterstützenden Behandlung von Kindern mit Schwierigkeiten bei der Erlernung der geschriebenen Sprache, insbesondere des Leseverständnisses, die nicht durch intellektuelle Retardierung (Minderbegabung), mangelnde Schulbildung oder unzureichende familiäre/soziale Verhältnisse erklärt werden können. Die medikamentöse Behandlung dieser Störung ist nur sinnvoll im Rahmen eines therapeutischen Gesamtkonzeptes, das die bei dieser Störung erprobten Trainings- und Bildungsprogramme beinhaltet. Zu dieser Indikation liegen 15 kontrollierte Doppelblindstudien bei Kindern mit Lernschwierigkeiten und Leseschwäche ("Dyslexie", "Legasthenie") vor. Sie belegen übereinstimmend eine signifikante, jedoch insgesamt mild ausgeprägte Wirksamkeit. Die vielschichtige Problematik bei diesem Krankheitsbild einschließlich der Schwierigkeiten der medikamentösen Wirksamkeitsbeurteilungen sind in den Publikationen von DI IANNI et al. (1985), WILSHER et al. (1987), CONNORS et al. (1987), CHASE und TALLAL (1987) dargestellt. Bei den genannten Autoren findet sich die vollständige Literatur zu insgesamt 40 Studien bei dieser Indikation.

1.2.2 Dosierung

Die parenterale Applikationsform ist zur Behandlung des akuten Hirninfarktes, des akuten Schädelhirntraumas und Alkoholentzugssyndroms geeignet. Wegen der kurzen Halbwertszeit von Piracetam ist die Applikation von 3 × 4 g im 8-Stunden-Intervall zu empfehlen.

Zur enteralen Therapie stehen sowohl feste als auch flüssige Applikationsformen zur Verfügung. Wegen der oft notwendigen

hohen Dosis und der Größe der Tabletten ist insbesondere bei älteren Patienten die Einnahme der flüssigen Zubereitungsform zu empfehlen.
Die Anwendungsdauer ist für jedes einzelne Indikationsgebiet unterschiedlich. Bei akuten Krankheitszuständen und parenteralen Gaben in hoher Dosierung sind therapeutische Wirkungen schon nach wenigen Stunden/Tagen feststellbar. Bei chronischen Krankheiten sind therapeutische Erfolge in der Regel erst nach 4- bis 6wöchiger Behandlung gegenüber Placebo festzustellen. Der optimale Effekt ließ sich in der Regel nach 8 bis 12 Wochen sichern.
Im einzelnen werden folgende Dosierungen in Abhängigkeit vom Schweregrad der Erkrankung und vom Ansprechen des Patienten auf die Therapie empfohlen:
Bei der Behandlung der Demenz: Infusionen oder i.v.-Injektionen von 3–12 g Piracetam/die in den ersten 5–8 Tagen. Weiterbehandlung mit Tabletten, Kapseln oder Liquidum in Dosierungen zwischen 2,4 und 4,8 g Piracetam/Tag in 2–3 Einzelgaben.
Behandlung im akuten Alkoholentzug: Parenterale Gabe (Infusion oder i.v.-Injektion von 12–18 g Piracetam/Tag) über 3–7 Tage.
Beim akuten ischämischen Hirninfarkt: 1.-10. Tag 12 g als Infusion oder i.v.-Injektion. Anschließend orale Weiterbehandlung mit 3,6–4,8 g Piracetam/Tag in 2–3 Einzelgaben. Bei leichter bis mittelschwerer Niereninsuffizienz sollte die Hälfte der therapeutischen Dosis verabreicht werden.

1.2.3 Unerwünschte Wirkungen, Kontraindikationen, Überdosierungen

Als **häufige** Nebenwirkungen bei Erwachsenen ist mit Hyperaktivität und Umtriebigkeit zu rechnen. **Gelegentlich** treten bei Kindern und Erwachsenen auf: Schlafstörungen und Schlaflosigkeit, "Nervosität", Somnolenz, depressive Verstimmung, Angst, Gewichtszunahme. **Selten** kommt es bei Erwachsenen zu einer Libidozunahme und gesteigerter Sexualität, zerebraler Übererregbarkeit und abnormen Träumen.
Die Nebenwirkungen bei Erwachsenen werden ab Dosen von 4,8 g/Tag mitgeteilt.
Gegenanzeigen: Keine.
Überdosierungen mit Piracetam sind bisher nicht bekannt.

1.2.4 Besondere Hinweise

Verwendung bei Schwangerschaft und Laktation

Piracetam passiert die Placenta und ist bei den Feten von Tier und Mensch in gleicher Konzentration wie bei der Mutter nachweisbar. Zwischen den Konzentrationen von Piracetam im maternalen und fetalen Blut besteht eine gute Korrelation, wobei die fetalen Konzentrationen jedoch etwa um 50% unter denjenigen im mütterlichen Blut liegen (Corenely et al. 1978).
Ob Piracetam in die Muttermilch übertritt, ist nicht bekannt. Berichte über negative Auswirkungen von Piracetam auf die Mutter oder das Kind in der Schwangerschaft liegen nicht vor.

Tabelle 1.2. Die Wirksamkeit von Piracetam bei dementiellen Syndromen. Analyse der Merkmale und Ergebnisse Placebo-kontrollierter Doppelblindstudien

Autor (Jahr) Land	Patientengut, Diagnosen	amb./ stat.	Pat.-zahl	Alter $\bar{x}$ (Jahre)	Behandl.-dauer (Wochen)	Tages-dosis	Ärztl. Global-urteil	Symptom-ratings	Selbst-beurteil.-skalen	Leistungs-tests
STEGINK (1972), NL	Senile Involution	amb.	191	67	8	2,4g	P 41:46	ø	ø	ø
DELWAIDE et al. (1975), NL	Dement. Abbau	stat.	29	ø	6	2,4g	73:73	S 76:48	ø	TW 27:17
KRETSCHMAR und KRETSCHMAR (1976), D	Vaskuläre Demenz	stat.	78	71	6	4,8g	P 69:31	ø	ø	ø
MACCHIONE et al. (1976), I	Hirnorgan. Psychosyndrom	Heim	182	75	6–8	2,6g	P 72:56	P 77:56	ø	ø
MINDUS et al. (1976), S	Leichtes HOPS mit kognitiven Defiziten	stat.	18	56	4+4	4,8g	ø	ø	ø	TW 5:0
ABUZZAHAB et al. (1977), USA	Leichter dement. Abbau	stat.	49	65–80	8	2,4g	P 52:25	ø	ø	T 63:38
PARRISIUS (1977), D	Vaskuläre Demenz (Hirnarteriosklerose)	Heim	60	71–96	6	2,4g	ø	57:27	ø	ø
DORN (1978), D	Vorzeit. biol. Alterung	amb.	42	54	4+4	4,8g	ø	60:25	ø	ø

(Fortsetzung siehe S. 196)

Tabelle 1.2. Fortsetzung

Autor (Jahr) Land	Patientengut, Diagnosen	amb./ stat.	Pat.-zahl	Alter $\bar{x}$ (Jahre)	Behandl.-dauer (Wochen)	Tages-dosis	Ärztl. Global-urteil	Symptom-ratings	Selbst-beurteil.-skalen	Leistungs-tests
Hronek et al. (1979), CSFR	senile oder vaskuläre Demenz	stat.	43	76	6	2,4g	P 50:38	ø	ø	T 71:29
Chouinard et al. (1981), CND	Leichtes HOPS mit kognitiven Defiziten	stat.	60	64	12	2,4–4,8g	S 13:7	S 61:49	ø	T 68:59
Perez (1981), MEX	Organ. Psycho-syndorm	Heim	63	75	8	2,4–4,8g	ø	ø	81:52	ø
Welbel (1981), PL	Senile und vaskuläre Demenz	stat.	150	71	8	2,4g	P 74:38	P 38:13	ø	ø
Bjürwil (1985), S	Organ. Psycho-syndrom	stat.	35	81	6	2,4g	P 28:0	P 16:4	ø	ø
Herrmann und Kern (1987), D	Chron. zerebrale kognitive Defizite (ICD 290)	stat.	130	66–85	12	4,8g	P 83:26	P 88:46	ø	74:33

Modifiziert nach Fleischmann (1990).
P Prozentverbesserungen Piracetam : Placebo; *S* Prozentanteil der gebesserten Symptome Piracetam : Placebo; *T* Prozentanteil gebesserter Leistungstests Piracetam : Placebo; *TW* Prozentuale Testwertverbesserungen Piracetam : Placebo; ø Keine Angaben, nicht erhoben, nicht berechenbar

Literatur

AANTAA E, MEURMAN OH (1975) The effect of piracetam (Nootropil UCB-6215) upon the late symptoms of patients with head injuries. J Int Med Res 3: 352–355

ABBUZZAHAB FS, MERWIN GE, ZIMMERMANN RL, SCHUMANN MC (1977) A double blind investigation of piracetam (nootropil) vs. placebo in geriatric memory. Pharmacopsychiatry 10: 49–56

BALTES EL, GOBERT JG (1977) Modeles pharmacocinétiques chez le rat, le chien et l'homme (administration orale). UCB-Publ Symp Europ Pharmacocinétique, Bruxelles, pp 99–105

BARTUS RT, DEAN, III RL, SHERMAN KA, FRIEDMANN E, BEER B (1981) Profound effects of combining choline and piracetam on memory enhancement and cholinergic function in aged rats. Neurobiol Aging 2: 105–111

BEHRING B, MUELLER WE (1985) The interaction of piracetam with several neurotransmitter receptors in the central nervous system. The relative specifity for H-glutamate sites. Arzneimittelforschung/Drug Res 35: 1350–1352

BENESOVA O (1985) Interaction of nootropic drugs pyritinol and piracetam with the dopaminergic system. Activ Nerv [Suppl 27]4: 284–285

BENTE D, GLATTHAAR G, ULRICH G, LEWINSKY M (1978) Piracetam und Vigilanz. Elektroencephalographische und klinische Ergebnisse einer Langzeitmedikation bei gerontopsychiatrischen Patienten. Arzneimittelforschung/Drug Res 28 9–16

BENZI G, PASTORIS O, VILLA RR, GIUFFRIDA AM (1985) Influence of aging and exogenous substances on cerebral energy metabolism in posthypoglycemic recovery. Biochem Pharmacol 34: 1477–1483

BINDER S, DODDABELA P (1976) Die Wirkung von Piracetam auf das geistige Leistungsverhalten chronischer Alkoholiker. Med Klin 71: 711–716

BJÜRWILL BB (1985) Behandlung des hirnorganischen Psychosyndroms bei Alterspatienten mit Piracetam. Stockholm, Blackebergs Hospital. UCB-Chemie, Köln

BONIFACI JF, FERRAN C, LABORIT H (1982) Action du piracetam sur certaines étappes du métabolisme du cerveau de rat. Agressologie 23: 127–129

BOURRIN JC, CHOPARD JL, LASSAUGE F, BOILLOT A, ROUSSELAT JP (1982) Lance-Adams-Syndrom. Bericht eines Falles mit positiver Entwicklung unter der Behandlung. Fait clinique, Lyon Medical 247, pp 39–43

BRYANT RC, PETTY F, BYRNE WL (1973) Effects of piracetam (SKF 38462) on acquisition, retention and acitivity in the goldfish. Psychopharmacologia (Berlin)29: 121–130

BURESOVA O, BURES J (1976) Piracetam-induced facilitation of interhemispheric transfer of visual information in rats. Psychopharmacologia (Berlin)46: 93–102

BURNOTTE RE, GOBERT JG, TEMMERMANN JJ (1973) Piracetam (2-pyrrolidinone acetamide) induced modifications of the brain polyribosome pattern in ageing rats. Biochem Pharmacol 22: 811–814

CALLIAUW L, MARCHAU M (1975) Clinical trial of piracetam in disorders of consciousness due to head injury. Acta Anesth Belg 2: 51–60

CHASE C, TALLAL P (1978) Piracetam and dyslexia. A thirty-six week double-blind clinical trial. Child Health Dev 5: 140–147

CHOUINARD G, ANNABLE L, ROSS-CHOUINARD A, OLIVIER M, FONTAINE (1981) Piracetam in elderly psychiatric patients. Psychopharmacol Bull 17: 129

CONNORS CK, READER M, REISS A, CALDWELL J, CALDWELL L, ADESMAN A, MAYER L (1987) The effects of piracetam upon visual event-related potentials in dyslexic children. Psychophysiology 24: 513–521

CORNELY M, HENKEL E, TRAPP H (1978) Zur Pharmakokinetik von Piracetam während der Geburt. Fortschr Med 96: 1881–1885

CREMIEUX C, SERRATRICE G (1979) Myoclonies d'intention et d'action post-anoxique. Amelioration par le piracetam. Nouvelle Presse Medicale 8: 3357–3358

DE ARAUJO JT, NERO GS (1977) Piracetam and acetamide in sickle-cell disease. Lancet ii: 411–413

DELAWAIDE PR, YLIEFF M, GYSELINCK-MAMBOURG AM et al. (1975) Effecte du piracetam sur la demence senile. Medicine et hygiente 33: 1150–1152

DE MELO GOS (1976) Piracetam in sickle-cell anaemia. Lancet i: 1139–1140

DENCKER SJ, WILHELMSON G, CARLSSON E, BEREEN FJ (1978) Piracetam and chlormethiazole in acute alcohol withdrawal: a controlled clinical trial. Int Med Res 6: 395–400

DEPRESSEUX JC, SALMON E (1986) Evaluation of the effect of piracetam on CBF and CMRO2 in acute stroke patients, using PET and 15-oxygen. J Libbey Eurotext I: 579

DIMOND SJ, BROUWERS EYM (1976) Increase in the power of human memory in normal man through the use of drugs. Psychopharmacology 49: 307–309

Di Ianni M, Wilsher CR, Blank MS, Connors CK, Chase CH, Funkenstein HH, Helfgott E, Holmes JM, Lougee L, Maletta G J, Milewski J, Pirozzolo FJ, Rudel RG, Tallal P (1985) The effects of piracetam in children with dyslexia. Clin Psychopharmacol 5: 272–278

Dimov S, Nikolov R, Nikolova M, Moyanova S (1983) Effect of piracetam in some models of general and local depressions of the cortical bioelectrical activity in cats. Arch Int Pharmacodyn 262: 13–23

Dorn M (1978) Piracetam bei vorzeitiger biologischer Alterung. Doppelblind-Prüfung nach medikamentöser Vorselektion. Fortschr Med 96: 1525–1530

Eckmann F (1976) Klinische Untersuchungen mit Piracetam. Münch Med Wochenschr 118: 957–958

Fleischmann UM (1990) Wirkeffekte nootroper Substanzen bei Alterspatienten – Eine Sekundäranalyse am Beispiel von Piracetam. Z Geront Psychiatr 4: 285–304

Giurgea C (1976) Piracetam: nootropic pharmacology of neurointegrative activity. Curr Dev Psychopharmacol 3: 223–273

Giurgea C, Noel PR (1967) UCB 6215 (Piracetam) – Oral toxicity studies in pedigree dogs. Huntington Research Centre. Unveröffentl. Bericht UCB S.A., Bruxelles

Giurgea C, Moyersoons F (1970) Differential pharmacological reactivity of three types of cortical evoked potentials. Arch Int Pharmacodyn Ther 188: 401–404

Giurgea C, Quinaux M (1978) UCB 6215 (Piracetam) – Rabbit teratology. Unveröffentl. Bericht UCB S.A., Bruxelles

Giurgea C, Mouravieff-Lesuisse F, Leemans R (1970) Correlation électro-pharmacologiques au cours de l'anoxie oxyprive chez le lapin en respiration libre ou artificielle. Rev Neurol (Paris)122: 484–486

Giurgea C, Lefevre D, Lescrenier C, David-Remacle M (1971) Pharmacological protection against hypoxia induced amnesia in rats. Psychopharmacologia (Berlin)20: 160–168

Gobert JG (1972) Genése d'un medicament: le piracetam. Metabolisation et recherche biochemique. J Pharm Belg 27: 281–304

Gobert JG, Baltes EL (1977) Availability and plasma clearance of piracetam in man. Il Farmaco 32: 83

Grotemeyer KH, Hofferberth B, Hirschberg M (1986) Normalisierung hyperreaktiver Thrombozyten bei Patienten mit TIA's unter Piracetam? Nervenarzt 57: 180–183

Hakkarainen H, Hakamies L (1978) Piracetam in the treatment of post-concussional syndrome. A double blind study. Eur Neurol 17: 50–55

Heiss W-D, Ilsen HW, Wagner R, Pawlik G, Wienhard K (1983) Remote functional depressions of glucose metabolism in stroke and its alteration in activating drugs. Positron emission tomography of the brain. Springer, Berlin Heidelberg New York Tokyo, pp 162–168

Heiss W-D, Hebold T, Klinkhammer P, Ziffling P, Szelies B, Pawlik G, Herholz K (1988) Effect of piracetam on cerebral glucose metabolism in Alzheimer's disease as measured by positron emission tomography. J Cereb Blood Flow Metabol 8: 613–617

Herrmann WM, Kern I (1987) Nootropica: Wirkung und Wirksamkeit. Eine Überlegung am Beispiel einer Phase III-Prüfung mit Piracetam. Nervenarzt 58: 358–364

Herrschaft H (1978) Die Wirkung von Piracetam auf die Gehirndurchblutung des Menschen. Med Klin 73: 195–202

Herrschaft H (1988) Die Wirksamkeit von Piracetam bei der akuten cerebralen Ischämie des Menschen. Klinisch kontrollierte Doppel-Blindstudie Piracetam / 10% Dextran 40 versus Placebo / 10% Dextran 40. Med Klin 83: 667–677

Hoffmann W, Rostock A (1983a) Wirkung von Nootropica auf die durch elektrokonvulsiven Schock ausgelöste retrograde Amnesie. Pharmazie 38: 869–871

Hoffmann W, Rostock A (1983b) Der Einfluß von Nootropika auf die durch wiederholte Alkoholgabe beeinträchtigte Lernleistung von Ratten. Zbl Pharm Pharmakother Lab 122: 186

Hoyer S, Krüger G, Oesterreich K, Weinhardt F (1977) Effects of drugs on cerebral blood flow and oxidative metabolism in patients with dementia. Excerpta Med Int Cong series No. 425 – Cerebrovascular disease, Proc of the 8th Int Salzburg Conference, 23–25.9. 1976. Excerpta Medica, Amsterdam Oxford, pp 25–27

Hronek J, Drahokoupl L, Fait V, Hudcova T (1979) Clinical experience with Piracetam therapy in gerontology. Annual Czechoslovak Psychopharmacological Meeting. Jesenik Spa: 121–129

Itel TM, Menon GN, Bozak M, Songar A (1982) The effect of oxiracetam in patients with organic brain syndrome (A double-blind controlled study with Piracetam). Drug Dev Res 2: 447–461

Karakostas D, Artemis N, Karoutas G, Logothetis J (1988) Piracetam for the treatment of myoclonus secondary to herpes simplex encephalitis: case report. Acta Ther 14: 293–300

Karoutas G, Artemis N, Karakostas D, Logothetis J

(1988) A randomized double blind placebo controlled study of piracetam in patients with acute ischaemic cerebral infarcts in the carotid territory. Acta Neurochir 91: 100–105

Kartin P, Povse M, Skondia V (1979) Clinical study of piracetam in patients with subacute cerebrovascular accidents. Acta Ther 5: 235–243

Krejci I, Schuh J, Valchar M, Benesova C, Sulc, Kubic V, Pavlik A (1982) The effect on pyritinol and piracetam on the development of behavioral biochemical deviations induced by short-term neonatal protein synthesis inhibition in rats. Activ Nerv (Praha) [Suppl 24]: 256–259

Kretschmar JH, Kretschmar C (1976) Zur Dosis-Wirkungs-Relation bei der Behandlung mit Piracetam. Arzneimittelforschung 26: 1158–1159

Kruse H, Kohler H (1978) Memory enhancing effects of piracetam in aged rats. Fed Proc 37: 888

Macchione C, Molaschi M, Fabris F, Feruglio FS (1976) Results with Piracetam in the management of senile, psycho-organic syndromes. Acta Ther 2: 261–269

Maillis A, Karayanidis F, Koutsoukos E, Angelopoulos E, Stefanis C (1988) Effect of piracetam on single central neurons. Neuropsychobiology 19: 139–145

Mezitis NH (1976) Einflüsse von Piracetam auf kortikale und subkortikale Hirngebiete der Katze. Elektrophysiologische Makro- und Mikroabteilungen. Medizinische Dissertation, Heidelberg

Mindus P, Cronholm B, Levander SE, Schalling D (1976) Piracetam-induced improvement of mental performance. A controlled study on normally aging individuals. Acta Psychiatr Scand 54: 150–160

Ming A, Winterton R, Fritz VU, Esser R, Hinton SA (1990) Piracetam versus placebo in first acute, non-haemorragic carotid territory stroke. A double-blind study. Int Symp on Progress of Piracetam, Athen. Ciencia y Medicina, Madrid, pp 88–93

Müller WE (1988) Veränderung zentraler Neurorezeptoren unter besonderer Berücksichtigung der m-Cholinrezeptoren, ein Aspekt des biologischen Alterns. In: Helmchen H (Hrsg) Wirkungen und Wirksamkeit von Nootropika. Springer, Berlin Heidelberg New York Tokyo, S 42–61

Nickolson VJ, Wolthuis OL (1976) Protein metabolism in the rat cerebral cortex in vivo and in vitro as affected by the aquisition-enhancing drug piracetam. Biochem Pharmacol 25: 2241–2244

Nickolson VJ, Wolthuis OL (1976a) Differential effects of the aquisition drug pyrrolidone acetamide (piracetam) on the release of proline from visual and parietal rat cerebral cortex in vitro. Brain Res 113: 616–619

Nikolova M, Tsikalova R, Taskov M (1979) Simultaneous investigations of the cerebral circulation and cortical bioelectrical activity in dogs under the influence of piracetam. Meth Find Exp Clin Pharmacol 1: 97–104

Nikolova M, Tsikalova R, Taskov M, Vlahov V (1980a) Experimental rheoencephalographic and electroencephalographic investigations on piracetam. Meth Find Exp Clin Pharmacol 2: 327–333

Nikolova M, Nikolov R, Tsikalova R, Popivanov D (1980b) Piracetam effect on the visual evoked potentials in cats. Drugs Exp Clin Res 6: 33–37

Nybäck H, Wiesel F-A, Skett P (1979) Effects of piracetam on brain monoamine metabolism and serum prolactin levels in rat. Psychopharmacology 61: 235–238

Obeso JA, Artieda J, Luquin MR, Vaanmonde J, Martinez Lage J M (1986) Antimyoklonische Wirkung von Piracetam. Clin Neuropharmacol 9: 58–64

Olpe H-R, Steinmann MW (1982) The effect of vincamine, hydergine and piracetam on the firing rate of locus coeruleus neurons. J Neural Transm 55: 101–109

Ostrovskaya R U, Hoffmann W, Molodwakin G M (1983) Untersuchungen zur antihypoxischen Wirksamkeit von Tisochromid (16–244) im Vergleich zu Piracetam. Pharmazie 38: 251–253

Ostrowski J, Keil M (1978) Autoradiographische Untersuchungen zur Verteilung von 14-C-Piracetam im Affengehirn. Arzneimittelforschung/Drug Res 28: 29–35

Ostrowski J, Keil M, Schraven E (1975) Autoradiographische Untersuchungen zur Verteilung von Piracetam-14 C bei Ratte und Hund. Arzneimittelforschung/Drug Res 25: 589–596

Ott E (1988) Behandlungsergebnisse mit Piracetam bei der Multi-Infarkt-Demenz. In: Helmchen H (Hrsg) Wirkungen und Wirksamkeit von Nootropika. Springer, Berlin Heidelberg New York Tokyo, S 162–168

Parrisius HW (1977) Doppelblindstudie mit Piracetam in der Geriatrie. Geriatrie 7: 32–37

Pede JP, Schimpfessel L, Crokaert R (1983) The action of piracetam on the oxidative phosphorylation. Drugs Exp Clin Res 9: 853–871

Pellegata R (1981) Cyclic GABA-GABOB analogues. III. Synthesis and biochemical activity of new alkyl and acyl derivatives of 4-hydroxy-2-pyrrolidinone. June Farmaco (Edizione Scientifical) 36 (10): 845–855

Perez GM (1981) Evaluation of the clinical efficacy of piracetam in the deterioration of the intellectual functions of a geriatric population: a double-blind study. Second International Symposium on Nootropic Drugs, Mexico. UCB-Publ, pp 53–62

Peuvot J (1990) Piracetam in the treatment of myoclonus. In: Piracetam, 5 year progress in pharmacology and clinics. Int Symp, Athen 1990. Ciencia y Medicina, Madrid, pp 101–107

Platt D, Hering H, Hering FJ (1974) Messungen lysosomaler Enzym-Aktivitäten sowie von Leuzin-Inkorporationsraten im Gehirn junger und alter Ratten nach Gabe von Piracetam. Arzneimittelforschung/Drug Res 24: 1588–1590

Raego LK, Allkimets LH, Zarkovsky AM (1981) Effects of Piracetam on the central dopaminergic transmission. Naunyn Schmiedebergs Arch Pharmacol 319: 17–36

Reisberg B, Ferris SH, Schneck MK, Corwin J, Mir P, Friedeman E, Sherman KA, McCarthy M, Bartus RT (1982) Piracetam in the treatment of cognitive impairment in the elderly. Drug Dev Res 2: 475–480

Richardson AE, Bereen F J (1977) Effects of Piracetam on level consciousness after neurosurgery. Lancet ii: 1110–1111

Sara SJ, Lefevre D (1972) Hypoxia-induced amnesia in one-trial learning and pharmacological protection by piracetam. Psychopharmacologia (Berlin)25: 32–40

Sara SJ, David-Remacle M (1974) Recovery from electroconvulsive shock-induced amnesia by exposure to the training environment: pharmacological enhancement by piracetam. Psychopharmacologia (Berlin)36: 59–66

Schenk GK, Engelmeier M-P, Lodemann E, Pach J (1982) Vigilanz, hirnorganisches Psychosyndrom und Pharmakotherapie. Aspekte der Reversibilität. In: Bente D, Coper H, Kanowski (Hrsg) Hirnorganische Psychosyndrome im Alter – Konzepte und Modelle für die pharmakotherapeutische Forschung. Springer, Berlin Heidelberg New York Tokyo, S 74–113

Schindler U, Rush DK, Fielding S (1984) Nootropic drugs: animal models for studying effects on cognition. Drug Dev Res 4: 567–576

Schulz HU, Wittler T (1980) Age-related changes in pharmacokinetics of piracetam in man. Arch Pharmacol [Suppl]: 38–46

Skondia V, Kabes J (1985) Piracetam in alcoholic psychosis. A double-blind cross-over, placebo controlled study. Int Med Res 13: 185–187

Snel H, Lehman E, Velikonja M (1983) Piracetam in der Behandlung des alkoholbedingten Delirs. Münch Med Wochenschr 42: 947–949

Sonnet J, Gini EK, Cornu G (1985) Essai de prévention des crisis vaso-occulsives de la drepanocytes homozygote par le piracetam. Ann Soc Belg Med Trop 65: 77–84

Stegink AJ (1972) The clinical use of piracetam, a new nootropic drug. The treatment of symptoms of senile involution. Arzneimittelforschung/Drug Res 22: 975–977

Suzuki et al. (1973) UCB-Dipha Bericht 1970

Ulbricht B (1976) Über die klinische Anwendung von Piracetam bei chronischem Alkoholismus und dessen Komplikationen Prädelir und Delir. Med Welt 27: 1912–1915

Valzelli L, Bernasconi S, Sala A (1990) Piracetam activity may differ according to the age of the recipient mouse. Int Pharmacopsychiatry 15: 150–156

Welbel L (1981) Piracetam v/s Pyritinol in the treatment of psychoorganic syndrome patients. Second International Symposium of Nootropic Drugs, Mexico. UCB-Publ, pp 66–70

Weth G (1983) The influence of piracetam on the cyclic adenosine monophosphate (cAMP) concentration in the brain and colon of guinea pigs. Arzneimittelforschung/Drug Res 3(I)/6: 812–814

Wilsher CR et al. (1987) Piracetam and dyslexia: effects on reading tests. J Clin Psychopharmacol 7: 230–237

Woelk H (1979) Effects of piracetam on the incorporation of 32 P into the phospholipids of neurons and glial cells isolated from rabbit cerbral cortex. Pharmakopsychiatry 12: 251–256

Woelk H, Peiler-Ichikawa K (1978) The action of piracetam on the formation of ethanolamine-plasmalogen by neuronal microsomes of the developing pig brain. Arzneimittelforschung/Drug Res 28: 1752–1756

Wolthuis OL (1971) Experiments with UCB 6215, a drug which enhances acquisition in rats: its effects compared with those of metamphetamine. Eur J Pharmacol 16: 283–297

Wolthuis OL (1971) Experiments with UCB 6215, a drug which enhances acquisition in rats: its effects compared with those of metamphetamine. Eur J Pharmacol 16: 283–297

Wurtmann RJ, Magil DC, Reinstein DK (1981) Piracetam diminishes hippocampal acetylcholine levels in rats. Life Sci 28: 1091–1093

Neuro-Psychopharmaka, Bd. 5
Riederer P. / Laux G. / Pöldinger W. (Hrsg.)

2 Pyritinol

H. Herrschaft

Wirksame Bestandteile: Pyritinoldihydrochlorid. 1 H_2O- (Pyrithioxin).
Chemische Bezeichnung: Bis-(3-hydroxy-4-hydroxymethyl-2-methyl-5-pyridylmethyl)-disulfid.

2.1 Pharmakologie

Die pharmakologische Hauptwirkung besteht in einer Verbesserung gestörter Hirnstoffwechselprozesse bei Hypoxie, Ischämie und Intoxikation. Tierexperimentell bewirkt Pyritinol unter pathologischen Bedingungen im ZNS eine Steigerung der Glukoseaufnahme und -verwertung (Greiner et al. 1988), des Nukleinsäurestoffwechsel (Kanig 1974), des neuronalen Membranstoffwechsels mit signifikanter Erhöhung der Phospholipide, insbesondere des Phosphatidylcholin (Martin 1989), der kortikalen Acetylcholin-Freisetzung und cholinergen Transmission (Martin und Vyas 1987, Greiner et al. 1988, Pavlik und Pilar 1989).
Pyritinol entfaltet einen positiven Effekt im Schädigungsmodell (Hypoxie, Ischämie, Hirntrauma, Intoxikation) mit Verbesserung der geschädigten Neuronenmembran, Stabilisierung der Zellmembranstruktur und -funktion durch Hemmung lysosomaler Enzyme und Verhinderung der Bildung freier Radikale (Pavlik und Pilar 1989, Benesova et al. 1982). In tierexperimentellen Modellen zur Wirkungsanalyse auf lokomotorische Aktivität, Koordinationsleistungen und kognitive Fähigkeiten ließen sich positive Effekte nachweisen (Hotovy 1964, Jänicke et al. 1985, Marston 1987).
Der Nachweis von EEG-Veränderungen unter Pyritinol wurde durch zahlreiche experimentelle und klinische Untersuchungen unter den verschiedensten Versuchsanordnungen erbracht. Pyritinol bewirkt nahezu

regelmäßig im EEG-Grundrhythmus eine Frequenzerhöhung mit Anstieg der dominanten Alphafrequenz und Abnahme der Theta-/Deltaaktivität, die mit einer Zunahme der Vigilanz korreliert. Die EEG-Wirkungen beim Menschen wurden an Probanden und Patienten mit Demenz in placebokontrollierten Doppelblindustudien ermittelt (Künkel und Westphal 1970, Herrmann et al. 1986, Ihl et al. 1988, Maurer et al. 1989, Saletu 1989 a, b). Ein positiver Effekt auf die gestörte regionale Gehirndurchblutung bei vaskulärer Hirnschädigung wurde von Herrschaft (1978) und bei der primär degenerativen Demenz vom Alzheimer Typ von Mubrin (1989) und Knezevic et al. (1989), insbesondere in mangeldurchbluteten Arealen nachgewiesen. Ursächlich wird diese Wirkung als Folge einer primären Pyritinol-bedingten Steigerung des oxidativen Hirngewebsstoffwechsels interpretiert. Damit in Übereinstimmung stehen die Untersuchungsergebnisse von Hoyer et al. (1977), die bei Patienten mit organischem Psychosyndrom unterschiedlicher Ursache nach Pyritinol-Medikation eine signifikante Zunahme der Glukoseaufnahme im Langzeitversuch ermittelten.

Pyritinol besitzt hämorheologische Eigenschaften mit Erhöhung der Erythrozytenflexibilität, des ATP-Gehalts der Erythrozyten und der Blutfließfähigkeit (Wieding et al. 1987). Eine Synopsis der pharmakologischen Wirkungen von Pyritinol ist in Tabelle 2.1 zusammengestellt.

2.1.1 Pharmakokinetik

Pyritinol-HCL wird nach oraler Verabreichung rasch resorbiert. Die Blutspiegelmaxima werden nach 30–60 Minuten erreicht. Die Blutspiegel-Halbwertszeit beträgt 2,5 Stunden. Die Bioverfügbarkeit beträgt 76–93%, im Mittel 85% (Korb 1973, Pabst 1980). Pyritinol wird sehr schnell metabolisiert. Die Metaboliten werden in Form ihrer Konjugate bevorzugt über die Niere ausgeschieden. Die Urin-Gesamtausscheidung betrug in 24 Stunden nach oraler oder intravenöser Applikation 72–74%. Der weitaus größte Teil wird bereits in den ersten 4 Stunden

Tabelle 2.1. Synopsis der pharmakologischen Wirkungen von Pyritinol im ZNS

Funktion	Wirkung
Neurotransmitter	**Cholinerges System:** Anstieg der Acetylcholinkonzentration und -freisetzung in Kortex und Striatum. Erhöhung des "High-affinity-choline-uptake". Anstieg der postsynaptischen cGMP-Konzentration.
Hirnmetabolismus	Anstieg der Glucoseaufnahme und -verwertung, des Nucleinsäure- und Membranstoffwechsels in geschädigten Hirnarealen. Positiver Effekt auf die Neuronenmembran mit Stabilisierung der Zellmembranstruktur und -funktion durch Hemmung lysosomaler Enzyme, Inaktivierung freier Radikale und Erhöhung der Phospholipide.
Hirndurchblutung	Verbesserung bzw. Normalisierung der regionalen zerebralen Durchblutung, insbesondere in ischämischen Regionen.
Hämorheologie	Erhöhung des ATP-Gehaltes in Erythrozyten. Normalisierung der Erythrozytenflexibilität nach Schädigung, Verbesserung der Blutfließfähigkeit.

nach der Applikation eliminiert. Mit den Faeces wird die Substanz nur zu 5% ausgeschieden (Darge et al. 1969 a, b). Als Hauptmetaboliten wurden identifiziert: 2-Methyl-3-Hydroxy-4-Hydroxymethyl-5-Methyl-Mercaptomethyl-Pyridin und 2-Methyl-3-Hydroxy-4-Hydroxymethyl-5-Methyl-Sulfinyl-Methyl-Pyridin. Die Metaboliten sind ebenfalls pharmakologisch aktiv und haben ähnliche Wirkungen wie Pyritinol (Nowak und Schorre 1969). Nach oraler Mehrfachapplikation werden weder eine Kumulation noch eine Retention der Substanz im Organismus beobachtet (Steiner 1979). Auch bei eingeschränkter Nierenfuktion wurden keine toxischen Konzentrationen erreicht. 20–40% von Pyritinol-HCL werden reversibel an Plasmaproteine gebunden. Die Eliminations-Halbwertszeit des proteingebundenen Pyritinol beträgt 1–2 Stunden (Bühring 1983). Die maximale Serumkonzentration nach oraler Verabreichung von 100 mg Pyritinol-HCL beträgt 1,6 ng/ml für die Summe von Substanz und Metaboliten. Aufgrund tierexperimenteller Studien mit radioaktiv-markiertem Pyritinol-HCL ist davon auszugehen, daß die Gewebekonzentrationen den Serumkonzentrationen vergleichbar sind (Darge 1969a, b). Pyritinol passiert die Bluthirnschranke. Die Substanz und ihre Metaboliten werden bevorzugt in der grauen Substanz angereichert (Werner et al. 1976).

2.1.2 Experimentelle Pharmakologie

Bezogen auf die übliche therapeutische Dosis von 7–10 mg/kg beim Erwachsenen weist Pyritinol eine sehr geringe akute Toxizität auf. Bei chronischer Gabe wurden toxische Schädigungen beim Menschen bisher nicht beobachtet. Langzeitversuche über zwei Jahre in einer Dosierung von 25–100 mg/kg bei verschiedenen Tierspezies ergaben keinen Anhalt für klinisch, laboratoriumsdiagnostisch, pathologisch-anatomisch und histopathologisch nachweisbare Organveränderungen (Jochmann 1985).
Tierexperimentell wirkte Pyritinol bei Fütterungsversuchen an verschiedenen Säugetierspezies bis zu zwei Jahre in hoher Dosierung nicht kanzerogen. Nach längerfristiger wiederholter oraler Gabe in hoher Dosierung beeinträchtigte es nicht die Fertilität, allgemeine Reproduktionsfähigkeit und die Entwicklung der F 1- und F 2-Generation sowie die Fortpflanzungsfähigkeit der F1-Generation. In gleicher Weise ergaben sich keine Hinweise auf eine teratogene Potenz (Jochmann 1985).

2.2 Klinik

2.2.1 Indikationen

Zur symptomatischen Behandlung von chronischen hirnorganisch bedingten Leistungsstörungen im Rahmen eines therapeutischen Gesamtkonzepts bei der Demenz.

Zur primären Zielgruppe gehören dementielle Syndrome bei der Demenz vom Alzheimer Typ, der vaskulären Demenz und ihrer Mischformen. Für Pyritinol wurde die therapeutische Wirksamkeit bei dieser Indikation in 10 placebo-kontrollierten Doppelblindstudien erbracht (Misurec et al. 1976, Haskovec et al. 1977, Doberauer und Doberauer 1975, Hamouz 1977, Goncalves 1979, Cooper und Magnus 1980, Tazaki et al. 1980, Herrmann et al. 1986, Oswald et al. 1988, Knezevic et al. 1989).

Diese Arbeiten bestätigen die Wirksamkeit von Pyritinol mit einer durchschnittlichen Besserungsrate gegenüber Placebo um 20% bei geriatrischen Patienten mit einem hirnorganischen Psychosyndrom unterschiedlicher Ätiologie. Die Besserungsraten betrafen die Zielsymptome der kognitiven Leistungsstörungen, die Affektität und Orientierung. Eine Analyse der Merkmale und Ergebnisse placebo-kontrollierter Doppelblindstudien zur Indikation "Demenz" ist in Tabelle 2.2 zusammengefaßt.

Zur unterstützenden Therapie bei chronischen Folgezuständen nach ischämischem Hirninfarkt.

Diese Indikation stützt sich auf die Ergebnisse zweier Doppelblindstudien von Dolce et al. (1989) und Tazaki et al. (1980). Bei zusätzlicher Pyritinol-Medikation zu den Standardrehabilitationsmaßnahmen konnte eine signifikante Besserungsrate auf der Ebene der objektivierenden Leistungsverfahren und des Verhaltens (Alltagsaktivität) um 15–19% erzielt werden.

Zur unterstützenden Therapie beim Schädelhirntrauma.

Zur Indikation "akutes Schädelhirntrauma" liegen zwei offene Studien mit Kontrollgruppe bei Zufallsverteilung der Verum-Placebogruppe vor (Bystricky et al. 1977, Dalle Ore et al. 1980). In beiden Studien fanden sich unter Pyritinol im Verum-/Placebo-Vergleich signifikante Besserungen der Bewußtseinslage (35%/19%) und pathologischer EEG-Veränderungen (32%/19%) sowie eine Reduktion der Mortalität (29%/17%). Die Ergebnisse der beiden Studien sind als Hinweise auf die Wirksamkeit von Pyritinol bei den drei untersuchten Parametern im Akutstadium zu werten. Zur Indikation "chronische Folgezustände nach Schädelhirntrauma mit Contusio cerebri" liegt eine placebokontrollierte Doppelblindstudie von Kitamura et al. (1981) vor, die signifikante Besserungsraten zwischen 13% und 15% bei den Symptomen: Kopfschmerzen, Schwindel, Konzentrationsstörungen, erhöhte Ermüdbarkeit und Affektstörungen erbrachte.

Zur unterstützenden Behandlung von Kindern mit Lernbehinderungen, insbesondere Leseschwäche, Konzentrations-, Antriebs- und Verhaltensstörungen, die nicht durch intellektuelle Retardierung (Minderbegabung), mangelnde Schulbildung oder unzureichende soziale Verhältnisse erklärt werden können.

Zu dieser Indikation liegen vier placebokontrollierte Doppelblindstudien von Stoll (1973), Bozzo et al. (1979), Fehling-Joss (1974) und Logue et al. (1974) neben zahlreichen offenen klinischen Studien vor. Die vier placebo-kontrollierten Doppelblindstudien belegen die Wirksamkeit von Pyritinol bei Kindern und Jugendlichen, wobei im Vergleich zu Placebo Besserungsraten zwischen 15 und 20% auf die Parameter Leseschwäche, Konzentrations-, Antriebs- und Verhaltensstörungen sowie auf die globale schulische Leistungsfähigkeit erzielt wurden. Darüber hinaus liegt eine Studie von Benesova und Pavlik (1982) und Petova (1989) über die Langzeitbehandlung mit Pyritinol bei Hochrisiko-Neugeborenen vor.

Die Studie wurde bei 128 Risiko-Neugeborenen durchgeführt, die entweder durch eine Risiko-Schwangerschaft (fetale Mangelernährung über einen längeren Zeitraum, Hypoxie, Unreife) oder eine Risiko-Geburt oder durch beide hochgradig gefährdet waren. Die Neugeborenen wiesen 1–5 verschiedene Mangelzustände oder Krankheiten bei der Geburt auf. Nach einer Beobachtungszeit von sechs Jahren bestanden im Vergleich Pyritinol/Kontrolle folgende prozentuale Unterschiede: Normal 81/46, "minimal brain dysfunction" 9/18, Oligophrenie 6/18, "Cerebralparese" 8/32 und Epilepsie 2/16. Eine statistische Auswertung der Untersuchungsergebnisse über den 6-Jahreszeitraum fand nicht statt.

Tabelle 2.2. Die Wirksamkeit von Pyritinol bei dementiellen Syndromen. Analyse der Merkmale und Ergebnisse Placebo-kontrollierter Doppelblindstudien

Autor (Jahr) Land	Patientengut, Diagnosen	amb./ stat.	Pat.-zahl	Alter $\bar{x}$ (Jahre)	Behandl.-dauer (Wochen)	Tages-dosis	Ärztl. Global-urteil	Symptom-ratings	Selbst-beurteil.-skalen	Leistungs-tests
Doberauer und Doberauer (1975), A	Zerebrale Insuffizienz	Heim	60	57–97	8	600mg	ø	S 25:17	ø	nicht ausgewertet wegen n<10
Misurec (1976), CSFR	Organisches Psychosyndrom in der Involution	amb.	10	63–79	6	300mg	ø	TW 24:7	ø	nur Einzelangaben
Hascovec et al. (1977), CSFR	Organisches Psychosyndrom unterschiedlicher Ätiologie	amb.	37	29–78	7	300mg bzw. 500mg	ø	P 70:30	ø	TW 4:0
Hamouz (1977), D	Mittelschweres bis schweres organisches Psychosyndrom	stat.	60	69	9	600mg	ø	S 12:–2 (Psych.) S 10:–3 (Somat.)	S 8:–3	ø
Gonçalves (1979), D	Hirnleistungsschwäche unterschiedlicher Ausprägung und Ätiologie	amb.	132	64	12	600mg	P 82:60 (Frauen) bzw. P64:45 (Männer) (mittelstarker u. schwerer geistiger Abbau)	P 81:60 (Müdigkeit) bzw. P 75:55 (Konzentrationsstörungen)	ø	ø

(Fortsetzung siehe S. 206)

Tabelle 2.2. Fortsetzung

Autor (Jahr) Land	Patientengut, Diagnosen	amb./ stat.	Pat.-zahl	Alter $\bar{x}$ (Jahre)	Behandl.-dauer (Wochen)	Tages-dosis	Ärztl. Global-urteil	Symptom-ratings	Selbst-beurteil.-skalen	Leistungs-tests
Cooper und Magnus (1980), GB	Fortgeschrittene bis schwere Demenz	stat.	40	63–93	12	800mg	ø	S 64:45	ø	nicht durchführbar wegen zu hohem Demenzschweregrad
Tazaki et al. (1980), J	Zerebrovaskuläre Störungen verschiedener Ätiologie	stat./ amb.	458	63	8	600mg	P 67:53	p %):47	ø	ø
Herrmann et al. (1986), A	mittelgradiges bis schweres hirnorganisches Psychosyndrom	stat./ Heim	120	65–85	12	600mg	P 72:70	P 80:74	ø	SKT: P 74:57 ZVT-G: P 70:49
Oswald und Oswald (1988), D	leichtes bis mittelschweres organisches Psychosyndrom	amb.	148	60–95	10	600mg	ø	Stimmung: P 89:70	ø	Gedächtnis: P 51:31
Knezevic et al. (1989), YU	Senile Demenz vom Alzheimer-Typ (SDAT)	stat.	31	76	10 offenes Follow-up 52	600mg	ø	S 11:7 (deskriptiv)	nicht ausgewertet	SKT: T 34:26 (deskripitv) CETM: Recall memory: T 49:18 Recognition MEMORY. T 35:13

P Prozentverbesserungen Pyritinol : Placebo; *S* Prozentanteil der gebesserten Symptome Pyritinol : Placebo; *TW* Prozentuale Testwertverbesserungen Pyritinol : Placebo; ø Keine Angaben, nicht erhoben, nicht berechenbar; *SKT* Syndrom-Kurz-Test; *ZVT-G* Zahlen-Verbindungs-Test (Geriatrie)

2.2.2 Dosierung

Pyritinol zur Infusion wird beim akuten Schädelhirntrauma, akutem Hirninfarkt und bei der Demenz eingesetzt. Die Tagesregeldosis beträgt 2 Ampullen (= 400 mg), in schweren Fällen bis zu 5 Ampullen (= 1000 mg/Tag).
Bei der oralen Behandlung erhalten Erwachsene 600 mg (3x200 mg/Tag) als Dragee oder Suspension. Die Wirksamkeit ist im Einzelfall frühestens nach 8wöchiger Behandlung zu beurteilen.
Bei Kindern beträgt die Tagesdosis 300 mg, verteilt auf drei Einzelgaben zu den Mahlzeiten zu 100 mg, wobei die letzte Tagesdosis am frühen Nachmittag verabreicht werden soll.

2.2.3 Unerwünschte Wirkungen, Kontraindikationen, Überdosierungen

Seltene **Nebenwirkungen** sind: Schlafstörungen, erhöhte Erregbarkeit, Kopfschmerzen, Müdigkeit, Störungen des Geschmackempfindens, Appetitverlust, Übelkeit, Erbrechen, Durchfall, Leberfunktionsstörungen (z. B. Transaminasen-Anstieg, Cholostase), Ausschläge an Haut und Schleimhäuten, Temperaturanstieg. **Nur bei Patienten mit PCP wurden bisher selten beobachtet:** Thrombopenie, Leukopenie (mit Gefahr einer Agranulozytose), Proteinurie (bis zum nephrotischen Syndrom).
In Einzelfällen sind blasenbildende pemphigusähnliche Hautreaktionen, Lichen planus, Gelenkschmerzen, Polymyositis, Lupus erythematodes und Mundschleimhautulcera beschrieben worden.

Gegenanzeigen
Anwendungsbeschränkungen ergeben sich bei Patienten mit chronischem Gelenkrheumatismus (PCP).
Kontraindiziert ist Pyritinol bei PCP-Patienten mit Nierenerkrankungen, schweren Leberfunktionsstörungen, schweren Blutbildveränderungen und manifesten oder anamnestisch bekannten Autoimmunerkrankungen (Lupus erythematodes, Myasthenie, Pemphigus). Bei Patienten mit einer primär chronischen Polyarthritis treten unter Pyritinol Nebenwirkungen krankheitsbedingt häufiger und in schwererer Ausprägung auf als bei Patienten ohne PCP.

Überdosierung
Aufgrund der tierexperimentellen Befunde und klinischen Erfahrungen ist die Toxizität von Pyritinol gering. Intoxikationen beim Menschen mit Pyritinol sind bisher nicht bekannt geworden.

2.2.4 Interaktionen

Wechselwirkungen sind mit Antirheumatika bekannt. Pyritinol verstärkt die Nebenwirkungen von Penicillamin und Goldpräparaten.

2.2.5 Besondere Hinweise

Bei Schlafstörungen im Erwachsenenalter und bei Kindern zur Vermeidung von Schlafstörungen sollte die letzte Tagesgabe am frühen Nachmittag erfolgen.

Literatur

Benesova O, Pavlik A, Yoshida H, Hagihara Y, Ebashi S (eds) (1982) Advances in pharmacology and therapeutics II, vol 5. Toxicology and experimental models. Pergamon Press, Oxford New York, pp 199–210

Bozzo MT, Giordano D, Morra Pellegrino ML (1970) Über die Wirksamkeit von Encephabol bei Schulkindern mit geistigen Ermüdungserscheinungen. Minerva-Medicopsicologica II, 12: 44–47

Bühring KU (1983) EMD 4074 (Encephabol CR) – Untersuchungen zum Metabolismus – Bildung von gemischten Disulfiden. Bericht E Merck, Darmstadt (dem Verfasser zur Verfügung gestellt)

Bystricky Z, Zouhar A, Janik B (1977) Unsere Erfahrungen mit Pyritinol bei Patienten mit Hirnkontusionen. Med Welt 13: 643–646

Cooper AJ, Magnus RV (1980) A placebo-controlled study of pyritinol ("Encephabol") in dementia. Pharmatherapeutica 2: 317–322

Dalle Ore G, Bricolo A, Alexandre A (1980) The influence of the administration of pyritinol in the clinical course of traumatic coma. J Neurosurg Sci 24, I: 1–8

Darge W, Liss E, Oeff K (1969a) Zur Pharmakokinetik und zum Metabolismus von ^{35}S-Pyrithioxin im Tierversuch. Arzneimittelforschung 19: 5–9

Darge W, Liss E, Oeff K (1969b) Untersuchungen zur Pharmakokinetik und zum Metabolismus von ^{35}S-Pyrithioxin beim Menschen. Arzneimittelforschung 19: 9–10

Deusinger IM, Haase H (1972) Experimentelle Untersuchungen zur Wirkung von Pyrithioxin auf das Kurzzeitgedächtnis und das unmittelbare Behalten. Pharmacopsych Neuro-Psychopharm 5: 283–294

Doberauer W, Doberauer B (1975) Medikamentöse Behandlung zerebraler Insuffizienz im Alter. Prakt Arzt (Wien) 341: 1257–1268

Dolce G, Zylberman MR, Fontana M, Paroni-Sterbini GL (1989) The effect of an encephalotropic drug in the rehabilitation phase of post-stroke hemiplegia. In: Maurer K, Wurtman RJ (eds) Organic brain disorders. Vieweg, Braunschweig, pp 37–46

Fehling-Joss C (1974) Influence of dyslexic factors by pyritinol hydrochloride. Clin Trials J (London) 11: 123–133

Gonçalves N (1979) Pyritinol bei ambulaten geriatrischen Patienten: Eine placebo-kontrollierte Verbundstudie. Med Welt 30: 494–498

Greiner HE, Haase AF, Seyfried CA (1988) Neurochemical studies on the mechanism of action of pyritinol. Pharmacopsychiatry 21: 26–32 (special issue)

Hamouz W (1977) The use of pyritinol in patients with moderate to severe organic psychosyndrome. Pharmatherapeutica 1: 398–404

Haskovec L, Jirak R, Srutova L (1977) Organisches Psychosyndrom im Alter. Ergebnisse einer klinischen Doppelblindstudie. Ärztliche Praxis 97: 3959–3961

Herrmann WM, Kern U, Röhmel J (1986) Contribution to the search for vigilance-indicative EEG variables. Results of controlled double-blind study with pyritinol in elderly patients with symptoms of mental dysfunction. Pharmacopsychiatry 19: 75–83

Herrmann WM, Kern U, Röhmel J (1986) On the effects of pyritinol on functional deficits of patients with organic mental disorders. Pharmacopsychiatry 19: 378–385

Herrschaft H (1978) Die Wirkung von Pyritinol auf die Gehirndurchblutung des Menschen. Münch Med Wochenschr 120: 1263–1268

Hotovy R, Enenkel HJ, Gilissen J, Jahn U, Kraft H-G, Müller-Calgan H, Mürmann P, Sommer S, Struller R (1964) Zur Pharmakologie des Vitamins B6 und seiner Derivate. Arzneimittelforschung 14: 26–29

Hoyer S, Oesterreich K, Stoll K-D (1977) Effects of pyritinol-HCl and blood flow and oxidative metabolism of the brain in patients with dementia. Arzneimittelforschung 27: 671–674

Ihl R, Maurer K, Dierks T, Wannenmacher W (1988) Effects of pyritinol on the distribution of electrical brain activity. Pharmacopsychiatry 21: 343–345

Jänicke B, Wrobel D, Schulze G (1985) The effects of various drugs on the motor performance capacity of old rats. Pharmacopsychiatry 18: 136–137

Jochmann G (1985) Ergebnisse der allgemeinen toxikologischen Untersuchungen. Bericht E Merck Darmstadt (dem Verfasser zur Verfügung gestellt)

Kanig K (1974) Zum Einfluß enzephalotroper Pharmaka auf den Nukleinsäurestoffwechsel des Gehirns. Arzneimittelforschung 24: 1093–1095

Kitamura K (1981) Therapeutic effect of pyritinol

on sequelae of head injuries. Int Med Res 9: 215–221

Knezevic S, Mubrin Z, Risberg J, Vucinic G, Spilich G, Gubarev N, Wannenmacher W (1989) Pyritinol treatment of SDAT patients. Evaluation by psychiatric and neurological examination, psychometric testing and rCBF measurements. Int Clin Psychopharmacol 4: 25–38

Knezevic S, Mubrin Z, Spilich G, Vucinic G, Wannenmacher W (1990) Long term treatment of SDAT patients with pyritinol. In: Maurer K, Riederer P, Beckmann H (eds) Alzheimer's disease. Epidemiology, neuropathology, neurochemistry and clinics. Springer, Wien New York, pp 565–574

Korb W (1973) EMD 4074 (Encephabol)-Pharmakokinetik – Mensch. Bericht E. Merck, Darmstadt

Künkel H, Westphal M (1970) Quantitative EEG-analysis of pyrithioxine action. Pharmakopsychiat Neuropsychopharmakol 3: 41–49

Logue G, Nestadt A, Neumann Y (1974) The effects of pyrithioxine on the behaviour and intellectual functioning of learning-disabled children. SA Med J 48: 2245–2246

Martin KJ, Vyas S (1987) Increase in acetylcholine concentrations in "old" rats following treatment with pyrithioxine (encephabol). Br J Pharmacol 90: 561–565

Martin KJ, Widdowson L (1989) The role of membrane phospholipids in acetylcholine synthesis: observations with pyritinol. In: Kewitz, Thomsen, Bickel (eds) Pharmacological interventions of central cholinergic mechanisms in senile dementia (Alzheimer's disease). Zuckschwerdt, München, pp 129–132

Marston HM, Martin KJ, Robbins TW (1987) Effects of the chronic administration of pyrithioxine on behaviour and cholinergic function of young and aged rats. J Psychopharmacol 1: 237–243

Maurer K, Dierks T, Ihl R (1989) The effect of pyritinol upon P300 topography. Psychiatr Res 29: 413–415

Misurec J, Slama B, Nahunek K (1976) Pyrithioxin (Encephabol) bei der Behandlung von Patienten mit organischem Psychosyndrom in der Involution. Cs Psychiatrie 72: 14–23

Mubrin Z, Knezevic S, Spilich G, Risberg J, Gubarev N, Wannenmacher W, Vucinic G (1989) Normalization of rCBF pattern in senile dementia of Alzheimer's type. Psychiatry Res 29: 303–306

Nowak H, Schorre G (1969) Untersuchungen zum Metabolismus von Pyrithioxin. Arzneimittelforschung 19: 11–15

Oswald WD, Oswald B (1988) Zur Replikation von Behandlungseffekten bei Patienten mit hirnorganischen Psychosyndromen im Multizenter Modell als Indikator für klinische Wirksamkeit. Eine plazebo-kontrollierte Doppelblindstudie mit Pyritinol. Z Gerontopsych Gerontopsychiatr 1: 223–241

Pabst J (1980) Relative Bioverfügbarkeit von EMD 4074 aus Encephabol forte. Bericht E Merck, Darmstadt

Pavlik A, Pilar J (1989) Protection of cell proteins against free radical attack by nootropic drugs: scavenger effect of pyritinol confirmed by electron spin resonance spectroscopy. Neuropharmacology 28: 557–561

Pavlik A, Benesova O, Dlohozkova N (1987) Effect of nootropic drugs on brain cholinergic and dopaminergic transmission. Activ Nerv Sup (Praha) 29: 62–65

Petova J (1989) The possibility of the prevention of brain damage in high-risk newborns. In: Maurer K, Wurtman RJ (eds) Organic brain disorders. Vieweg, Braunschweig, pp 53–64

Saletu B, Anderer P, Grünberger J (1989) EEG brain mapping in gerontopsychopharmacology: on protective properties of pyritinol against hypoxic hypoxidosis. Psychiatry Res 29: 387–390

Saletu B, Anderer P, Kinsperger K, Grünberger J (1989a) Topographic EEG brain maps and mental performance under hypoxia after placebo and pyritinol. In: Maurer K (ed) Topographic brain mapping of EEG and evoked potentials. Springer, Berlin Heidelberg New York Tokyo, pp 527–534

Steiner K (1979) Untersuchungen zur Dosisabhängigkeit der Pharmakokinetik bei Wistar-Ratte, Beagle-Hund und Rhesus-Affe. Bericht E Merck, Darmstadt

Stoll KD (1973) Langzeituntersuchung zur Wirkung des Pyritinol-HCl bei konzentrationsschwachen und antriebsarmen Schulkindern. Ann Conf Austr Soc Paed, Salzburg

Tazaki Y, Omae T, Kuromaru S, Ohtomo E, Hasegawa K, Mori A, Kurihara M, Kutsusawa N, Okada T (1980) Clinical effect of encephabol (pyritinol) in the treatment of cerebrovascular disorders. Int Med Res 8: 118–126

Werner G, Erdmann G, Thiel S (1976) Untersuchungen zur autoradiographischen Verteilung von ^{3}H-Pyrithioxin beim Pinselohraffen und bei der Maus. Arzneimittelforschung 26: 825–828

Wieding JU, Argyrakis A, Schönle P (1987) Erythrozytenverformbarkeit und -aggregation. Beeinflussung durch Pyritinol bei Patienten mit akuter zerebraler Ischämie. Fortschr Med 105: 157–158

Neuro-Psychopharmaka, Bd. 5
Riederer P. / Laux G. / Pöldinger W. (Hrsg.)

3 Meclofenoxat

(Centrophenoxin)

H. Herrschaft

Wirksame Bestandteile: p-Chlorphenoxy-essigsäure-β-dimethylaminoethylester. 2-Dimethylaminoethyl-(4-chlorphenoxy)-acetat (IUPAC)

3.1 Pharmakologie

Zu Meclofenoxat liegen über 300 pharmakologisch-experimentelle Untersuchungen vor, von denen nachfolgend jeweils nur in einer Auswahl die wichtigsten Arbeiten zur Wirkung berücksichtigt werden.

In verschiedenen tierexperimentellen Modellen zeigte Meclofenoxat in unterschiedlicher Ausprägung positive Wirkungen auf die lokomotorische und exploratische Aktivität sowie auf das emotionale Verhalten bei verschiedenen Tierspezies, einschließlich alter Primaten (Tikal und Benesova 1975, Schmidt 1984, Genkova-Papasova und Lazarova-Bakurova 1988). Eine Verbesserung kognitiver Fähigkeiten durch Meclofenoxat ist besonders bei alten Tieren belegt (Bartus et al. 1983, Petkov und Mosharrof 1989). Darüber hinaus wurden Koordinationsstörungen unter Meclofenoxatgabe bei alten gesunden Tieren (Jänicke und Wrobel 1984) sowie auch in verschiedenen Schädigungsmodellen nach Ischämie, Elektroschockbehandlung und Skopolaminintoxikation verbessert (Hoffmann und Rostock 1984, Lazarova et al. 1987, Rousseva et al. 1988, Genkova-Papasova und Lazarova-Bakurova 1988).

In zahlreichen Hypoxie-Modellen konnte für Meclofenoxat eine **Schutzwirkung des ZNS gegen Sauerstoffmangel** belegt werden (Dereymaker et al. 1962, Nickel et al. 1963, Grau und Balasch 1984, Roy et al. 1983). Meclofenoxat entfaltet **positive Wirkungen auf den zerebralen Energiestoffwechsel.** Unter pathologischen Bedingungen bewirkt Meclofenoxat im ZNS eine Steigerung der Glukoseaufnahme, -umsatzrate und -verwertung (Nickel et al. 1963, Oeriu et al. 1973), des Aminosäure- und Nucleinsäurestoffwechsels (Petkov et al. 1978, Kanig et al. 1976, Ludwig-Festl et al. 1983, Nagy-Zs et al. 1983) mit Erhöhung des 32 P-Einbau in die Adenosinphosphate und zytoplasmatische RNS sowie Begünstigung der Proteinbio- und RNS-Syntheseraten.

Meclofenoxat zeigte einen **positiven Effekt auf die Acetylcholinsynthese sowie auf Konzentration und Turn-over der verschiedenen biogenen Monoamine** (Petkov et al. 1985, Vial et al. 1976, Koga 1976).

46 Arbeiten – beispielhaft seien die Gruppen Nandy et al. (1966), Glees (1982) und Dowson (1989) erwähnt – befassen sich mit dem unter Meclofenoxat beobachteten Effekt der Lipofuszinolyse. Bei zahlreichen Säugetieren (einschließlich Primaten) konnte nach Meclofenoxatgabe eine Verminderung der im Alter verstärkt auftretenden intrazellulären Lipofuszinablagerungen vor allem in Nervenzellen nachgewiesen werden. Damit verbunden war eine Steigerung des Zellstoffwechsels (RNS- und DNS-Rate, Glukoseumsatz). Es ist bisher nicht gelungen, eine Korrelation dieser Befunde zu altersbedingten kognitiven Leistungseinschränkungen beim Tier oder dementiellen Erkrankungen beim Menschen herzustellen. Nach Meclofenoxatgabe konnten Erhöhungen verschiedener Enzymaktivitäten mit positivem Effekt auf Glykolyse, Krebszyklus, Aminosäurestoffwchsel, Atmungskette und Regeneration des Zytoplasmas belegt werden (Patro und Sharma 1984, Bielenberg et al. 1986). Meclofenoxat entfaltet einen positiven Effekt im Schädigungsmodell (Hypoxie, Ischämie, Intoxikation) mit Verbesserung der geschädigten Neuronenmembran, Stabilisierung der Zellmembranstruktur und -funktion durch Hemmung lysosomaler Enzyme und Verhinderung der Bildung freier Radikale (Nagy-Zs und Floyd 1984, Blaschke et al. 1988, Wood et al. 1986, Verszar-Arbeitsgruppe, Bertoni-Freddari et al. 1982, Nagy et al. 1984, Viticchi et al. 1984).

Der Nachweis von **EEG-Veränderungen** unter Meclofenoxat wurde durch 23 Arbeiten in der Zeit von 1964–1989 tierexperimentell unter verschiedensten Versuchsanordnungen erbracht. In Resistenztests gegen zerebrale Schädigungen unterschiedlichster Art (Hypoxie, Ischämie, Intoxikationen, Krampfmodelle, Schlafentzug) bewirkte Meclofenoxat nahezu regelmäßig eine Erhöhung der Alpha- und Betapower-Anteile und Senkung der Leistungsdichte im Theta-/Delta-Bereich (Nakajima et al. 1964, Wenzel und Poegelt 1983). In Übereinstimmung damit stehen die positiven Ergebnisse nach transcallosal ausgelösten evozierten Potentialen unter Meclofenoxat (Kirsch und Schmidt 1983, Krapivin 1987) sowie eine Erhöhung der neuronalen Feuerungsrate in verschiedenen Kortexanteilen (Olpe et al. 1985, Roy und Singh 1988) nach Meclofenoxatgabe.

Im **Probandenmodell** (Kinoshita et al. 1985) konnte für Meclofenoxat eine gesicherte psychotrope und pharmako-elektroenzephalographische Wirkung nachgewiesen werden. Sie bestand in einer Verbesserung und Stabilisierung der EEG-Vigilanzkorrelate, insbesondere in einer Zunahme von Alpha-2 und Alpha-3 und einer Abnahme der langsamen Wellen. Eine konstante Beziehung zur Dosishöhe konnte nicht ermittelt werden. Bei gesunden jüngeren Probanden zeigte Meclofenoxat einen milden, jedoch inkonstanten positiven Effekt auf kognitive Leistungen und Befindlichkeit (Guensberger und Schmidt 1966, Sinclair und Mann 1980).

3.1.1 *Pharmakokinetik*

Tierexperimentelle Untersuchungen wurden nach peroraler (MITTA et al. 1967) und intravenöser Verabreichung (MIYAZAKI et al. 1971) von Meclofenoxat unter Verwendung radioaktiv markierter Substanz durchgeführt. Meclofenoxat wird nach Resorption rasch in die p-Chlorphenoxyessigsäure und Dimenthylaminoethanol gespalten, wobei das Amin der Verstoffwechselung via Esterohydrolyse und Phosphorylierung unterliegt, während p-Chlorphenoxyessigsäure unverändert renal eliminiert wird. Die Halbwertszeit für Dimethylaminoethanol beträgt ca. 1 Stunde und die für p-Chlorphenoxyessigsäure ca. 6 Stunden. Nach i.v.-Applikation konnte die Penetration der Blut-Hirnschranke tierexperimentell innerhalb der ersten fünf Minuten nachgewiesen werden, wobei

Tabelle 3.1. Synopsis der pharmakologischen Wirkungen von Meclofenoxat im ZNS

Funktion	Wirkung
Neurotransmitter	**Cholinerges System:** Aktivierung der Acetylcholinsynthese und -freisetzung in verschiedenen Hirnarealen **Dopaminerges Sytem:** Regulierung von Dopaminfreisetzung und -umsatz in verschiedenen Hirnarealen **Serotoninerges System:** Aktivierung serotoninerger Neuronen in definierten Hirnabschnitten, Einflußnahme auf den 5-HT-Umsatz
Hirnmetabolismus	**Funktionell:** Aktivierung des zentralen Energie-, Protein- und Lipidstoffwechsels in Form gesteigerter O_2- und Glukoseaufnahme und -verwertung in alten bzw. geschädigten Zellen. Beeinflussung des Gehalts von cAMP im Cortex und des Transports von Phenylalanin und Methionin. Aktivierung des Pentose-Phosphat-Zyklus. Erhöhte Phospholipid- und Proteinbiosynthese. Enzymaktivitätssteigerungen der Hexokinase, Glukose-6-Phosphat-Dehydrogenase, Glutamat-Dehydrogenase, Cytochrom-C-Reduktase Beeinflussung antioxidativer Vorgänge, wie z.B. gesteigerte Aktivität von Superoxiddismutase, Glutathionperoxidase und Glutathionreduktase, protektive Wirkung gegen freie Radikale, Verminderung von intrazellulärem Lipofuszin mit konsekutiver Steigerung von RNS- und DNS-Rate **Strukturell:** Regulierende Effekte auf die Fluiditätseigenschaften von Membranen; Beeinflussung von Dendritenproliferation und synaptischer Plastizität in definierten Hirnarealen
Hirndurchblutung	Steigerung der zerebralen Durchblutung in Hirnregionen mit Minderperfusion
Hämorheologie	Meclofenoxat stabilisiert in vitro die Erythrozytenmembran und erhöht die Lebensdauer von Erythrozyten

der Ester eine höhere Akkumulation in der Gesamtradioaktivität aufwies als dessen separate Anteile. Eine besonders hohe Anreicherung der Substanz im ZNS war nachzuweisen im Cortex, Striatum, Thalamus und Hippocampus. Die Bindung an Plasmaeiweiß erfolgt zu 10–20% und ist ohne klinische Relevanz (Yoshioka et al. 1987). Eine Synopsis der pharmakologischen Wirkungen von Meclofenoxat ist in Tabelle 3.1 zusammengestellt.

3.1.2 Experimentelle Pharmakologie

Bei chronischer Applikation von Meclofenoxat über 1–2 Jahre in der Dosierung von 1000–2000 mg/Tag wurden toxische Schädigungen beim Menschen bisher nicht beobachtet.
Zur Mutagenität und Kanzerogenität von Meclofenoxat liegt kein Erkenntnismaterial vor. Aus tierexperimentellen Untersuchungen ergaben sich keine Hinweise auf embryotoxische oder teratogene Wirkungen für Meclofenoxat. Untersuchungen an einer größeren Anzahl von Schwangeren liegen nicht vor. In mehreren Teratogenitätsversuchen an Ratten konnte gezeigt werden, daß Meclofenoxat die starke teratogene und embryotoxische Wirkung von Cyclophosphamid abzuschwächen vermag. Die Gewichtszunahme der Föten war unter Meclofenoxat deutlich höher, die Mißbildungsfrequenz (Lippen-/Kiefer-/Gaumenspalte) wurde signifikant herabgesetzt (Neumann et al. 1985). An Mäusen konnte die Anzahl beweglicher Spermatozoen und deren Bewegungsgeschwindigkeit unter Meclofenoxat positiv beeinflußt werden. Auch die Spermatogenese war beschleunigt, wobei eine Wirkung auf die Sertoli-Zellen nicht zu beobachten war (Sliwa et al. 1983).
Zur Anwendung von Meclofenoxat in der Schwangerschaft und Stillzeit liegen beim Menschen nur einzelne Kasuistiken vor.

3.2 Klinik

3.2.1 Indikationen

Zur symptomatischen Behandlung von chronischen hirnorganischen Leistungsstörungen im Rahmen eines therapeutischen Gesamtkonzepts bei der Demenz. Zur primären Zielgruppe gehören dementielle Syndrome bei der primär degenerativen Demenz vom Alzheimer Typ, die vaskuläre Demenz und ihre Mischformen. Für Meclofenoxat wurde die therapeutische Wirksamkeit bei dieser Indikation in 13 placebo-kontrollierten Doppelblindstudien erbracht (Gedye et al. 1972, Ichimaru et al. 1973, Schilter 1974, Vehreschild et al. 1975, Zdichynec 1975, Ankerhold 1975, Marcer und Hopkins 1977, Bonnes und Kuchenbuch 1978, Pieschl et al. 1983, Morton und Goldberg 1984, Harris und Dowson 1986, Pek et al. 1989). Die Studien wurden überwiegend bei Patienten im höheren Lebensalter (Durchschnittsalter der Kollektive zwischen 60 und 80 Jahre) über einen Zeitraum von 4 Wochen bis 12 Monaten mit einer Tagesdosis zwischen 600 und 2000 mg durchgeführt. In acht klinischen Studien fanden sich statistisch signifikante Unterschiede zugunsten Verum auf der psychopathologischen, testpsychologischen und Verhaltensebene, wobei die Besserungsraten gegenüber Placebo zwischen 15 und 30% auf den einzelnen Beurteilungsebenen ermittelt wurden. Eine Analyse der Merkmale und Ergebnisse placebo-kontrollierter Doppelblindstudien zur Indikation "Demenz" ist in Tabelle 3.2 zusammengefaßt.

Zur unterstützenden Therapie bei akuten und chronischen Folgezuständen nach ischämischem Hirninfarkt. Diese Indikation stützt sich auf die Ergebnisse zweier Doppelblindstudien von Kayaba et al. (1975) und der japanischen Verbundstudie (Cooperation-Study-Group and Anti-Stroke-Agents 1975). Die Besserungsraten betrugen bei den akuten und chronischen Krankheitsbildern nach vierwöchiger Behandlung mit 900–2000 mg/Tag zwischen 10 und 25%, wobei insgesamt nur wenige signifikante Effekte in leichter Ausprägung bei wenigen kognitiven und emotionalen Störungen (Ermüdbarkeit, Merkfähigkeit, Affektivität und Antrieb) erzielt werden konnten. Einen positiven Effekt von Meclofenoxat auf die herabgesetzte Hirndurchblutung und den reduzierten Hirnstoffwechsel im Ischämie- und Ischämierandgebiet bei einem akuten Hirninfarkt haben Herrschaft et al. (1974) und Gherorghita (1977) belegt. In Übereinstimmung stehen damit die positiven Ergebnisse von Hoyer (1979) bei Patienten mit einer vaskulären Demenz.

Zur unterstützenden Therapie beim Schädelhirntrauma. Zur Indikation "akutes Schädelhirntrauma" liegt eine placebokontrollierte Doppelblindstudie von Nakamura et al. (1979) vor, die bezüglich des ärztlichen Gesamturteils und der quantitativ erfaßten Bewußtseinslage eine signifikante Besserung zugunsten Meclofenoxat erbrachte (69,2%/38,9%). Als Hauptwirkungen bei der Indikation "chronische Folgezustände nach Schädelhirntrauma" werden in 21 offenen Studien aus den Jahren 1961–1977 eine Verbesserung der Vigilanz und leichter Wesensveränderung mitgeteilt (Wenzel 1963, Brenner et al. 1962, Dechaume 1974). In diesen klinischen Studien, die zum größten Teil mit unbehandelten Vergleichskollektiven durchgeführt wurden, wird von den Autoren übereinstimmend eine schnellere Besserung der Bewußtseinslage und eine positive Beeinflussung der Symptome des initialen Durchgangssyndroms berichtet. Die Literatur zu den offenen Studien ist in den Arbeiten von Koynov et al. (1977) und Fischer et al. (1977) wiedergegeben. In einer einzigen placebo-kontrollierten Doppelblindstudie von Itoh et al. (1968) konnte nach 4wöchiger Behandlung mit 900 mg/Tag lediglich ein signifikanter Effckt auf das Symptom "Schwindel" nachgewiesen werden.

Zur unterstützenden Behandlung bei Kindern mit Lernbehinderungen, Konzentrations-, Antriebs- und Verhaltensstörungen. Bei Kindern mit **Oligophrenie** konnten in leichtem Ausmaß eine Erhöhung des psychischen Tempos, eine erhöhte körperliche Aktivität und ein vermehrtes affektives Interesse unter der Meclofenoxat-Medikation (300–500 mg/Tag) in zwei placebo-kontrollierten Studien registriert werden (Kohlmann und Rett 1963, Jakob und Burdick 1963). Bei Patienten mit motorischer Hyperaktivität fand sich unter Meclofenoxat kein Effekt (Teichmann und Schwebke 1973). Perret et al. (1977) berichteten über einen positiven Effekt bei Kindern mit **Legasthenie** bezüglich Lernvermögen und Verbesserung des Langzeitgedächtnisses, der in der placebo-kontrollierten Studie von Wüthrich et al. (1984) bestätigt werden konnte.

Insgesamt ließen sich in den Studien jeweils nur einzelne Symptome durch Meclofenoxat positiv beeinflussen, wobei sich über leichte Vigilanz- und Antriebssteigerungen marginale Verbesserungen des Lernvermögens und der Gedächtnisfunktion in geringer Ausprägung bei einem Teil der Patienten erreichen ließ.

Über den Einsatz von Meclofenoxat beim **Alkoholentzugssyndrom** liegen aus der Zeit von 1961–1967 13 offene klinische Studien vor, in denen übereinstimmend über eine Verkürzung der Akutphase des Alkoholdelirs durch eine hochdosierte Meclo-

Tabelle 3.2. Die Wirksamkeit von Meclofenoxat bei dementiellen Syndromen. Analyse der Merkmale und Ergebnisse Placebo-kontrollierter Doppelblindstudien

Autor (Jahr) Land	**Patientengut, Diagnosen**	**amb./ stat.**	**Pat.-zahl**	**Alter $\bar{x}$ (Jahre)**	**Behandl.-dauer (Wochen)**	**Tages-dosis**	**Ärztl. Global-urteil**	**Symptom-ratings**	**Selbst-beurteil.-skalen**	**Leistungs-tests**
Bower und McDonald (1966), GB	schwere senile Demenz	stat.	32	77	12	800	ø	n. s.	ø	n. s.
Oliver und Restell (1967), AUS	chronische geistige Verwirrtheit (u. a. senile Demenz)	stat.	30	>60	6	1200	ø	ø	ø	n. s.
Gedye et al. (1972), GB	senile Demenz	stat.	55	80	6	1200	ø	ø	ø	Paar-Assoziations-Lern-Test p=0,025
Ichimaru et al. (1973), J	vaskuläre Demenz (Hirnarterio-sklerose)	amb./ stat.	222	>60	4	600–1200	ø	amnestisches Syndrom p<0,05, Affektlabi-lität p<0,05; stiff shoulder p<0,05	ø	ø
Schilter (1974), D	vaskuläre Demenz (Hirnarterio-sklerose)	stat.	25	79	6	900–600 (Dosis-reduktion)	p=0,01	Kopf-schmerz, Merkfähig-keit, Schwindel p=0,001	ø	n. s.

Fortsetzung siehe S. 217

Tabelle 3.2. Fortsetzung

Autor (Jahr) Land	Patientengut, Diagnosen	amb./ stat.	Pat.-zahl	Alter $\bar{x}$ (Jahre)	Behandl.-dauer (Wochen)	Tages-dosis	Ärztl. Global-urteil	Symptom-ratings	Selbst-beurteil.-skalen	Leistungs-tests
Vehreschild et al. (1975), D	progrediente Hirnleistungs-schwäche (ohne klinisch faßbare Ursache)	stat.	62	>54	6–21 Mon. Langzeit-versuch; Placebo-Auslaß-versuch 6–8 Wo.	600	ø	S 68:32	ø	n. s.
Zdichynec (1975), CSFR	vaskuläre Demenz (Hirnarterio-sklerose)	stat.?	160	58–68	6	500 (Vergleich mit Procain)	p<0,05	+	ø	+
Ankerhold (1975), D	ausgeprägte senile Rückbildungs- und Abbausyndrome	stat.	36	70	6	1000	S 58:42	+	+	ø
Marcer und Hopkins (1977), GB	leichte bis mittlere Demenz	stat. amb.	76	72	6–9 Mon.	1200	ø	ø	p<0,05	p<0,01 (1)
Bonnes und Kuchenbuch (1978), D	Überforderungs-syndrom mit emo-tionalen Defiziten	amb.	250	bis 65	4–5	600	S 60:40	+	+	n. s.
Pieschl et al. (1983), D	Neurasthenische Syndrome	amb.	52	bis 50	4	2000	p<0,01		p<0,02 p=0,004	p=0,012

Fortsetzung siehe S. 218

Tabelle 3.2. Fortsetzung

Autor (Jahr) Land	**Patientengut, Diagnosen**	**amb./ stat.**	**Pat.-zahl**	**Alter $\bar{x}$ (Jahre)**	**Behandl.-dauer (Wochen)**	**Tages-dosis**	**Ärztl. Global-urteil**	**Symptom-ratings**	**Selbst-beurteil.-skalen**	**Leistungs-tests**
Morton und Goldberg (1984), GB	senile Demenz	stat.	62	78/80	12 Mon.	1200	trend-wertig	ø	ø	1 inzidenteller Lerntest p<0,05
Harris und Dowson (1986), GB	SDAT	Heim	20	82	12+12	1200	ø	ø	ø	trendwertig im Paar-Assoziations-Lern-Test
Pek et al. (1989), H	organisches Psychosyndrom nach DSM III, Kat.I; ICD 290	Heim	50	77	8	2000	S 43:28	ø	S 47:28	S 21:9 (ø)

ø Keine Angaben, + ausgeführt, keine quantitativen Angaben, *n. s.* nicht signifikant, *p* statistische Angaben zugunsten von Meclofenoxat, *S* Prozentanteil der Besserungen Meclofenoxat : Plazebo fenoxat-Behandlung berichtet wird (Rinckenbach und Massari 1961, Coirault 1965, Naab 1967). In drei kontrollierten Studien (Benuzzi und Muller 1967, Capoun und Kafka 1972, Kohadakarami 1987 – unveröffentlicht) wird Meclofenoxat bei der Behandlung der Alkoholentzugs-Symptomatik ein annähernd gleichwertiger Effekt wie Clomethiazol und Haloperidol beigemessen, wobei die Dauer und Symptomausprägung des Delires beurteilt wurden.

3.2.2 Dosierung

Die Tagesdurchschnittsdosierung bei Jugendlichen und Erwachsenen beträgt morgens und mittags 1 Drg. zu 500 mg. In schwereren Fällen können bis zu 2 x 2 Drg. zu 500 mg verabfolgt werden. Kinder bis zu 10 Jahren erhalten 1–3 Drg. zu 200 mg/Tag. Die Einnahme erfolgt mit reichlich Flüssigkeit zu den Mahlzeiten. Zur Vermeidung von Schlafstörungen soll Meclofenoxat bei Kindern nach 16 Uhr *nicht* verabreicht werden.

Parenterale Therapie (i.v.): Bei Akut- und Folgezuständen nach ischämischem Hirninfarkt und Schädelhirntrauma sowie zu Beginn einer Therapie bei Patienten mit schweren hirnorganischen Leistungsstörungen werden 1–6 g in 3–4 Dosen pro Tag verabreicht. Bei Bewußtseinsverlust können Dosen bis 12 g/Tag gegeben werden. Die parenterale Behandlung wird 10–14 Tage durchgeführt.

Zur intravenösen Infusion stehen Durchstechflaschen zu 1000 mg und 2000 mg zur Verfügung. Der Wirkstoff wird hier in der Infusionslösung gelöst. Die Infusionsgeschwindigkeit sollte 1000 mg/1 Stunde nicht überschreiten.

3.2.3 Unerwünschte Wirkungen, Kontraindikationen, Überdosierungen

Bei der oralen Applikationsform wurden gelegentlich unerwünschte Wirkungen am Magen-Darm-Kanal (Magendruck, Übelkeit) sowie Unruhe und Schlafstörungen (letzteres vor allem bei Anwendung nach 16.00 Uhr) beobachtet. In Einzelfällen wurde über allergische Hautreaktionen berichtet. Bei der parenteralen Applikationsform sind in Einzelfällen ungeklärte allergische bzw. anaphylaktoide Reaktionen und Thrombophlebitiden an der Injektionsstelle berichtet worden. Entsprechende lokale Venenreizungen wurden nach Infusionstherapie bisher nicht mitgeteilt.

Gegenanzeigen
Ausgeprägte Unruhe- und Erregungszustände.
Überdosierung, besondere Warnung, Auswirkungen auf Kraftfahrer und die Bedienung von Maschinen: Keine.

3.2.4 Interaktionen

Bei der parenteralen Anwendung kann Meclofenoxat die Barbituratnarkose verkürzen. Eine durch Neuroleptanalgesie ausgelöste Atemdepression kann durch Meclofenoxat (1 g i.v.) aufgehoben werden.

Literatur

ANKERHOLD W (1975) Therapeutische Cerutil-Effekte bei intellektuell minderbefähigten, vorwiegend hirngeschädigten Kindern und bei Erwachsenen mit senilen Rückbildungsvorgängen und hirninvolutiven zerebralen Leistungsschwächen. Medicamentum (Berlin) 16: 136–137

BARTUS RT, DEAN RL, BEER B (1983) An evaluation of drugs for improving memory in aged monkeys: implications for clinical trials in humans. Psychopharmacol Bull 19: 168–184

BENUZZI P, MÜLLER C (1967) Trois methodes de traitement du delirium tremens – etude comparative. Schweiz Med Wochenschr 97: 1283–1289

BERTONI-FREDDARI C, GIULI C, PIERI C (1982) The effect of acute and chronic centrophenoxine treatment on the synaptic plasticity of old rats. Arch Gerontol Geriatr 1: 365–373

BIELENBERG GW, HAYN C, KRIGLSTEIN J (1986) Effects of cerebro-protective agents on enzyme activities of rat primary glial cultures and rat cerebral cortex. Biochem Pharmacol 35: 2693–2702

BLASCHKE M, FISCHER HD, SCHMIDT J (1988) Zur peroxidativen Schädigung der synaptosomalen hochaffinen Ca^{++}-ATPase und ihrer pharmakologischen Beeinflußbarkeit. Biomed Biochim Acta 47: 887–893

BONNES B, KUCHENBUCH S (1978) Untersuchungen mit Cerutil im Doppelblindversuch bei Patienten mit Überforderungssyndrom und eventuellen leichten Involutionserscheinungen. Medicamentum (Berlin) 19: 262–264

BOWER HM, McDONALD C (1966) Controlled trial of A.N.P.235 ("Lucidril") in senile dementia. Med J Austr 2: 270–273

BRENNER H (1962) Über den Wert des Dimethylaminoäthanol-parachlorphenoxyazetats (Lucidril) – bei der Behandlung von Verletzungen und Erkrankungen des Gehirns. Wien Med Wochenschr 112: 347–350

COIRAULT R (1965) Traitment du delirium tremens. Vie Méd 46: 1749–1757

COLPIN F (1970) Results of treatment with centrophenoxine in a population of mentally maladjusted children (Frz.). Rev Neuropsychiatr Infant 18: 713–725

CAPOUN V, KAFKA J (1972) Centrophenoxine and chlomethiazol in the treatment of delirium tremens. Activ Nerv Sup (Praha) 14: 118–119

COOPERATION STUDY GROUP ON ANTI-STROKE AGENTS; OHTOMO E, OKADA T, KAMEYAMA M, KUTSUZAWA H, ITOH E, ICHIMARU S, ITOH H (1975) Clinical efficacy of so-called brain metabolism activating agents in treatment of cerebrovascular disorders – a double-blind controlled study on the clinical efficacy of meclofenoxate and pyrithioxine in cerebrovascular disorders. Clin Evaluation 3: 19–45

DECHAUME JP (1974) Interêt de lucidril a doses élevées dans le traitement des comas posttraumatiques. Ann Anaesth Franc 15: 549–552

DEREYMAKER A, THEEUWISSEN-LESUISSE F, BUU-HIO NP, LAPIERE C (1962) L'anoxie cérébrale expérimentale; effet protecteur des dérivés de l' acide p-chlorophénoxyacétique. Medicina Experimentalis 7: 239–244

DOWSON JH (1989) Neuronal lipopigment: a marker for cognitive impairment and long-term effects of psychotropic drugs. Br J Psychiatry 155: 1–11

FISCHER K, ALBRECHT F, ECHTERHOFF M (1977) Behandlung bewußtseinsgestörter Patienten auf einer chirurgischen Wachstation. In: KUGLER J (Hrsg) Hirnstoffwechsel und Hirndurchblutung. Schnetztor, Konstanz

FÜLÖP T JR. WORUM I, CSONGOR J, LEÖVEY A, SZABO T, PEK G, ZS-NAGY (1990) Effects of centrophenoxine on body composition and some biochemical parameters of demented elderly people as revealed in a double-blind clinical trial. Arch Gerontol Geriatr 10: 239–251

GEDYE JL, EXTON-SMITH AN, WEDGWOOD J (1972) A method for measuring mental performance in the elderly and its use in a pilot clinical trial of meclofenoxate in organic dementia. Age Ageing 1: 74–80

GENKOVA-PAPASOVA M, LAZAROVA-BAKUROVA M (1988) Influence of nootropic drugs on the memory-impairing effect of diethyldithiocarbamate and clonidine in "step down" passive avoidance in albino rats. Acta Physiol Pharmacol Bulg 14: 36–41

GHEORGHITA N (1977) Immediate effects of neurodynamic substances on verbal performance in the treatment of aphasia. Rev Roum Méd – Neurol Psychiatr (Bucur) 15: 95–101

GLEES P (1982) Electron microscopic studies on neural lipofuscin: accumulation and removal. The effects of centrophenoxine in the central nervous system ceroid-lipofuscinosis (Batten's disease). In: ARMSTRONG D, KOPPANG N, RIDER JA (eds) Elsevier Biomedical Press, chapter 31, pp 385–398

GRAU M, BALASCH J (1984) Protective effects of

cerebroactive drugs in a model of acute hypoxia. Gen Pharmacol 16: 37–41

Greindl MG, Preat S (1976) A new model of active avoidance conditioning adequat for pharmacological studies. Arch Int Pharmacol 223: 168–170

Guensberger E, Schmidt P (1966) Bedingt-reflektorische Studie in der Untersuchung von Psychoenergizern. Wien Z Nervenheilk 24: 146–150

Harris SJ, Dowson JH (1986) The effects of meclofenoxate on cognitive performance in elderly individuals with memory impairment: a placebo-controlled study. Int J Geriatr Psychiatry 1: 93–98

Herrmann H-D, Dittmann J (1971) Steigerung des Glukose-Stoffwechsels von Kaninchen-Hirnschnitten durch Centrophenoxin. Arzneimittelforschung 21: 984–985

Herrschaft H, Gleim F, Duus P (1974) Die Wirkung von Centrophenoxin auf die regionale Gehirndurchblutung bei Patienten mit zerebrovaskulärer Insuffizienz. Dtsch Med Wochenschr 99: 1707–1714

Hoffmann W, Rostock A (1984) Der Einfluß von Nootropica auf das postkonvulsive Verhalten. Pharmazie 39: 579–580

Hoyer S (1979) Effects of centrophenoxine on cerebral circulation in geriatric patients. In: Nandy K (ed) Geriatric psychopharmacology. Elsevier North-Holland, pp 261–274

Ichimaru S, Kudo Y, Itoh M, Vejima T et al. (1973) Double-blind controlled trial of meclofenoxate (lucidril tablet) on cerebral arteriosclerosis. Igaku no Ayumi 114: 456–464

Itoh H, Kudo Y, Kabeshima Y, Nobushima S, Komine K, Sato Y (1986) Double-blind controlled trial of lucidril (meclofenoxate) in the post-traumatic syndrome, especially dizziness. Folia Psychiatr Neurol 22: 23–42

Jakob I, Burdick B (1963) Etude clinique du comportement des enfants retardes au cours du traitement par ANP 235 (parachlorophénoxyacétate de diméthylaminoéthyle). Annales Médico-Psychologiques 1: 193–204

Jänicke B, Wrobel D (1984) Changes in motor activity with age and the effects of pharmacologic treatment. Exp Gerontol 19: 321–328

Kanig K, Tencheva ZS, Nitschki J, Dingler WD (1977) Der Einfluß von Centrophenoxin auf den 32P-Einbau in Nucleinsäuren und Adenosinphosphate des Rattengehirns. In: Kugler J (Hrsg) Hirnstoffwechsel und Hirndurchblutung. Schnetztor, Konstanz, S 108–112

Kayaba M et al. (1975) Clinical effect of lucidril on sequela of cerebrovascular attack (Japanisch). J New Remedies Clin 24: 1407–1414

Kinoshita T, Suitsu N, Yamamoto Y et al. (1985) Meclofenoxate as a nootropic agent. A quantitative pharmaco-EEG-study. Jpn J Neuropsychopharmacol 7: 741–748

Kirsch U, Schmidt J (1983) Der Einfluß von Nootropika auf transkallosal ausgelöste Potentiale. Zbl Pharm Pharmakother Laboratoriumsdiagn 122: 192–195

Koga T (1976) Increase of brain serotonin and its metabolite in rats caused by meclofenoxate. Folia Pharmacol Jpn 72: 392–402

Kohlmann T, Rett A (1963) Über den Einfluß sogenannter Psychoenergizer auf die klinische und psychische Situation gehirngeschädigter Kinder. Wien Med Wochenschr 113: 356–362

Koynov R, Markov G, Minchev D (1977) Centrophenoxine – clinical test on patients with apoplexy and cerebro-cranial injury. Med Biol Information 5: 7–10

Krapivin SV (1987) Neurophysiological analysis of action of nootropic drugs. Neuroscience (Oxford) 22 [Suppl]: 822

Laine J, Christiaens E (1974) Meclofenoxate et traumatismes craniens graves. Ann Anesth Franç 15 (6)

Lazarova MB, Petkov VD, Mosharrof A, Markovska VL, Petkov VV (1987) Effects of nootropic drugs in the electroconvulsive shock-impaired retention in "step down" passive avoidance. Neuroscience (Oxford) 22 [Suppl]: 519

Ludwig-Festl M, Gräter B, Bayreuther K (1983) Erhöhung von Zellstoffwechselleistungen in normalen, diploiden, menschlichen Glia-Zellen in stationären Zellkulturen induziert durch Meclofenoxat. Arzneimittelforschung / Drug Res 33: 495–501

Marcer D, Hopkins SM (1977) The differential effects of meclofenoxate on memory loss in the elderly. Age Ageing 6: 123–131

Marc-Vergnes JP, Bes A, Celcis P, Charlet JP (1974) Action biologique et clinique du méclofénoxate a haute dose au cours des accidents vasculaires cérebraux avec troubles de la conscience (résultats préliminaires). Ann Anesth Franç 15 (6)

Matsunaga H, Matsuda H, Shibuya T (1986) The effects of cerebral metabolic activators on the spinal reflex and coordinated motor activities of the cerebrovascular disordered rats. Jpn J Pharmacol 40 [Suppl]: 217

Mitta Y, Kishi M, Minaki Y (1967) Synthesis of 14C-labeled centrophenoxine and its distribution in the mouse. Radio Isotopes 16: 29–36

Miyazaki H, Kagemoto A, Ishi M, Minaki Y, Nakamura

K (1971) Uptake by brain and distribution of radioactivity after intravenous administration of 14C-labelled meclofenoxate in mice. Chem Pharm Bull 19: 1681–1690

Miyazaki H, Nambu K, Minaki Y, Hashimoto M, Nakamura K (1976) Comparative studies on the metabolism of β-dimethylaminoethanol in the mouse brain and liver following administration of β-dimethylaminoethanol and its p-chlorophenoxyacetate, meclofenoxate. Chem Pharm Bull 24: 763–769

Morton O, Goldberg A (1984) A multi-centre trial of meclofenoxate in the treatment of chronic brain syndrome. Publikationsmanuskript. Promonta GmbH, Hamburg

Naab M (1967) Klinische Beobachtungen bei Anwendung von Centrophenoxin (Helfergin) bei der Alkoholpsychose und ihren metalkoholischen Erkrankungen. Med Welt 18: 1280–1282

Nagy K, Zs-Nagy V, Bertoni-Freddari C, Zs-Nagy I (1983) Alterations of the synaptosomal membrane 'microviscosity' in the brain cortex of rats during aging and centrophenoxine treatment. Arch Gerontol Geriatr: 23–29

Nagy-Zs I, Floyd RA (1984) Electron spin resonance spectroscopic demonstration of the hydroxil free radical scavenger properties of dimenthylaminoethanol in spin trapping experiments conforming the molecular basis for the biological effects of centrophenoxine. Arch Gerontol Geriatr 3: 297–310

Nagy-Zs I, Semsei I (1984) Centrophenoxine increase the rates of total and mRNA synthesis in the brain cortex of old rats: an explantation of its action in terms of the membrane hypothesis of aging. Exp Gerontol 19: 171–178

Nakajima H, Thuillier J (1964) L'etude electroencephalograhique et elektrocardiographique chez le lapin eveille, de l'anoxie histotoxique provoquée par le cyanure de potassium. Effects therapeutiques de la centrophenoxin. Soc Biol (Paris) 158: 501–504

Nakamura N, Makino H, Hirai H (1979) Clinical efficacy of meclofenoxate hydrochloride injection on disturbance of consciousness in head injury patients. Promonta GmbH, Hamburg (unveröffentlichtes Manuskript)

Nandy K (1979) Experimental studies on centrophenoxine in aging brain. Geriatr Psychopharmacol: 247–260

Nandy K, Bourne GH (1966) Effect of centrophenoxine on the lipofuscin pigments in the neurones of senile guinea pigs. Nature 210: 313–314

Neumann H-J (1985) Einfluß von Meclofenoxat auf die Gewichtsentwicklung, Fertilität und Wurfgröße bei Wistar-Ratten. Biomed Biochem Acta 44: 289–300

Neumann H-J, Hollnack W, Hollnack B, Froemmel H (1985) Zirkadianrhythmische Untersuchungen zur praenatal-toxischen Wirkung von Cyclophosphamid und Centrophenoxin bei Wistar-Ratten. Anat Anz 160: 345–352

Nickel J, Breyer U, Claver B, Quadbeck G (1963) Zur Wirkung von Aminoethanol-Derivaten auf das Zentralnervensystem. Arzneimittelforschung 13: 881–883

Oeriu S, Winter D, Dobre V, Bruhis S (1973) Le passage de glucose a travers la barriere hémato-encéphalique (B.H.E.) en rapport avec le vieillissement et sous l'incfluence du meclofenoxate. J Pharmacol (Paris) 4: 497–503

Olivier JE, Restell M (1967) Serial testing in assessing the effect of meclophenoxate on patients with memory defects. Br J Psychiatry 113: 219–222

Olpe HR, Steinmann MW, Jones RSG (1985) Locus coeruleus as a target for psychogeriatric agents. Ann NY Acad Sci 444: 394–405

Patro IK, Sharma SP (1984) Cytochemical interaction of nucleolus and cytoplasm in the purkinje cells of senile white rats under the influence of centrophenoxine. Exp Gerontol 19: 241–251

Pék G, Fülöp T, Zs-Nagy I (1989) Gerontopsychological studies using NAI ('Nürnberger-Alters-Inventar') on patients with organic psychosyndrome (DSM III, category 1) treated with centrophenoxine in a double blind, comparative randomized clinical trial. Arch Gerontol Geriatr 9: 17–30

Perret E, Wehrli A, Hafen G (1977) Centrophenoxin bei Kindern mit Legasthenie und Lernschwierigkeiten: Objektivierung der Wirkung von Centrophenoxin anhand einer neuropsychologischen Testbatterie (vorläufige Resultate). In: Kugler J (Hrsg) Hirnstoffwechsel und Hirndurchblutung. Schnetztor, Konstanz

Petkov VD, Mosharrof AH (1989) Memory effects of the new derivative of the p-chlorphenoxyacetic acid adafenoxate compared to the effects of some cognition-enhancing drugs in rats. Arzneimittelforschung/Drug Res 39: 1133–1136

Petkov V, Zafirov D, Panova Y, Yanev S, Stancheva S (1978) On the participation of the cyclic 3', 5'-AMP system and the brain biogenic monoamines in the mechanism of the centrophenoxine action. In: Petkov V (ed) On the pharmacology of centrophenoxine. Publishing House of the Bulgarian Academy of Sciences, Sofia

Neuro-Psychopharmaka, Bd. 5
Riederer P. / Laux G. / Pöldinger W. (Hrsg.)

4
Co-Dergocrin
(Dihydroergotoxin)

H. Herrschaft

1 mg Wirkstoff besteht aus:
0,33 mg Dihydroergocorninmethansulfonat,
0,33 mg Dihydroergocristinmethansulfonat,
0,22 mg Dihydro-Alpha-ergocryptinmethansulfonat
0,11 mg Dihydro-Beta-ergocryptinmethansulfonat.

1 mg Tropflösung = 20 Tropfen enthält 2,0 mg Wirkstoff + 29,6 Vol% Alkohol. 1 ml Injektionslösung enthält 0,3 mg Wirkstoff + 0,24 Vol% Alkohol.

4.1 Pharmakologie

Co-Dergocrin-Mesilat ist ein Mutterkornalkaloid, das im Verhältnis 3:3:2:1 aus den Methansulfonaten der vier dehydrierten Ergopeptidderivate: Dihydrocornin, Dihydroergocristin, Dihydro-Alpha-ergocryptin, Dihydro-Beta-ergocryptin zusammengesetzt ist. Co-Dergocrin zeigt, wie die meisten Mutterkornalkaloide, ein breites Spektrum pharmakologischer Wirkungen, die nicht auf einen einzigen grundlegenden Mechanismus auf zellulärer oder molekularer Ebene zurückzuführen sind. Co-Dergocrin besitzt wie die Einzelkomponenten eine blockierende Wirkung auf Alpha-Adrenorezeptoren. An einer Vielzahl von in vitro-Präparaten und in situ bei unterschiedlichen Tierspezies und beim Menschen konnte die alpha-Adrenorezeptoren-blockierende Wirkung von Co-Dergocrin und seinen Einzelkomponenten belegt werden (Rothlin und Bruegger 1945, Flückiger und Balthasar 1967, Berde 1972). Co-Dergocrin hat einen positiven Effekt auf die Noradrenalin-Freisetzung. Entsprechende stimulationsinduzierte Transmitterfreisetzungen aus sympathischen Nervenendigungen wurden an der Katzenmilz – isoliert oder in situ (Berde 1972, Cripps und Dearnaley 1972, Salzmann und Pacha 1976), am Kaninchenherzen (Wennmalm 1971) belegt. Co-Dergocrin besitzt eine Affinität zu präsynaptischen und postsynaptischen Dopamin-Rezeptoren mit lang anhaltendem Antagonismus der inhibierenden Wirkung von Dopamin auf das Neuronensystem des Gehirns (Goldstein et al. 1978). Über eine kompetitive Hemmung verdrängt Co-Dergocrin Dopamin und Haloperidol von ihren Bindungsstellen an Zellmembranen des Striatums. Co-Dergocrin besitzt eine agonistische Wirkung auf Serotonin (5-HT-Rezeptoren), (Gaddum et al. 1955, Wright et al. 1962). Neben den genannten peripheren Wirkungen auf die Neurotransmission sind entsprechende Effekte tierexperimentell für Co-Dergocrin auch an den zentralen Serotonin-Rezeptoren belegt (Closse et al. 1984, Markstein 1985, Züger et al. 1978, Loew et al. 1976 b). Neben den agonistischen Effekten auf die 5-HT-Rezeptoren zeigte Co-Dergocrin in in vitro-Modellen nur einen agonistischen Effekt auf das serotoninerge System des Gehirns. Während also Co-Dergocrin in der Peripherie antiserotonerge Eigenschaften entfaltet, sind seine Wirkungen auf das serotoninerge System des Gehirns vorwiegend agonistisch. Bei einem Serotoninmangel, wie er im Gehirn bei Patienten mit Demenz vorliegt, kann Co-Dergocrin 5-HT-Effekte erzeugen. In vitro-Ergebnisse zeigen darüber hinaus an, daß die Substanz eine Überstimulierung von 5-HT-Rezeptoren verhindern kann. Der substitutive Effekt von Co-Dergocrin bei zerebralem Serotoninmangel ist wahrscheinlich eng verbunden mit der positiven Wirkung der Substanz auf Schlafstörungen und depressive Symptome bei Patienten mit Hirnleistungsstörungen im Alter. Co-Dergocrin hat keine Wirkung auf cholinerge Rezeptoren (Closse et al. 1984); dennoch bestehen Wechselwirkungen mit dem cholinergen System des ZNS. Das Enzym Cholinacetyltransferase (CAT), das in den Gehirnen alter Tiere herabgesetzt ist, konnte in seiner Aktivität durch Co-Dergocrin durch vierwöchige Behandlung erhöht werden (Dravid und Hiestand 1985). Tierexperimentell konnte außerdem ein positiver Effect auf die erniedrigte Acetylcoenzym-Aktivität (Meier-Runge 1986) und auf die Dichte der Acetylcholin-Rezeptoren belegt werden (Le Poncin-Lafitte et al. 1985). Mit Tritium markiertem Co-Dergocrin konnte der Nachweis erbracht werden, daß die Substanz sich besonders in synaptischen Strukturen anreichert (Iwangoff et al. 1976, Bertoni-Freddari et al. 1987). Diese Autoren konnten überdies einen positiven Effekt von Co-Dergocrin auf die synaptische Plastizität mit Verbesserung ihrer Funktionsstruktur und Impulstransmission feststellen. Co-Dergocrin besitzt eine hohe Affinität zu spezifischen Bindungsstellen des Dopamins im Striatum des Gehirns verschiedener Spezies. In verschiedenen Modellen entfaltete Co-Dergocrin außerdem teilweise agonistische Effekte auf prä- und postsynaptische Dopaminrezeptoren, insbesondere auf D_2-Rezeptoren und die postsynaptischen D_1-Rezeptoren (Markstein et al. 1983, Vigouret et al. 1978, Loew et al. 1976 a, Horowski und McDonald 1983).

Der Nachweis einer Blockade peripherer adrenerger Rezeptoren durch Co-Dergocrin wurde bereits 1944 durch Rothlin erbracht. Später konnte gezeigt werden, daß Co-Dergocrin eine ausgeprägte Affinität zu Alpha-1-und Alpha-2-Adrenorezeptoren, nicht jedoch für Betarezeptoren besitzt (Markstein et al. 1983, Goldstein 1985). Der blockierende Effekt von Co-Dergocrin auf die präsynaptischen Alpha-2-Rezeptoren resultiert in einem EA-Anstieg (Markstein 1985). Der blockierende Effekt auf die postsynaptischen Alpha-2-Rezeptoren resultiert einerseits in der Verbindung der Natrium-/Kalium-ATP-asefreisetzung und des ATP-Abfalles (MEIER-RUGE et al. 1975). Andererseits verhindert die Substanz die Freisetzung von Adenylzyklase, die ATP in den Second-Messenger cAMP transformiert (MARKSTEIN und WAGNER 1978) und zusätzlich die Degradierung von cAMP durch Phosphodiesterase (IWANGOFF et al. 1975).

Tierexperimentell konnte der Effekt von Co-Dergocrin bei vorübergehender Ischämie, hypovolämischer Oligämie und Hypothermie auf den O_2-Gewebepartialdruck, die O_2-Utilisation und die Kapillarweite im ZNS belegt werden (WIERNSPERGER et al. 1978, EMMENEGGER und MEIER-RUGE 1968, HUNZIKER et al. 1974). Außerdem fanden LONDON und WALOVITCH (1985) eine Verbesserung der Glukoseutilisation sowie MEIER-RUGE (1986) der Glukoseaufnahme des ZNS nach Co-Dergocrin bei alten Tieren. Bei Patienten mit einer Demenz konnten KAWASHAMIA et al. (1988) und NAGASAWA et al. (1989) mittels PET eine Verbesserung des Glukosestoffwechsels nachweisen. Während Hydergin® einen meßbaren Effekt auf die Hirndurchblutung unter pathologischen Bedingungen nicht besitzt, konnten dennoch positive stoffwechselabhängige Veränderungen der zerebralen Mikrozirkulation nach Co-Dergocrin belegt werden.

Tabelle 4.1 gibt eine Übersicht über die wesentlichen pharmakologischen Effekte, über die Co-Dergocrin einen günstigen Einfluß auf den Hirnstoffwechsel und das Neurotransmittersystem des Gehirns ausübt.

4.1.1 Pharmakokinetik

Wegen der niedrigen Dosierung, in der Co-Dergocrin verabreicht wird, sind die üblichen chemischen Nachweismethoden für die Substanz in Körperflüssigkeiten und Geweben nicht sensitiv genug. Die pharmakokinetischen Parameter von Co-Dergocrin mußten deshalb mit Tritium markierter Substanz oder mit Radioimmunoassays (RIA) vorgenommen werden. Wie alle Mutterkornalkaloide zeigte auch Co-Dergocrin eine unvollständige Resorption, einen be-

Tabelle 4.1. Synopsis der pharmakologischen Wirkungen von Co-Dergocrin im ZNS

Funktion	Wirkung
Neurotransmitter	**Cholinerges System:** Anstieg der Acetylcholinsynthese und der Zahl der Acetylcholin-Rezeptoren **Noradrenerges System:** Affinität zu Alpha-adrenergen Rezeptoren mit antagonistischen Wirkungen auf eine adrenerge Hyperaktivität **Dopaminerges System:** Affinität zu DA-Rezeptoren mit agonistischen Effekten **Serotoninerges System:** Affinität zu 5-HT-Rezeptoren mit agonistischer Wirkung
Hirnmetabolismus	Anstieg der O_2- und Glucoseaufnahme des Gehirns. Normalisierung des gestörten Glucosestoffwechsels und der Glycolyse. Anstieg des ATP-Gehaltes in den Neuronen
Synaptische Plastizität	Anstieg von Zahl und Gesamtkontaktflächen synaptischer Verbindungen in bestimmten Hirnregionen
Hirndurchblutung	Tierexperimentell: Verbesserung der Mikrozirkulation

deutungsvollen First-Pass-Effekt mit Biotransformation in der Leber, eine schnelle Diffusion in die Gewebe, wohin gegen die Plasmaspiegel niedrig blieben und die Ausscheidung ausschließlich über die Gallenblase erfolgte. Humanexperimentell konnten nach oraler Verabreichung von 1,0–6,0 mg der konventionellen galenischen Zubereitung Resorptionsraten von 25–30% ermittelt werden. Die maximale Plasmakonzentration betrug 0,5–1,2 ng/ml, wobei diese Konzentrationen nach maximal 0,5–2,3 Stunden erreicht wurden. Die Plasmahalbwertszeit wurde mit 1,5–4,1 Stunden, die Ausscheidung über den Urin mit 0,8–2% und die enterale Absorption mit 25% angegeben (Ellich und Nyäsch 1977, Segre et al. 1983, Humbert et al. 1981). Ältere Personen mit normaler Leberfunktion und eingeschränkter Kreatinin-Clearance zeigten im Vergleich zu jungen Probanden 2,5fach höhere Plasmakonzentrationen, wahrscheinlich infolge einer verbesserten Resorption und einem herabgesetzten hepatischen First-Pass-Effekt (Lavéne et al. 1985). Die Bioverfügbarkeit wurde durch eine spezielle galenische Zubereitung verbessert, die jedoch nur für das Präparat Hydergin forte® gegeben ist. Die maximalen Plasmaspiegel wurden hiermit nach 2,5–4 Stunden mit signifikant höheren Werten über 24 Stunden erreicht. Insgesamt zeigte diese galenische Zubereitung eine um 35% höhere Bioverfügbarkeit (Sörgel et al. 1984).

4.1.2 Experimentelle und klinische Pharmakologie

Co-Dergocrin führt durch seine Wirkung an Serotonin-Rezeptoren im Tierexperiment bei verschiedenen Spezies zur Verkürzung des Schlafes (Loew et al. 1976b, Susic und Masirevic 1979, Baldy-Moulinier et al. 1969). Unter verschiedenen pathologischen Bedingungen (Ischämie, Hypothermie, hypovolämische Oligämie) übte Co-Dergocrin korrigierende Wirkungen auf des EEG aus (Emmenegger et al. 1968, Gygax et al. 1976, Cerletti et al. 1973, Meier-Ruge et al. 1975). Bei Patienten mit dementiellen Syndromen wurden in größerer Zahl kontrollierte Studien durchgeführt, die bei einer Dosierung von 3,0–4,5 mg und einer Anwendungsdauer von 6–24 Wochen übereinstimmend eine Zunahme der Alphaaktivität und eine Abnahme der langsamen Leistungsspektren (Theta- und Deltaaktivität) belegen konnten (Roubicek et al. 1972, Herzfeld et al. 1972, Arrigo et al. 1973, Biel et al. 1976, Kugler et al. 1978, Matejcek 1983, Oswald et al. 1982; Tabelle 4.2.) In allen Untersuchungen korrelierten die positiven EEG-Veränderungen mit signifikanten klinischen Verbesserungen, die in entsprechenden Rating-Skalen quantitativ belegt wurden. In gleicher Weise konnte ein positiver Effekt auf die akustisch evozierten Potentiale verifiziert werden (Guiraud et al. 1978, Breeze et al. 1988).

Toxizität

Als LD 50 wurden für Co-Dergocrin bei den untersuchten Tierspezies Maus, Ratte, Kaninchen nach i.v.-Applikation 18,5–180 mg/kg und bei oraler Applikation >1000 mg/kg ermittelt (Griffith et al. 1978). Subtoxische oder toxische Dosen riefen unter Co-Dergocrin Unruhe und Mydriasis hervor. Bei wiederholter Verabreichung über 14 Wochen bei der Ratte (0,5–1,5 mg/kg/Tag) fanden sich laboratoriumsdiagnostisch, pathologisch-anatomisch und histopathologisch keine Organveränderungen (Barnhard 1961, Smith und Zalman 1949). Co-Dergocrin besitzt nur ein sehr geringes Potential zur Einwirkung auf die fetale oder embryonale Entwicklung. Erst bei Dosen ab 100 mg/kg/Tag p.o. ließ sich bei trächtigen Ratten eine 50%ige Fruchtsterblichkeit nachweisen (Grauwiler und Schoen 1973, Orth et al. 1947). Untersuchungen zur Mutagenität von Co-Dergocrin wurden in vivo an Laborsäugetieren (Maus, chinesischer Hamster) mittels

Tabelle 4.2. Die Wirkung von Co-Dergocrin auf das EEG bei der Demenz (modifiziert nach FANCHAMPS 1983)

Autoren (Land)	Jahr	Tagesdosis (mg)	Dauer (Wochen)	EEG-Veränderungen			Klin. Skalen
A. Visuelle Auswertung				**Zunahme d. dominanten Frequenz**			**Sign. Verbesserung**
ROUBICEK und GEIGER (CH)	1972	4,5	12	Ja			eigene RS
HERZFELD et al. (D)	1972	4,5	6	Ja			PMT
WILDER und GONYEA (USA)	1973	3,0	6	Ja			SCAG
ARRIGO et al. (I)	1973	4,5	12	Ja			SCAG
ARRIGO (I)	1975	4,5	24	Ja			SCAG
BIEL et al. (D)	1976	3,0	6+6	Ja			eigene RS
B. Computer-gestützte Quantifizierung				**Zunahme d. dominanten Frequenz**	**Anstieg Alpha Akt.**	**Abnahme Theta/Delta Akt.**	
KUGLER et al. (D)	1978	4,5	15	Ja	(ø)	(ø)	PMT
MATEJCEK et al. (CH)	1979	4,5	12	Ja	Ja	Ja	SCAG
OSWALD et al. (D)	1982	6,0	6	Ja	Ja	Ja	PMT
MOGLIA et al. (I)	1983	4,5	12	(ø)	Ja	Ja	SCAG, PMT

ø nicht untersucht, *PMT* Psychometrische Tests; *RS* Rating Scales

Knochenmarks-Mikronukleus-Test und der Metaphasenanalyse der Knochenmarkszellen durchgeführt. Co-Dergocrin rief keine zytogenetischen Schäden hervor (MATTER und GRAUWILER 1975) und ergab keine Befunde, die Mutagenität in der beim Menschen angewandten Dosierung nahegelegt hätten (ROBERTS und RAND 1977). Bezüglich der etwaigen genetischen Schäden wurden ähnliche Schlüsse aus dem Dominant-Letal-Test bei männlichen Mäusen (ROBERTS und RAND 1977, MATTER et al. 1978) und dem Gesamt-Reproduktions-Kapazitäts-Test bei weiblichen Mäusen gezogen (MATTER et al. 1978).

4.2 Klinik

4.2.1 Indikationen

Zur symptomatischen Behandlung von chronischen hirnorganisch bedingten Leistungsstörungen im Rahmen eines therapeutischen Gesamtkonzeptes bei der Demenz. Zur primären Zielgruppe gehören dementielle Syndrome bei der primär degenerativen Demenz vom Alzheimer Typ, der vaskulären Demenz und ihren Mischformen. Für Co-Dergocrin wurde die therapeutische Wirksamkeit bei dieser Indikation in 41 placebo-kontrollierten Doppelblindstudien erbracht. Von 1969 bis 1980 wurden 21 Studien bei einheitlicher Dosierung von 3 mg/Tag mit einer Dauer zwischen 3–12 Monaten entweder gegen Placebo oder in 7 Fällen gegenüber einer niedrigdosierten Papaverin-Medikation durchgeführt. Diese Studien sind wiederholt in ausführlichen Übersichten dargestellt worden (Hughes et al. 1976, Venn 1978, Gaitz und Hartford 1979, Yesavage et al. 1979, McDonald 1979, Cole 1980, Horowski und McDonald 1983). Detaillierte Analysen der 21 Studien aus den USA sind von Fanchamps (1983) und Singer et al. (1985) publiziert wurden. In den genannten Übersichtsarbeiten und zusammenfassenden Darstellungen ist auch die Literatur der Einzelarbeiten angegeben. Wesentliche Daten dieser Arbeiten sind in Tabelle 4.3 zusammengefaßt. In allen amerikanischen Studien wurde die klinische Wirksamkeit mit der SCAG ermittelt. Für die Indikation senile Demenz vom Alzheimer Typ und vaskuläre Demenz einschließlich ihrer Mischformen fanden sich beständige und signifikant positive Ergebnisse für nahezu alle Items dieser Skala, wobei sich signifikant positive Ergebnisse auch nach 12 Monaten noch für die Merkmale Auffassung, Verwirrtheit, kognitive Leistungseinschränkung, Motivation und Initiative, Selbständigkeit im Alltag und in der globalen Gesamtbeurteilung ergaben. Auch für die Faktoren Aufmerksamkeit, Depressivität, Zurückgezogenheit und kognitive Dysfunktionen blieb der signifikante Unterschied bis zu einer Behandlungsdauer von 12 Monaten bestehen. Diese Ergebnisse wurden durch eine gleich große Zahl kontrollierter Studien in Europa und Kanada bestätigt, die Tagesdosen von 4,5–6 mg Co-Dergocrin verwendeten. Diese Studien sind in Tabelle 4.4 und 4.5 zusammengefaßt. Neben der SCAG wurden auch die Crichton-Skala, das Nürnberger Altersinventar, NOSIE und weitere Leistungs- und Verhaltenstests zur Beurteilung eingesetzt, wobei hier insbesondere die beständigen signifikanten Verbesserungen in den Skalen hervorzuheben sind, die mit der SCAG nicht genau und detailliert erfaßt werden (Kurz- und Langzeitgedächtnis, abstraktes Denken, Auffassung, Aufmerksamkeit, Alltagsaktivitäten).

Hirninfarkt, arterielle Hypertonie

In unkontrollierten Prüfungen von Co-Dergocrin im Akut-, Subakut- oder Rekonvaleszentenstadium des "Schlaganfalls" wurden in 10 Arbeiten mit unzureichendem Prüfdesign günstige Ergebnisse berichtet. Demgegenüber konnte jedoch kein eindeutiger Wirksamkeitsnachweis von Co-Dergocrin in 7 publizierten Vergleichsstudien beobachtet werden (Literaturangaben zu den jeweiligen Arbeiten bei Weil 1988).

Co-Dergocrin wurde 1949 für die Behandlung der arteriellen Hypertonie und peripherer Durchblutungsstörungen eingeführt. Die Entwicklung neuerer und stärkerer Antihypertensiva haben jedoch diese Indikation ganz in den Hintergrund treten lassen. 1947 wurde gezeigt, daß Dihydroergocornin nach i.v.-Gabe den Blutdruck bei Normotonikern und Hypertonikern senkt (Bluntschli und Goetz 1947). 1948 wurde die blutdrucksenkende Wirkung nach i.v.-Gabe von Dihydroergocryptin und Dihydroergocristin bei Hypertonikern bestätigt (Freis et al. 1948). Auch Co-Dergocrin erwies sich bei i.v.-Gabe und oraler Gabe als mild wirksam (Kappert et al. 1948). Aus neuerer Zeit liegen vier Arbeiten vor (Bock et al. 1982, Dominiak und Weidinger 1983, Grabner und Weidinger 1982, Horsch 1982), die neben einer milden Blutdrucksenkung nach oraler Gabe bei Patienten in höherem Lebensalter das subjektive Wohlbefinden unter dieser Medikation hervorheben und auf das Fehlen einer reaktiven Tachykardie oder orthostatischer Dysregulationen hinweisen. Co-Dergocrin wurde auch bei hypertensiven Krisen eingesetzt und als schnell wirksame und gut verträgliche Therapie

bezeichnet (GUFFANTI et al. 1985, HEUER und ANDERS 1983, WETH 1982).
Positive Ergebnisse wurden mit Co-Dergocrin bei Schwindel, besonders bei paroxysmalem Stellungsschwindel in 11 offenen Studien berichtet (Literaturangaben zu dieser Indikation bei WEIL 1988). Kontrollierte Studien zur Wirksamkeit bei dieser Indikation liegen nicht vor.

Tardive Dyskinesie
In fünf Mitteilungen über Neuroleptika-induzierte tardive Dyskinesien mit jeweils kleiner Fallzahl wird eine deutliche Besserung bei der Mehrzahl der mit Co-Dergocrin behandelten Patienten anhand von Dyskinesie-Scores berichtet (Literatur bei WEIL 1988). Von vier placebo-kontrollierten Doppelblindstudien erbrachten drei eine signifikante Überlegenheit gegenüber Placebo hinsichtlich verschiedener Kriterien zur Be-

Tabelle 4.3. Klinische Wirksamkeit von Co-Dergocrin bei der Demenz. US-Studien (modifiziert nach FANCHAMPS 1983)

Doppelblind-Studien mit Co-Dergocrin 3 mg / Tag mit Wirksamkeitsnachweis in der SCAG

Autoren	**Jahr**	**Dauer (Monate)**	**Referenz-Substanz**	**Patienten-zahl**	**Gesamtzahl Co-Dergocrin**	**Kontrolle**
TRIBOLETTI und FERRI	1969			59		
DITCH et al.	1971			39		
JENNINGS	1972			50		
RAO und NORRIS	1972			46		
RODRIGUEZ	1973	3	Placebo	30		
HOLLINGSWORTH	1974			53		
WINSLOW	1974			50		
LINDEN	1975			50	187	190
BAZO	1973			66		
RAO *	1973			40		
WINSLOW	1974			53		
NELSON	1975	3	Papaverin	45		
ROSEN	1975			53		
EINSPRUCH	1976			39	152	144
GAITZ et al.	1977			47		
WILDER	1978	6	Placebo	40		
EISDORFER	1979			40	60	67
GHERODACHE	1977			53		
BARRON	1979			93		
MONTERO	1979	12	Placebo	76	187	178
HOLLINGWORTH	1980			143		
Total					**586**	**579**
					1165	

* Unpublizierte Studie, Daten bei Sandoz Inc., USA

Tabelle 4.4. Klinische Wirksamkeit von Co-Dergocrin bei der Demenz. Europäische und kanadische Studien (modifiziert nach Fanchamps 1983)

Doppelblind-Studien mit Co-Dergocrin 4,5 mg / Tag

Autoren (Land)	Jahr	Dauer (Wochen)	Referenz-Substanz	Rating Skalen	Signif. Überlegenheit von Co-Dergocrin in x/y-Symptomen oder Faktoren
Barheon (F)	1973	12	Placebo	SCAG	3/17
Mémin et al. (F)	1973	4 co 4	Nicergolin	eigene Skalen	Nicergolin
McConnachie (GB)	1973	12	Placebo	SCAG	17/22
Rehman (GB)	1973	8 co 8	Placebo	Crichton	Placebo
		12	Placebo	Crichton	5/10
Thibault (Canada)	1974	12	Placebo	SCAG	13/18
Paux et al. (F)	1975	12	Placebo	SCAG	5/13
Cox (GB)	1982	12	Placebo	SCAG	5/7 b
van Loveren-Huyben (NL)	1984	24	Placebo	SCAG + and. Skalen	17/18 f
Chierichetti et al. (I)	1985	52	Placebo	SCAG + and. Skalen	4/5 c
Rouy et al. (F)	1986	24	Placebo	SCAG + and. NOSIE	4/5 d

Co Crossover, a) Co-Dergocrin mit signifikanter Überlegenheit vor, jedoch nicht nach Crossover, b) nur Zielsymptome, c) nur Faktoren. Keine Angaben für Einzelsymptome, d) nur Faktoren und Globalscore. Keine Angaben für Einzelsymptome, e) Woche 1–12 = 4,5mg, Woche 13–24 = 7,5mg / Tag

Tabelle 4.5. Klinische Wirksamkeit von Co-Dergocrin (3,0–6 mg / Tag) bei der Demenz in verschiedenen psychometrischen Tests (modifiziert nach Fanchamps 1983)

Autoren (Land)	Jahr	Dauer (Wochen)	Dosis (mg/d)	Referenz-Substanz	Zusätzl. Nachweismethoden (außer SCAG)
Heiss et al. (D)	1971	12	3,0–5,0	Placebo	Eigene Graduierungsskalen
Banen (USA)	1972	12	3,0	Placebo	0
Herzfeld et al. (D)	1972	6	4,5	Placebo	EEG (a)
Kugler et al. (D)	1978	15	4,5	Placebo	EEG (b)
Oswald und Lang (D)	1980	6	3,0	Chlordiazepoxid	Cattell
Pfeiff et al. (D)	1980	12	3–4	Digitalis	Eigene Graduierungsskalen
Yesavage et al. (USA)	1981	12	3,0	Placebo	0
Oswald et al. (D)	1982	6	6,0	Piracetam	EEG (b)
Thienhaus et al. (USA)	1987	12	6,0	Placebo	SCAG, GDS *

(a) Konventionell visuelle Auswertung, (b) Computergestützte Quantifizierung, * Global Deterioration Scale, *0* Keine. Mod. nach A. Fanchamps (1983) urteilung der Dyskinesien bei Dosierungen zwischen 4,5 und 7,5 mg/Tag über 6–12 Wochen (Chien et al. 1980, Gomez 1977, Hajioff und Wallace 1982, Lancranjan 1983).

4.2.2 Dosierung

Orale Verabreichung: Co-Dergocrin ist am besten vor dem Essen einzunehmen. Nur bei magenempfindlichen Patienten sollte Co-Dergocrin zu den Mahlzeiten oder nach dem Essen verabreicht werden. Im allgemeinen empfiehlt sich eine konsequente Dauerbehandlung. Je nach Intensität der Beschwerden sollten folgende Dosen verabreicht werden: Tropflösung: 2–3 x tgl. 20–40 Tropfen. Bei der speziellen galenischen Zubereitung von Hydergin forte® (Tropflösung und Tabletten) werden 2–3 x tgl. 20 Tropfen bzw. 1 Tbl. empfohlen. Für die spezielle Zubereitung wird bei parenteraler Verabreichung die Gabe von 0,3–0,6 mg 1–2 x tgl. angegeben.

4.2.3 Unerwünschte Wirkungen, Kontraindikationen, Überdosierungen

Gelegentlich treten auf: Übelkeit, Erbrechen, gastrointestinale Beschwerden und das Gefühl der verstopften Nase. In sehr seltenen Fällen wurden leichte Bradykardie, orthostatische Beschwerden und nach längerer Therapiedauer pektanginöse Beschwerden bei Patienten mit einer Angina pectoris-Anamnese beschrieben. Da nach parenteraler Gabe von Co-Dergocrin eine blutdrucksenkende Wirkung in etwas verstärktem Ausmaß und beschleunigt zu erwarten ist, ist Vorsicht bei Patienten mit einer Hypotonie geboten. Es gibt keine Hinweise auf unerwünschte Wirkungen der Verbindung während der Schwangerschaft, wenn sie in therapeutischen Dosen eingenommen wird. In einer Langzeitstudie mit gesunden Pensionären, denen täglich 4,5 mg Co-Dergocrin über fünf Jahre verabreicht wurde, wurden keine Nebenwirkungen oder auf das Pharmakon zurückzuführende Änderungen der Laborwerte beschrieben (Huber et al. 1986, Köberle und Spiegel 1984). Bei hochdosierter Co-Dergocringabe wird als Hauptnebenwirkung eine nasale Schleimhautschwellung mit starker Behinderung der Nasenatmung beobachtet. Seltener treten Übelkeitsgefühl und Erbrechen auf.

Gegenanzeigen
Bekannte Überempfindlichkeit gegen Mutterkornalkaloide. Letztes Drittel der Schwangerschaft.

4.2.4 Interaktionen

Co-Dergocrin beeinflußt die Plättchenaggregation und Blutviskosität. Bei Patienten, die gleichzeitig die Blutgerinnung beeinflussende Arzneimittel erhalten, sind bei Therapiebeginn mit Co-Dergocrin häufigere Kontrollen der Gerinnungswerte angezeigt.

4.2.5 Besondere Hinweise

Durch individuell auftretende unterschiedliche Reaktionen kann die Fähigkeit zur aktiven Teilnahme am Straßenverkehr oder zum Bedienen von Maschinen beeinträchtigt werden. Dies gilt in verstärktem Maße bei Behandlungsbeginn und Präparatwechsel.

Literatur

AELLIG WH, NÜESCH E (1977) Comparative pharmacokinetic investigations with tritium-labeled ergot alkaloids after oral and intravenous administration in man. Int J Clin Pharmacol 15: 106–112

ARRIGO A, BRAUN P, KAUCHTSCHISCHWILI GM (1973) Influence of treatment on symptomatology and correlated electroencephalographic (EEG) changes in the aged. Clin Ther Res 15: 417–426

BALDY-MOULINIER M, DAPRES G, PASSOUANT P (1969) Organization of sleeping and waking in the cat during the 24 hours: pharmacological changes. Electroencephalogr Clin Neurophysiol 27: 105

BANEN DM (1972) An ergot preparation (Hydergine) for relief of symptoms of cerebrovascular insuffiency. J Am Geriatr Soc 20: 22–24

BARGHEON J (1973) Double-blind study of hydergine in geriatric patients. Nouv Presse Med 2: 2053–2055

BARNHARD PJ (1961) Centr Afr J Med 7: 355–360 (zit. nach WEIL 1988)

BAZO AJ (1973) An ergot alkaloid preparation (Hydergine) versus papaverine in treating common complaints of the aged: double-blind study. J Am Geriat Soc 21: 63–71

BERDE B (1972) Some new vascular and biochemical aspects of the mechanism of action of ergot compounds. Headache 11: 139–147

BERTONI-FREDDARI C, GIULI C, PIERI C, PACI D (1986) Quantitative investigation of the morphological plasticity of synaptic junctions in rat dentate gyrus during aging. Brain Res 366: 187–192

BERTONI-FREDDARI C, GIULI C, PIERI C et al. (1987) The effect of chronic Hydergine treatment on the plasticity of synaptic junctions in the denate gyrus of aged rats. J Gerontol 42: 482–486

BIEL ML, SEUS R, STRUPPLER A (1976) Medikamentöse Therapie des hirnorganischen Psychosyndroms im Alter. Med Klin 71: 2177–2189

BLUNTSCHLI HJ, GOETZ RH (1947) The effect of a new sympathicolytic drug (Dihydroergocornine) on the blood-pressure with special reference to hypertension. S Afr Med J 11: 382

BOCK KD, WELZEL D, DENNLER HJ (1982) Co-Dergocrinemesylat bei älteren Hypertonikern (therapeutische Mitteilung). Münch Med Wochenschr 124: 1095–1098

BREEZE RW, COX S, RODGERS-COX J (1988) Changes in P-300 latency as a result of co-dergocrine mesylate therapy in patients with senile dementia. Int J Geriatr Psychiat 3: 263–266

CERLETTI A, EMMENEGGER H, ENZ A, IWANGOFF P, MEIER-RUGE W (1973) Effects of ergot DH-alkaloids on the metabolism and function of the brain. An approach based on studies with DH-Ergonine. In: GENAZZANI E, HERKEN H (eds) Centr Nerv Stud on Metab Regul and Funct. Springer, Berlin Heidelberg New York, pp 201–212

CHIEN C, MARDER SR, VAN PUTTEN T, ESCOBAR J (1980) In: COLLEGIUM INTERNATIONALE NEUROPSYCHOPHARMACOLOGICUM. Prog Neuro-Psychopharmacol 1: 105–106

CHIERICHETTI S, CUCINOTTA D, SANTINI V (1985) In: GAITZ CM, SAMORAJSKI T (eds) Ageing 2000: our health care destiny, vol I. Springer, Berlin Heidelberg New York Tokyo, pp 377–393

CLOSSE A, FRICK W, DRAVID A et al. (1984) Classification of drugs according to receptor profiles. Naunyn Schmiedebergs Arch Pharmacol 327: 95–101

COLE JO (1980) Drug therapy of senile organic drug syndromes. Psychiat J Univ Ottawa 5: 41–52

COX JR, PANDURANGI VR, WALLACE MG (1978) Drugs will help if dementing patients are caught early. Mod Geriatr 8: 12, 14–15

CRIPPS H, DEARNALEY DP (1972) Vascular responses and noradrenaline overflows in the isolated blood-perfused cat spleen: some effects of cocaine, normetanephrine and α-blocking agents. J Physiol 227: 647–664

DITCH M, KELLY FJ, RESNICK O (1971) An ergot preparation (Hydergine) in the treatment of cerebrovascular disorders in the geriatric patient: a double-blind study. J Am Geriatr Soc 19: 208–217

DOMINIAK P, WEIDINGER G (1983) Therapie der isolierten systolischen Hypertonie im Alter. Med Klin 78: 536–539

DRAVID AR, HIESTAND P (1985) Deficit des activites enzymatiques cholinergiques dans les zones septo-temporales de l'hyppocampe de rat age et dans le cerveau anterieur de souris agée. Action du traitement par l'hydergine. J Pharmacol 16 [Suppl III]: 29–37

EINSPRUCH BC (1976) Helping to make the final years meaningful for the elderly residents of nursing homes. Dis Nerv Syst 37: 439–442

EMMENEGGER H, MEIER-RUGE W (1968) The actions of Hydergine on the brain. A histochemical, circulatory and neurophysiological study. Pharmacology 1: 65–78

FANCHAMPS A (1979) Controlled studies with dihydroergotoxine in senile cerebral insufficiency. In: NANDY K (ed) Geriatric psychopharmacology. Elsevier North-Holland, New York, pp 195–212

FANCHAMPS A (1983) Dihydroergotoxine in senile cerebral insufficiency. In: AGNOLI A, CREPALDI G, SPANO PF, TRABUCCHI M (eds) Aging brain and ergot alkaloids. Raven Press, New York, pp 311–322 (Aging, vol 23)

FLÜCKINGER E, BALTHASAR HU (1967) Dihydroergocristin: Unterschiedliche Wirkungen an venösem und arteriellem Gewebe. Arzneimittelforschung 17: 6–9

FREIS ED, STANTON JR, WILKINS RW (1948) The effects of certain dihydrogenated alkaloids of ergot in hypertensive patients. Am J Med Sci 216: 163

GADDUM JA, PAASONEN MKV (1955) Br J Pharmacol 10: 474–483 (zit nach WEIL 1988)

GAITZ CM, VARNER RV (1974) Pharmacotherapy of late life organic brain syndromes; evaluation of Hydergine (an ergot derivative) versus placebo using double-blind technique. Gerontologist 14: 44

GAITZ CM, HARTFORD JT (1979) Ergot alkaloids in treatment of geriatric patients with dementia. In: NANDY K (ed) Geriatric psychopharmacology. Elsevier North-Holland, New York, pp 213–224

GAITZ CM, VARNER RV, OVERALL JE (1977) Pharmacotherapy for organic brain syndrome in late life. Evaluation of an ergot derivative vs placebo. Arch Gen Psychiatry 34: 839–845

GHERONDACHE DN (1977) Data on file at Sandoz Inc, East Hanover, NJ, USA

GOLDSTEIN M (1985) Ergot alkaloids and central monoaminergic receptors. J Pharmacol (Paris) 16 [Suppl III]: 19–24

GOLDSTIEN M, LEW JY, HATA F, LIEBERMAN A (1978) Binding interactions of ergot alkaloids with monoaminergic receptors in the brain. Gerontology 24 [Suppl I]: 76–85

GOMEZ E (1977) Clinical observations in the treatment of tardive dyskinesia with dihydrogenated ergot alkaloids (Hydergine). Preliminary findings. Psychiat J Univ Ottawa 2: 67–71

GRABNER W, WEIDINGER G (1982) Behandlung der Hypertonie im Alter. Med Klin 77: 694–698

GRAUWILER J, SCHOEN H (1973) Teratological experiments with ergotamine in mice, rats and rabbits. Teratology 7: 227–235

GRIFFITH RW, GRAUWILER J, HODEL C, LEIST KH, MATTER B (1978) Ergot alkaloids and related compounds. In: BERDE B, SCHILD HO (eds) Handbuch der experimentellen Pharmakologie, vol 49. Springer, Berlin Heidelberg New York, pp 805–851

GUFFANTI E, VACCARELLA A, MEREGALLI M, FIORELLA G, CHIERICHETTI SM, MAZZOLA C (1985) A single blind comparison of dihydroegotoxine mesilate and clonidine for treatment of hypertensive emergencies. Int J Clin Pharmacol Ther Toxicol 23: 506–509

GUIRAUD-CHAUMEIL B, RASCOL A, DAVID J, BONEU B, CLANET M, BIERME R (1982) Prevention des recidives des accidents vasculaires cerebraux ischemiques par les anti-agregants plaquettaires. Rev Neurol (Paris) 138: 367–385

GYGAX P, MEIER-RUGE W, SCHULZ U, ENZ A (1976) Proceedings: experimental studies on the action of metabolic and vasoactive substances in the oligemically disturbed brain. Arzneimittelforschung 26: 1245–1246

HAJIOFF J, WALLACE MG (1982) Treatment of tardive dyskinesia with Co-Dergocrine mesylate. Br J Clin Pract 16: 43–46

HEISS R, SEUS R, FAHRENBERG J (1971) Eine Studie zur Prüfung der psychodynamischen Wirkung von Dihydroergotoxin. Arzneimittelforschung 21: 797–800

HERZFELD U, CHRISTIAN W, OSWALD WD et al. (1972) Zur Wirkungsanalyse von Hydergin im Langzeitversuch. Eine interdisziplinäre Studie. Med Klin 67: 1118–1125

HEUER LJ, ANDERS T (1983) Behandlung der Hochdruckkrise mit Hydergin. Med Klin 78: 564–566

HOLLINGSWORTH SW (1974) Effective nursing home care for elderly patients. Evaluation and treatment. Scient Exhibit Am Med Assoc Clin Convention, Portland, Oregon

HOLLINGSWORTH SW (1980) Response of geriatric patients from the satellite nursing homes of Maricopa County to Hydergine therapy: a double-blind study. Curr Ther Res 27: 401–410

HOROWSKI R, MC DONALD RJ (1983) Experimental and clinical aspects of ergot derivatives used in the treatment of age-related disorders. In: AGNOLI A, CREPALDI G, SPANO PF, TRABUCCHI M (eds) Aging brain and ergot alkaloids. Raven Press, New York, pp 283–303 (Aging, vol 23)

HORSCH A (1982) Prüfung der blutdrucksenkenden Wirkung von Hydergin speziell unter stationären Bedingungen. Therapiewoche 32: 3882–3886

HUBER F, KÖBERLE S, PRESTELE H, SPIEGEL R (1986) Effects of long-term ergoloid mesylates ("Hydergine") administration in healthy pensioniers: 5-year results. Curr Med Res Opin 10: 256–279

HUGHES JR, WILLIAMS JG, CURRIER RA (1976) An ergot alkaloid preparation (Hydergine) in the treatment of dementia: critical review of the clinical literature. J Am Geriatr Soc 24: 490–497

Humbert H, Lavene D, Guillaume MF, Kiechel JR (1975) Pharmacokinetics and bioavailability with two ergot peptide alkaloids: co-dergocrine and dihydroergotamine. In: Gershon S, Raskin A (eds) Genesis and treatment of psychologic disorders in the elderly. Raven Press, New York, pp 334–340 (Aging, vol 2)

Humbert H, Lavène D, Guillaume MF, Kiechel JK (1981) In: Aiache JM, Hirtz J (eds) 1er Congrés Européen de Biopharmacie et de Pharmacocinétique. Technique et Documentation, Paris, vol 1, pp 334–340

Hunziker O, Emmenegger H, Meier-Ruge W, Schulz U (1974) The behaviour of morphometric parameters of cortical capillaries in the cat's brain influenced by DH-ergotoxine and papaverine. Int Res Commun Syst Med Sci 2: 1481–1489

Iwangoff P, Enz A, Chappuis A (1975) Inhibition of cAMP-phosphodiesterase of different cat organs by DH-ergotoxine in the micromolar substrate range. Int Res Commun Syst Med Sci 3: 403–406

Iwangoff P, Meier-Ruge W, Schieweck C, Enz A (1976) The uptake of DH-ergotoxine by different parts of the cat brain. Pharmacology 14: 27–38

Jennings WC (1972) An ergot alkaloid preparation (Hydergine) versus placebo for treatment of symptoms of cerebrovascular insufficiency: double-blind study. J Am Geriatr Soc 20: 407–412

Kappert A, Baumgartner P, Rupp F (1948) Über die blutdrucksenkende Wirkung neuer hydrierter Mutterkornalkaloide. Schweiz Med Wochenschr 78: 1265

Kawashima K, Kogure K, Ido T, Itoh M, Hatazawa J (1988) Increase in cerebral metabolic rate of glucose in multi-infarct dementia following intravenous administration of co-dergocrine mesylate (Hydergine). Neurol 235 [Supp]: 1

Koeberle S, Spiegel R (1984) A long-term study with Co-Dergocrine mesylate (Hydergine) in healthy pensioners. Result after 3 years. Gerontology 30 [Suppl 1]: 3–52

Kugler J, Oswald WD, Herzfeld U et al. (1978) Langzeittherapie altersbedingter Insuffizienzerscheinungen des Gehirns. Dtsch Med Wochenschr 103: 456–462

Lancranjan I (1983) New perspectives in the treatment of tardive dyskinesia with dihydroergotoxine. In: Agnoli A, Crepaldi C, Spano PF, Trabucchi M, Rom (eds) Aging brain and ergot alkaloids. Raven Press, New York, pp 329–338 (Aging, vol 23)

Lavène D, Humbert H, Kiechel JR et al. (1985) Hydergine pharmacokinetics in the elderly. J Pharmacol (Paris) 16 [Suppl III]: 57–63

Le Poncin-Lafitte M, Rapin JR, Duterte D (1985) Learning and cholinergic neurotransmission in old animals: the effect of Hydergine. J Pharmacol (Paris) 16 [Suppl III]: 57–63

Linden ME (1975) Retirement and the elderly patient: problems and practical therapy. Scientific exhibit; 1–19 Am Geriatr Soc, 124th Annual Meeting

Loew DM, Vigouret JM, Jaton AL (1976a) Neuropharmacological investigations with two ergot alkaloids, Hydergine and bromocriptine. Postgrad Med J 52 [Suppl 1]: 40–46

Loew DM, Deporteere H, Bürki HR (1976b) Effects of dihydrogenated ergot alkaloids on the sleep wakefulness cycle and on brain biogenic amines in the rat. Arzneimittelforschung 26: 1080–1083

London ED, Walovitch RC (1985) Cerebral glucose metabolism in aging rodents: effects of codergocrine. J Pharmacol (Paris) 16 [Suppl III]: 73–84

Markstein R (1985) Hydergine: interaction with neurotransmitter systems in the central nervous system. J Pharmacol (Paris) 16 [Suppl III]: 1–7

Markstein R, Wagner H (1978) Effects of dihydroergotoxine on cyclic AMP generating systems in rat cerebral cortex slices. Gerontology 24 [Suppl 1]: 94–105

Markstein R, Closse A, Frick W (1983) Interaction of ergot alkaloids and their combination (codergocrine) with α-adrenoceptors in the CNS. Eur J Pharmacol 93: 156–169

Matejcek M (1983) EEG of the aging brain. Contribution of quantitative electroencephalography to geriatric research: application with ergoloid mesylates. In: Agnoli A, Crepaldi G, Spano PF, Trabucchi M (eds) Aging brain and ergot alkaloids. Raven Press, New York, pp 97–103 (Aging, vol 23)

Matejcek M, Knor K, Piguet PV, Weil C (1979) Electroencephalographic and clinical changes as correlated in geriatric patients treated three months with an ergot alkaloid preparation. J Am Geriatr Soc 27: 198–202

Matter BE, Grauwiler J (1975) The micronucleus test as a simple model, in vivo, for the evaluation of drug – induced chromosome aberrations. Comparative studies with 13 compounds. Mutation Res 29: 198–199

Matter BE, Tsuchimoto T, Deyssenroth H (1978) Failure to detect dominant – lethal mutations and effects on reproductive capacity in mice exposed to dihydroergotoxine mesylate. Arzneimittelforschung 28: 2286–2290

Mc Connachie RW (1973) A clinical trial comparing Hydergine with placebo in the treatment of cerebrovascular insufficiency in elderly patients. Curr Med Res Opin 1: 463–468

Mc Donald RJ (1979) Hydergine: a review of 26 clinical studies. Pharmakopsychiatry 12: 407–422

Meier Ruge W (1986) Effects of prolonged codergocrine mesylate (Hydergine) treatment on local cerebral glucose uptake in aged Fi scher 344 rats. Arch Gerontol Geriatr 5: 65–77

Meier Ruge W, Enz A, Gygax P et al. (1975) Experimental pathology in basic research of the aging brain. In: Gershon S, Raskin A (eds) Genesis and treatment of psychologic disorders in the elderly. Raven Press, New York, pp 55–126 (Aging, vol 2)

Mémin Y, Najean Heuber E (1973) Etude à double insu selon une échelle d'appréciation quantitative d'un traitement des troubles vasculaires cérébraux chroniques. Semin Hôp (Paris) 49: 605–608

Moglia A, Bono G, Sinforiani E, Alffonsi E, Zandrini C, Pistarini C, Arrigo A, Franch F (1983) Farmaco (ed prat) 38: 97–102

Nagasawa H, Kogure K, Kawashima T et al. (1989) Influence of Hydergine on brain cell metabolism as demonstrated by PET. In: Carlsson A, Kanowski S, Allain H, Spiegel R (eds) Cerebral insufficiency. Trends in research and treatment, vol 1–4. Parthenon Publishing Group, Carnforth (UK) and Park Ridge (USA), vol 3, pp 169–178

Nelson JJ (1975) Relieving selected symptoms of the elderly. Geriatrics 30: 133–142

Orth OA, Capps RA, Suckle HM (1947) Some pharmacological properties of dihydroergocornine (DHO 180). Red Proc 6: 361

Oswald WD, Lang E (1980) Therapeutische Beeinflussung von Leistung und Selbstbild bei geriatrischen Patienten. Münch Med Wochenschr 122: 59–62

Oswald WD, Matejcek M, Lukaschek K (1982) Über die Relevanz psychometrisch operationalisierter Therapie-Effekte bei der Behandlung altersbedingter Insuffizienzerscheinungen des Gehirns als Beispiel des Nürnberger-Alters-Inventars. Arzneimittelforschung 32: 584–590

Rao DB, Norris JR (1972) A double-blind investigation of hydergine in the treatment of cerebrovascular insufficiency in the elderly. Johns Hopk Med J 130: 317–324

Rehman SA (1973) Two trials comparing Hydergine with placebo in the treatment of patients suffering from cerebrovascular insufficiency. Curr Med Res Opin 1: 456–462

Roberts GT, Rand MJ (1977) Effects of some ergot derivates in bone marrow of mice. Mutation Res 56: 59–67

Rodriguez JM (1973) A double-blind placebo controlled study of Hydergine in the treatment of cerebrovascular insufficiency in the elderly. Data on file at Sandoz Inc, East Hanover, NJ, USA

Rosen HJ (1975) Mental decline in the elderly: pharmacotherapy (ergot alkaloids versus papaverine). J Am Geriatr Soc 23: 169–174

Rothlin E, Bruegger J (1945) Quantitative Untersuchungen der sympathikolytischen Wirkung genuiner Mutterkornalkaloide und derer Dihydroderivate am isolierten Uterus des Kaninchens. Helv Physiol Acta 3: 519

Rothlin E, Cerletti A (1949) Pharmakologie des Hochdrucks. Verh Dtsch Ges Kreisl Forsch 15: 158

Roubicek J, Geiger C, Abt K (1972) An ergot alkaloid preparation (hydergine) in geriatric therapy. J Am Geriatr Soc 20: 222–229

Rouy JM, Douillon AM, Compan B (1986) L'Hydergine dans le traitement de la détérioration intellectuelle du sujet âgé. Résultats d'un essai à double insu d'une durée de 6 mois. Trib Méd 200: 69–74

Salzmann R, Pacha W (1976) The effects of ergot compound on the release of noradrenaline and prostaglandins from the isolated perfused cat spleen during nerve stimulation. Postgrad Med J 52 [Suppl 1]: 24–31

Segre G, Bruni B, Dal Pra P et al. (1983) Pharmacokinetic analysis: new methods and results with ergot alkaloids. In: Agnoli A, Crepaldi G, Spano PF, Trabucchi M (eds) Aging brain and ergot alkaloids. Raven Press, New York, pp 395–406 (Aging, vol 23)

Singer JM, Harnot HB, Patin JR (1985) Differential patient response to ergoloid mesylates according to current etiopathic notions of dementia. In: Gaitz CM, Samorajski T (eds) Aging 2000: our health care destiny. Springer, New York, pp 405–420 (Biochemical issues, vol 1)

Smith JA, Zalman S (1949) Prac Soc Ep Biol (NY) 72: 13–15

Sörgel F, Abisch E, Dennler HJ, Lang E (1984) Steady state bioavailability of a new oral formulation of Hydergine in geriatric patients. Eur Clin Pharmacol 26: 133–135

Susic V, Masirevic G (1979) Effects of dihydroergotoxine (Hydergine) on the sleep-wakefulness cycle the cat. Gerontology 25: 212–218

Thibault A (1974) A double-blind evaluation of "Hydergine" and placebo in the treatment of patients with organic brain syndrome and cerebral arteriosclerosis in a nursing home. Curr Med Res Opin 2: 482–487

Thienhaus OJ, Wheeler BG, Simons S et al. (1987) A controlled double-blind study of high-dose dihydroergotoxine mesylate (Hydergine) in mild dementia. J Am Geriatr Soc 35: 219–223

Triboletti F, Ferri H (1969) Hydergine for treatment of symptoms of cerebrovascular insufficiency. Curr Ther Res 11: 609–620

Venn RD (1978) Clinical pharmacology of ergot alkaloids in senile cerebral insufficiency. In: Berde B, Schild HO (eds) Ergot alkaloids and related compounds. Springer, Berlin Heidelberg New York, pp 533–566 (Handbook Exp Pharmacol, vol 49)

Vigouret JM, Bürki HR, Jaton AL et al. (1978) Neurochemical and neuropharmacological investigations with four ergot derivatives: bromocriptine, dihydroergotoxine, CF 25–397 and CM 29–712. Pharmacology 16 [Suppl 1]: 156–173

Weil C (1988) Hydergine: pharmacologic and clinic facts. Springer, Berlin Heidelberg New York Tokyo

Wennmalm A (1971) Quantitative evaluation of release and reuptake of adrenergic transmitter in the rabbit heart. Acta Physiol Scand 82: 532–538

Weth G (1982) Zur Behandlung der hypertonen Krise mit Hydergin. Z Allg Med 58: 1366–1368

Wiernsperger N, Gygax P, Danzeisen M (1978) Cortical pO -distribution during oligemic hypotension and its pharmacological modifications. Arzneimittelforschung 28: 768–770

Wilder BJ, Gonyea EF (1973) The effects of the dihydrogenated ergot alkaloids on symptoms of aging: a controlled pilot study of clinical neurologic and EEG changes. Scientific exhibit. Am Med Ass Annu Convention, New York, June 23–27

Winslow IE (1974) The hospitalized geriatric patient: guidelines for effective therapy. Scientific exhibit: 1–24. Am Med Assoc Meeting, Portland, Nov 30– Dec 3

Wright AM, Morrehead M, Welsh JH (1962) Br J Pharmacol 18: 440–450

Yesavage JA, Tinklenberg JR, Hollister LE, Berger PA (1979) Vasodilators in senile dementias: a review of the literature. Arch Gen Psychiatry 36: 220–223

Yesavage JA, Westphal J, Rush L (1981) Senile dementia: combined pharmacologic and psychologic treatment. J Am Geriatr Soc 29: 164–174

Züger PE, Vigouret JM, Loew DM (1978) Inhibition of reserpine-induced PGO-spikes in the cat by ergot derivatives. Experientia 34: 637–639

Neuro-Psychopharmaka, Bd. 5
Riederer P. / Laux G. / Pöldinger W. (Hrsg.)

5
Pentoxifyllin

H. Herrschaft

Pentoxifyllin ist ein hämorheologisch aktives Xanthinderivat. Chemische Bezeichnung: 3,7-Dimethyl-1-(5-oxohexyl)-xanthin.

5.1 Pharmakologie

In vitro-Studien haben belegt, daß nach Zugabe von Pentoxifyllin zu Konservenblut gesunder Personen die Erythrozyten-Filtrierbarkeit signifikant erhöht wird unter **den Bedingungen der Alterung** (AMBRUS et al. 1984, GRIGOLEIT und JACOBI 1977, SEIFFGE und KIESEWETTER 1981), unter **hyperosmolaren Bedingungen** (EHRLY 1975, LEONHARDT und GRIGOLEIT 1977), nach **Zitratgabe** (SCHUBOTZ und MÜHLFELLNER 1977), nach Zusatz von **Milchsäure** (SEIFFGE und KIESEWETTER 1981) und **Calciumchlorid** (SEIFFGE und KIESEWETTER 1981). Darüber hinaus steigerte Pentoxifyllin die pathologisch veränderte Flexibilität und Verformbarkeit der Erythrozyten bei der **peripheren arteriellen Verschlußkrankheit** (ANGELKORT und BAUERDICK 1982, PEREGO et al. 1986, STRANO et al. 1984), bei der **diabetischen Angiopathie** (LAGRUE et al. 1977, MORATTI et al. 1983, SCHUBOTZ und MÜHLFELLNER 1977), bei **zerebro-vaskulären Erkrankungen** (MARTIN und VIVES 1979, OTT et al. 1983, SAKAI et al. 1985) und bei **vaskulären Retinopathien** (GALLASCH 1985).

Pentoxifyllin erhöht ausgeprägt den Nukleotidgehalt der Erythrozyten. In vitro konnte nach Zugabe von Pentoxifyllin zum Blut von Patienten mit allgemeiner fortgeschrittener Arteriosklerose, weniger bei gesunden Probanden, dosisabhängig der ATP-Gehalt der Erythrozyten erhöht werden

(Buchanan und Moodley 1977, Porsche und Stafanovich 1978). Tierexperimentell konnte bei Ratten nach oraler Gabe von Pentoxifyllin ein signifikanter Anstieg von ATP, der Gesamt-Adenin-Nucleotide und des ATP/ADP-Verhältnisses in den Erythrozyten belegt werden (Stefanovich und John 1978). Ähnliche Befunde ließen sich nach oraler Medikation auch beim Menschen erheben (Takamatsu et al. 1979).

Bei Patienten mit ischämischer Herzkrankheit fanden sich nach Gabe von Pentoxifyllin (600 mg/Tag) eine Abnahme des ATP-Verbrauchs und eine Aktivierung der Membrandepolarisation der Erythrozyten (Kobaladze und Schonia 1979). Bei Patienten mit zerebro-vaskulären und peripheren arteriellen Erkrankungen bewirkte Pentoxifyllin eine Normalisierung der osmotischen Erythrozytenfragilität (Habu et al. 1978, Katsunuma 1982). Pentoxifyllin übt einen biphasischen konzentrationsabhängigen Effekt auf den Calciumgehalt der Erythrozyten mit Auswirkung auf die Phosphorylierung der Membranproteine und -durchlässigkeit mit konsekutiver Verbesserung der Erythrozytenverformbarkeit aus (Kramer und Swislokki 1983). Es blockiert die cAMP-unabhängige Protein-Kinase, aber nicht die cAMP-abhängige Phosphorylierung (Lecomte und Boivin 1981).

Pentoxifyllin verhindert die Aggregation der Erythrozyten (Schneider et al. 1986, Seiffge 1982). Bezüglich des Effektes von Pentoxifyllin auf die Vollblut- und Plasmaviskosität liegen nicht ganz einheitliche Untersuchungsergebnisse vor. Die überwiegende Mehrzahl der Autoren fand bei der peripheren arteriellen Verschlußkrankheit (Angelkort et al. 1981, Heidrich et al. 1976, Strano et al. 1984, Völker 1976) und bei **zerebro-vaskulären Erkrankungen** (Metoki et al. 1983, Ott et al. 1983) sowie beim Diabetes mellitus (Moratti et al. 1983) eine signifikante Abnahme der Vollblutviskosität nach Pentoxifyllin (600–1200 mg/Tag). Gallus et al. (1985), Matrai und Ernst (1985) und Perhoniemi et al. (1984) konnten diese Befunde bei Patienten mit peripherer arterieller Verschlußkrankheit für die Vollblutviskositätsänderung jedoch nicht bestätigen.

Im Vergleich Placebo, Raubasin oder Naphtidrofuryl bewirkte Pentoxifyllin, oral oder intravenös verabreicht, eine wesentlich ausgeprägtere Abnahme der Vollblutviskosität (Heidrich und Ott 1974, Ott et al. 1983, Strano et al. 1984). Die Senkung der Vollblutviskosität ging jedoch nicht mit einer signifikanten Abnahme des Hämatokritwertes und, in einigen Untersuchungen, auch nicht mit einer Abnahme der Plasmaviskosität einher (Heidrich et al. 1976, Smud et al. 1976). Pentoxifyllin bewirkt nach oraler oder intravenöser Applikation bei Patienten mit peripherer oder zerebraler arteriosklerotischer Gefäßerkrankung eine **Abnahme des Fibrinogengehaltes**, entweder infolge einer erhöhten Fibrinolyseaktivität (Angelkort et al. 1979, Jarret et al. 1977, Satewachin et al. 1978, Strano et al. 1984) oder über eine Abnahme der Fibrinproduktion (Jarret et al. 1977, Ott et al. 1983, Muggeo et al. 1983).

Der Effekt von Pentoxifyllin auf die **Thrombozyten-Aggregation** wurde in vitro-Studien mit menschlichen Thrombozyten untersucht. Es fanden sich ein Anstieg des cAMP-Spiegels und eine Blockade der membrangebundenen Phosphodiesterase der Thrombozyten. Diese Veränderungen haben über die Aktivierung einer Proteinkinase mit Katalyse der Phosphorylierung von Membranproteinen durch ATP eine Hemmung der Thrombozytenaggregation zur Folge (Stefanovich et al. 1977). Dementsprechend zeigten in vitro-Untersuchungen eine signifikante Abnahme der spontanen und der Kollagen-, ADP-, Serotonin- und Adrenalin-induzierten Thrombozytenaggregation unter Pentoxifyllin (Kostka-Trabkowa et al. 1985, Müller und Lehrach 1981, Nenci et al. 1981, Ott et al. 1983, Strano et al. 1984).

In der placebokontrollierten Doppelblindstudie von Angelkort (1979) bei Patienten mit fortgeschrittener peripherer arterieller Verschlußkrankheit fanden sich nach Behandlung mit 1600 mg Pentoxifyllin/Tag zahlreiche Parameter der Plättchenfunktion und Hämorheologie signifikant gebessert (Tabelle 5.1). Pentoxifyllin bewirkte auch eine **ausgeprägte Abnahme der Plättchenaggregation und -adhäsion in Bezug zur Gefäßwand im Tierexperiment** (Zinzadse et al. 1978) bei Patienten mit peripherer arterieller Verschlußkrankheit (Angelkort 1979, Stefanovich et al. 1977) und bei Patienten mit zerebro-vaskulären Erkrankungen (Itoh und Satoh 1979, Ott et al. 1983). Pentoxifyllin stimuliert die Prostacyclinsynthese und -freisetzung und hemmt die aggregationsfördernde Thromboxansynthese (Matzky et al. 1982, Poggesi et al. 1985, Pohanka und Sinzinger 1986), (Abb. 5.1).

Pentoxifyllin besitzt eine **Schutzwirkung gegen die Thrombusbildung** bei artefizieller arterieller Gefäßwandläsion oder -stenosierung, wie in verschiedenen tierexperimentellen Modellen nachgewiesen wurde (Weichert und Breddin 1985, Seiffge und Kremer 1984, Müller und Musikic 1987). In-vivo-Studien an Affen haben belegt, daß Pentoxifyllin die Urokinase- und Prostacyclin-induzierte Thrombolyse potenziert, die Freisetzung von Plasminogen-Aktivatoren bewirkt und die Fibrinolyse aktiviert

Tabelle 5.1. Einfluß von Pentoxifyllin, 1600 mg/Tag, auf verschiedene ex-vivo-Tests der Thrombozytenfunktion und andere hämatologische Parameter bie Patienten mit peripheren vaskulären Störungen (nach Angelkort 1979)

	Gesunde Probanden (Prob.zahl)	**Unbehandelte Patienten (Pat.zahl)**	**Mit Pentoxifyllin behandelte Patienten (Pat.zahl)**
Pseudopodienbildung (Mittelwert %)	68 (11)	72 (18)	45 (19)
Spontane Thrombozytenaggregation (% der Patienten)	23 (17)	95 (20)	43 (23)
ADP-induzierte Thrombozytenaggregation (Mittelwert %)	78 (40)	3,5 (20)	42 (22)
Kollagen-induzierte Thrombozytenaggregation (Mittelwert %)[a]	–	6 (15)	50 (16)
Gerinnungszeiten (Sekunden)	32,7 (50)	29,3 (19)	32,7 (20)
Antithrombin-III-Aktivität (% des Maximums)	105 (50)	57 (22)	80 (15)
Plasmaaktivität (% des Maximums)	103 (50)	87 (22)	123 (15)
Antiplasmaaktivität (% des Maximums)	103 (50)	97 (22)	76 (15)
Plasminogen (% des Maximums)	111 (50)	105 (22)	106 (15)

[a] Gemessen als prozentuale Desaggregation

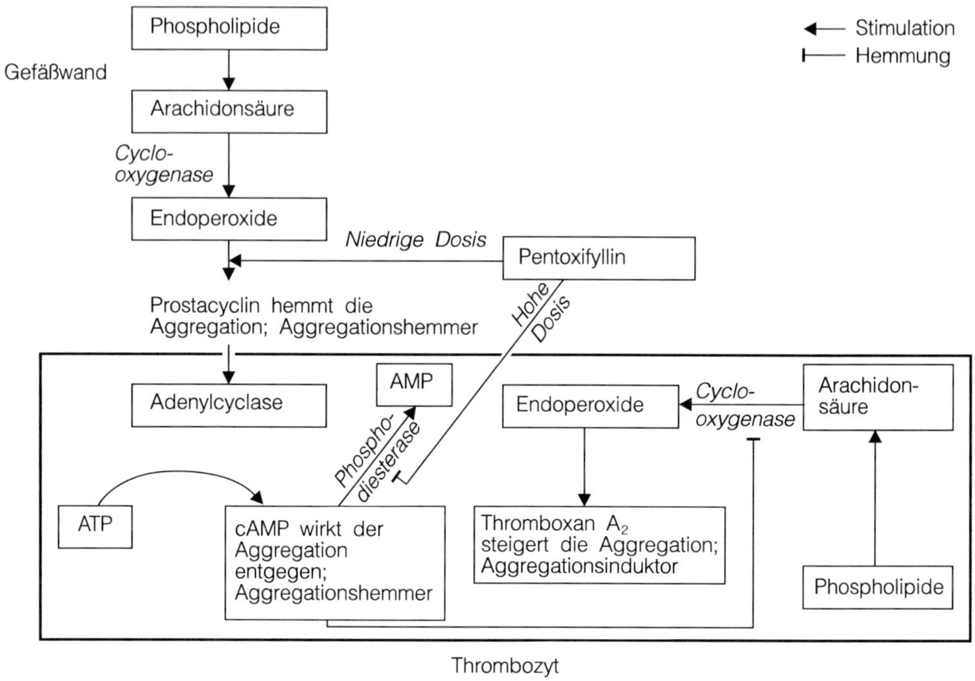

Abb. 5.1. Prostaglandinmetabolismus in Gefäßwand und Plättchen; Eingreifen von Pentoxifyllin in die Prostacyclin (Prostaglandin-I_2)- und Thromboxan-Biosynthese (nach MÜLLER 1981)

(AMBRUS et al. 1984). Es reduziert die Euglobulin-Lysezeit (Di PERRI 1984, STRANO et al. 1984), die Alpha-2-Makroglobulin – (Di PERRI et al. 1984, MUGGEO et al. 1984), Antithrombin II – (ANGELKORT et al. 1981), Alpha-1-Antitrypsin, Alpha-2-Antiplasmin und Beta-Thromboglobulin-Aktivitäten bei Patienten (Di PERRI et al. 1984). Im Blut gesunder Freiwilliger konnte für Pentoxifyllin auch ein Effekt auf die **Leukozyten** nachgewiesen werden, wobei die Filtrierbarkeit und Verformbarkeit der Monozyten und polymorphkernigen Leukozyten stark erhöht wurde (SCHMALZER und CHIEN 1984, VASTHARE et al. 1990, DEL ZOPPO et al. 1991, FARACI et al.).

Die Wirkung von Pentoxifyllin auf die Organdurchblutung

Die bei der **peripheren arteriellen Verschlußkrankheit** (MÜLLER und LEHRACH 1981) belegte Durchblutungsminderung der erkrankten Extremitäten konnte nach oraler und intravenöser Gabe von Pentoxifyllin (600–1600 mg/Tag – 4–8 Wochen) signifikant gebessert werden (KOSTKA-TRABKOWA et al. 1985, ANGELKORT et al. 1983, BAUMANN 1978, STRANO et al. 1984, PUPITA et al. 1983). Bei zerebro-vaskulären Erkrankungen mit herabgesetzter Hirndurchblutung (akuter Hirninfarkt, chronische vaskuläre Enzephalopathie) konnte durch zahlreiche Studien das Vorliegen einer Bluthyperviskosität, verminderter Verformbarkeit der Erythrozyten, erhöhter Plättchenaggregation und erhöh-

ten Fibrinogenspiegeln nachgewiesen werden (EISENBERG 1966, FUKUDA et al. 1978, MÜLLER und LEHRACH 1981, OTT et al. 1974). Eine signifikante Verbesserung der Erythrozytenverformbarkeit unter Pentoxifyllin bei Patienten mit zerebralen ischämischen Durchblutungsstörungen konnte in mehreren klinischen Studien belegt werden (MARTIN und VIVES 1980, OTT et al. 1983, STRANO et al. 1984, UEDA et al. 1979).
Die für Pentoxifyllin nachgewiesenen positiven hämorheologischen Effekte, besonders im Bereich der Mikrozirkulation durch Verbesserung der Fließfähigkeit des Blutes und durch antithrombotische Effekte (Senkung der erhöhten Blutviskosität, Normalisierung der verminderten Erythrozytenverformbarkeit, Hemmung der Erythrozytenaggregation, Stimulierung der Freisetzung von Prostacyclin, Hemmung der Thrombozytenaggregation, Hemmung der Freisetzung plättcheneigener Mediatoren und Senkung pathologisch erhöhter Fibrinogenspiegel) resultieren in einem Anstieg der Hirndurchblutung bei Patienten mit akutem und subakutem Hirninfarkt sowie bei der vaskulären Enzephalopathie. Eine Verbesserung der Hirndurchblutung beim Hirninfarkt wurde unter Verwendung des 133-Xenon-Inhalationsverfahrens nach intravenöser (HARTMANN et al. 1979, WENIG und KOPPENHAGEN 1981) und oraler Applikation (HARTMANN 1983) von Pentoxifyllin nachgewiesen. Die akute intravenöse Applikation von Pentoxifyllin (400 mg/Infusion) mit nachfolgender vierwöchiger oraler Therapie (1200 mg/Tag) bewirkte einen signifikanten Anstieg der Hemisphärendurchblutung bei Patienten mit chronischer vaskulärer Enzephalopathie (PASSERO et al. 1981). Ein bevorzugter Anstieg der Hirndurchblutung im Infarkt- und Infarktrandgebiet haben GABASCHWILI et al. (1979), HARTMANN (1983) mitgeteilt. Widersprüchliche Ergebnisse liegen aus tierexperimentellen Studien vor. Während KOMAREK et al. (1977) eine Zunahme der Hirndurchblutung bei der induzierten Ischämie berichteten, konnten STEEN et al. (1982), eine Zunahme von Hirndurchblutung, Sauerstoffverbrauch sowie Phospho-Kreatinin und Adenin-Nucleotiden nicht feststellen. Tabelle 5.2 gibt eine Übersicht über die wichtigsten pharmakologischen Effekte, über die Pentoxifyllin einen günstigen Einfluß auf Hirndurchblutung und -stoffwechsel ausübt.

Wirkungen von Pentoxifyllin auf Herz und Kreislauf

Pentoxifyllin bewirkte nach intravenöser Applikation bei Hunden in Allgemeinanästhesie einen dosisabhängigen Blutdruckabfall und eine leichte Tachykardie. Bei intraarterieller Gabe fanden sich eine positiv chronotrope und inotrope Wirkung am Herzen (WATANABE et al. 1982). Nach intravenöser Applikation von 3,6 oder 9 mg/kg Pentoxifyllin konnte dagegen bei Hunden im Wachzustand kein hämodynamischer Effekt ermittelt werden (SCHREIBER et al. 1983). Bei der akuten myokardialen Ischämie der Katze konnte nach intravenöser Applikation von Pentoxifyllin 30 Minuten nach Verschluß der linken vorderen Kranzarterie eine signifikante Verminderung der Herzenzyme, ein ST-Anstieg im EKG und ein Anstieg der Thrombozyten auf Normalwerte festgestellt werden (GALLENKÄMPER et al. 1984). KOBALADZE und GIBRADZE (1979) konnten bei Hunden einen positiven Effekt nach intravenöser Pentoxifyllingabe auf die morphologischen Veränderungen bei der Herzischämie feststellen. Nach oraler Gabe von Pentoxifyllin bei Patienten mit AVK konnten, abgesehen von einer Zunahme des Herzminutenvolumens, keine sonstigen hämodynamischen Veränderungen beobachtet werden. Auch die intravenöse Gabe von Pentoxifyllin (3–4 mg/kg) hatte keine negativen Effekte auf zentrale oder periphere hämodynamische Parameter bei Patienten mit ischämischer Herzkrankheit (BIAMINO 1986, STAUCH et al. 1986). NORDHUS et al. (1986) konnten nach intravenöser Gabe von Pentoxifyllin (4 mg/kg) bei Patienten nach Herzklappenersatz im hämodynamischen Steady-State einen signifikanten Anstieg des Herzauswurfvolumens und Herzindexes nachweisen.

Untersuchungen zur Wirkung von Pentoxifyllin auf Hirnstoffwechsel und Hirnoedem zeigten bei der Springmaus eine ausgeprägte Zunahme des Sauerstoff- und Glukoseverbrauchs (COHEN et al. 1979). Bei normalen Ratten und Ratten in Hyp-

Tabelle 5.2. Synopsis der pharmakologischen Wirkungen von Pentoxifyllin im ZNS

Funktion	Wirkungen
Hirndurchblutung	Steigerung der regionalen Hirndurchblutung insbesondere in hypoämischen Arealen, Erhöhung des zerebralen Gewebesauerstoff-Partialdrucks (pO_2)
Hämorheologie	Besserung der Fließeigenschaften des Blutes, Senkung der erhöhten Blutviskosität, antithrombotisches Potential
Erythrozyten	Erhöhung der gestörten Erythrozytenverformbarkeit, Hemmung der Erythrozytenaggregation
Thrombozyten	Hemmung der Thrombozytenaggregation durch Stimulierung der Prostazyklin-Biosynthese
Leukozyten	Dämpfung von Funktionen von aktivierten, jedoch nicht von normal reagiblen Leukozyten. Verringerte Adhäsivität von Leukozyten an Gefäßwänden, Hemmung der überschießenden Leukozytenaktivierung, verminderte Freisetzung von TNF, Sauerstoffradikalen, Elastase und Kollagenase und Verringerung dadurch bedingter Endothelschäden. Verminderte Aktivierung der Leukozyten durch IL-1 und TNF
Fibrinogen	Senkung pathologisch erhöhter Fibrinogenspiegel
Zerebrales Ödem	Protektive Wirkung gegen anoxiebedingte zerebrale Ödeme und hiermit verbundene metabolische Störungen. Normalisierung des Na^+/K^+-Gleichgewichts und des Energiewechsels im Hirngewebe, z.B. Erhöhung von ATP und Kreatininphosphat.

oxie führte die orale Medikation mit Pentoxifyllin zu einem Anstieg der zerebralen Adenin-Nucleotidkonzentration (Porsche und Stefanovich 1978, Stefanovich et al. 1978) und hemmte die Hirn-cAMP-Phosphordiesterase (Hayashi und Ozawa 1974). Bei der Wüstenspringmaus mit Hirnischämie nach Ligation der A. carotis verhinderte die orale Gabe von Pentoxifyllin Störungen der ATP- und Phosphor-Kreatinin-Konzentrationen und senkte die Mortalitätsrate von 58% auf 21% (Bluhm et al. 1985, Pettegrew et al. 1983). Eine Zunahme des Sauerstoffverbrauchs und der Glukose-Utilisation wurden bei Ratten auch von Hartmann et al. (1977) mitgeteilt. Im gleichen Modell zeigten auch Micic et al. (1981) eine Normalisierung des zerebralen Natrium-, Kalium- und Wassergehalts. Die Autoren interpretierten die tierexperimentellen positiven Wirkungen von Pentoxifyllin als einen Schutzeffekt gegen ischämische Schädigungen auf der zellulären Ebene. In Übereinstimmung mit den vorgenannten tierexperimentellen Ergebnissen stehen die Untersuchungen von Popendiker et al. (1971), die einen dosisabhängigen Anstieg von pO_2 im Cortex der Ratte vor und nach Carotisligatur im Vergleich zu unbehandelten Kontrolltieren unter Pentoxifyllin mitteilten. Beim kälteinduzierten Hirnoedem der Katze vermochte Pentoxifyllin den Wasser- und Natriumgehalt zu erhöhen und den erhöhten Kaliumgehalt zu senken (Ganser und Boksay 1974).

5.1.1 Pharmakokinetik

Pentoxifyllin wird beim Menschen und bei verschiedenen Säugetierspezies rasch aus dem Gastrointestinaltrakt resorbiert. Nach Gabe einer Einzeldosis (400 mg) wird die maximale Plasmakonzentration von 1102 ng/l nach 1,95 Stunden gemessen. Bei Retardformen (400 mg) betrugen die Werte 299 ng/l nach 3,3 Stunden (BEERMANN et al. 1985). Diese Befunde stehen in Übereinstimmung mit den Angaben von HINZE et al. (1972), die nach oraler Gabe von Pentoxifyllin (400 mg) in Retardform die initiale maximale Plasmakonzentration nach 2–3 Stunden angaben. Beim Menschen wird Pentoxifyllin primär durch Reduktion zum pharmakologisch aktiven Metaboliten 1 metabolisiert und durch Oxydation in verschiedene weitere Metaboliten, besonders die Metaboliten 4 und 5 verstoffwechselt (HINZE et al. 1972).

Die Metaboliten 4 und 5 wurden auch bei verschiedenen Tierspezies nachgewiesen. Die Verstoffwechselung geschieht sehr schnell, wie der sehr frühe Nachweis der Metaboliten im Plasma und des Metaboliten V im Urin belegen. Die Ausscheidung erfolgt primär renal. Pentoxifyllin und Metabolit 1 konnten im Urin nicht in nennenswerten Mengen nachgewiesen werden. Hier fanden sich hauptsächlich der Metabolit 5 und in kleinerem Anteil auch der Metabolit 4. Acht Stunden nach intravenöser Infusion von Pentoxifyllin bei gesunden Probanden wurden 4,2% und 43,8% der Dosis als Metaboliten 4 und 5 nachgewiesen. Nach oraler Gabe der Einfach- und Retardform betrugen die Werte 4,9% und 43,2% bzw. 4,6% und 47% (BEERMANN et al. 1985).

Nach den Studien von BRYCE et al. (1985) fanden sich acht Stunden nach oraler Gabe von 400 mg Pentoxifyllin (Retardform) 28% im Urin, nach 24 Stunden betrug die Ausscheidung 62%. Bei Patienten mit renaler Insuffizienz konnte mittels 14-C-markiertem Pentoxifyllin eine ausgeprägte Ausscheidungsverzögerung ermittelt werden. Die **Halbwertszeit** betrug bei gesunden Erwachsenen nach einer einmaligen oralen Dosis von 400 mg Pentoxifyllin 0,89 Stunden. Die Halbwertszeiten für die Metaboliten 1, 4 und 5 betrugen 0,96, 1,13 und 1,03 Stunden (BEERMANN et al. 1985, SMITH et al. 1986). Die Halbwertszeit von Pentoxifyllin nach intravenöser Gabe (200 mg) wurde mit 1–1,6 Stunden ermittelt (BEERMANN et al. 1985, HINZE 1972). Für die Retardform ergab sich eine Halbwertszeit von 3,43 Stunden und für den Metaboliten 1 von 3,39 Stunden (BEERMANN et al. 1985). Diese erhöhten Werte werden durch die anhaltende Resorption während der Eliminationsphase erklärt. Die maximale Plasmakonzentration für den Metaboliten 1 beträgt 1937 ng/L und 343 ng/L bei 1,8 und 3,1 Stunden nach Gabe der Normal- und Retardform.

Bei Verwendung einer wässrigen Lösung von Pentoxifyllin nahmen die mittleren maximalen Plasmakonzentrationen von Pentoxifyllin und der Metaboliten 1, 4 und 5 proportional mit der Dosis von 100–400 mg zu, wobei eine strikte dosisabhängige Beziehung nur zum Metaboliten V bestand. Die maximalen Konzentrationen wurden dosisunabhängig zeitgleich erreicht. Die relativen Plasmakonzentrationen blieben im Verhältnis Metabolit 5 > Metabolit 1 > Pentoxifyllin > Metabolit 4 konstant (SMITH et al. 1986).

Die Werte für die Fläche unter der Plasmakonzentrationskurve für Pentoxifyllin und seine Metaboliten verlief parallel zu den maximalen Plasmakonzentrationswerten (BEERMANN et al. 1985, SMITH et al. 1986). Nach siebentägiger Gabe von Pentoxifyllin (400 mg 3x tgl., Retardform) fanden sich keine signifikanten Änderungen in der maximalen Plasmakonzentration und der Fläche unter der Plasmakonzentrationskurve für Pentoxifyllin und Metaboliten im Vergleich mit Werten, die nach einer Einzeldosis ermittelt worden waren. Die relativen Unterschiede zwischen den beiden Zubereitungsformen blieben bestehen (BEERMANN et al. 1985). Die absolute Bioverfügbarkeit wurde zu 30,7% und 19,4% für die Normal- bzw. Retardform errechnet. Ein Vergleich der Ausscheidung der Metaboliten nach oraler und intravenöser Gabe von Pentoxifyllin ergab eine nahezu vollständige Resorption der oralen Dosen. Beim Vergleich der Werte für die absolute Bioverfügbarkeit zeigten die Werte jedoch eine ausgeprägte enterohepatische Rezirkulation (BEERMANN et al. 1985). Die Einnahme von Pentoxifyllin zusammen mit der Nahrung reduzierte die maximale Plasmakonzentration von Pentoxifyllin und Metabolit 1 (WILLS et al. 1981). Für Pentoxifyllin wurde ein Verteilungsvolumen von 168 L nach intravenöser Gabe bei gesunden Probanden errechnet (BEERMANN et al. 1985). Die Gewebeverteilung von Pentoxifyllin erfolgte sehr rasch. Die Konzentration von Pentoxifyllin im Gehirn, Herz, Leber, Lunge, Niere und im Skelettmuskel sowie auch die Eliminationszeiten waren ähnlich wie im Plasma (CHRIST et al. 1972).

Es besteht kein Hinweis, daß ein nennenswerter Anteil von Pentoxifyllin an Plasmaproteine gebunden wird (HINZE et al. 1976). Pentoxifyllin tritt wie die anderen Methylxanthine rasch in die Muttermilch über. Die Muttersubstanz und Metaboliten sind zwei Stunden nach Einnahme nachweisbar. Vier Stunden nach einmaliger Gabe von 400 mg Pentoxifyllin (Retardform) betrug das Verhältnis Muttermilch: Plasma 0,87. Obwohl keine genauen Daten vorliegen, ist es unwahrscheinlich, daß die Mengen Pentoxifyllin, die auf den Säugling übergehen, von klinischer Bedeutung sind.

Die wichtigsten pharmakokinetischen Daten für Pentoxifyllin sind in Tabelle 5.3 und Abb. 5.2 zusammengestellt.

Tabelle 5.3. Pharmakokinetik von Pentoxifyllin-Kapseln und -Retardtabletten (BEERMANN et al. 1985) oder der Substanz in Lösung (SMITH et al. 1986) nach oralen Einzeldosen

	C_{max} (mg/l)	t_{max} (h)	AUC_{0-x} (mg/l . h)	$t_{½ß}$ (h)	Wiederfindung im Urin nach 24 h (mg) (% der Dosis)
Kapseln (400 mg)					
Pentoxifyllin	1102	1,05	1472	0,89	–
Metabolit 1	1937	1,80	5031	0,90	–
Metabolit 4			n. g.		
Metabolit 5			n. g.		
Retardtabletten (400 mg)					
Pentoxifyllin	299	3,32	1040	3,43	–
Metabolit 1	343	3,32	1040	3,43	–
Metabolit 4			n. g.		
Metabolit 5			n. g.		
Substanz in Lösung (400 mg)					
Pentoxifyllin	1607	0,29	1229	0,84	n. s.
Metabolit 1	2000	0,83	5101	0,96	n. s.
Metabolit 4	354	1,15	910	1,13	n. s.
Metabolit 5	2753	1,12	7057	1,03	251 (63)

n. g. nicht gemessen, *n. s.* nicht signifikant

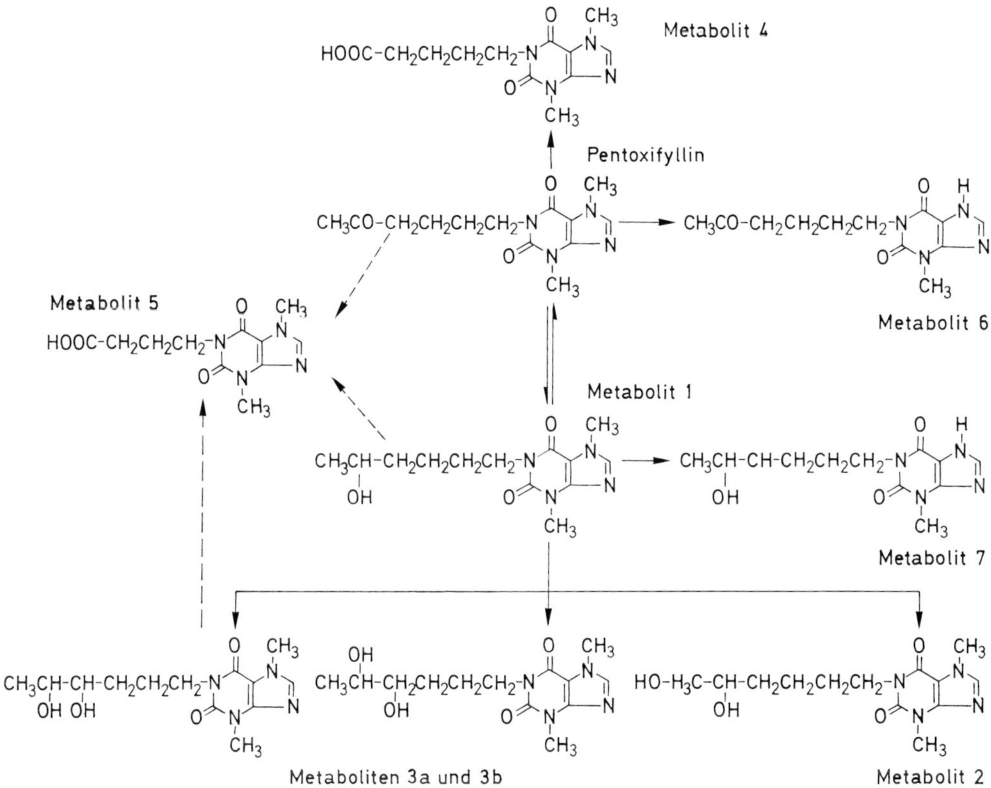

Abb. 5.2. Hauptstoffwechselwege von Pentoxifyllin (nach Beermann et al. 1985)

5.1.2 Experimentelle und klinische Pharmakologie

Einfluß auf das EEG

Bei Patienten mit zerebrovaskulären Erkrankungen zeigte Pentoxifyllin nach oraler Langzeittherapie einen positiven Effekt auf das EEG, wobei eine pathologische Grundaktivität, generalisierte oder fokale Theta-Delta-Verlangsamungen im Mittel eine signifikante Verbesserung mit Tendenz zur Normalisierung der Alphaaktivität bezüglich Rhythmus, Frequenz und Amplitude und einer Verminderung der langsamen Hirnwellenaktivität aufwiesen. Diese Veränderungen waren mit einer Verbesserung der Vigilanz und mentalen Funktionen korreliert (Jovanovic 1972, 1976, de Oliveira 1977).

Wirkungen auf den Sauerstoffpartialdruck im Gewebe

In mehreren Studien wurde nachgewiesen, daß Pentoxifyllin nach oraler oder intravenöser Gabe zu einem dosisabhängigen Anstieg des Sauerstoffpartialdrucks im ischämischen Muskelgewebe der unteren Extremitäten führt (Ehrly et al. 1982, James et al. 1984). Bei Patienten mit zerebro-vaskulären Erkrankungen erhöhte Pentoxifyllin den Sauerstoffpartialdruck in der Hirnrinde und im Liquor cerebrospinalis (Schultheiss et al. 1986).

5.2 Klinik

5.2.1 Indikationen

Zur symptomatischen Behandlung von chronischen hirnorganisch bedingten Leistungsstörungen im Rahmen eines therapeutischen Gesamtkonzeptes bei der Demenz. Zur primären Zielgruppe gehören dementielle Syndrome bei der primär degenerativen Demenz vom Alzheimer Typ, der vasculären Demenz und ihren Mischformen.

Der Wirksamkeitsnachweis bei der Indikation Demenz stützt sich auf 11 placebokontrollierte Doppelblindstudien, eine größere Zahl offener Studien und einige Vergleichsstudien.

In mehreren unkontrollierten Studien führte die Behandlung mit Pentoxifyllin (600–1200 mg/Tag per os) bei 60–70% der Patienten mit chronischen zerebro-vaskulären Erkrankungen zur Besserung kognitiver Funktionsstörungen wie auch weiterer Symptome wie Schwindel, Kopfschmerzen, Benommenheit und Schlafstörungen (Adisamito und Wiradinata 1979, Baskerville 1980, Kiesewetter et al. 1986).

In placebo-kontrollierten Langzeitstudien bei Patienten mit chronischer zerebro-vaskulärer Insuffizienz oder mit einer Demenz nach DSM-III-Kriterien zeigte Pentoxifyllin (1200 mg/Tag) bei einer Behandlungsdauer zwischen 8 Wochen und 6 Monaten bezüglich einer Vielzahl klinischer und psychometrischer Parameter einen signifikanten positiven Effekt, der im wesentlichen in einer Verhinderung der Progression der Demenz über den Beobachtungszeitraum bestand. In drei älteren Studien, die den heutigen Anforderungen bezüglich Homogenität von Patientenpopulationen, Auswahlkriterien, Zielvariablen und Auswertkriterien (vgl. Allgemeiner Teil) nicht voll entsprechen, konnten doch mit zufriedenstellendem Prüfdesign statistisch bedeutsame Verbesserungen kognitiver Funktionen belegt werden (Dominguez et al. 1977, Harwart 1979, Parnetti et al. 1986). In zwei den heutigen Anforderungen zum Wirksamkeitsnachweis von Nootropika weitgehend entsprechenden, methodisch und statistisch gut geplanten und ausgewogenen Studien mit präziser Patientenbeschreibung und klar formulierten Ein- und Ausschlußkriterien konnte zweifelsfrei eine signifikante Wirksamkeit von Pentoxifyllin (1200 mg/Tag) über einen Zeitraum von 12–36 Wochen bei der vaskulären Demenz belegt werden (Black et al. 1992, Hoechst-Roussel Pharmaceutical Inc. USA (protocol 450): A multicenter, double-blind placebo controlled study of efficacy and safety of oral Trental® (pentoxifylline, BL 191) in geriatric patients with DSM III dementia (1989)]. In einer deutschen Multizenterstudie (Blume et al. 1990) konnten die Ergebnisse der vorgenannten zwei Studien bei Patienten im höheren Lebensalter mit leichter Demenz in der Dosierung von 2 x 600 mg/Tag über sechs Wochen bestätigt werden. Mit zusätzlichem mentalem Training zur Pentoxifyllin-Medikation konnte der positive Effekt, wenn auch nicht signifikant, gesteigert werden.

Akuter Hirninfarkt

In mehreren offenen Studien wurde mit Pentoxifyllin (600–1200 mg/Tag) im Vergleich zu unbehandelten Patienten ein positiver Effekt auf die klinischen Parameter und Funktionsstörungen der Patienten mitgeteilt (Schneider et al. 1986, Lee et al. 1980). Darüber hinaus liegen mehrere kontrollierte Studien vor, die jedoch gegenüber anderen Verum-Medikationen (Xanthinolnicotinat, Piracetam, Pyritinol, Hexobendin) nicht jedoch gegenüber Placebo durchgeführt wurden (Janaki 1980, Beyreder 1983). Aus diesen Arbeiten sind verwertbare

Schlußfolgerungen in Bezug auf den Nutzen der wirksamen Medikation nicht möglich. Für diese Indikation liegt eine einzige placebo-kontrollierte Doppelblindstudie von Hsu et al. Medical University of South Carolina (1988) vor. In dieser methodisch und statistisch sehr gut geplanten und ausgewogenen Studie (N=297, 1200 mg pro die, erst 3 Tage i.v.) ließ sich jedoch nur ein leichter klinischer Nutzen für Pentoxifyllin ermitteln, obwohl sich die initial signifikante Besserung unter Pentoxifyllin nur mit geringer Änderung bis zum 28. Tag für die Bewußtseinslage, Hirnnervenausfälle und den neurologischen Gesamt-Score nachweisen ließ. Nach den bisher vorliegenden Arbeiten zur Indikation: Akuter Hirninfarkt kann Pentoxifyllin lediglich als Zusatzmedikation zu einer anderen in der Wirksamkeit belegten Therapie angesehen werden.

Transitorisch ischämische Attacken
In drei Studien ein und derselben Arbeitsgruppe wurde die prophylaktische Wirkung von Pentoxifyllin gegenüber Placebo oder einer antiaggregatorischen Kombinationstherapie zur Verhütung des Wiederauftretens transitorisch ischämischer Attacken untersucht. In diesen Studien bestand das Therapieschema in täglich 1200 mg Pentoxifyllin oral oder 1050 ASS + 150 mg Dipyridamol. In den beiden ersten Studien traten während des 12monatigen Behandlungszeitraums bei 10% bzw. 13% der mit Pentoxifyllin behandelten Patienten und bei 28 bzw. 31% der mit der Vergleichsmedikation behandelten Patienten erneut transitorisch ischämische Attacken auf (Herskovits et al. 1981, 1985, 1989). In der zweiten Studie dieser Autoren war die Morbiditätsrate aufgrund der Analyse einer Sterblichkeitstabelle bei Pentoxifyllin signifikant niedriger (14,2% gegenüber 32,5%). Die Hirninfarkthäufigkeit während des 12monatigen Behandlungszeitraums lag bei beiden Medikationen unter 5%. In einer Vergleichsstudie an Patienten mit transitorisch ischämischen Attacken ergab die Behandlung mit oralem und intravenösen Pentoxifyllin (500–700 mg/Tag), daß motorische und sprachliche Defizite sich schneller besserten als unter der Therapie mit oralem und intravenösem Xanthinolnikotinat in der Dosierung von 2250–3150 mg/Tag (Sen und Chakravarty 1977). In einer prospektiven Langzeitstudie wurden 58 Patienten mit TIA entweder mit 1200 mg Pentoxifyllin täglich behandelt oder sie blieben unbehandelt. Nach durchschnittlich 38 Monaten betrug die Häufigkeit des Auftretens neuer zerebraler Ischämien 7 bzw. 38% (Ott et al. 1986). Von Herskovits (1989) liegt eine Doppelblindstudie zur Wirksamkeit von Pentoxifyllin im Vergleich mit ASS bei Patienten mit leichter bis mäßiggradiger vaskulärer Demenz nach DSM-III-Kriterien vor. Nach neunmonatiger Behandlung mit 3 x 200 mg ASA ergab sich in beiden Gruppen eine ungefähre Verbesserung von 10% in den relevanten Variablen gegenüber den Ausgangsdaten. Zu Beginn bestand zwischen beiden Behandlungsgruppen kein relevanter Unterschied bezüglich Alter, Begleiterkrankungen und Demenzausprägung. Von den insgesamt 193 randomisierten Patienten beendeten 154 die neunmonatige Therapie. Die Bewertung dieser Studie hängt davon ab, ob ASS als Placebo oder als aktive Substanz gewertet wird.

Die von Meyer (1989) vorgelegte Studie über eine ASS-Therapie bei der vaskulären Demenz ist als Pilotstudie, bei der Patienten lediglich randomisiert ASS erhielten, nicht mit einer doppelblinden placebo-kontrollierten, randomisierten Studie zu vergleichen. Die Ergebnisse der Studie von Herskovits belegen somit weder den therapeutischen Nutzen von ASS bei der vaskulären Demenz noch widerlegen sie ihn.

Da jedoch die Wirksamkeit von Pentoxifyllin in anderen Studien bei dieser Indikation belegt ist und die Pentoxifyllin- und die ASS-Gruppe sich in verschiedenen kognitiven und nicht-kognitiven Variablen statistisch bedeutsam unterscheiden, muß ASS auch für diese Indikation als aktive Substanz beurteilt werden.

Konklusion
Pentoxifyllin wurde in sieben Studien [Tabelle 5.4 (2 unveröffentlicht)] bei Patienten mit chronischer zerebro-vaskulärer Insuffizienz oder bei Patienten mit vaskulärer Demenz nach DSM-III-Kriterien für einen unterschiedlich langen Zeitraum mit konstanter Dosierung (1200 mg/Tag) mit verschiedenen primären und sekundären Zielvariablen placebokontrolliert untersucht. In der placebo-kontrollierten Studie von Black et al. (1991) mit klar definierter Diagnose und ausreichend langer Behandlungsdauer (>sechs Monate) konnten klinisch relevante und statistisch signifikante Unterschiede im Vergleich zu Placebo gefunden werden. In kürzeren Studien oder Studien mit ungenauerer Diagnose zeigten sich in unterschiedlichen psychologischen Parametern oder Fremdbeurteilungsskalen Trends zugunsten von Pentoxifyllin. Pentoxifyllin ist

Tabelle 5.4. Wirksamkeit von Pentoxifyllin bei dementiellen Syndromen. Ergebnisse placebokontrollierter Doppelblindstudien

Autor (Jahr) Land	Patientengut, Diagnosen	amb./ stat.	Pat.-Zahl	Alter ($\bar{x}$)	Behand.-dauer (Wochen)	Tages-dosis (mg)	Ergebnisse
Dominguez et al. (1977) ROU	zerebrovaskuläre Insuffizienz	amb.	40	55–77	16	1200	Verbesserung der Gedächtnisleistungen, der konstruktiven Praxie sowie des körperlichen und allgemeinen Befindens
Harwart (1979) D	zerebrovaskuläre Insuffizienz	stat.	60	44–98 (79)	8	1200	Verbesserung der psychometrischen Testskalen, insbesondere der Faktoren soziale Isolierung, allgemeine Beeinträchtigung und Schlafstörungen
Parnetti et al. (1986) I	beginnende Demenz	amb.	60	>65 (72)	12	1200	Verbesserung von Kurz- und Langzeitgedächtnis, logischen Assoziationen und geometrischen Vorstellungen
Blume et al. (1990) D	vaskulär bedingte Hirnleistungsstörungen	amb.	72	55–75 (64)	24	1200	Verbesserung der mentalen Leistungsfähigkeit und der Fremdbeurteilung durch den Arzt
Black et al. (1992) USA	vaskuläre Demenz (DSM-III-Kriterien)	amb.	64	55–98 (75)	36	1200	Deutliche Verlangsamung des dementiellen Abbaus innerhalb von 9 Monaten

geeignet, den dementiellen Abbau bei der vaskulären Demenz zu verlangsamen, sofern es über einen längeren Zeitraum gegeben wird. Bei Patienten mit weniger klar definierten Diagnosen und bei kurzer Behandlungsdauer (< 2 Monate) können nur Trends zugunsten von Pentoxifyllin beobachtet werden.

Zur Behandlung der peripheren arteriellen Verschlußkrankheit

In zahlreichen placebo-kontrollierten klinischen Studien wurden Patienten mit peripheren Gefäßkrankheiten mit Pentoxifyllin behandelt. Die Untersuchungen zeigen eindeutig, daß Pentoxifyllin Placebo überlegen ist. Die Gesamtbesserungsrate liegt bei den mit Pentoxifyllin behandelten Patienten bei 59–74%, verglichen mit 5–29% bei den Patienten unter Placebo. Der am häufigsten beurteilte Parameter war die Gehstrecke. In jeder Studie zeigte die Pentoxifyllin-Therapie klare Vorteile mit signifikanten und klinisch relevanten Verbesserungen gegenüber dem initial und nach Placebo gemessenen Werten.
Ein maximaler Nutzen wird gewöhnlich nach etwa 6–8wöchiger Behandlungszeit verzeichnet. In den meisten Studien wurden im Hinblick auf den Ruheschmerz und die reaktive Hyperämie deutlich bessere Ergebnisse mit Pentoxifyllin als mit Placebo erzielt (Roekarts und Deleers 1984, Tonak et al. 1983, Völker 1983). Andere Symptome, die unter Pentoxifyllin im Vergleich zu Placebo eine signifikante Besserung zeigten, sind Parästhesien (Roekarts und Deleers 1984), kalte Extremitäten (Tonak et al. 1983), Claudicatio intermittens-Symptome (Roekarts und Deleers 1984) und Ulcera (Tonak et al. 1983).

Verhütung von Reocclusionen nach Gefäßoperationen

In einer Doppelblindstudie erhielten 97 Patienten, die einer Gefäßoperation in der Aortoiliacal und/oder Femuropoplitealgegend unterzogen wurden, sechs Monate lang täglich 1200 mg Pentoxifyllin oder 1050 mg ASS + 150 mg Dipyridamol. Zum erneuten Verschluß kam es bei 10 Patienten unter ASS + DPM, aber nur bei 5 der mit Pentoxifyllin behandelten Patienten (Lucas 1984). 118 Patienten, die einen synthetischen femuropoplitealen Bypass erhalten hatten, wurden täglich mit 1200 mg Pentoxifyllin oder 1500 mg ASS behandelt. Nach einjähriger Beobachtungszeit war bei 75% der Patienten in jeder Gruppe kein neuer Verschluß aufgetreten. Die Therapie mit Pentoxifyllin war in dieser Studie mit einer wesentlich besseren Verträglichkeit assoziiert. Nur 10% gegenüber 56% der Patienten unter ASS zeigten Nebenwirkungen (Raithel und Kasprzak 1985).

Ischämische Herzkrankheit

Experimentell und pharmakodynamische Studien lassen auf eine günstige Wirkung von Pentoxifyllin bei myokardialen Gefäßstörungen schließen (Biamino 1986, Gallenkämper et al. 1984, Kobaladze und Gibradze 1979, Stauch et al. 1986). 40 Patienten mit ischämischer Herzkrankheit wurden 25–30 Tage lang oral mit täglich 600 mg Pentoxifyllin behandelt. Die Therapie reduzierte den Glyzeroltrinitrat-(Nitroglycerin)-Verbrauch bei 87,5% der Patienten und besserte die Belastungstoleranz (bei 75%), das EKG (bei 55%) und die Tachycardie. Eine klinische Gesamtbesserung wurde bei 85% der Patienten mitgeteilt (Kobaladze und Tschikvadze 1979). Die Gabe von Pentoxifyllin zusätzlich zur Basistherapie bei 46 Patienten mit akutem Myokarkinfarkt reduzierte die Arrhythmiehäufigkeit im Vergleich zu einer Kontrollgruppe (Manrique 1983).

Durchblutungsstörung des Auges

Wie mit Visus- und Gesichtsfeldkontrolle, Fundusphotographie und Fluoreszenz-Angiographie nachgewiesen werden konnte, bessert Pentoxifyllin akute und chronische Durchblutungsstörungen des Auges und steigert die Retinadurchblutung (Brancato et al. 1983, Flamm et al. 1978, Körber et al. 1986).

5.2.2 Dosierung

Bei Patienten mit zerebro-vaskulären Erkrankungen (vaskuläre Demenz, TIA, Hirninfarkt) und mit peripherer arterieller Verschlußkrankheit wurde Pentoxifyllin sowohl intravenös als auch oral in einem breiten Dosisbereich angewendet. Empfohlen wird jedoch gegenwärtig für alle therapeutischen Bereiche orales Pentoxifyllin in der Dosierung von 400 mg und 600 mg (Retard-Präparat), 3 x bzw. 2 x täglich zu den Mahlzeiten. Diese Dosierung stellt derzeit die Standardmedikation dar. Die Wirkung von Pentoxifyllin zeigt sich innerhalb von 3–4 Wochen, doch sollte die Behandlung über mindestens 8–12 Wochen (insbesondere bei der vaskulären Demenz) fortgeführt werden, ehe ein abschließendes Urteil zur Wirksamkeit abgegeben werden kann. Die intravenöse Therapie kann je nach Erfordernis mit 200–300 mg pro Infusion bis zu 1200 mg/Tag erfolgen; Infusionszeit: 100 mg/Std.

5.2.3 *Unerwünschte Wirkungen, Kontraindikationen, Überdosierungen*

Wie eine in den USA durchgeführte Analyse der placebo-kontrollierten klinischen Studien mit Pentoxifyllin bei Patienten mit peripherer arterieller Verschlußkrankheit ergab, traten **Nebenwirkungen** gewöhnlich bei Patienten auf, die die Substanz in Form von Kapseln erhielten (bis zu 24 Wochen), während bei Gabe der handelsüblichen Retard-Präparate (bis zu 60 Wochen) in wesentlich geringerer Häufigkeit Nebenwirkungen beobachtet wurden (Tabelle 5.5). Bei beiden Präparationen waren gastrointestinale Symptome die meistgenannten Beschwerden, obwohl die Häufigkeitsraten bei den Zubereitungsformen sehr unterschiedlich waren (Archivdaten Hoechst). Bei den herkömmlichen Retardpräparaten unterschied sich die Inzidenz der gastrointestinalen, kardiovaskulären oder ZNS-Nebenwirkungen nicht signifikant von der Inzidenz unter Placebo, obwohl die Behandlung in 3,1% der Fälle wegen unerwünschter Wirkungen abgebrochen werden mußte (Physic. Desk Ref. 1986). In einer offenen multizentrischen Studie an über 10.000 Patienten mit zerebro-vaskulären Störungen war die Behandlung mit der herkömmlichen Pentoxifyllin-Tablettenform in einer Dosierung von 300–600 mg/Tag bei 2,7% der Patienten mit Nebenwirkungen assoziiert. In den meisten Fällen handelte es sich um gastrointestinale Störungen (2,6%), während kardiovaskuläre, neuropsychiatrische, hepatische oder dermatologische Reaktionen jeweils bei weniger als 0,25% der Patienten auftraten (Katsunuma et al. 1982). In zwei weiteren groß angelegten Studien an 14.800 Patienten (Mayer et al. 1975) und 3.100 Patienten (Mattern und Niemeyer 1979) wurde von 90% bzw. 93% der Patienten eine "gute" Verträglichkeit angegeben, obwohl die Mehrzahl der Patienten verschiedene Begleitmedikationen erhielt.

Kontraindikationen sind Massenblutungen, frischer Herzinfarkt und Überempfindlichkeit gegen Pentoxifyllin. Treten großflächige Netzhautblutungen während der Behandlung auf, ist das Präparat abzusetzen. Pentoxifyllin soll während der Schwangerschaft nicht eingenommen werden.

5.2.4 *Interaktionen*

Pentoxifyllin wurde auf seine Kompatibilität mit anderen Substanzgruppen geprüft. Signifikante Nebenwirkungen oder Wechselwirkungen mit anderen Mitteln wurden weder in der Patientengruppe, die täglich 1600 mg Pentoxifyllin zusätzlich zur Antikoagulantientherapie (Phenprocoumon) erhielt (Ingerslev et al. 1986), noch in der Gruppe von Hypertonikern, die mit Herzglykosiden, Nitraten oder Betablockern eingestellt waren (Angelkort und Bauerdick 1982) oder in der Gruppe hypertonischer Diabetiker unter verschiedenen Medikationen (Solerte et al. 1986) beobachtet.

5.2.5 *Besondere Hinweise*

Stellenwert von Pentoxifyllin in der Therapie

Das Therapiekonzept mit Pentoxifyllin beinhaltet eine Verbesserung der gestörten Mikrozirkulation in nahezu allen Gefäßprovinzen des Organismus über eine günstige Beeinflussung mehrerer pathologisch veränderter Parameter des Blutes bei der arte-

Tabelle 5.5. Nebenwirkungsinzidenz in placebokontrollierten Studien an Patienten mit peripheren Gefäßerkrankungen, die mit (eigens und ausschließlich für kontrollierte klinische Studien hergestellten) Pentoxifyllin-Kapseln oder den herkömmlichen Retard-Zubereitungen von Pentoxifyllin behandelt wurden (Archivdaten, Hoechst)

Parameter	**Nebenwirkungsinzidenz (%)**			
	Kapseln		**Retard-Tabletten**	
	Pentoxifyllin	**Placebo**	**Pentoxifyllin**	**Placebo**
Patientenzahl	**177**	**138**	**321**	**128**
Behandlungsabbruch wegen Nebenwirkungen	9,6	7,2	3,1	0
Kardiovaskuläre Nebenwirkungen				
Angina pectoris/Brustschmerz	1,1	2,2	0,3	
Arrhythmien/Palpitationen	1,7	0,7		
Flush	2,3	0,7		
Gastrointestinale Nebenwirkungen				
Abdominale Beschwerden	4,0	1,4		
Aufstoßen/Flatulenz/Völlegefühl	9,0	3,6	0,6	
Diarrhö	3,4	2,9		
Dyspepsie	9,6	2,9	2,8	4,7
Nausea	28,8	8,7	2,2	0,8
Erbrechen	4,5	0,7	1,2	
ZNS-Nebenwirkungen				
Agitiertheit/Nervosität	1,7	0,7		
Schwindel	11,9	4,3	1,9	3,1
Schläfrigkeit	1,1	5,8		
Kopfschmerzen	6,2	5,8	1,2	1,6
Schlaflosigkeit	2,3	2,2		
Tremor			0,3	0,8
Schleiersehen	2,3	1,4		

riosklerotischen Gefäßerkrankung. Pentoxifyllin wirkt unter pathologischen Bedingungen den negativen Folgen der gestörten Mikrozirkulation durch Verbesserung der Blutfließfähigkeit und durch antithrombotische Effekte über folgende Mechanismen entgegen:

1. Wiederherstellung der Verformbarkeit der Erythrozyten durch Hemmung der exzessiven Ausschüttung toxischer Substanzen (O_2-freier Radikale, lysosomaler Enzyme), welche die Erythrozytenmembran schädigen.
2. Senkung erhöhter Plasmafibrinogenspiegel und Hemmung der Erythrozytenaggregation durch seinen Hemmeffekt auf die Zytokine (IL-1; IL-6; TNF).
3. Verringerung der Thromboseneigung durch Reduktion der Haftfähigkeit von polymorphkernigen Leukozyten an der Gefäßwand und ihrer so hervorgerufenen Aktivierung.

4. Interferenz mit aktivierten polymorphkernigen Leucozyten und Monozyten durch Reduktion ihrer erhöhten Haftneigung an Endothelzellen mit Hemmung der Freisetzung von O_2-freien Radikalen und proteolytischen Enzymen.

5. Senkung der erhöhten Vollblutviskosität mit Verbesserung der Blutfließfähigkeit.

6. Hemmung der Thrombozytenaggregation und plättcheneigener Mediatoren.

Literatur

Adisasmito NA, Wiradinata BW (1979) The clinical effect of pentoxifyline (Trental) in the treatment of geriatric patients. Singapore Med J [Suppl 1] 20: 20–25

Ambrus JL, Ambrus CM, Taheri SA, Gastpar H, Reddington MM (1984) Red cell flexibility and platelet aggregation in patients wirh chronic obstructive vascular disease (COAD) and study of therapeutic approaches. Angiology 35: 418–426

Angelkort B (1979) Thrombozytenfunktion, plasmatische Blutgerinnung und Fibrinolyse bei chronisch arterieller Verschlußkrankheit. Med Welt 30: 1239–1248

Angelkort B (1981) Coagulation phenomena and blood fluidity in peripheral occlusive arterial disease. Study with pentoxifylline. In: Manrique, Müller (eds) Disorders of blood flow; new therapeutic aspects. Excerpta Medica, Amsterdam, pp 68–79

Angelkort B, Bauerdick H (1982) Zum Verhalten des Herzrhythmus bei digitalisierten Patienten mit zusätzlicher Pentoxifyllin-Medikation. Therapiewoche 32: 5369–5371

Angelkort B, Doppelfeld E (1983) The treatment of chronic arterial occlusion: a clinical study with a new formulation of pentoxifylline (Trental 400). Pharmatherapeutica 3 [Suppl 1]: 18–29

Baskerville VW (1980) Clinical trial with pentoxifylline in geriatric patients with cerebral circulatory insufficiency. Revista Brasà de Clinicà e Terapeutica 9: 41–50

Baumann JC (1978) A clinical pharmacological comparison of the two compounds, pentoxifylline and xanthinol nicotinate. Pharmatherapeutica [Suppl 1]: 58–65

Beermann B, Ings R, Månsby J, Chamberlain J, McDonald A (1985) Kinetics of intravenous and oral pentoxifylline in healthy subjects. Clin Pharmacol Ther 37: 25–28

Beyreder J (1983) Use of pentoxifylline in the treatment of acute cerebrovascular insufficiency. Eur Neurol 22 [Suppl V]: 116–123

Black RS, Barclay LL, Nolan KA, Thaler HT, Hardiman ST, Blass JP (1992) Pentoxifylline in cerebrovascular dementia. J Am Geriatr Soc 40: 237–244

Biamino G (1986) Influence of a single IV dose of pentoxifylline on central haemodynamics in patients with ischemic heart disease. IRCS Med Sci 14: 82–83

Bluhm RE, Molnar J, Cohen MM (1985) The effect of pentoxifylline on the energy metabolism of ischemic gerbil brain. Clin Neuropharmacol 8: 180–285

Blume JK, Rühlmann U, de la Haye R, Rettig H, Oltmer G (1990) Vasculär bedingte Hirnleistungsstörungen im Alter. Langzeittherapie mit Pentoxifyllin und psychologischem Ferntraining. Fortschr Med 108: 638–642

Bowton DL, Stump DA, Prough DS, Toole JF, Lefkowitz DS, Coker L (1989) Pentoxifylline increases cerebral blood flow in patients with cerebrovascular disease. Stroke 20: 1662–1666

Brancato R, Menchini U, Michelone C (1983) Evaluation of the action of pentoxifylline on the conjunctival microcirculation in diabetics. Pharmatherapeutica 3 [Suppl 1]: 42–45

Bryce TA, Burrow JL, Jolley KW (1985) Determination of 1-(3'-carboxypropyl)-3,7-dimenthylxanthine and 1-(4'-carboxybutyl)3,7-dimethylxanthine, two major metabolites of oxpentifylline, in urine by high-performance liquid chromatography. J Chromatogr 344: 397–402

Buchanan N, Moodley GP (1977) The effect of pentoxifylline on human erythrocyte adenosine triphosphate. IRCS Med Sci 5: 43

Christ O, Gleixner K, Kellner RM, Müller R, Rupp W (1972) Pharmakokinetische Untersuchungen nach oraler Verabreichung von 3,7-dimethyl-1-(5-oxo-hexyl)-xanthin -^{14}C (BL 191-***14C) an Ratten, Hunden und Menschen. Arz-

neimittelforschung 22: 1933–1937
Cohen MM, Harrison W, Gray R, Becker R (1979) The effect of pentoxifylline on cerebral ischemia and amino acid incorporation into gerbil brain. Proceedings of the Annual Meeting of the American Neurology Association, St. Louis
Di Perri T, Carandente O, Vittoria A, Guerrini M, Messa GL (1984) Studies of the clinical pharmacology and therapeutic efficacy of pentoxifylline in peripheral obstructive arterial disease. Angiology 35: 427–435
Dominguez D, de Cayaffa CL, Gomensoro J, Aparicio NJ (1977) Modification of psychometric, practical and intellectual parameters in patients with diffuse cerebrovascular insufficiency during prolonged treatment with pentoxifylline: a double-blind, placebo controlled trial. Pharmatherapeutica 1(8) 498–506
Ehrly AM (1975) Beeinflussung der Verformbarkeit der Erythrocyten durch Pentoxifyllin. Med Welt 26: 2300–2301
Ehrly AM (1975) The effect of pentoxifylline on the flow properties of hyperosmolar blood. IRCS Med Sci 3: 465
Ehrly AM (1982) Effects of orally administred pentoxifylline on muscular oxygen pressure in patients with intermittent claudication. IRCS Med Sci 10: 401–402
Eisenberg S (1966) Blood viscosity and fibrinogen concentration following cerebral infarction. Circulation 24 [Suppl 2]: 10–14
Faraci FM, Lopez JAG, Breese K, Armstrong ML, Heistad DD (1991) Effect of atherosclerosis on cerebral vascular responses to activation of leukocytes and platelets in monkeys. Stroke 22: 790–796
Feine-Haake G (1983) Assessment of the therapeutic efficacy of pentoxifylline (Trental 400): a double-blind trial in geriatric patients with vascular disorders. Pharmatherapeutica 3 [Suppl 1]: 46–51
Flamm P, Lehrach F, Weiser HG (1978) Durchblutungsstörungen des Netzhaut-Aderhaut-Bereichs und ihre Behandlungsmöglichkeiten mit Pentoxifyllin. Therapiewoche 28: 9911–9918
Fukuda I, Yoshida T, Yoritsune H, Kiso T, Konishi S et al. (1978) Studies on the hemorheological factor in ischemic heart disease and cerebrovascular disorders. Bull Osaka Med School 24: 83–91
Gabaschwili VM, Kobaladze SG, Schakaraschwili RR, Virsaladze MD, Petriaschwili SP et al. (1979) The cerebral haemodynamics and therapeutic efficacy of pentoxifylline in patients with cerebral ischaemia. Curr Med Res Opin 6 [Suppl 4]: 25–29
Gallasch G (1985) Ergebnisse und Indikationsstellung medikamentöser Therapie bei arteriellen und venösen Gefäßverschlüssen der Retina durch Erythrosklerose. Fortschr Ophthalmol 82: 102–104
Gallenkämper W, Rücker W, Schrör K (1984) Cardioprotective actions of pentoxifylline in an animal model of acute myocardial ischaemia. Br J Pharmacol 81: 575–581
Gallus AS, Morley AA, Gleadow F, Wenzel A, Dupont P (1985) Intermittent claudication: a double-blind crossover trial of pentoxifylline. Austr N Z J Med 15: 402–409
Ganser V, Boksay I (1974) Effect of pentoxifylline on cerebral edema in cats. Neurology 24: 487–493
Ghose K (1987) Oxpentifylline in dementia: a controlled study. Arch Gerontol Geriatr 6: 19–26
Grigoleit HG, Jacobi G (1977) Microrheological effects of the vasoactive compound 3,7-dimethyl-1-(5-oxo-hexyl)-xanthine (Pentoxifylline, BL 191). Vasa 6: 274–278
Grigoleit HG, Porsche E, Stefanovich V, Jacobi G, Lahham A (1976) The effect of pentoxifylline on red cell flexibility in healthy subjects after administration of Trental 400. Pharmatherapeutica 1: 241–247
Habu K, Hara Y, Mikami Y, Honda M (1978) Studies on the erythrocyte osmotic fragility of patients suffering from vibration disease testet with the coil planet centrifuge. J Jpn Accident Med Assoc 26: 703–715
Hartmann A (1983) Effect of pentoxifylline on regional cerebral blood flow in patients with cerebral vascular disorders. Eur Neurol 22 [Suppl 1]: 108–115
Hartmann JF, Becker RA, Cohen MM (1977) Effects of pentoxifylline on cerebral ultrastructure of normal and ischemic gerbils. Neurology 27: 77–84
Hartmann A, Alberti E, Lange D (1979) Effect of pentoxifylline on regional CBF and CBV in dementia. Acta Neurol Scand 60 [Suppl 72]: 624–625
Harwart D (1979) The treatment of chronic cerebrovascular insufficiency. A double-blind study with pentoxifylline (Trental 400). Curr Med Res Opin 6: 73–84
Hayashi S, Ozawa H (1974) Sudies on 3,7-Dimethyl-1-(5-oxo-hexyl)-xanthine (BL191). I. Cyclic 3,'5'-nucleotide phosphodiesterase (PDE) and the inhibitory effect of BL191 on PDE in rat brain and heart. Chem Pharmaceut Bull 22: 587–593
Heidrich H, Ott M (1974) Vasodilatantien und

Blutviskosität. Herz-Kreislauf 6: 542–546

Heidrich H, Paeprer M, Barekow D, Schartl M (1976) The effect of pentoxifylline on central and peripheral hemodynamics – an experimental clinical study. Z Kardiol 65: 385–391

Herskovits E (1989) Randomized double-blind study of pentoxifylline (Trental) versus acetylsalicylic acid (ASA) in multi-infarct dementia. Acta Neurol Scand [Suppl 127]: 31–35

Herskovits E, Famulari A, Tamaroff L, Smud R, Vazquez A et al. (1981) Randomised trial of pentoxifylline versus acetylsalicylic acid + dipyridamole in preventing transient ischemic attacks. Lancet i: 966–967

Herskovits E, Famulari A, Tamaroff L, Gonzales AH, Vazquez A et al. (1985) Preventive treatment of cerebral transient ischemia: comparative randomised trial of pentoxifylline vs conventional aggregants. Eur Neurol 24: 73–81

Hinze HJ (1972) The pharmacokinetics of 3,7-Dimethyl-1-(5-oxo-hexyl)-xanthine (BL 191) in man. Arzneimittelforschung 22: 1492–1495

Hinze HJ, Bedessem G, Söder A (1972) Structure of the excretion products of 3,7-Dimethyl-1-(5-oxo-hexyl)-xanthine (BL 191) in man. Arzneimittelforschung 22: 1144–1151

Hinze HJ, Grigoleit HG, Rethy B (1976) Bioavailability and pharmacokinetics of pentoxifylline from Trental 400 in man. Pharmatherapeutica 1: 160–171

Hsu CY, Norris JW, Hogan EL (1988) Pentoxifylline in acute nonhemorrhagic stroke: a randomized, placebo-controlled double-blind trial. Stroke 19: 716–721

Ingerslev J, Mouriken G, Stenbjerg S (1986) Pentoxifylline does not interfere with stable coumarin anticoagulant therapy: a clinical study. Pharmatherapeutica 4: 595–600

Itoh T, Satoh T (1979) Influence of pentoxifylline (Trental) on platelet aggregation and serum lipids in patients with obstructive cerebrovascular disorders. Pharmatherapeutica 2: 159–164

James DR, Holland BM, Hughes MR, Jones JG, Wardrop CAJ (1984) Oxpentifylline: effects on red cell deformability and oxygen availability from blood in intermittent claudication. Clin Hemorheol 4: 525–531

Janaki S (1980) Pentoxifylline in strokes: a clinical study. J Int Med Res 8: 56–62

Jarrett PEM, Moreland M, Browse NL (1977) The effect of oxpentifylline on fibrinolytic activity and plasma fibrinogen levels. Curr Med Res Opin 4: 492–495

Jovanovic UJ (1972) Polygraphische Registrierungen nach parenteraler Applikation von 3,7-Dimethyl-1-(5-oxo-hexyl)-xanthine (BL191). Arzneimittelforschung 22: 994–999

Katsunuma H, Imamura T, Ishigaki Y (1982) The clinical efficacy of Trental against various types of cerebrovascular disease. J New Remedies Clin 31: 1845–1851

Kiesewetter H, Schneider R, Jurig F et al. (1986) Therapie zerebraler Mikroangiopathien. Untersuchungen mit niedermolekularer Hydroxyäthylstärke mit und ohne Pentoxifyllin. Therapiewoche 36: 50–55

Kobaladze SG, Gibradze TA (1979) Einwirkung von Trental (Pentoxifyllin) auf das experimentell ischämische Myokard. Proceedings of the Van Swieten Congress, Vienna, October 1979, pp 269–270

Kobaladze SG, Schonia GS (1979) Pentoxifylline and some physicochemical aspects of haemorheology in patients with ischaemic heart disease, Curr Med Res Opin 6 [Suppl 4]: 5–11

Kobaladze SG, Tschikvadze IV (1979) The use of pentoxifylline in the treatment of ischaemic heart disease. Curr Med Res Opin 6 [Suppl 4]: 12–15

Körber N, Schneider R, Brockmann M, Kiesewetter H, Reim M (1986) Retinale Durchblutung bei lakunären Infarkten unter Therapie mit Pentoxifyllin. Med Welt 37: 1376–1378

Komarek Von J, Hüsselrath A, Just M (1977) Effect of pentoxifylline on cerebral blood flow and metabolism in dogs. Arzneimittelforschung 27: 1939–1942

Kostka-Trabkowa E, Demblinska-Kiec A, Grodzinska L, Bieron K, Gryglewski RJ (1985) Beneficial results of pentoxifylline (Trental) therapy in arteriosclerosis obliterans: possible mechanism of action. Curr Med Res Opin 9: 407–416

Kramer JJ, Swislocki MI (1983) Effects of pentoxifylline on membrane protein phosphorylation in rat erythrocytes. Vascular Med 1: 159–173

Lagrue G, Gumpelson A, Kamalodine T, Berge D (1977) Effects de la pentoxifylline sur les modifications microcirculatoires au cours des arteriopathies (hypertension artérielle, diabète). Semain Hôpital Paris Therapeutique 53: 441–444

Lecomte MC, Boivin P (1981) Effects of methylxanthine derivatives on red cell phosphorylation. Scan J Clin Lab Invest 41 [Suppl 156]: 291–295

Lee MM, Hong KP, Oh BH, Choi YS, Seo J et al. (1980) A clinical study on pentoxifylline (Trental) in the treatment of cerebrovascular disease. Korean Circ J 12: 51–55

Leonhardt H, Grigoleit HG (1977) Effects of pentoxifylline on red blood cell deformability and blood viscosity under hyperosmolar conditions. Naunyn-Schmiedebergs Arch Pharmacol 299: 197–200

LUKAS MA (1984) Prevention of post-operative thrombosis in peripheral arteriopathies. Pentoxifylline vs conventional antiaggregants: a six-month randomized follow-up study. Angiology 35: 443–450

MANRIQUE R (1983) Blood coagulation, rheology and coronary reocclusion after local thrombolysis in myocardial infarction. Abstract Volume XII World Congress, International Union of Angiology, Rochester, Minnesota, USA, Sept 11–16

MARTIN P, VIVES P (1979) Déformabilité des globules rouges et accidents vasculaires cérébraux: intérêt de la pentoxifylline. Gazette Méd France 86: 2585–2587

MARTIN P, VIVES P (1980) The effect of pentoxifylline on red cell deformability in cerebrovascular accidents. Curr Med Res Opin 6: 518–522

MATRAI A, ERNST E (1985) Pentoxifylline improves white cell rheology in claudicants. Clin Hemorrheol 5: 483–491

MATTERN H, NIEMEIER H (1979) Enhanced blood circulation as a result of improved microcirculation. Ärztliche Praxis 31: 2638–2640

MATZKY R, DARIUS H, SCHRÖR K (1982) The release of prostacyclin (PGI_2) by pentoxifylline from human vascular tissue. Arzneimittelforschung/Drug Res 32: 1315–1318

MAYER H, GRUNAU G, SPOORS KH (1975) Behandlung arterieller und arterio-venöser Durchblutungsstörungen mit Trental. Therapiewoche 25: 4941–4949

METOKI H, KUDO R, SHIMANAKA Y, MATSUI T, KANAZAWA T (1983) A study on blood viscosity in cerebrovascular disease. Hirosaki Med J 35: 1–10

MEYER JS, ROGERS RL, MC CLINTIC K, MORTEL KF, LOTFI J (1989) Randomized clinical trial of daily aspirin therapy in multi-infarct dementia – a pilot study. JAGS 37: 549–555

MICIC DV, STEFANOVICH V, MRSULJA BB (1981) The effect of pentoxifylline on cytotoxic form of ischemic brain edema in mongolian gerbil. IRCS Med Sci 9: 709

MORATTI DV, CORTIANA M, TAGLIORETTI D (1983) Applicazione della filtrazione eritrocitaria nello studio della vasculopatia diabetica: efficacia terapeutica della pentossifillina. Clin Ter 106: 19–25

MÜLLER RV (1981) Hemorheology and peripheral vascular diseases – a new therapeutical approach. J Med 12: 209–235

MÜLLER R, LEHRACH F (1981) Haemorheology and cerebrovascular disease: multi-functional approach with pentoxifylline. Curr Med Res Opin 7: 253–263

MÜLLER R, MUSIKIC P (1987) Haemorheology in surgery – a review. Angiology 38: 581–591

MUGGEO M, CALABRO A, BUSINARO V, PATUSSI L, VOLPE A, SIGNORINI GP, CREPALDI G (1983) Blood clotting, fibrinolytic and haemorheological parameters in ischaemic vascular disease: the effects of pentoxifylline in the treatment of acute cerebral vascular disease. Pharmatherapeutica 3 [Suppl 1]: 74–90

NENCI GG, GRESELE P, AGNELLI G, BALLATORI F (1981) Effect of pentoxifylline on platelet aggregation. Pharmatherapeutica 2: 532–538

NORDHUS O, EKESTRÖM S, LILJEQVIST L (1986) Effects of pentoxifylline on central haemodynamics in patients with congestive heart failure. Scand J Thorac Cardiovasc Surg 20: 217–220

DE OLIVEIRA RSP, DE MIRANDA AAV (1977) Estudo eletroencefalografico e psicologico com BL-191 em pacientes geronto-psiquiatrico. Rev Bras Med 34: 85–93

OTT E, LECHNER H, ARANIBAR A (1974) High blood viscosity syndrome in cerebral infarction. Stroke 5: 330–334

OTT E, FAZEKAS F, LECHNER H (1983) Haemorheological effects of pentoxifylline in disturbed blood flow behaviour in patients with cerebrovascular disease. Eur Neurol 22 [Suppl 1]: 105–107

OTT E, FAZEKAS F, VALETITSCH H et al. (1986) The rationale of rheological pharmacological therapy. Clin Hemorheol 6: 35–40

PARNETTI L, CIUFFETTI G, MERCURI M et al. (1986) The role of haemorheological factors in the ageing brain: long-term therapy with pentoxifylline (Trental 400) in elderly patients with initial mental deterioration. Pharmatherapeutica 4: 617–627

PASSERO S, NARDINI M, BATTISTINI M (1981) Effect of pentoxifylline on cerebral blood flow in patients with chronic cerebrovascular disease. J Int Med Res 9: 211–214

PEREGO MA, SERGIO G, ARTALE F, GIUNTI P, DANESE C (1986) Haemorheological improvement by pentoxifylline in patients with peripheral arterial occlusive disease. Curr Med Res Opin 10: 135–138

PERHONIEMI V, SALMENKIVI K, SUNDBERG S, JOHNSSON R, GORDIN A (1984) Effects of flunarizine and pentoxifylline on walking distance and blood rheology in claudication. Angiology 35: 366–372

PETTEGREW J, KOPP S, GLONEK T (1983) P-31 nuclear magnetic resonance study of pentoxifylline effect on experimental cerebral ischemia. Neurology 33 [Suppl 2]: 152

Poggesi L, Scarti L, Boddi M, Masotti G, Serneri GGN (1985) Pentoxifylline treatment in patients with occlusive peripheral arterial disease. Circulatory changes and effects on prostaglandin synthesis. Angiology 36: 628–636

Pohanka E, Sinzinger H (1986) Effect of a single pentoxifylline administration on platelet sensitivity, plasma factor activity, Plasma 6-oxo-$PGF_1\alpha$ and Thromboxane B_2 in healthy volunteers. Prostagland Leukot Med 22: 191–200

Popendiker U, Boksay I, Bollmann V (1971) Zur Pharmakologie des neuen peripheren Gefäßdilatators 3,7-dimethyl-1-(5-oxo-hexyl)-xanthin. Arzneimittelforschung 21: 1160–1171

Porsche E, Stefanovich V (1978) The effect of pentoxifylline on A I Pase activity of human erythrocyte membranes. IRCS Med Sci 6: 285

Pupita F, Rotatori P, Frausini G (1983) Clinical pharmacology of vasoactive drugs: studies on pentoxifylline. Pharmatherapeutica 3 [Suppl 1]: 102–110

Raithel D, Kasprzak P (1985) Prevention of reocclusion after synthetic prosthetic bypass-operations in femoropopliteal area: comparative randomized study of pentoxifylline versus acetylsalicylic acid. Angiology 36: 678

Roekaerts F, Deleers L (1984) Trental 400 in the treatment of intermittent claudication: results of long-term, placebo-controlled administration. Angiology 35: 396–406

Sakai T, Okada J, Hara M, Ogashiwa M, Takeuchi K (1985) Red cell defomability in patients with cerebral vasospasm. Int J Clin Pharmacol Ther Toxicol 23: 79–82

Satewachin II, Iljin VN, Schestakov VA, Alexandrova NP, Rodionov SV et al. (1978) The use of pentoxifylline in a combined regimen for the prevention of re-thrombosis in major blood vessels. Pharmatherapeutica 2: 109–117

Schneider R, Brockmann M, Kiesewetter H (1986) Behandlung lakunärer Infarkte mit Pentoxifyllin. Med Welt 37: 1340–1343

Schmalzer EA, Chien S (1984) Filterability of subpopulations of leukocytes: effect of pentoxifylline. Blood 64: 542–546

Schreiber P, Schröppel M, Heidrich H (1983) Effects of naftidrofuryl, pentoxifylline and bencyclane on the renal blood flow and renal excretion of conscious dogs. Herz 15: 195–201

Schubotz R, Mühlfellner O (1977) The effect of pentoxifylline on erythrocyte deformability and on phosphatide fatty acid distribution in the erythrocyte membrane. Curr Med Res Opin 4: 609–617

Schultheiss R, Leuwer R, Leniger-Follert E, Wassmann H, Wüllenweber R (1986) Tissue pO_2 of human brain cortex-method, basic results and effects of pentoxifylline. Angiology 37: 398–401

Seiffge D (1982) Effect of pentoxifylline on red cell aggregation (RCA). IRCS Med Sci 8: 727

Seiffge D, Kiesewetter H (1981) Filterability investigations with red blood cell (RBC) suspensions: effects of different blood components and pentoxifylline on RBC flow rate. Ric Clin Lab 11 [Suppl 1]: 117–123

Seiffge D, Kremer E (1984) Antithrombotic effects of pentoxifylline on laser-induced thrombi in rat mesenteric arteries. IRCS Med Sci 12: 91–92

Sen S, Chakravarty A (1977) Clinical experience with pentoxifylline in occlusive cerebrovascular disorders. Angiology 28: 340–345

Smith RV, Waller ES, Doluisio JT, Banzer MT, Puri Sk et al. (1986) Pharmacokinetics of orally administered pentoxifylline in humans. J Pharmaceut Sci 75: 47–52

Smud R, Sermukslis B, Kartin D (1976) Changes in blood viscosity induced by pentoxifylline. Pharmatherapeutica 1: 229–233

Solerte SB, Fioravanti M, Bozzetti A (1986) Pentoxifylline, albumin excretion rate and proteinuria in type I and II diabetic patients with microproteinuria. Results of a short term randomized study. Acta Diabetol Lat 23: 171–176

Stauch M, Richter P, Roth J, Herrmann T, Schmutz C et al. (1986) Kardiale Wirkung von Pentoxifyllin bei Patienten mit koronarer Herzerkrankung in Ruhe und während Belastung. Herz/Kreislauf 18: 489–495

Steen PA, Milde JH, Michenfelder JD (1982) Pentoxifylline in regional cerebral ischemia in cats. Acta Anaesthesiol Scand 26: 39–43

Stefanovich V, John JP (1978) Influence of pentoxifylline on brain metabolism of normal and anoxic rats. Arzneimittelforschung 28: 2097–2099

Stefanovich V, Jarvis P, Grigoleit HG (1977) The effect of pentoxifylline on the 3'5' cyclic AMP-system in bovine platelets. Int J Biochem 8: 359–364

Strano a, Davi G, Avellone G, Novo S, Pinto A (1984) Double-blind, crossover study of the clinical efficacy and the hemorheological effects of pentoxifylline in patients with occlusive arterial disease of the lower limbs. Angiology 35: 439–446

Takamatsu S, Sato K, Takamatsu M, Sakuta S, Mizuno S (1979) Changes in haematological and blood chemical parameters after treatment of aged arteriosclerotic patients with pentoxifylline. Pharmatherapeutica 2: 165–172

Tonak J, Knecht H, Groitl H (1983) Treatment of circulatory disturbances with pentoxifylline: a double-blind study with Trental. Pharmatherapeutica 3 [Suppl 1]: 126–135

Ueda N, Muteki T, Tajiri M, Tayama F, Tsutsumi Y, Watanabe H et al. (1979) Clinical evaluation of the effect of pentoxifylline on circulatory behaviour of the brain. Kurume Med J 26: 331–334

Vasthare US, Heinel LA, Rosenwasser RH, Tuma RF (1990) Leucocyte involvement in cerebral ischemia and reperfusion injury. Surg Neurol 33: 261–265

Völker D (1976) Haemorheological investigations in patients with vascular disease undergoing treatment with pentoxifylline. Pharmatherapeutica 1: 154–159

Völker D (1983) Treatment of arteriopathies with pentoxifylline (Trental 400). Results of a double-blind study. Pharmatherapeutica 3 [Suppl 1]: 136–142

Watanabe H, Furukawa Y, Chiba S (1982) Cardiovascular effects of aminophylline and pentoxifylline on intact dogs and isolated dog atria. Jpn Heart J 23: 235–243

Weichert W, Breddin HK (1985) Antithrombotic effects of acetylsalicylic acid (AS) and pentoxifylline in laser-induces thrombosis in rat mesenteric vessels. Vasa 14: 280–284

Wenig HG, Koppenhagen K (1981) Effects of pentoxifylline on cerebral and hepatic blood flow: scintigraphic measurements in patients with cerebrovascular insufficiency and liver disease. In: Manrique, Müller (eds) Disorders of blood flow: new therapeutic aspects. Excerpta Medica, Amsterdam, pp 95–106

Wills RF, Waller ES, Puri SK, Ho I, Yakatan GJ (1981) Influence of food on the bioavailability of Trental (pentoxifylline) in man. Drug Development and Industrial Pharmacy 7: 385–396

Zinzadse KI, Gulischwili LN, Tavchelidse TD, Vorobjov OJ (1978) The effect of pentoxifylline on the flow properties of blood in experimental atherosclerosis in rabbits. Pharmatherapeutica 2: 118–122

Zoppo del GJ, Schmidt-Schönbein GW, Mori E, Copeland BR, Chang CHM (1991) Polymorphonuclear leukocytes occlude capillaries following middle cerebral artery occlusion and reperfusion in baboons. Stroke 22: 1276–1283

Neuro-Psychopharmaka, Bd. 5
Riederer P. / Laux G. / Pöldinger W. (Hrsg.)

6 Nimodipin

H. Herrschaft

Nimodipin ist ein Calciumantagonist aus der Gruppe der 1,4-Dihydropyridine. Chemische Bezeichnung: Isopropyl-2-methoxyethyl-1,4-dihydro-2,6-dimethyl-4-(m-nitrophenyl)-3,5-pyridin-dicarboxylat

6.1 Pharmakologie

Wie andere Stoffe dieser Substanzklasse verhindert Nimodipin den Einstrom von Calciumionen durch die spannungs- und rezeptoraktivierten Kanäle der Zellmembranen über eine Interaktion mit spezifischen, hochaffinen Bindungsstellen und bewirkt eine Tonusminderung der glatten Muskelzellen der Blutgefäße (Cauvin et al. 1983, Fleckenstein-Grün et al. 1985, Glossmann et al. 1985, van Zwieten 1986).
Die relaxierende Aktivität von Nimodipin auf glatte Muskelzellen konnte in vitro bei Verwendung verschiedener Arterienpräparate, die durch verschiedene gefäßwirksame Stoffe zur Vasokonstriktion gebracht waren, belegt werden. Bei den meisten Tierspezies schien Nimodipin eine verstärkt selektive Wirkung an zerebralen Gefäßen zu entfalten. Durch verschiedene gefäßwirksame Stoffe wie KCL, Thromboxan A 2, autologes Blut und 5-Hydroxytryptamin ausgelöste Vasokonstriktionen konnten durch Nimodipin verhindert oder beseitigt werden (Towart und Kazda 1985). An isolierten menschlichen zerebralen Gefäßen lag die Dosis, die erforderlich war, um 50% der durch KCL, Prostaglandin F 2 oder Blut ausgelösten Vasokonstriktionen maximal zu relaxieren, im Nanomolbereich.
Diese Untersuchungen bestätigen, daß zerebrale Gefäße beim Menschen, zumindestens in vitro, sich gegenüber der Wirkung von Nimodipin sehr sensitiv verhalten. Darüber hinaus erzeugte Nimodipin

eine Gefäßerweiterung an isolierten, intrazerebralpenetrierenden Arteriolen der Ratte (TAKAYASU et al. 1988). Die mittlere Nimodipin-Konzentration, die 50% der maximalen Gefäßdilatation erzeugte, betrug 1,6 nmol/l.
Die direkten Wirkungen von Nimodipin auf das zerebrale Gefäßsystem wurden in zahlreichen Tierexperimenten und einigen humanexperimentellen Studien untersucht, wobei die Gefäßweite von Piagefäßen an der Gehirnoberfläche bestimmt wurde. Die intravenöse Infusion von Nimodipin (0,5–3 µg/kg/min) bewirkte dosisabhängig eine Zunahme der pialen Arteriolendurchmesser bis 43%, wobei ein autoregulatorischer Effekt bei Konstanz des arteriellen Mitteldrucks auszuschließen war (AUER 1982). Andere Experimente bei anästhesierten Katzen zeigten, daß der durch Nimodipin bewirkte dilatatorische Effekt an den kleineren Arteriolen (Durchmesser < 70–100 µm) stärker ausgeprägt war und sich an den Venolen nur geringe Effekte nachweisen ließen (SCHMIDLI et al. 1985).
Bei intravenöser Infusion von 0,1 und 0,25 µg/kg/min. verminderte Nimodipin den konstringierenden Effekt auf die Pia-Arteriolen, der durch Reizung des sympathischen Nervensystems, akute Hypertonie oder Hypokapnie erzeugt war. Dieser Effekt trat bei höheren Dosen (0,5–1 µg/kg/min) nicht ein (HAWS und HEISTAD 1984). Bei direkter Nimodipin-Applikation auf Pia-Arteriolen fand sich bei anästhesierten Katzen oder Ratten eine Zunahme der Gefäßdurchmesser (AUER und MOKRY 1985).
Die direkte Beobachtung menschlicher Pia-Gefäße bei 16 Patienten, die einer extra-intrakraniellen Bypass-Operation unterzogen wurden und entweder Nimodipin (1µg/kg/min) oder Placebo als intravenöse Infusion über 10 Minuten erhielten, bestätigten die tierexperimentell gewonnenen Wirkungen, wobei bevorzugt eine Dilatation der Arteriolen, und hier insbesonders der Gefäße mit einem Durchmesser von weniger als 70 µm, erreicht wurde (AUER et al. 1983), (Abb. 6.1).

Bei 40 Patienten, die wegen eines rupturierten intrakraniellen Aneurysmas operiert wurden, bewirkten 18 ml einer Nimodipin-Lösung (180 µg) bei direkter Applikation in den Subarachnoidalraum eine Erweiterung aller Arterien im Beobachtungsfeld. Die stärksten dilatatorischen Effekte wurden an den kleineren Ästen der A. cerebri media und anterior beobachtet. Etwaige vaso-spastische segmentale Arterienkontraktionen wurden durch die topische Gabe von Nimodipin beseitigt (AUER et al. 1984).

Die Wirkungen von Nimodipin auf die Hirndurchblutung

Die Ergebnisse tierexperimenteller Studien nach intravenöser oder intracarotidialer Applikation von Nimodipin auf die Hirndurchblutung (CBF) zeigen, daß der CBF bei intracarotidialer Infusion von Nimodipin (0,1 µg/kg/min) bei narkotisierten Tieren bis 170% ansteigt (HAWS et al. 1983). KANDA und FLAIM (1986) bestätigten diese CBF-Anstiege bei anästhesierten Tieren, fanden diese Effekte jedoch nicht bei wachen Tieren. Bei Erhöhung der Nimodipin-Dosis und stärkerem Blutdruckabfall konnte ein CBF-Anstieg nicht mehr ermittelt werden (MOHAMED et al. 1985). Die Anhebung des Blutdrucks bei anästhesierten Katzen um 40% erzeugte eine CBF-Zunahme um 19%, wohingegen der gleiche Blutdruckanstieg bei gleichzeitiger Nimodipin-Infusion (0,5–1 µg/kg/min) einen 64%igen CBF-Anstieg zur Folge hatte (HAWS und HEISTAD 1984). Dieser Befund zeigt an, daß die zerebrovaskuläre Autoregulation durch Nimodipin aufgehoben wird. Diese Befunde wurden durch zwei Studien an Primaten (HAWS und HEISTAD 1984, MC CALDEN et al. 1984) bestätigt.
Humanexperimentell konnte in einer randomisierten Doppelblind-Cross-Over-Studie an 12 gesunden Freiwilligen nach einmali-

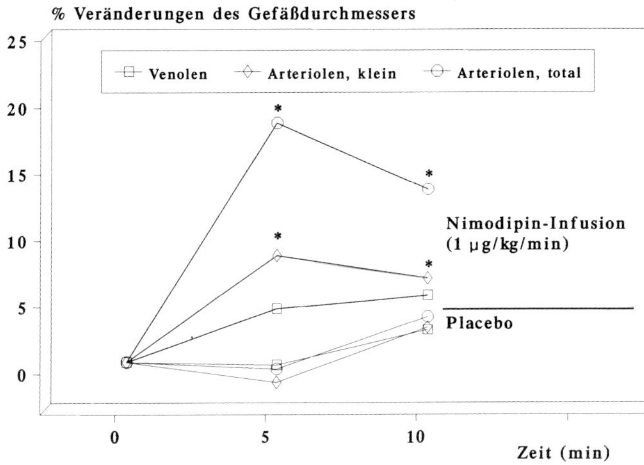

Abb. 6.1. Mittlere %-Änderungen pialer Gefäßdurchmesser nach intravenöser Nimodipin-Infusion (1 µg/kg/min. n = 8). Placebo (n = 8). o = Gesamtheit der Arteriolen (Durchmesser 25–305 µm); ◊ = Kleinere Arteriolen (Durchmesser <70 µm); □ = Venolen (Durchmesser 73–229 µm); * = Signifikante Unterschiede zu Placebo (Durchmesser p < 0,01) (nach Auer et al. 1983)

ger oraler Gabe von 80 mg Nimodipin oder Placebo gezeigt werden, daß unter Ruhebedingungen über 6 Stunden eine signifikant niedrigere Abnahme des CBF unter Nimodipin erfolgt (James und Savage 1984). Die Abnahme der Hirndurchblutung unter Ruhebedingungen im Vergleich zum geistig aktiven Wachzustand ist eine allgemein bekannte Tatsache, so daß aus der signifikant niedrigeren Abnahme der Hirnburchblutung auf einen relativen Anstieg des CBF unter Nimodipin geschlossen werden kann. Nach oraler Gabe von 40–80 mg Nimodipin bei Patienten mit einer vaskulären Demenz stieg der CBF nur um 6% an (Gaab et al. 1985). Bei Patienten mit zerebrovaskulären Spasmen infolge Subarachnoidalblutung fand sich jedoch ein signifikanter CBF-Anstieg um 18% (p < 0,05) (Gaab et al. 1985). Gelmers (1982) bestätigte bei 10 Patienten mit akutem ischämischen Hirninfarkt nach intravenöser Gabe von 15–30 µg/kg Nimodipin im Vergleich zu einer normalen Kontrollgruppe einen CBF-Anstieg unter Nimodipin von 17,6% (p < 0,01). Ein Steal-Phänomen wurde bei keinem der Infarktpatienten unter Nimodipin beobachtet.

Effekte auf den Hirnstoffwechsel

Nimodipin hatte bis zu Konzentrationen von 1 µmol keinen Effekt auf den Sauerstoffverbrauch isolierter Hirnschnitte (Kazda et al. 1982). Studien an normalen Primaten ergaben, daß Nimodipin, obwohl es die Hirndurchblutung steigerte, keinen Effekt auf den Hirnstoffwechsel besitzt (Harper et al. 1981). Nach kompletter zerebraler Ischämie bei Hunden konnte ein Effekt auf den Lactatspiegel im Ischämiegebiet nicht nachgewiesen werden (Michenfelder und Milde 1987). Im Gegensatz zu diesen Befunden konnte die ischämieinduzierte Hirnstoffwechselstörung bei der Ratte durch Nimodipin antagonisiert werden. In der frühen postischämischen Phase erhöhte Nimodipin (50 µg/kg/) i. v. den Glucose- und Glucose-6-Phosphatspiegel und beschleunigte die Wiederherstellung der Spiegel hochenergetischer Phosphate (Bielenberg et al. 1987).

Neuroprotektive, neuropsychopharmakologische und antiamnestische Wirkungen

Nimodipin verhinderte eine hypoxieinduzierte, retrograde Amnesie dosisabhängig, bei 1,6 mg/kg i. p. vollständig (i. v.: 0,6 mg/kg; p. o.: ED_{50}=0,1 mg/kg). Die hypoxieprotektive Wirkung von 1 mg/kg p. o. war auch nach 17 Stunden noch vollständig vorhanden. Nach 24 Stunden betrug die Wirkung noch über 50% (HOFFMEISTER et al. 1982). Diese Effekte wurden bei Mäusen nach Elektroschock bestätigt. Applizierte man Nimodipin dreimal innerhalb von 24 Stunden vor der amnesiogenen Behandlung, so zeigten sich signifikante Effekte bereits ab 0,05 mg/kg (HOFFMEISTER et al. 1982). Außer durch Elektroschocks und Natriumnitrit können durch anticholinerge Substanzen, Proteinsynthesehemmer und Pentobarbital amnestische oder lernbeeinträchtigende Effekte bei Ratten und Mäusen hervorgerufen werden. Nimodipin (0,05 und 0,1 mg/kg p. o.) zeigte in Verhaltenstests (aktive und passive Vermeidungstests) eine protektive Wirkung sowohl gegen den cholinergen Antagonisten Anisodin als auch den Proteinsynthesehemmer Cycloheximid und das Hypnotikum Pentobarbital. Die antiamnestische Wirkung von Nimodipin war in diesen Versuchsanordnungen einhundert- bzw. eintausendfach stärker als die von Nifedipin (ZHANG et al. 1986). Nimodipin besitzt eine starke Antipentetrazolwirkung und hemmt das Abwehrverhalten von Mäusen, Eigenschaften, die auch von Tranquillantien vom Benzodiazepin-Typ bekannt sind. Barbituratähnliche Wirkungen fehlen (HOFFMEISTER et al. 1982). In verschiedenen Tiermodellen zeigte Nimodipin ausgeprägte antikonvulsive Wirkungen. Durch Nimodipin werden durch postischämische Reperfusion, Pentetrazol, Bicucullin oder elektrische Impulse bei Kaninchen zentral ausgelöste Krämpfe aufgehoben (MEYER et al. 1986). Nimodipin zeigte außerdem eine starke antikonvulsive Wirkung auf zentral ausgelöste Krämpfe, die durch Injektionen von Cefazolin in das zerebrale Perenchym induziert wurden (MOROCUTTI et al. 1985). In Ganglienzellen bewirkt Nimodipin eine Sekretionsabnahme von Substanz P (PERNY et al. 1986). Ferner zeigte Nimodipin eine Potenzierung der antinozizeptiven Wirkung von Opiat—Rezeptoragonisten (Fentanyl), die mittels Vokalisationstest bei Ratten und Hot-plate-Tests bei Mäusen bestimmt wurden (HOFFMEISTER und TETTENBORN 1986).

Der Effekt auf das Verhalten alter Tiere

Mehrere Autoren untersuchten die Wirkung von Nimodipin auf das Verhalten älterer Tiere. Die Untersuchungsergebnisse sind in Tabelle 6.1 zusammengefaßt. Nimodipin begünstigt bei alten Tieren Lern- und Gedächtnisleistungen.

LE VERE et al. (1990) konnten zeigen, daß bei Ratten nach operativer Ausschaltung des visuellen Neokortex ein zuvor erlerntes Verhalten nach oraler Gabe von Nimodipin (1–3 mg/kg, 45 oder 90 min. vor dem täglichen Training appliziert) die Zahl der Fehler im Vergleich zur Kontrollgruppe signifikant reduziert wurde. Die Fähigkeit zur Wiedererlernung der Aufgaben wurde von den Autoren auf eine verbesserte Gedächtnisleistung zurückgeführt. Untersuchungen von SCHUURMAN und TRABER (1989 a, b) an älteren Ratten ergaben, daß Nimodipin auch bei diesen Tieren Lern- und Gedächtnisleistungen günstig beeinflußt. Dabei zeigten Studien mit alten Ratten in einem Wasserlabyrinth, daß unter Nimodipin-Behandlung nicht nur die Fehlerrate rascher abnimmt, sondern auch die für das Durchschwimmen des Labyrinths erforderliche Zeit.

In einer weiteren Untersuchungsserie wurde der Effekt von Nimodipin auf das reduzierte Sozial- und sexuelle Verhalten, die Abnahme lokomotorischer und exploratorischer Aktivität in einer neuen Umgebung, den gestörten Schlaf-Wach-Rhythmus, die reduzierte Körperpflege und Störung bei der Nahrungsaufnahme alter Ratten untersucht.

Tabelle 6.1. Synopsis der neuro- und psychopharmakologischen Wirkungen von Nimodipin

Test	Applikationsweg	ED_{50} (mg/kg)	Autor(en)
Hemmung der hypoxieinduzierten Amnesie (Ratte)	p.o.	0.1	HOFFMEISTER et al. 1982
Hemmung der elektroschockinduzierten Amnesie (Maus)	p.o.	50	HOFFMEISTER et al. 1982
Hemmung der $NaNO_2$-induzierten Amnesie (Maus)	p.o.	wirksam bei 0,1	ZHANG et al. 1986
Hemmung der Anisodin-induzierten Amnesie (Maus)	p.o.	wirksam bei 0,1	ZHANG et al. 1986
Neuroprotektion bei chronischer $NaNO_2$-Hypoxämie (Ratte)	p.o.	wirksam bei 860 ppm im Futter	NYAKAS et al. 1989
Normalisierung des Explorationsverhaltens alter Tiere (Ratte)	p.o.	wirksam bei 15	SCHUURMANN und TRABER 1989
Normalisierung des Explorationsverhaltens alter Tiere (Kaninchen)	p.o.	wirksam bei 860 ppm im Futter	DISTERHOFT et al. 1989
Verbesserung sensomotorischer Funktionen alter Tiere (Ratte)	p.o.	wirksam bei 500 - 1200 ppm im Futter	SCHUURMANN und TRABER 1989 a, b
Verbesserung der Motorik (Gangmuster) alter Tiere (Ratte)	p.o.	wirksam bei 860 ppm im Futter	SCHUURMANN und TRABER 1989 a, b
Verbesserung der Leitgeschwindigkeit in peripheren Nerven (Ratte)	p.o.	wirksam bei 800 ppm im Futter	VAN DER ZEE 1990
Hemmung von elektroschockinduzierten Konvulsionen (Maus)	p.o.	700	HOFFMEISTER et al. 1982
Hemmung von pentetrazolinduzierten Konvulsionen (Maus)	p.o.	46	HOFFMEISTER et al. 1982
Verzögerung des durch Serotonin hervorgerufenen Schlafs (Katze)	i.p.	wirksam bei 0,5 - 2,5	HOFFMEISTER et al. 1982
Verbesserung der visuellen Diskrimination bei Ratten mit kortikalen Läsionen	p.o.	geprüft und wirksam bei 1 und 3	LEVERE et al. 1990

Fortsetzung siehe S. 266

Tabelle 6.1. Fortsetzung

Test	**Applikationsweg**	**ED_{50} (mg/kg)**	**Autor(en)**
Verbesserung des Lernens einer operanten Aufgabe bei Ratten mit hippocampaler Läsion	p.o.	wirksam bei 15	Finger et al. 1990
Verbesserung des Labyrinth-Lernens bei alten Tieren (Ratte)	p.o.	geprüft und wirksam bei 10 und 15	Schuurmann et al. 1989 a, b
Verbesserung von assoziativem Lernen bei alten Tieren (Kaninchen)	i.v.	wirksam bei 0,1 mg/kg/min	Deyo et al. 1989
Verbesserung der visuellen Diskrimination bei Bluthochdruck (Ratte)	p.o.	wirksam bei 9	Nomura 1988
Lerntest bei alten Affen	p.o.	geprüft und wirksam bei 3 und 9	LeVere et al. 1990
Neuroprotektion bei fokaler zerebraler Ischämie (Affe)	i.v.	2 µg/kg/min für 50 min, 1 µg/kg/min für 96 h	Hadley et al. 1990
Neuroprotektion bei globaler Ischämie (Affe)	i.v.	10 µg/kg/min nach 5 min, dann 1 µg/kg/min für 10 h	Steen et al. 1985
Schutz der zerebralen Kapillargefäßwand (Ratte)	p.o.	wirksam bei 860 ppm im Futter	Luiten et al. 1989
Erhöhung der Frequenz ponto-genikulookzipitaler Wellen im EEG nach RO 4-1284 (Katze)	i.v.	0,01–0,1	Hoffmeister et al. 1982
Hemmung der Orientierungsmobilität (Maus)	p.o.	82	Hoffmeister et al. 1982
Hemmung der Balancefähigkeit (Maus)	p.o.	56	Hoffmeister et al. 1982
Hemmung der Traktionsfähigkeit (Maus)	p.o.	407	Hoffmeister et al. 1982
Intrakraniale Selbststimulation (Ratte)	i.p.	keine Wirkung bei 100	Hoffmeister et al. 1982

Nach vierwöchiger Behandlung wurde die exploratorische Aktivität getestet, wobei die Nimodipin-Gruppe signifikant bessere Resultate im Open-Field-Test bezüglich der Frequenz für Crossings und des Aufrichtens sowie des Zeitaufwandes für Pflege und eine deutliche Verkürzung der allgemeinen Immobilität zeigte. Außerdem fanden sich bei den nimodipinbehandelten Tieren signifikant bessere Leistungen in allen sensomotorischen Funktionen. Nach 3 Monaten, als bei den Ratten beider Gruppen deutliche Gangabnormitäten auftraten, konnte mit einem speziellen Fußabdrucktest eine signifikante Verbesserung der Geh- und Lauffähigkeit über einen Zeitraum von 6 Monaten unter Nimodipin erzielt werden. Auch bei Ratten mit einem spontan erhöhten Blutdruck steigerte Nimodipin die Lernleistung, gemessen am Verhältnis von richtigen zu falschen Antworten im Helligkeits-Diskriminations-Test (Nomura 1988). Ratten mit normalem Blutdruck zogen dagegen aus einer Nimodipin-Behandlung keinen Nutzen. Deyo et al. (1989) konnten in einem Experiment mit alten Kaninchen zeigen, daß Nimodipin (0,1 mg/kg, i. v.) den Erwerb einer induzierten Reaktion im Sinne des assoziativen Lernens beschleunigte. Da eine vierzigminütige Nimodipin-Infusion bei wachen Kaninchen die Entladungsrate von Pyramidenzellen des Hippokampus erhöhte (Disterhoft et al. 1989), könnte dieser Effekt eine Rolle spielen. Eine andere Hypothese geht davon aus, daß Nimodipin die sogenannte Nachhyperpolarisation von Neuronen des Hippokampus abschwächt. Die Nachhyperpolarisation der Zellmembran eines Neurons tritt nach einer Serie von elektrischen Impulsen auf und reduziert die Wiedererregung der Nervenzelle. Die Nachhyperpolarisation ist teilweise von Calcium-Ionen abhängig. Experimente mit Kaninchen haben gezeigt, daß assoziatives Lernen damit einhergeht, daß sich die Nachhyperpolarisation in Hippokampus-Neuronen verkürzt (Disterhoft et al. 1989).

Zusammenfassung der pharmakologischen und pharmakodynamischen zerebralen Effekte von Nimodipin

Aufgrund des vorliegenden wissenschaftlichen Erkenntnismaterials hat Nimodipin eine zerebral-antivasokonstriktorische und antiischämische Wirkung. Die gefäßerweiternde Wirkung ist an Gefäßen kleineren Durchmessers stärker ausgeprägt als an Gefäßen größeren Kalibers. Durch verschiedene gefäßwirksame Stoffe, wie z. B. Serotonin, Prostaglandine, Blut oder Blutabbauprodukte ausgelöste Vasokonstriktionen können durch Nimodipin abgeschwächt, verhindert oder beseitigt werden. Nimodipin gelangt durch die Blut-Hirn-Schranke ins ZNS und hat neuro- und psychopharmakologische Wirkungen. Nach Übertritt ins Hirngewebe wird Nimodipin mit einer hohen Spezifität an Rezeptoren, die mit Calcium-Kanälen gekoppelt sind, reversibel gebunden. Diese Rezeptoren befinden sich vor allem an Neuronen des Hippokampus und Kortex. Über eine Wechselwirkung mit diesen Rezeptoren moduliert Nimodipin den Calcium-Einstrom in die Nervenzellen und beeinflußt auf diese Weise die elektrische Aktivität der Neuronen und den Neurotransmitterhaushalt. Nimodipin wirkt über Rezeptoren auch auf zerebrale Gefäße. Es reduziert den Calcium-Einstrom in die Muskelzellen der Gefäße und reguliert so den Gefäßtonus. Über diese Angriffspunkte, Rezeptoren an Neuronen und zerebralen Gefäßen, die mit Calcium-Kanälen gekoppelt sind, kann Nimodipin Neurone schützen, deren Funktion stabilisieren sowie die zerebrale Durchblutung fördern und die Ischämietoleranz erhöhen. Im Tierversuch zeigt Nimodipin eine antiamnestische und antihypoxische Wirkung und verbessert Lern- und Gedächtnisleistungen von alten Tieren und Tieren mit Hippokampus- und Kortex-Läsionen.

6.1.1 Pharmakokinetik

Die humanexperimentell gewonnenen pharmakologischen Parameter von Nimodipin nach intravenöser Applikation sind in Abb. 6.2 zusammengefaßt. Nach intravenöser Infusion von 1 mg/h erreichte die Nimodipin-Plasmakonzentration ein mittleres Gleichgewicht von 11,9 µg/l nach 12 bis 18 Stunden (Rämsch et al. 1985). Bei Patienten mit Subarachnoidalblutung fanden Vinge

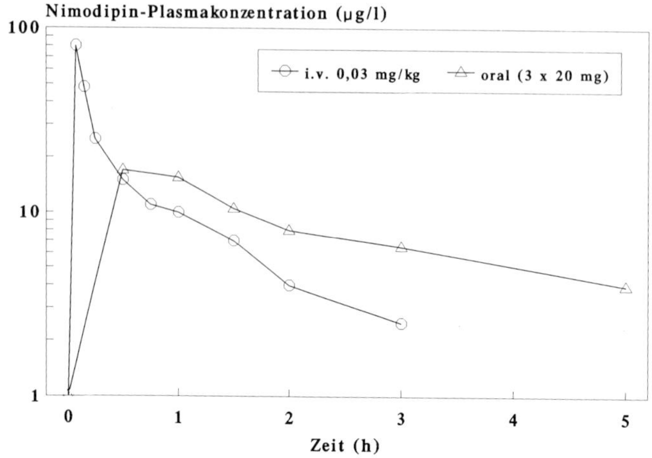

Abb. 6.2. Nimodipin-Plasma-Konzentration bei 6 gesunden Freiwilligen nach intravenöser Gabe von 0,03 mg/kg (O) (nach Rämsch et al. 1985) und oraler Gabe von 60 mg (3 x 20 mg) (Δ) (nach Rämsch et al. 1986)

et al. (1986) eine mittlere Konzentration von 26,6 µg/l bei Infusionen von 2 mg/h. Auer (1984) ermittelte bei 15 Patienten mit Subarachnoidalblutung mittlere Plasmagleichgewichtskonzentrationen von 53 µg/l bei Infusionen von 15–30 µg/kg/h über einen Zeitraum von 14 Tagen.

Nach einmaliger oraler Applikation von 60 mg Nimodipin als Lösung wurde eine maximale Plasmakonzentration von 117 µg/l erreicht (Rämsch et al. 1985). Dieselbe Dosis, als Kapsel verabreicht, ergab niedrigere Werte (62 µg/l). Nimodipin wird nach oraler Gabe als Lösung und Kapsel sehr rasch resorbiert, wobei die maximale Plasma-Konzentration innerhalb von 30–60 Min. erreicht wird. Nimodipin-Einzeldosen von 60 mg in Tablettenform zeigten maximale Plasma-Konzentrationen von 20,6 bzw. 31 µg/l nach 0,7–0,8 Std. Bei einer Dosierung von 3 x 40 mg/Tag fand sich am 7. Behandlungstag eine mittlere maximale Plasma-Konzentration von 46 µg/l. Dabei variierten die individuellen Werte zwischen 17–80 µg/l wie am ersten Tag (16–117 µg/l) (Kirch et al. 1984). Es bestehen beträchtliche interindividuelle Absorptions- und Plasmakonzentrationsunterschiede, die jedoch nicht auf die unterschiedlichen Zubereitungsformen zurückzuführen sind (Gengo et al. 1987). Rämsch et al. (1985) ermittelten bei 6 Freiwilligen nach oraler Einzeldosis von 40 und 80 mg Nimodipin eine gute Linearität für die maximale Plasmakonzentration. Die Mittelwerte betrugen 23 µg/l nach Gabe von 40 mg und 49 µg/l nach 80 mg. Bei Dosisverdoppelung erreichten die maximalen Plasmakonzentrationen etwas höhere als zweifache Werte. Die orale Bioverfügbarkeit von Nimodipin beträgt bei gesunden Freiwilligen in der Zubereitung als Kapsel 13%, als Tabletten 6,6–11,6%.

Die individuellen Werte variieren von 5–10% und 4,8–8,8% (Rämsch et al. 1985 b). Auch bei Patienten mit einer Subarachnoidalblutung zeigte die Bioverfügbarkeit von Nimodipin beträchtliche Unterschiede von 2,7–28% (Vinge et al. 1986). Bei oraler Gabe wird Nimodipin praktisch vollständig im Gastrointestinaltrakt resorbiert. Der relativ niedrige Grad der Bioverfügbarkeit beruht auf einem beträchtlichen First-Pass-Effekt bei hepatischer Verstoffwechselung von Nimodipin (Rämsch et al. 1985 b).

Nach einmaliger intravenöser Injektion von Nimodipin wird eine rasche initiale Verteilungsphase mit einer Halbwertszeit von ungefähr 7 Minuten und einer initialen Volumenverteilung des zentralen Compartments von 0,43 L/kg erreicht. Die Volumenverteilung im Steady-state variierte zwischen 0,94–2,3 L/kg (Rämsch et al. 1985 b, Abb. 6.2). Autoradiographische Verteilungsstudien bei Ratten unter Verwendung von ^{14}C-Nimodipin zeigten nach intravenöser Injektion eine rasche Verteilung des Arzneimittels in allen Geweben und Organen (Suwelack et al. 1985). Nach ungefähr einer Stunde traten größere Unterschiede in der Gewebeverteilung auf, wobei relativ größere Anteile im Gastrointestinaltrakt, im perirenalen Fettgewebe, den Nebennieren und in der Leber infolge unterschiedlicher Eliminationszeiten vorlagen. Ähnliche Verhältnisse fanden sich nach einmaliger oraler Gabe von Nimodipin (Suwelack et al. 1985). Bei trächtigen Tieren konnte für Nimodipin nur ein sehr geringer Transfer durch die Placenta ermittelt werden. Die Konzentrationen im Fetus lagen um 8–15 Mal niedriger als im Muttertier (Suwelack et al. 1985). Unverändertes Nimodipin wird zu 98% an Plasmaproteine gebunden (Rämsch et al. 1985 b).

Rämsch et al. (1985 b) bestimmten die Nimodipin-Konzentration im Liquor cerebrospinalis bei 15 Patienten mit Subarachnoidalblutung, die initial mit einer intravenösen Infusion von 2 mg/h für 14 Tage und anschließend oral mit 4 x 60 mg/Tag weiterbehandelt wurden. Die mittleren Liquorkonzentrationen für Nimodipin betrugen während der intravenösen Infusion 0,3 ± 0,2 µg/l bei einer Plasmakonzentration von 76,9 ± 34,0 µg/l. Ähnliche Werte wurden von Allen et al. (1983) bei Patienten mit Subarachnoidalblutungen bestimmt. Daraus geht hervor, daß Nimodipin die Bluthirnschranke, zumindest bei Patienten mit Subarachnoidalblutung passiert, die im Liquor erreichten Konzentrationen jedoch im Vergleich zu den Plasmakonzentrationen niedrig sind. Vermutlich beruht dieser Unterschied auf der hohen Plasmaeiweißbindung von Nimodipin (Rämsch et al. 1985 a).

Stoffwechsel und Ausscheidung

Die Stoffwechselwege für Nimodipin sind in Abb. 6.3 dargestellt.

Die Verstoffwechselung ist ähnlich wie bei den anderen Calcium-Antagonisten aus der Dihydropyridin-Klasse (Nitrendipin, Felodipin und Nifedipin). Der Hauptschritt besteht in der Dehydrogenierung des Dihydropyridinringes zu einem Pyridinanalogon (Rämsch et al. 1985 b, Saltiel et al. 1988). Bei Nimodipin findet jedoch zusätzlich eine Demethylierung statt, und zwar entweder vor der Dehydrogenierung (um den Metaboliten III über den Metaboliten II zu bilden) oder nach Bildung des Pyridinalanalogons (zum Metaboliten III über Metabolit I). Nach einmaliger oraler Gabe von 60 mg Nimodipin wurden diese drei Stoffwechselmetaboliten bei 6 Freiwilligen gemessen. Die mittlere Plasmaspitzenkonzentration des Metaboliten I (18 µg/l) war niedriger als die des Metaboliten II (39 µg/l); daraus folgt, daß die Demethylierung und nachfolgende Dehydrogenierung den aktiveren Stoffwechselweg darstellt (Rämsch et al. 1985 b). Die Plasmakonzentrationen des Metaboliten III lagen mit einer Spitzenkonzentration von 73 µg/l am höchsten. Die weitere Metabolisierung beinhaltet die Ester-Hydrolyse und Hydroxylierung einer Methylgruppe, um die Metaboliten IV und V zu bilden. Man nimmt darüber hinaus an, daß noch weitere Metaboliten entstehen, obwohl diese bisher nur bei der Ratte nachgewiesen wurden (Meyer et al. 1983, Rämsch et al. 1985 b). Nach einmaliger oraler Gabe von ^{14}C-markiertem Nimodipin an gesunden Freiwilligen werden 50% der Substanz im Urin über 4 Tage ausgeschieden (Kamath et al. 1987). Die Ausscheidung erfolgte praktisch ausschließlich in Form der Metaboliten (Kamath et al. 1987, Rämsch et al. 1985 b). 32% der Dosis wurden mit den Faeces ausgeschieden, wahrscheinlich als Folge einer biliären Exkretion.

Die Eliminations-Halbwertszeit für Nimodipin beträgt zwischen 0,9–1,5 Std. Nach oraler Gabe finden sich wesentlich längere Eliminations-Halbwertszeiten. Bei gesunden Freiwilligen betrugen diese zwischen 1,7–2 Std. Wahrscheinlich sind diese Unterschiede auf den raschen Abfall der Plasmakon-

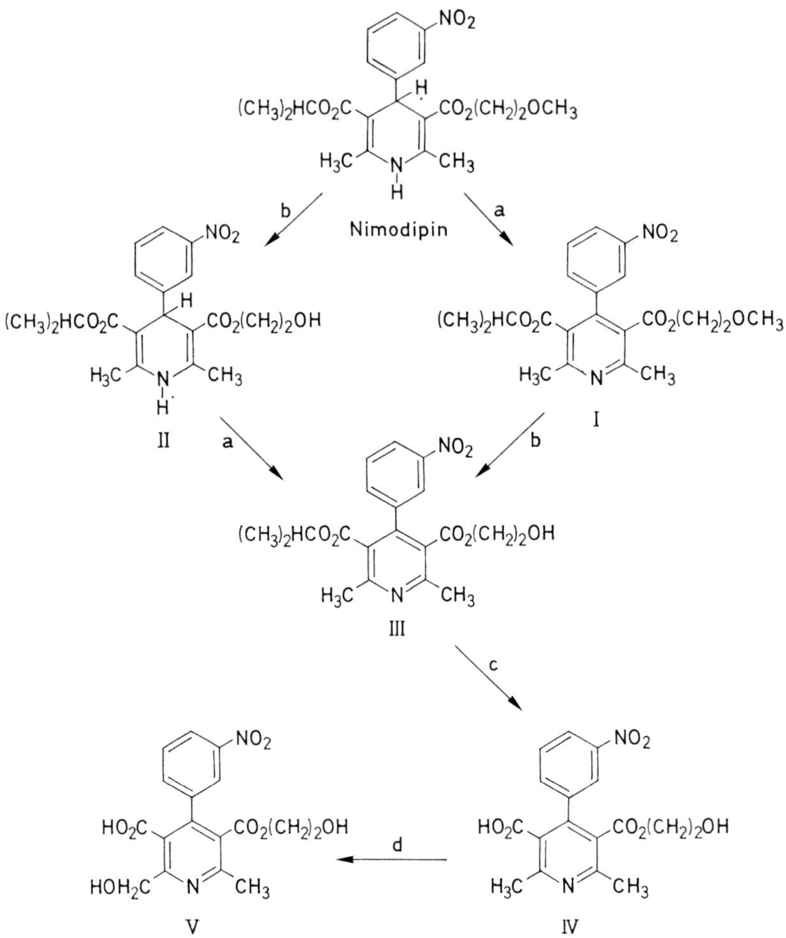

Abb. 6.3. Nimodipin-Stoffwechsel beim Menschen, Abbauwege: a) Dehydrierung des Dihydropyridinringes, b) Oxidative Demethylierung, c) Esterhydrolyse, d) Hydroxylierung der Methylgruppen (nach MEYER et al. 1983, RÄMSCH et al. 1986)

zentrationswerte für Nimodipin in der Eliminationsphase zurückzuführen (RÄMSCH et al. 1985 b).

Bei Leberfunktionsstörungen waren die mittleren Clearance-Werte beträchtlich herabgesetzt und die Plasmaverweilzeiten erhöht. Nach oraler Gabe konnte jedoch auch bei diesen Patienten kein nennenswerter Anstieg der Eliminations-Halbwertszeit von Nimodipin (4,5–12,6 /h vs. 3–11 /h für die Kontrollgruppe) und auch nicht nach sublingualer Gabe (5,8–15,3 /h vs. 5,8–15,8 /h) festgestellt werden. Bei Umgehung des First-pass-Stoffwechseleffektes fanden sich für Nimodipin keine signifikanten Veränderungen der Absorptionscharakteristika. Auch bei der Niereninsuffizienz in unterschiedlicher Schwere (KIRCH et al. 1984) war die

Nimodipin-Clearance erniedrigt. Die Plasmaclearance betrug 0,23 L/h im Vergleich zu 0,6 L/h bei gesunden Kontrollpersonen. Die Eliminations-Halbwertszeit war mit 22 Stunden im Vergleich zu 2,8 Stunden bei Gesunden-Kontrollen stark verlängert. Da die Patienten mit einer Niereninsuffizienz ein nahezu dreimal höheres Lebensalter als die Kontrollpersonen aufwiesen, wurden diese Veränderungen auf altersbezogene Veränderungen in der Leberfunktion zurückgeführt (Kirch et al. 1984).

6.1.2 Experimentelle und klinische Pharmakologie

Herz-Kreislaufeffekte

Die Auswirkungen einer Nimodipin-Behandlung auf das Herz-Kreislauf-System wurden beim Menschen in einigen wenigen Studien untersucht. Bei Patienten mit einer Subarachnoidalblutung hatte die intravenöse Infusion von Nimodipin (50–30 µg/kg/h) keinen Effekt auf den Blutdruck oder die Herzfrequenz. Bei Patienten mit Hypertonus (systolischer Wert über 170 mmHg) fand sich in den ersten vier Stunden nach Einleitung der Nimodipin-Infusion ein Blutdruckabfall um 20–30 mmHg (Tettenborn et al. 1985). Auch bei Infusion von 1 mg/h über zwei Stunden und Weiterbehandlung mit 2 mg/h fanden sich keine Veränderungen auf den Blutdruck oder die Herzfrequenz. Bei Einleitung der Infusionsbehandlung mit 2 mg/h war in den ersten 3 bis 4 Stunden ein leichter Blutdruckabfall um 20 bis 30 mmHg systolisch nachweisbar. Anschließend stabilisierte sich der Blutdruck auf einem etwas erniedrigten Wert. Bei der Langzeitbehandlung (initial 15–30 µg/kg/h) über 7 bis 14 Tage und nachfolgender oraler Behandlung mit 240 bis 360 mg/Tag fand sich bei Patienten mit normalem Blutdruck kein Effekt, wohingegen bei Patienten mit erhöhtem Blutdruck ein Blutdruckabfall um 20 bis 30 mmHg eintrat, der sich im Verlauf der nächsten 17 Tage auf diesem Niveau stabilisierte (Tettenborn et al. 1985).

Die Wirkung von Nimodipin in Tiermodellen mit Subarachnoidalblutung

Die Subarachnoidalblutung (SAB) beim Menschen beinhaltet in der Regel die Ruptur eines Aneurysmas der größeren Hirnbasisgefäße mit Einblutung in den Subarachnoidalraum der basalen Zisternen und anschließender Blutkoagelbildung. Die Blutkoagel führen häufig zu einem Vasospasmus der größeren Gefäße mit nachfolgender umschriebener Ischämie in deren Versorgungsgebiet bis hin zum Infarkt. Diese negativen Folgen der Subarachnoidalblutung ereignen sich meistens zwischen dem 4. und 14. Tag nach Krankheitsbeginn und sind zusammen mit einem sich entwickelnden Verschluß-Hydrocephalus und etwaiger Nachblutung die Hauptursachen persistierender neurologischer Ausfälle (Kistler et al. 1987). Ausgehend von diesen Fakten wurden Tiermodelle entwickelt, in denen ein langanhaltender Vasospasmus durch Injektion autologen Blutes in den Subarachnoidalraum oder durch chirurgische Implantation eines frischen autologen Hämatoms an die Hirnbasisarterien erzeugt wurde. In mehreren Primaten-Studien konnte ein Effekt mit Nimodipin, selbst in hoher Dosierung, auf die so ausgelösten Vasospasmen nicht beobachtet werden (Nosko et al. 1985). Die fehlende Nimodipin-Wirkung im geschilderten Primaten-Modell steht im direkten Gegensatz zu den Ergebnissen bei Hunden. Gioia et al. (1985) zeigten, daß 35 Minuten nach intrazisternaler Injektion von 4 ml autologem Blut die intrathekale Verabreichung von 1,68 mg Nimodipin sämtliche so ausgelösten Vasospasmen innerhalb von 30 Minuten beseitigte. Der gleiche Effekt konnte auch bis vier Tage nach experimenteller SAB erzielt werden (Gioia et al. 1985). Dieselben Autoren konnten in diesem Modell jedoch nach oraler und intravenöser Gabe keinen Effekt auf die Vasospasmen erzielen. In ähnlicher Versuchsanordnung konnten Voldby et al. (1984) die durch Injektion von autologem Blut in die Zisterna magna erzeugten Vasospasmen der zerebralen Arterien innerhalb von 15 Minuten nach intraventrikulärer Injektion von 100 µg Nimodipin lösen. Nach intravenöser Nimodipin-Injektion (0,1 mg/kg) konnten die durch Intrazisternal-Injektion von Blut ausgelösten pialen Arteriolenspasmen vollständig beseitigt werden (Tanaka et al. 1982).

Zerebrale Ischämie-Modelle im Tierexperiment

Die tierexperimentellen Studien zur lokalen oder globalen zerebralen Ischämie beinhalten Verschluß und Reperfusionstechniken, bei denen die arterielle Blutversorgung zum Gehirn entweder lokal oder global über eine bestimmte Zeit unterbrochen und dann wiederhergestellt wird. CBF, Stoffwechselparameter und neurologische Funktionen unter den Bedingungen der Ischämie können quantitativ in der postischämischen Phase bestimmt werden. Unbehandelt tritt in der postischämischen Phase ein starker Abfall der Hirndurchblutung auf und diese postischämische Hypoperfusion wird als Hauptursache des ischämischen Hirngewebsschadens angesehen (Newberg-Milde et al. 1966). Tierexperimentell wurden in größerer Zahl Studien durchgeführt, die entweder die Wirkung von Nimodipin bei Gabe vor Einsetzen der Ischämie oder nur in der postischämischen Phase untersuchten. Ein zerebroprotektiver Effekt wurde nachgewiesen. Kazda et al. (1979) konnten nach intraperitonealer Gabe (1 mg/kg) 7 Minuten vor Einleitung der kompletten Ischämie bei Katzen eine Normalisierung des postischämischen CBF und eine signifikante Reduktion der Sterblichkeit nach 24 Stunden feststellen (10% der Tiere versus 90% der Tiere ohne Therapie). Danach konnte in zahlreichen weiteren Tierexperimenten gezeigt werden, daß entweder die Vorbehandlung mit Nimodipin oder die Behandlung vor, während und nach der experimentellen Ischämie den postischämischen CBF, das Ausmaß der ischämischen Gewebsschäden und neurologischen Defizite verbesserten (Mohamed et al. 1985, Steen et al. 1983, Young et al. 1987). Verbesserungen fanden sich auch in der Geschwindigkeit, mit der normale EEG-Muster bei diesen Tieren wieder erreicht werden konnten (Barnett et al. 1986, Hoffmeister et al. 1982, Mabe et al. 1986). Die positiven Effekte unter Nimodipin waren jedoch nicht einheitlich. Smith et al. (1983) fanden unter Nimodipin regionale Zu- und Abnahmen des CBF und keinen Effekt auf die Rückbildung der pathologischen EEG-Veränderungen. Barnet et al. (1986) konnten trotz CBF- und EEG-Verbesserungen unter Nimodipin keine Korrelation zum Ausmaß der Infarktgröße feststellen. Tierexperimente, bei denen Nimodipin ausschließlich in der Postischämiephase gegeben wurde, ergaben widersprüchliche therapeutische Effekte.

Die Wirkung von Nimodipin auf das EEG

Itil et al. (1984) führten quantitative Pharmako-EEG-Analysen bei zwölf gesunden Freiwilligen durch, denen einmalig oral eine Dosis von 15–60 mg Nimodipin verabfolgt wurde. Nimodipin wurden nach den EEG-Ergebnissen stimmungsaufhellende und anxiolytische Eigenschaften beigemessen, wobei das EEG-Profil große Ähnlichkeit mit Antidepressiva (z. B. Imipramin) aufwies (Itil et al. 1985). Nach den EEG-Studien von Ulrich (1987) erzeugt die einmalige Dosis von 60 mg Nimodipin einen vigilanzsteigernden Effekt mit Zunahme der Alphapower über den frontotemporalen Hirnabschnitten. In einer weiteren Studie von Ulrich und Stieglitz (1988) wurde für Nimodipin ein vigilanzstabilisierender Effekt berichtet, wobei bei Personen mit hoher initialer Vigilanz das Niveau unter Nimodipin gesenkt und bei solchen mit erniedrigter Vigilanz das Niveau unter Nimodipin erhöht wurde. Damit in Übereinstimmung stehen die Befunde bei zehn alten Patienten mit leichtem hirnorganischen Psychosyndrom, die unter der Dosis bis 60 mg Nimodipin einen Vigilanzanstieg, jedoch bei Dosen ab 60 mg Zeichen der Sedierung aufwiesen (Ulrich 1987). In einer weiteren Studie an zwölf Freiwilligen, bei denen die Wachheit quantitativ erfaßt wurde, fand sich nach einmaliger Gabe von 80 mg Nimodipin eine signifikante Überlegenheit gegenüber Placebos (James und Savage 1984).

Hämorheologische Eigenschaften

Kiesewetter et al. (1985) berichteten, daß in vitro die Zugabe von Nimodipin in Konzentrationen von 1–5 mg/L die Fließfähigkeit des Blutes um 41 bzw. 45% verbesserte ($p < 0{,}05$, $p < 0{,}01$). Diese Verbesserung der Fließfähigkeit wurde auf eine Abnahme der Erythrozytenrigidität um 5,2–12,5% (bei 1 mg/l und 5 mg/l) zurückgeführt. Es fanden sich nur geringfügige Senkungen der Plasmaviskosität und Erythrozytenaggregation. Diese Befunde wurden tierexperimentell bei Ratten bestätigt (Bianchi und Viklianesi 1985). Nimodipin hat nur einen geringen Effekt auf die Thrombozytenaggregation (Schmunk und Lefer 1982).

Toxizität

Nach oraler Applikation wurden Vergiftungssymptome nur bei Mäusen und Ratten beobachtet. Sie bestanden in leichter Zyanose, stark verminderter Motilität und Schnappatmung. Nach intravenöser Verabreichung traten diese Vergiftungssymptome bei allen untersuchten Spezies auf. Darüber hinaus wurden tonisch-klonische Krämpfe beobachtet (Schlüter 1986).

Die hämatologischen, klinisch-chemischen und histopathologischen Untersuchungen bei Ratten ergaben keinerlei pathologische Befunde (Machemer et al. 1975). In einer Studie mit 3 männlichen und 3 weiblichen Beagle-Hunden wurde Nimodipin in der Dosis von 0,1, 3, 10 mg/kg über 13 Wochen verabfolgt. Als Ergebnis ließen sich bei einigen Tieren der 10 mg/kg-Gruppe Unverträglichkeitsreaktionen in Form von Appetitlosigkeit und/oder Sedation oder auch stärkerer Salivation beobachten. Bei männlichen Hunden trat außerdem eine Retardierung der Gewichtsentwicklung ein. Bei diesen Hunden war desweiteren eine Abnahme der Parameter: Hämoglobin, Hämatokrit und Erythrozytenzahl, eine Senkung des Blutdrucks und stärkere Zunahme der Herzfrequenz eingetreten. Bei einem Teil der Tiere ließen sich nach der 24. Applikation auch Veränderungen der T-Welle im EKG und bei der histopathologischen Untersuchung geringgradige fokale Sarcolysen im Bereich der links-ventrikulären Kapillarmuskulatur nachweisen (Detzer et al. 1981, Machemer et al. 1975). In einer weiteren Studie an Affen erhielten drei männliche und drei weibliche Tiere pro Gruppe Nimodipin in den Dosierungen 0,1, 10, 100 mg/kg per os. Die Kontrolltiere erhielten 1 mg/kg einer Placebolösung. Klinisch wurde Nimodipin in allen Dosierungen gut vertragen. Auch die hämatologischen und klinisch-chemischen Untersuchungen erbrachten keine prüf-substanzbedingten Veränderungen. Die histopathologischen Untersuchungen erbrachten nach 13-wöchiger Behandlung keine pathologischen Befunde.

Ratten, denen Nimodipin zwei Jahre lang in Tagesdosen bis ca. 90 mg/kg/Tag im Futter verabreicht wurde, vertrugen auch diese Dosen schädigungslos (Machemer 1975, Kroetlinger 1983, Bornhard 1975–1982, Leuschner 1976 – Archiv-Daten, Bayer AG, Leverkusen).
Embryotoxische, teratogene sowie mutagene Substanzwirkungen konnten nicht gefunden werden (Machemer 1975, 1977, 1979, Schlueter 1984, Renhof 1985, Mayer 1988, Herbold 1979, 1983, Archiv-Daten, Bayer AG, Leverkusen).

6.2 Klinik

6.2.1 Indikationen

Symptomatische Behandlung von chronischen hirnorganisch bedingten Leistungsstörungen im Rahmen eines therapeutischen Gesamtkonzeptes bei der Demenz.

Zur primären Zielgruppe gehören Patienten mit einer primär degenerativen Demenz vom Alzheimer Typ (DAT), mit einer vasku-

lären Demenz (VD) und Mischformen aus DAT und VD.
Der Wirksamkeitsnachweis bei dieser Indikation basiert auf elf placebo-kontrollierten Doppelblindstudien bei insgesamt 739 Patienten (Nimodipin: 366, Placebo: 373). In neun Studien fand sich unter Nimodipin eine signifikante Verbesserung des dementiellen Syndroms, wobei die Arbeiten von WALSHE (1986), FISCHHOF et al. (1990), KANOWSKI et al. (1988), BAN et al. (1990), TOLLEFSON (1990) wegen ihres den heutigen Anforderungen weitgehend genügenden Prüfdesigns hervorzuheben sind. Der Wirksamkeitsnachweis wurde auf der psychopathologischen, testpsychologischen und Verhaltensebene erbracht mit durchschnittlichen Besserungsraten um 15–20%. Die Studien wurden über einen Zeitraum von drei Monaten mit einer Dosis von 90 mg Nimodipin (3 x 30 mg) durchgeführt. In den meisten Studien wurde der klinische Gesamteindruck (CGI, standardisierte Skala), die Sandoz-Clinical-Assessment Geriatric Scale (SCAG) und eine Vielzahl weiterer standardisierter psychometrischer Skalen zur Erfassung kognitiver Leistungsstörungen, des Verhaltens und der Alltagsaktivität eingesetzt. In neun Studien zeigte der SCAG-Gesamtwert im Vergleich zu Placebo eine signifikante Besserungsrate um 20%. Die Symptombeurteilungsskalen ergaben für die Gedächtnisfunktion, Konzentration, emotionale Labilität, Angst und Schlafstörungen ausgeprägtere signifikante Besserungen bis zu 30% unter Nimodipin. Langzeitstudien mit einer Wirksamkeitsbeurteilung über 6–12 Monate liegen bisher noch nicht vor. Die Ergebnisse der 13 Doppelblindstudien zur Wirksamkeit von Nimodipin bei der Demenz sind in Tabelle 6.2 zusammengefaßt.
1989 haben SCHMAGE et al. eine Metaanalyse von 12 Doppelblindstudien durchgeführt. Von 413 Patienten wurden im globalen ärztlichen Behandlungsurteil 240 als "sehr gut oder gut", 84 als "leicht bis mäßig" und 89 als "ohne Effekt" beurteilt. Von den 420 Patienten unter Placebo zeigten 71 eine "sehr gute oder gute", 47 eine "leichte bis mäßige" und 302 Patienten "keinen Effekt oder eine Verschlechterung". Die SCAG-Skala wurde bei 7 der 12 Doppelblindstudien eingesetzt. Beim Vergleich der Gesamt-Scores zu Beginn und nach drei Monaten zeigten die Patienten unter Nimodipin (n = 244) eine Veränderung der Mittelwerte von 75 auf 61, wohingegen unter Placebo (N = 243) nur eine Veränderung von 75 auf 73 vorlag. Der Zahlenverbindungstest zeigte unter Nimodipin (n = 133) eine Veränderung der Mittelwerte für die Ausführungsgeschwindigkeit von 73 auf 54 Sekunden, unter Placebo (n = 134) von 74 auf 72 Sekunden nach drei Monaten. Im Syndrom-Kurztest, mit dem Gedächtnisfunktion und Konzentrationsfähigkeit erfaßt werden, ergab sich unter Nimodipin eine Veränderung des Gesamtwertes von 17,0 auf 12,7, für Placebo nur von 17,0 auf 16,4. In einer placebokontrollierten Doppelblindstudie aus den USA (BAUMEL et al. 1989) erhielten 227 ambulante Patienten Nimodipin (3×30 oder 3×60 mg/Tag) über 12 Wochen. Unter Einsatz der CGI und der Buschke-Skala konnte eine milde Verbesserung in dem Sinne erbracht werden, daß Nimodipin nach dreimonatiger Behandlung eine weitere Symptomverschlechterung im Vergleich zu Placebo signifikant verhinderte.

Subarachoidalblutung

In mehreren offenen Studien wurde die Wirkung von Nimodipin bei der **Subarachnoidalblutung** mit Bewertung des neurologischen Status (Glasgow-Koma-Skala) untersucht. Die Ergebnisse sind in Tabelle 6.3 zusammengestellt.

Zur üblichen Standardbehandlung erhielten die Patienten Nimodipin als intravenöse Dauertropfinfusion (1–2 mg/h) über 7–14 Tage mit nachfolgender oraler Behandlung (45–60 mg/4 h) für weitere 7–14 Tage (KAZNER et al. 1985, KOOS et al. 1985). Obwohl die offenen Studien nicht zum Wirksamkeitsnachweis von Nimodipin bei der SAB geeignet sind, seien dennoch die Ergeb-

Tabelle 6.2. Die Wirksamkeit von Nimodipin bei dementiellen Erkrankungen. Placebo-kontrollierte Doppel-Blind-Studien

Autor(en) (Jahr)	Patientenzahl (Einschluß)	Nimodipin-Zahl (Abschluß)	Placebozahl (Abschluß)	Dosis	Studiendauer (Wo.)	Parameter zur Wirksamkeitsbeurteilung	Verfahren mit statistisch signifikanten Unterschieden zwischen beiden Behandlungsgruppen
Jansen und Brücker (1979)	120	56	53	3×10 mg (Kapsel)	10	CGI, Symptomenliste, SKT, Revisionstest, Flimmerverschmelzungsfrequenz	CGI, Symptomenliste, Revisionstest, Flimmerverschmelzungsfrequenz
Harwart und Biastoch (1982)	66	31	28	3×20 mg	10	CGI, Symptomenliste, BAP, NOSIE, Zahlennachsprechen, Zahlenverbindungstest, Zahlen-Symbol-Test	BAP, NOSIE, Zahlennachsprechen (Frauen), ZVT (Frauen), Zahlen-Symbol-Test
Rugna (1982)	64	32	32	3×20 mg	16	CGI, Symptomenliste, SCAG, NOSIE, Labyrinth-Test, ZVT, Zahlen-Symbol-Test	CGI, Symptomenliste, SCAG, NOSIE, Labyrinth-Test, ZVT
Held et al. (1985)	24	10	12	3×30 mg	12	CGI, Symptomenliste, Zahlennachsprechen, Labyrinthtest, Zahlen-Symbol-Test	Symptomenliste
Menazzi et al. (1985)	86	43	43	3×30 mg	12	CGI, Symptomenliste, SCAG, Benton-Test	Symptomenliste, SCAG
Hoffmann (1985)	20	10	10	3×30 mg	12	CGI, Symptomenliste, SCAG, ZVT, Zahlen-Symbol-Test	SCAG
Mikus und auf dem Brinke (1985)	113	59 (valide)	wie Nimodipin (crossover)	3×30 mg	2 x 8	CGI, Symptomenliste, SCAG, Bf-S, Benton-Test, Zahlennachsprechen, Labyrinth-Test, Zahlen-Symbol-Test	CGI, SCAG
Dorn (1985)	76	36	37	3×30 mg	12	CGI, Symptomenliste, SCAG, Bf-S, Labyrinth-Test, ZVT, Zahlen-Symbol-Test	CGI, SCAG, Bf-S, ZVT, Zahlen-Symbol-Test

Fortsetzung siehe S. 276

Tabelle 6.2. Fortsetzung

Autor(en) (Jahr)	Patienten-zahl (Einschluß)	Nimodipin-Zahl (Abschluß)	Placebo-zahl (Abschluß)	Dosis	Studien-dauer (Wo.)	Parameter zur Wirksamkeits-beurteilung	Verfahren mit statistisch signifikanten Unterschieden zwischen beiden Behandlungsgruppen
Kanowski et al. (1988)	130	57	62	3×30 mg	12	CGI, SCAG, BAP, SKT, ZVT	CGI, SCAG, BAP, SKT, ZVT
Fischhof et al. (1990)	144	61	69	3×30 mg	12	CGI, SCAG, SKT	CGT, SCAG, SKT
Tobares (1989)	65	33	32	3×30 mg	12	Pfeiffer´s Short Portable Mental State Questionnaire, Digit Span, SCAG, Crichton Scale, Kuriansky Scale	Pfeiffer´s Short Portable Mental State Questionnaire, Digit Span, SCAG, Crichton Scale
Kapoula et al. (1990)	89	42	44	3×30 mg	12	CGI, SCAG, KAI, SKT, ZVT	KAI, CGI, SCAG, SKT
Ban et al. (1990)	178	89	89	3×30 mg	12	CGI, Wechsler Memory Scale, MMSE, SCAG, Plutchik Geriatric Rating Scale, Hamilton Depression Scale, GDS	CGI, Wechsler Memory Scale, MMSE, SCAG, Plutchik Geriatric Rating Scale, Hamilton Depression Scale, GDS

nisse zweier Untersuchungsserien bei 145 und ungefähr 3500 Patienten mit SAB erwähnt, wobei unter dieser Behandlung 42% bzw. 56% der Patienten eine gute Besserung der initialen neurologischen Ausfälle und eine Senkung der Mortalität auf 28% bzw. 39% aufwiesen (Kassel 1983, Ljungren et al. 1985). Bei den in Tabelle 6.3 aufgeführten Arbeiten zeigten 60–78% der Patienten eine gute Besserung und die höchste Mortalitätsrate betrug nur 13%. In der Studie von Seiler et al. (1987) erhielten in einer Serie 33 Patienten mit SAB und Vasospasmen keine und 37 Patienten eine Nimodipin-Behandlung (2 mg/h) über 7–14 Tage mit nachfolgender oraler Gabe von 60 mg/4 h für 7 Tage. Der Vergleich dieser beiden Serien ergab, daß die Nimodipin-Behandlung zwar die Inzidenz der Vasospasmen (transcranielle Dopplersonographie) nicht, jedoch das Ausmaß der Spasmen und den neurologischen Status bei Behandlungsende positiv beeinflußte.

Kontrollierte Studien

Die Studienergebnisse zum Effekt der oralen Nimodipin-Medikation im Vergleich zu Placebo bei Patienten mit SAB sind in Tabelle 6.4 zusammengefaßt.

In zwei dieser Studien wurde der neurologische Status der Patienten nach drei Monaten erhoben, wobei die Nimodipin-behandelte Gruppe eine signifikante Verbesserung in einigen Parametern aufwies. In der Studie von Mee et al. (1988) fand sich eine signifikante Mortalitätssenkung (4% versus 24%, $p < 0{,}01$) und eine nicht-signifikante Zunahme der Patientenzahl mit gutem neurologischen Endstatus. In der Studie von Petruck et al. (1988) lag die Zahl der Patienten mit gutem Behandlungserfolg dreimal höher als in der Placebogruppe (29% versus 10%, $p < 0{,}01$).
Auch die Zahl der Patienten mit verbleibenden neurologischen Ausfällen war in der Verumgruppe mit 8% im Vergleich zur Placebogruppe mit 29% signifikant niedriger ($p < 0{,}01$). Dabei korreliert die signifikant höhere Zahl guter Behandlungsergebnisse mit der Abnahme der Patientenzahl, die eine mittelschwere bis schwere Beeinträchtigung aufwies (Glasgow-Skala Grad 4–2). Nimodipin hatte in dieser Studie keinen Effekt auf die Mortalität, was damit zusammenhängen mag, daß in dieser Studie nur Subarachnoidalblutungen des Schweregrades III-V nach Hunt und Hess eingingen.

Die aufwendigste unter diesen Studien ist die britische Nimodipin-Aneurysma-Studie (Pickard et al. 1989). In dieser multizentrischen Studie wurden 554 Patienten mit Subarachnoidalblutung 21 Tage lang mit 360 mg Nimodipin/Tag (60 mg/4 h) oder Placebo behandelt. Unter Verwendung einer modifizierten Glasgow-Skala wurde das Therapieergebnis nach drei Monaten beurteilt. Der Anteil der Patienten mit schlechtem Befund (entsprechend der Glasgow-Skala 1, 2 oder 3) war in der Nimodipin-behandelten Gruppe signifikant niedriger als in der Placebogruppe (55% versus 91%, $p<0{,}001$). Darüber hinaus erlitten nur 61 Patienten in der Nimodipingruppe einen Hirninfarkt im Vergleich zu 92 aus der Placebogruppe, entsprechend einer Infarktreduktion von 34% ($p<0{,}005$).

Die beiden anderen in der Tabelle aufgeführten Studien bewerteten nur den neurologischen Status bei Patienten mit angiographisch induzierten Vasospasmen während der Behandlungsphase (Allen et al. 1983, Philippon et al. 1986). In der Studie von Philippon et al. fand sich eine leichte Senkung der Patientenzahl, die neurologische Defizite infolge eines Vasospasmus bei der SAB entwickelten (4 unter Nimodipin, 11 unter Placebo, nicht signifikant). In beiden Studien konnte jedoch nach 21tägiger Behandlung eine signifikante Besserung im neurologischen Status, bezüglich der Todesfälle und der Patientenzahl mit schweren neurologischen Defiziten erreicht werden. Nach intravenöser Nimodipin-Applikation führten Willmann und Heiss (1988), eine kontrollierte Doppelblindstudie versus Placebo bei Patienten mit SAB (Grad I-III) durch. Die Verumgruppe (n = 104) erhielt initial Nimodipin als Infusion (15 µg/kg/h) und danach zweistündlich 30 µg/kg/h. Die intravenöse Behandlung wurde über 7–10 Tage fortgesetzt. Danach erhielten die Patienten 60 mg/4 h per os bis zum 21. Tag. Die Vergleichsgruppe (n = 109) erhielt ein identisches Placebo. Nach drei Monaten konnte zwischen beiden Gruppen kein signifikanter Unterschied im Behandlungserfolg festgestellt werden (Todesfälle: 10 unter Nimodipin, 15 unter Placebo, Patienten mit schwerer Beeinträchtigung: 87 unter Nimodipin, 86 unter Placebo). Die Analyse der Todesfälle ergab, daß unter Nimodipin lediglich 10% infolge eines Hirninfarktes bei Vasospasmus, unter Placebo jedoch 60% verstarben ($p = 0{,}01$). Bei separater Beurteilung derjenigen Patienten, die innerhalb der ersten Woche nach SAB sich der Aneurysmaoperation

Tabelle 6.3. Die Wirksamkeit von Nimodipin bei der Subarachnoidalblutung. Offene Studien

Autor(en) (Jahr)	Pat.-zahl	Graduierung nach Hunt u Hess (a)	Behandl.-beginn (b)	Art der Behandlung	Zeitpkt. d. neurol. Befund-erhebung	Glasgow Outcome Scale 5	4	3	2	1
Studien mit Befundbeurteilung nach der Glasgow-Scale (c)										
Auer (1984)	65	1–4	2.–3. Tag	Inf. 15–30 mg/kg/h über 14 Tage, dann 60 mg/4 h per über 7 Tage per os (a)	6 Monate	39(60),	10(15),	4(6),	5(8),	7(11)
Auer et al. (1985)	120	1–3	1.–3. Tag	Inf. 2 mg/h über 7–14 Tage, dann 45 oder 60 mg/4 h über 7 Tage per os (a)	6 Monate	93(73),	16(13),	5(4),	3(3),	3(3)
Kazner et al. (1985)	104	1–3	≤ 4. Tag	Inf. 1–2 mg/h über 7–14 Tage, dann 40 oder 60 mg/4 h per os über 4–6 Tage (e)	Behandlungsende	74(71),	10(10),	10(10),	4(4),	6(6)
Koos et al. (1985)	91	1–4	>24 Std.–<48 Std.	Inf. 1–2 mg/h über 7–10 Tage, dann bis 240 mg/Tag per os, unspez. Zeit (f)	Behandlungsende	59(65),		20(22),		12(13)
Studien mit Befundbeurteilung nach anderen Parametern										
Ljungren et al. (1989)	60	1–4	≤ 5. Tag	Inf. 2 mg/h über 7–12 Tage, dann 45 mg/4 h per os über mind. 7 Tage (a)	2–18 Monate	Gutes Behandlungsergebnis bei 46 Pat. (77%), "Morbidität" (geringe Verbesserung (22%), verstorben 1 Pat. (1,7%)				
Ljungren et al. (1986)	120	1–4	≤ 5. Tag	Inf. 2 mg/h über 7–12 Tage (d)	3–36 Monate	Gutes Behandlungsergebnis bei 89 Pat. (74%), "Morbidität" (geringe Verbesserung (20%), verstorben 7 Pat. (6%)				

(a) Graduierungseinteilung bei Klinikaufnahme oder präoperativ.
(b) Zeitpunkt des Einsetzens der SAB.
(c) Glasgow-Outcome-Scale: 5 = gutes Behandlungsergebnis; 4 = mäßige Beeinträchtigung (leicht behindert aber selbständig); 3 = schwere Beeinträchtigung (wach aber stark behindert); 2 = persistierendes Mittel- oder Bulbärhirnsyndrom; 1 = verstorben.
(d) Behandlungsbeginn während der Operation. Intravenöse Infusion, der eine direkte Applikation von Nimodipin (μg/ml) in Ringerlösung auf die freigelegten Arterien vorausging.
(e) 86 von 104 Patienten der Operation unterzogen. Bei 75 dieser Pat. begann die Nimodipin-Behandlung vor der Operation.
(f) Behandlungsbeginn bei Auftreten zerebraler Vasospasmen mit neurologischem Defizit, entweder prä- oder postoperativ

Tabelle 6.4. Die Wirksamkeit von Nimodipin bei der Subarachnoidalblutung. Ergebnisse der randomisierten Doppel-Blind-Studien mit Vergleich einer 21tägigen Nimodipin-Behandlung (N) gegenüber Placebo (P). Behandlungsbeginn: ≤ 4 Tage nach Einsetzen der SAB

Autor(en) (Jahr)	Neurol. Befund bei Klinikaufnahme	Art der Behandlung Dosis im 4 Std.–Intervall	Patientenzahl	Zahl der operierten Patienten	Zeitpunkt der neurol. Befunderheb.	Ergebnisse					
Behandlungsergebnisse nur bei Patienten mit VND											
Allen et al. (1983)	"Normal"	N 0,35 mg/kg (a)	56	56	21. Tag	Gesamt=13, Normal=8, Leichte/mäßige VND=4, Schweres VND=1					
Behandlungsergebnisse aller Patienten											
Mee et al. (1988)	Alle Schweregrade von normal bis Koma (b)	N 60 mg (c)	25	20	3 Monate	Gut=19, schlecht=5, verstorben=1					
		P	25	20	3 Monate	Gut=13, schlecht=6, verstorben=6 (p<0,01)					
Behandlungsergebnisse aller Patienten – Glasgow-Outcome-Scale							**5**	**4**	**3**	**2**	**1**
Petruk et al. (1988)	Hunt und Hess 3–5	N 90 mg	72	46	21 Tage	N	11	3	12	11	30
		P	92	47		P	3	12	21	21	25
					3 Monate	N	21*	7	7	3	34
						P	8*	20	13	9	32
Pickard et al. (1989)	Hunt und Hess 3–5	N 60 mg	278	165			**5**	**4**	**3**	**2**	**1**
		P	276	154	3 Monate	N	180	24	11	1	43
						P	164	16	29	2	60
Behandlungsergebnisse nur bei Patienten mit VND											
Phillipon et al. (1986)	Hunt und Hess 1–3	N 60 mg	31	22	21 Tage	Gesamt(d)=4; 5 & 4=2, 3 & 2=0, 1=2 ✠					
		P	39	26	21 Tage	Gesamt=11; 5 & 4=1, 3 & 2=6 ✠, 1=4 ✠					

(a) Patienten, die eine orale Aufladungsdosis von 0,7 mg/kg erhielten.
(b) Benutzte Skala mit 6 Unterteilungen: 1 = wach, kein Defizit; 2 = wach, Hirnnervendefizit; 3 = wach mit stärkerem neurol. Defizit; 4 = bewußtseinsgetrübt mit und ohne Hirnnervendefizit; 5 = bewußtseinsgetrübt mit stärkerem neurol. Defizit; 6 = Koma.
(c) 17 Patienten erhielten Nimodipin intracisternal (200 mg) oder Placebo.
(d) Durch Vasospasmus bedingtes neurolopisches Defizit
VND = Spätes neurol. Defizit; * $p < 0,01$; ✠ = $p < 0,05$

unterzogen (62 unter Nimodipin, 65 unter Placebo) war der Gesamtbehandlungserfolg unter Nimodipin signifikant besser ($p < 0{,}02$). Darüber hinaus lag ein signifikanter Unterschied zugunsten Nimodipin bei der Mortalität vor (1 Todesfall unter Nimodipin, 8 unter Placebo).
In einer zweiten Studie (JAN et al. 1988) wurden nur solche Patienten einbezogen, bei denen angiographisch Vasospasmen nach SAB belegt waren. Die Verumgruppe (n = 73) erhielt 30 µg/kg/h, die Vergleichsgruppe (n = 54) Placebo. Diese präselektierte Patientengruppe befand sich erwartungsgemäß bei Therapiebeginn in einem schlechten Gesamtzustand (81% in Grad III oder IV), der gewöhnlicher Weise erst nach 3–25 Tagen, im Mittel nach 6,4 Tagen im Anschluß an die Subarachnoidalblutung einsetzte. Die Behandlung wurde über 7–14 Tage durchgeführt. Nach der Glasgow-Outcome-Scale zeigte sich für die Nimodipingruppe ein positiver nicht-signifikanter Effekt. 43% der Patienten verstarben oder wiesen eine schwere Beeinträchtigung auf, im Vergleich zu 52% in der Placebogruppe. Bei Beurteilung der Untergruppe jener Patienten, deren Defizite ausschließlich auf zerebrale Vasospasmen zurückgeführt werden konnten (n = 77), lag jedoch eine eindeutige signifikante Besserung in der Nimodipin-behandelten Gruppe vor ($p = 0{,}001$) mit deutlich erniedrigter Mortalitätsrate (5% versus 25%), niedrigerem Patientenanteil mit schlechtem Gesamtausgang (14% versus 20%) und deutlich höherem Patientenanteil mit gutem Behandlungserfolg (81% versus 51%).

In keiner der Vergleichsstudien fand sich ein Unterschied zwischen der Nimodipin- und Placebo-behandelten Gruppe bezüglich der Inzidenz angiographisch nachgewiesener zerebraler arterieller Vasospasmen. Aufgrund dieses Befundes scheint festzustehen, daß Nimodipin bei der Subarachnoialblutung den neurologischen Befund über einen Wirkmechanismus bessert, der in keinem oder allenfalls marginalem Zusammenhang mit der Verhinderung, Umkehr oder Abschwächung arterieller Vasospasmen steht. Als alternative Erklärung wird diskutiert, daß Nimodipin die kollaterale Blutversorgung der minderdurchbluteten Hirnregionen über eine Erweiterung der kleinen Widerstandsarteriolen verbessert (AUER et al. 1985, BRAND et al. 1986, LJUNDGREN et al. 1984, PETRUCK et al. 1988). Diese Erklärung steht im Einklang mit den bekannten pharmakologischen Eigenschaften des Nimodipins, da es bevorzugt die kleineren Arteriolen der Piagefäße in vivo erweitert. Diese Gefäße können angiographisch nicht sichtbar gemacht werden. Andererseits ist auch eine direkte Einwirkung des Nimodipins an der geschädigten Nervenzelle mit Verhinderung des Calciumeinstroms bei ischämisch geschädigter Zellmembran denkbar.

Hirninfarkt

In einer placebokontrollierten, randomisierten Doppelblindstudie wurde die Wirkung von Nimodipin bei 27 Patienten mit einem akuten **Hirninfarkt** auf den Glucosestoffwechsel mittels PET unter Verwendung von 16 FDG untersucht (HOLTHOFF et al. 1991). Unter Nimodipin fand sich ein Anstieg des Glucoseumsatzes von 14,6% in der betroffenen Hemisphäre und um 17,1% in der kontralateralen Hemisphäre. In der Kontrollgruppe fand sich lediglich eine Verbesserung des Glucosestoffwechsels um 7,4% in der gegenseitigen Hemisphäre. Nach 6 Monaten fand sich eine signifikante Verbesserung des neurologischen Status, gemessen nach dem Barthel-Index in der Verum-Gruppe ($p < 0{,}05$). Nach dieser Studie hat Nimodipin einen signifikant positiven Effekt auf den Glucoseumsatz in funktionell geschädigten Arealen im Ischämierandgebiet und über den Diaschisis auch in entfernten Hirnarealen. Die signifikante Verbesserung im Barthel-Index nach 6 Monaten steht in Übereinstimmung mit den Ergebnissen einer klinischen Studie von GELMERS et al. (1988).

In einer Pilot-Studie konnte gezeigt werden, daß bei gleicher Basistherapie (hypervolämische Hämodilution mit 10% Dextran 40, den üblichen Allgemeinmaßnahmen und Behandlung der internistischen Begleitkrankheiten) Nimodipin (3 × 40 mg p. o.) ab dem 7. bis zum 28. Behandlungstag einen signifikant positiven Effekt auf das neurologische Defizit im Vergleich zur unbehandelten Kontrollgruppe bewirkte ($p < 0{,}001$) (GELMERS 1984). In einer nachfolgenden doppelblinden Vergleichsstudie wurde die Besserung des neurologischen Status bei Patienten bestimmt, die entweder Nimodipin (4×30 mg) (n=93) oder Placebo (n=93) über 28 Tage erhielten, wobei die Behandlung innerhalb von 24 Stunden nach Beginn der Symptomatik einsetzte (GELMERS et al. 1988). Die Mortalität in der Behandlungsphase war in der Nimodipin-Gruppe deutlich niedriger (8 Todesfälle versus 19 für Placebo). In der nachfolgenden Beobachtungsphase von 6 Monaten traten jeweils 8 Todesfälle in beiden Gruppen auf. Die endgültige Mortalitätsrate betrug daher 17% für die Nimodipin-Gruppe und 29% für die Placebo-Gruppe ($p = 0{,}01$). HAKIM et al. (1989) konnten mittels PET unter Verwendung von $^{15}O_2$ bei Patienten mit einem akuten Hirninfarkt einen signifikanten Anstieg des Sauerstoffverbrauchs und der Sauerstoffextraktion im Ischämierandgebiet unter Nimodipin nachweisen.

In einer multizentrischen placebokontrollierten Studie mit Behandlungsbeginn innerhalb von 48 Stunden nach Einsetzen der Symptome (Nimodipin = 81, Placebo = 83 Patienten) gingen 123 Patienten in die Auswertung ein. Nach Applikation von 4×30 mg Nimodipin über 28 Tage fand sich im neurologischen Behandlungsergebnis kein Unterschied. Bei der Untergruppenanalyse, in die ausschließlich Patienten mit mäßiggradigen bis schweren Defiziten eingingen, zeigte die Nimodipin-behandelte Untergruppe ein signifikant besseres Behandlungsergebnis (MARTINEZ-VILAR et al. 1990).
Ein ähnliches Ergebnis brachte die deutsch-österreichische placebokontrollierte Doppelblindstudie, in die 482 Patienten eingeschlossen wurden. Nach 21tägiger Behandlung mit 3×30 mg Nimodipin per os gingen 356 Patienten in die Endauswertung der Wirksamkeitsanalyse ein. Wie bei der vorangegangenen Studie zeigte der neurologische Status bei Berücksichtigung des Gesamtkollektivs zwischen der Verum- und Placebogruppe keine Unterschiede. In der Untergruppe der Patienten mit mittelschweren bis schweren neurologischen Ausfällen (niedrige Werte auf der Mathew-Skala) zeigte die Nimodipin-Gruppe einen signifikant besseren Effekt (KRÄMER et al. 1990).

Zwei doppelblinde placebokontrollierte Multizenterstudien mit identischem Protokoll wurden in den USA ausgeführt. Die Behandlung setzte innerhalb von 48 Stunden nach Symptombeginn des ischämischen Hirninfarktes ein. Die Patienten wurden in vier Gruppen randomisiert, die entweder Placebo oder Nimodipin in drei verschiedenen Dosierungen (3×20, 3×40, 3×80 mg/Tag) über 21 Tage erhielten. Primäre Zielkriterien waren die Mortalität während der 21tägigen Behandlungsphase und das neurologische Behandlungsergebnis, quantitativ ermittelt mit der Muskelkraftskala, der Toronto-Stroke-Skala und der Mathew-Skala. Von 1064 Patienten, die in die Studie eingingen, schlossen diese 93% ab. Die Drop-out-Rate war in allen Gruppen gleich. Die Mortalitätsrate zeigte in den vier Behandlungsgruppen keinen Unterschied. Die Verbesserung im neurologischen Status und in der Muskelkraftskala war insgesamt leicht und statistisch nicht signifikant; die Subgruppenanalyse zeigte jedoch eine signifikant höhere Verbesserung auf der Toronto-Stroke-Skala und Mathew-Skala in der mit 60 mg und 120 mg/Tag behandelten Nimodipingruppe im Vergleich zu Placebo bei den Patienten, die innerhalb von 12 Stunden nach Einsetzen der Symptome in die Studie eingeschlossen wurden (MOORE 1990).
Eine in Großbritannien durchgeführte Multizenterstudie (Nimodipin 3×40 mg/Tag, Behandlungsbeginn innerhalb von 48 Stunden nach Symptombeginn) zeigte in den primären Zielgrößen (Unabhängigkeit nach 6 Monaten, gemessen an der ADL-Skala und dem Barthel-Index) keinen signifikanten Unterschied. Nach sechs Monaten waren in der Nimodipingruppe 55% und in der Placebogruppe 58% im täglichen Leben selbständig. Ähnlich verhielt sich auch die Gesamtmortalität (Nimodipin 29%, Placebo 25%). Untersuchungen über die Wirksamkeit von Nimodipin bei kombinierter intravenöser/oraler oder ausschließlich intravenöser

Behandlung beim Hirninfarkt wurden bisher nicht veröffentlicht.
Das bisher vorliegende Datenmaterial läßt die Schlußfolgerung zu, daß Nimodipin beim akuten Hirninfarkt im Ischämierandgebiet einen positiven Effekt auf den Glucoseumsatz, den Sauerstoffverbrauch und die Sauerstoffextraktion ausübt. Die bisher vorliegenden klinischen Studien lassen es möglich erscheinen, daß bei oraler Medikation in der Dosierung von 3–4 x 30 mg/Tag über 21 Tage sich eine leichte Besserung im neurologischen Status bei Behandlungsbeginn innerhalb von 12 Stunden nach Einsetzen der Symptomatik beim akuten Hirninfarkt erreichen läßt.

Die Wirksamkeit von Nimodipin wurde bei Patienten mit Kammerflimmern und Reanimation (n = 155) in einer placebokontrollierten Doppelblindstudie untersucht (Roine et al. 1990). Von den 118 auswertbaren Patienten hatten 22/59 (40%) ein gutes Behandlungsergebnis (Glasgow-Outcome-Score 4 oder 5) in der Nimodipin und 18/63 (29%) in der Placebogruppe (p = 0,13). Von den 50 auswertbaren Patienten mit prolongierten Wiederbelebungsmaßnahmen (> 10 Minuten) hatten 7 von 21 Patienten unter Nimodipin einen guten Behandlungserfolg nach 12 Monaten im Vergleich zu 2 aus 29 Patienten (7%) unter Placebo (p = 0,02). Aufgrund dieser Studie kann geschlußfolgert werden, daß Nimodipin über einen 12-Monatszeitraum einen positiven Effekt bei Patienten mit Herzstillstand und verzögerter Wiederbelebung besitzt.

6.2.2 Dosierung

Bei peroraler Medikation wird eine Tagesdosis von 3 × 1 Filmtablette Nimodipin (3×30 mg) als Regeldosis empfohlen. Die Einnahme erfolgt unabhängig von den Mahlzeiten gleichmäßig über den Tag verteilt unzerkaut mit etwas Flüssigkeit.
Bei intravenöser Behandlung (Subarachnoidalblutung, akuter Hirninfarkt) beträgt die Initialdosis 1 mg/2 Std. mit Fortsetzung von 1 mg je Stunde. Bei guter Verträglichkeit kann die Dosis auch auf 2 mg/1 Std. erhöht werden (ca. 30 µg/kg/Std.). Bei Patienten mit deutlich niedrigerem Körpergewicht als 70 kg oder labilem Blutdruck sollte mit einer Dosis von 0,5 mg Nimodipin/h begonnen und die Dosis ggf. nicht über 1 mg/h erhöht werden.
Bei **prophylaktischer Verabreichung** von Nimodipin **bei der Subarachnoidalblutung** sollte die intravenöse Behandlung nicht später als 4 Tage nach der Blutung beginnen und während der Periode der größten Gefahr der Entwicklung eines Vasspasmus (10.-14. Tag nach der SAB) fortgesetzt werden.
Die **therapeutische Intervention** bei bereits bestehenden durch Vasospasmus bedingten ischämischen neurologischen Störungen nach einer Subarachnoidalblutung sollte mit der intravenösen Gabe von Nimodipin so früh wie möglich begonnen und diese für mindestens 5 bis maximal 14 Tage fortgesetzt werden. Die Behandlung sollte auch während der Narkose, Operation und Angiographie nicht unterbrochen werden.
Wird während der therapeutischen und/ oder prophylaktischen Nimodipin-Anwendung die Blutungsquelle chirurgisch versorgt, ist die intravenöse Behandlung mit Nimodipin für mindestens 5 Tage postoperativ fortzusetzen. Im Anschluß an die therapeutische oder prophylaktische Verabreichung von Nimodipin-Infusionslösung wird für die Dauer von 7 Tagen die orale Gabe von 6 × täglich 60 mg Nimodipin im Abstand von 4 Stunden empfohlen.
Bei der intravenösen Dauerinfusion wird Nimodipin mit einer Infusionsspritzenpumpe (z. B. Perfusor) im Bypass zusammen mit Elektrolyt-, Kohlenhydrat-, Aminosäurelösungen oder Lösungen zur Osmo-/Onkotherapie über einen **zentralen Katheter** infundiert. Für folgende Infusionslösungen liegen Kompatibilitätsuntersuchungen vor: Physiologische Kochsalzlösung, hypotonische Kochsalzlösung, Ringerlösung, Glukoselösung (5% bis 12%), 10% HAES 200/0,5, 10% Dextran 40. Um eine ausreichende Verdünnung von Nimodipin zu gewährleisten,

wird empfohlen, das Volumen der Begleitinfusion in Höhe von 1.000 ml pro Tag nicht zu unterschreiten. Auf keinen Fall sollte Nimodipin schon vorab gemischt werden.

6.2.3 Unerwünschte Wirkungen, Kontraindikationen, Überdosierungen

Bei peroraler Medikation können folgende unerwünschte Begleiterscheinungen auftreten:
Wärme- oder Hitzegefühl, Hautrötung, Blutdrucksenkung, Herzfrequenzzunahme, Schwindelgefühl, Kopfschmerzen, Magen-/-Darmbeschwerden, allgemeine Mattigkeit und Schwächegefühl, periphere Oedeme. Selten wurden Schlaflosigkeit, gesteigerte motorische Unruhe, Erregung, Hyperkinesen und depressive Verstimmungen beobachtet.
Bei intravenöser Gabe konnten zusätzlich Anstieg der Transaminasen, der alkalischen Phosphatase und der Gamma-Glutamyltransferase (Gamma-GT), Verschlechterung der Nierenfunktion mit Anstieg von Harnstoff und/oder Kreatinin im Serum, Herzfrequenzabnahme und Extrasystolen beobachtet werden.
Gegenanzeigen sind schwere Einschränkung der Leberfunktion (z. B. Leberzirrhose), schwere Einschränkung der Nierenfunktion (glomeruläre Filtrationsrate < 20 ml/min.), schwere Beeinträchtigung der Herzkreislauffunktionen, ausgeprägte Hypotonie (systolischer Blutdruck unterhalb 100 mmHg). Bei generalisiertem Hirnoedem oder erhöhtem Hirndruck sollte die Behandlungsnotwendigkeit mit Nimodipin sorgfältig abgewogen und überwacht werden.

6.2.4 Interaktionen

Nimodipin kann bei Patienten, die blutdrucksenkende Mittel erhalten, die blutdrucksenkende Wirkung der Begleitmedizin verstärken. Die gleichzeitige Verabreichung von Cimetidin kann zu einer Erhöhung der Plasmakonzentration von Nimodipin führen. Kombinationen mit anderen Calcium-Antagonisten (z. B. Nifedipin, Diltiazem, Verapamil) oder Alpha-Methyldopa sollen nach Möglichkeit vermieden werden. Erweist sich eine solche Kombination jedoch als unerläßlich, so ist eine besonders sorgfältige Überwachung des Patienten erforderlich. Bei gleichzeitiger intravenöser Gabe von Beta-Rezeptoren-Blockern besteht die Möglichkeit einer stärkeren Blutdrucksenkung sowie einer gegenseitigen Verstärkung der negativ inotropen Wirkung bis hin zur dekompensierten Herzinsuffizienz. Bei gleichzeitiger Behandlung mit potentiell nephrotoxischen Arzneimitteln (z. B. Aminoglykoside und/oder Cephalosporine in Kombination mit Furosemid) sowie bei Patienten mit eingeschränkter Nierenfunktion kann sich die Nierenfunktion verschlechtern.

6.2.5 Besondere Hinweise

Da Nimodipin von Polyvinylchlorid (PVC) absorbiert wird, dürfen nur Infusionsleitungen aus Polyäthylen verwendet werden. Nimodipin ist bis zu einem gewissen Grade lichtempfindlich. Deshalb sollte die Anwendung bei direktem Sonnenlicht vermieden werden. Läßt sich eine direkte Sonneneinstrahlung bei der Infusion nicht vermeiden, sollten schwarz bzw. braun, gelb oder rot eingefärbte Infusionsspritzen und -leitungen verwendet oder die Infusionspumpe und -leitungen durch lichtundurchlässige Umhüllungen geschützt werden. Bei Anwendung im diffusen Tageslicht oder Kunstlicht kann Nimodipin jedoch während der Dauer bis zu 10 Stunden ohne besondere Schutzmaßnahmen angewendet werden.
Es ist zu berücksichtigen, daß die Zubereitung von Nimodipin 23,7 Volumen% Alko-

hol (200 ml Alkohol auf 1 l Zubereitungslösung) enthält.

Intrazisternale Instillation: Während eines operativen Eingriffs kann eine frisch zubereitete verdünnte körperwarme Nimodipinlösung (1 ml Nimodipin-Infusionslösung und 19 ml Ringerlösung) intrazisternal instilliert werden.

Über die intraarterielle Gabe von Nimodipin liegen keine ausreichenden Erfahrungen vor.

Nimodipin sollte während der Schwangerschaft und Stillzeit nicht angewendet werden. Ausreichendes Datenmaterial liegt nicht vor.

Literatur

Allen GS, Ahn HS, Preziosi TJ, Battye R, Boone SC et al. (1983) Cerebral arterial spasm: a controlled trial of nimodipine in patients with subarachnoid hemorrhage. N Engl J Med 308: 619–624

Auer LM (1982) Pial arterial and venous reaction to intravenous infusion of nimodipine in cats. J Neurosurg Sci 26: 213–218

Auer LM, Mokry M (1985) Effect of topical nimodipine versus its ethanol-containing vehicle on cat pial arteries. Stroke 17: 225–228

Auer LM, Oberhauser RW, Schalk HV (1983) Human pial vascular reactions to intravenous nimodipine infusion during EC-IC bypass surgery. Stroke 14: 210–213

Auer LM, Suzuki A, Yasui N, Ito Z (1984) Intraoperative topical nimodipine after aneurysm clipping. Neurochirurgia 27: 36–38

Auer LM, Brandt L, Ebeling U, Gilsbach J, Groeger U et al. (1986) Nimodipine and early aneurysm operation in good condition SAH patients. Acta Neurochir 82: 7–13

Barnett GH, Bose B, Little JR, Jones SC, Friel HT (1986) Effects of nimodipine on acute focal cerebral ischaemia. Stroke 17: 886-890

Ban TA, Morey L, Aguglia E, Azzarelli O, Balsano F, Marigliano V, Caglieris N, Sterlicchio M, Capurso A, Tomasi NA, Crepaldi G, Volpe D, Palmieri G, Ambrosi G, Polli E, Cortellaro M, Zanussi C, Froldi M (1990) Nimodipine in the treatment of old age dementias. Prog Neuro-Psychopharmacol Biol Psychiatry 14: 525–551

Baumel B, Eisner LS, Karukin M, MacNamara R, Raphan H (1989) Nimodipine in the treatment of Alzheimer's disease. In: Bergener M, Reisberg B (eds) Diagnosis and treatment of senile dementia. Springer, Berlin Heidelberg New York Tokyo, pp 336–373

Bianchi AP, Viglianesi MS (1985) Hemorrheological effects of dihydropyridine calcium entry blockers. Naunyn Schmiedebergs Arch Pharmacol (abstract no. 154) 330: 87

Bielenberg GW, Beck T, Saver D, Burniol M, Krieglstein J (1987) Effects of cerebroprotective agents on cerebral blood flow and on postischämic energy metaboolism in the rat brain. J Cereb Blood Flow Metab 7: 480–488

Bomhard E, Luckhaus G (1975) Bay e 9736. Subchronic toxicity study in rats (trial with administration over 3 months). PB 5360, Toxizitätsstudien. Archiv-Daten. Bayer AG, Leverkusen

Bomhard E, Nash G, Vogel O (1982) BAY e 9736 – Chronic toxicological observations on rats (two-year feed test). PB 10756, – Toxizitätsstudien. Archiv-Daten. Bayer AG, Leverkusen

Brandt L, Ljunggren B, Saveland H, Andersson K-A, Vinge E (1986) Cerebral vasospasm and calcium channel blockade. Acta Pharmacol 58 [Suppl 2]: 151–155

Brückner GW, Jansen W (1979) Über den Einfluß einer 10-wöchigen Therapie mit Nimodipin auf Symptomatik und cerebrale Leistungsfähigkeit von Alterspatienten mit cerebrovaskulärer Insuffizienz. Bayer AG, Leverkusen (unveröffentlicht)

Cauvin C, Loutzenhiser R, van Breemen C (1983) Mechanisms of calcium antagonist-induced vasodilation. Ann Rev Pharmacol Toxicol 23: 373–396

Detzer K, Luckhaus G, Nash G (1981) BAY e 9736 – Test of the systemic and local tolerance on beagles after intravenous drip infusion for 4 weeks. PB 10323, Toxizitätsstudien. Archiv-Daten. Bayer AG, Leverkusen

Deyo R, Straube K, Disterhoft J (1989) Nimodipine facilitates associative learning in aging rabbits. Science 243: 809–811

Disterhoft J, Black J, Deyo R, Straube K, Thompson L (1989) Associative learning in aging rabbits is facilitated by nimodipine. In: Traber J, Gispen WH (eds) Nimodipine and central nervous system function: new vistas. Schattauer, Stuttgart New York, pp 209–225

Dorn M (1985) Effect of nimodipine on the well-being, symptoms and efficacy of ambulatory patients with cerebrovascular disorders. In: Betz E, Deck K, Hoffmeister F (eds) Nimodipine. Pharmacological and clinical properties. Proceedings of the 1st International Symposium, München, Feb. 1984. Schattauer, Stuttgart New York, pp 295–304

Finger S, Dunnett SB (1989) Nimodipine and neural grafts. In: Traber J, Gipsen WH (eds) Nimodipine and central nervous system functions: new vistas. Schattauer, Stuttgart New York, pp 87–98

Finger S, Green L, Tarnoff ME, Mortman KD, Andersen A (1990) Nimodipine enhances new learning after hippocampal damage. Exp Neurol 109: 279–285

Fischhof PK, Rüther E, Wagner G, Litschauer G (1990) Therapieergebnisse mit Nimodipin bei primär degenerativer Demenz und Multiinfarktdemenz. Z Geriatrie 3: 320–327

Fleckenstein-Grün G, Frey M, Makita Y, Byon YK (1985) New pharmacological aspects of various dihydropyridine calcium antagonists with regard to smooth muscle relaxation. In: Lichtlen PR (ed) Recent aspects in calcium antagonism. Schattauer, Stuttgart New York, pp 29–46

Gaab MR, Haubitz I, Brawanski A, Korn A, Czech Th (1985) Acute effects of nimodipine on the cerebral blood flow and intracranial pressure. Neurochirurgia 28: 93–99

Gelmers HJ (1982) Effect of nimodipine (Bay e 9736) on postischaemic cerebrovascular reactivity, as revealed by measuring regional cerebral blood flow (rCBF). Acta Neurochir 63: 283–290

Gelmers HJ (1984) The effects of nimodipine on the clinical course of patients with acute ischaemic stroke. Acta Neurol Scand 69: 232–239

Gelmers HJ, Gorter K, de Weerdt CJ, Weizer HAJ (1988) A controlled trial of nimodipine in acute ischaemic stroke. N Engl J Med 318: 203–207

Gengo FM, Fagan SC, Krol G, Bernhard H (1987) Nimodipine disposition and haemodynamic effects in patients with cirrhosis and age-matched controls. Br J Clin Pharmacol 23: 47–53

Gerritsen van der Hoop R, van der Zee CEEM, Gispen WH (1989) Nimodipine and neural plasticity. In: Bergener M, Reisberg B (eds) Diagnosis and treatment of senile dementia. Springer, Berlin Heidelberg New York, pp 288–294

Gioia AE, White RP, Bakhtian B, Robertson JT (1985) Evaluation of the efficacy of intrathecal nimodipine in canine models of chronic cerebral vasospasm. J Neurosurg 62: 721–728

Glossmann H, Go UA, Rombusch M, Ferry DR (1985) Molecular pharmacology of Ca²+ channels: receptor binding studies. In: Betz E et al. (eds) Nimodipine: pharmacological and clinical properties. Schattauer, Stuttgart New York, pp 147–161

Hakim AM, Evans AC, Berger L, Kuwabara H, Worsley K, Marchal G, Biel C, Pokrupa P, Diksic M, Meyer E, Gjedde A, Pokrupa R (1989) The effect of nimodipine on the evolution of human cerebral infarction studied by PET. J Cereb Blood Flow Metab 9: 523–534

Harper AM, Craigen L, Kazda S (1981) Effect of the calcium antagonist, nimodipine, on cerebral blood flow and metabolism in the primate. J Cereb Blood Flow Metab 1: 349–356

Hadley MN, Zabramski JM, Spetzler RF, Rigamonti D, Fifield MS (1989) The efficacy of intravenous nimodipine in the treatment of focal cerebral ischemia in a primate model. Neurosurgery 25: 63–70

Harwart H, Biastock E (1982) Kontrollierte Doppelblindstudie bei Patienten mit Hirnleistungsstörungen im Alter. Bayer AG, Leverkusen (unveröffentlicht)

Haws CW, Heistad DD (1984) Effects of nimodipine on cerebral vasoconstrictor responses. Am J Physiol 247: H170-H176

Haws CW, Gourley JK, Heistad DD (1983) Effects of nimodipine on cerebral blood flow. J Pharmacol Exp Ther 225: 24–48

Held K, Boehme K, Rode PC (1985) Efficacy and tolerability of nimodipine in patients with old-age cerebrovascular dysfunction. In: Betz E, Deck K, Hoffmeister F (eds) Nimodipine: pharmacological and clinical properties. Proceedings of the 1st International Symposium, München, Feb. 1984. Schattauer, Stuttgart New York, pp 289–292

Herbold B (1979) BAY e 9736. Salmonella/microsome test for the investigation of point mutagenic effect. PB 8213, Toxizitätsstudien. Archiv-Daten. Bayer AG, Leverkusen

Herbold B (1979) BAY e 9736. Micronucleus test on the mouse for testing potential mutagenicity. PB 8264, Toxizitätsstudien. Archiv-Daten. Bayer AG, Leverkusen

Herbold B (1983) BAY e 9736. Dominant lethal test on the male mouse to check for a mutagenic effect. PB 11612 (E), Toxizitätsstudien.

Archiv-Daten. Bayer AG, Leverkusen

Hoffmann H (1989) Placebo-kontrollierte Doppelblindstudie bei Patienten mit Hirnleistungsstörungen im Alter. Unveröffentlicht. Bayer AG, Leverkusen (unveröffentlicht)

Hoffmeister F, Tettenborn D (1986) Calcium agonists and antagonists of the dihydropyridinetype: antinociceptive effects, interference with opiate-+b-receptoragonists and neuropharmacological actions in rodents. Psychopharmacology 90: 299–307

Hoffmeister F, Benz U, Heise A, Krause HP, Neuser V (1982) Behavioral effects of nimodipine in amimals. Arzneimittelforschung/Drug Res 32: 347–360

Holthoff VA, Heiss W-D, Pawlik G, Neveling M (1991) Positron emission tomography in nimodipine-treated patients with acute ischemic stroke. In: Scriabine A, Teasdale GM, Tettenborn D, Young W (eds) Nimodipine. Springer, Berlin Heidelberg New York Tokyo, pp 133–141

Itil TM, Itil KZ (1985) The comparative CNS pharmacology of nimodipine in humans. In: Betz E et al. (eds) Nimodipine: pharmacological and clinical properties. Schattauer, Stuttgart New York, pp 185–202

Itil TM, Michael ST, Hoffmeister F, Kunitz A, Eral E (1984) Nimodipine, a calcium antagonist vasodilator with psychotropic properties (a controlled quantitative pharmaco-EEG study). Curr Ther Res 35: 405–422

James IM, Savage IT (1984) Nimodipine on cerebral blood flow and alertness in man. In: Lechner H, Ladurner G (eds) Progress in pathophysiology, diagnosis and therapy of cerebrovascular diseases. Excerpta Medica, pp 142–149

Jan M, Buchheit F, Tremoulet M (1988) Therapeutical trial of intravenous nimodipine in patients with established cerebral vasospasm after rupture of intracranial aneurysms. Neurosurgery 23: 154–157

Kamath B, Lettieri J, Krol G, Raemusch K, Yeh S et al. (1986) Pharmacokinetics and metabolism of radiolabeled nimodipine. Pharmacol Res 4 [Suppl 2]: 80

Kanda K, Flaim SF (1986) Effects of nimodipine on cerebral blood flow in conscious rat. J Pharmacol Exp Ther 236: 41–47

Kanowski S, Fischhof P, Hiersemenzel R, Röhmel J, Kern U (1988) Wirksamkeitsnachweis von Nootropika am Beispiel von Nimodipin – ein Beitrag zur Entwicklung geeigneter klinischer Prüfmodelle. Z Gerontopsychol Gerontopsychiatr 1: 35–44

Kapoula O, Lehrl S, Fischer B, Burkhard G, Schuback G (1990) Nimodipin bei Hirnleistungsstörungen im Alter – eine placebokontrollierte Doppelblindstudie in ärztlichen Praxen. Geriatrie und Rehabilitation 3: 135–146

Kassell NF (1984) The natural history and treatment outcome of SAH: comments derived from the National Cooperative Aneurysm Study. In: Battye R (ed) Calcium antagonists: possible therapeutic use in neurosurgery. Proceedings of a Workshop, Dorado Beach, Puerto Rico, June 10–11, 1983, pp 62–64

Kazda S, Hoffmeister F, Garthoff B, Towart R (1979) Prevention of the postischaemic impaired reperfusion of the brain by nimodipine (Bay e 9736). Acta Neurol Scand 60 [Suppl 72]: 302–303

Kazda S, Garthoff B, Krause HP, Schlossmann K (1982) Cerebrovascular effects of the calcium antagonistic dihydropyridine derivative nimodipine in animal experiments. Arzneimittelforschung 32: 331–338

Kazner F, Sprung CL, Adelt D, Ammerer HP, Karnick R et al. (1985) Clinical experience with nimodipine in the prophylaxis of neurological deficits after subarachnoid haemorrhage. Neurochirurgia 28 [Suppl 1]: 110–113

Kieswetter H, Jung F, Radtke H, Roggenkamp G, Schneider R (1985) Investigation of the rheological effectiveness of nimodipine in comparison to other established rheologica with an in vitro stress model with calcium. In: Betz E et al. (eds) Nimodipine. Pharmacological and clinical properties. Schattauer, Stuttgart New York, pp 127–135

Kirch W, Rämsch K-D, Dührsen U, Ohnhaus EE (1984) Clinical pharmacokinetics of nimodipine in normal and impaired renal function. Int J Clin Pharmaceut Res 4: 381–384

Kistler JP, Ropper AH, Martin JB (1987) Cerebrovascular diseases. In: Braunwald et al. (eds) Harrison's principles of internal medicine, 11th ed, vol 2. McGraw-Hill, New York, pp 1930–1960

Koos WT, Perneczky A, Auer LM, Böker DK, Gaab M et al. (1985) Nimodipine treatment of ischaemic neurological deficits due to cerebral vasospasm after subarachnoid haemorrhage. Neurochirurgia 28 [Suppl 1]: 114–117

Krämer G, Tettenborn D, Rothacher G, Hacke W, Busse O, Hornig CR, Aichner F, Ladurner G (1990) Nimodipine German Austrian stroke trial. Neurology 40 [Suppl 1]: 415–416

Kroetlinger (1983) Toxizitätsstudien. Archiv-Daten. Bayer AG, Leverkusen

Laursen J, Jensen F, Mikkelsen E, Jakobsen P (1988) Nimodipine treatment of subarachnoid hemorrhage. Clin Neurol Neurosurg 90. 329–337

Leuschner F, Leuschner A, Schwerdtfeger W, Otto H (1976) Oral toxicity of BAY e 9736, PT 3/74 – called for short "BAY e 9736" – in rhesus monkeys. R 1143. Toxizitätsstudien. Archiv-Daten. Bayer AG, Leverkusen

LeVere TE, Sandin M, Walker A, Ford K (1990) Facilitation of cognitive processes by nimodipine in aging. Workshop Preclinical Studies with Nimodipine, March 9–11, Scottsdale

Ljunggren B, Brandt L, Säveland H, Nilsson P-E, Cronqvist S et al. (1984) Outcome in 60 consecutive patients treated with early aneurysm operation and intravenous nimodipine. J Neurosurg 61: 864–873

Ljunggren B, Brandt L, Säveland H (1985) Management of aneurysmal subarachnoid hemorrhage. In: Vincent JL (ed) Update in intensive care and emergency medicine. Springer, Berlin Heidelberg New York, pp 179–184

Ljunggren BCA, Brandt JL, Säveland HG (1986) Outcome in patients subjected to early aneurysm operation and intravenous nimodipine. Minerva Med 77: 1087–1092

Luiten PGM, de Jong GI, Mulder AB, Horvath E, Schuurmann T, Traber J (1989) Ultrastructural changes in microvascular morphology in the senescent rat brain: effects of long-term treatment with the calcium antagonist nimodipine. In: Traber J, Gispen WH (eds) Nimodipine and central nervous system function: new vistas. Schattauer, Stuttgart New York, pp 239–256

Mabe H, Nagai H, Takagi T, Umemura S, Ohno M (1986) Effect of nimodipine on cerebral function and metabolic recovery following ischaemia in the rat brain. Stroke 17: 501–505

Machemer L (1975) BAY e 9736. Investigation for embryotoxic and teratogenic activity after oral administration to the rat. PB 5458, Toxizitätsstudien. Archiv-Daten. Bayer AG, Leverkusen

Machemer L (1977) BAY e 9736. Investigation for emryotoxic and teratogenic activity after oral administration to rabbits. PB 6993, Toxizitätsstudien. Archiv-Daten. Bayer AG, Leverkusen

Machemer L (1979) BAY e 9736. Investigation of fertility and general reproductive performance in rats after oral administration. PB 8345, Toxizitätsstudien. Archiv-Daten. Bayer AG, Leverkusen

Machemer L, Luckhaus G (1975a) BAY e 9736. Study of subacute toxicity in dogs given intravenous injections (4-week-experiment). PB 5335m, Toxizitätsstudien. Archiv-Daten. Bayer AG, Leverkusen

Machemer L, Luckhaus G, Dycka A (1975b) BAY e 9736. Subchronic toxicity in the dog after oral administration (13 weeks study). PB 5356, Toxizitätsstudien. Archiv-Daten. Bayer AG, Leverkusen

Martinez-Vila E, Guillén F, Villanueva JA, Matías-Guiu J, Bigorra J, Gil P, Carbonell A, Martinez-Lage JM (1990) Placebo-controlled trial of nimodipine in the treatment of acute ischemic cerebral infarction. Stroke 21: 1023–1028

Mayer (1988) Toxizitätsstudien. Archiv-Daten. Bayer AG, Leverkusen

McCalden TA, Nath RG, Thiele K (1984) The effects of a calcium antagonist (Nimodipine) on basal cerebral blood flow and reactivity to various agonists. Stroke 15: 527–530

Mee E, Dorrance D, Lowe D, Neil-Dwyer G (1988) Controlled study of nimodipine in aneurysm patients treated early after subarachnoid haemorrhage. Neurosurgery 22: 484–491

Menazzi D, Montenegro R, Castro JM (1985) Nimodipine in the treatment of chronic cerebrovascular insufficiency. In: Betz E, Deck K, Hoffmeister F (eds) Nimodipine. Pharmacological and clinical properties. Proceedings of the 1st International Symposium, München, Feb. 1984. Schattauer, Stuttgart New York, pp 333–344

Meyer H, Wehinger E, Bosserk F, Scherling D (1983) Nimodipine: synthesis and metabolic pathway. Arzneimittelforschung 33: 106–112

Meyer FB, Anderson RE, Yaksch TL, Sundt TM (1986) Effect of nimodipine on intracellular brain pH, cortical blood flow and EEG in experimental focal cerebral ischemia. J Neurosurg 64: 617–626

Michenfelder JD, Milde JH (1987) Nimodipine does not affect cerebral lactate levels following complete ischaemia in dogs. J Cereb Blood Flow Metab 7: 619–624

Mikus P, Aufdembinke B (1985) Nimodipine, a centrally active calcium antagonist. Results of a clinico-psychometric study. In: Betz E, Deck K, Hoffmeister F (eds) Nimodipine. Pharmacological and clinical properties, Proceedings of the 1st International Symposium, München, Feb. 1984. Schattauer, Stuttgart New York, pp 329–331

Mohamed AA, Gotoh O, Graham DI, Osborne KA, McCulloch J et al. (1985) Effect of pretreatment with the calcium antagonist nimodipine on local cerebral blood flow and histopathology after middle cerebral artery occlusion. Ann Neurol 18: 705–711

Morocutti C, Mattioli GL, Pierelli F, Prezzessere G Stefano E, Peppe A, Rizzo PA (1985) Effects of nimodipine on cefazolin induced epilepsy in rabbits. J Neurol [Suppl]: 274

Newberg Milde L, Milde JH, Michenfelder JD (1986) Delayed treatment with nimodipine improves cerebral blood flow after complete cerebral ischaemia in the dog. J Cereb Blood Flow Metab 6: 332–337

Nomura M (1988) Effect of nimodipine on brightness discrimination learning test in Wistar rats and spontaneously hypertensive rats. Arzneimittelforschung/Drug Res 38: 1282–1286

Nosko M, Weir B, Krueger C, Cook D, Norris S et al. (1985) Nimodipine and chronic vasospasm in monkeys. Part 1. Clinical and radiological findings. Neurosurgery 16: 129–136

Nyakas C, Markel E, Kramers RJK, Gáspár E, Bohus B, Luiten PGM (1989) Effects of nimodipine in hypoxia-induced learning and memory deficits. In: Traber J, Gispen WH (eds) Nimodipine on central nervous system function. New vistas. Schattauer, Stuttgart New York, pp 175–194

Ohmann J, Heiskanen O (1988) Effect of nimodipine on the outcome of patients after aneurysmal subarachnoid haemorrhage and surgery. J Neurosurg 69: 683–686

Perney TM, Hining LD, Miller RJ (1986) Different calcium channels mediate neurotransmitter release from sensory and sympathetic neurones. Biophys J 49: 200–202

Petruk KC, West M, Mohr G, Weir BKA, Benoit BG et al. (1988) Nimodipine treatment in poor-grade aneurysm patients. J Neurosurg 68: 505–517

Philippon J, Grob R, Dagreou F, Guggiari M, Rivierez M et al. (1986) Prevention of vasospasm in subarachnoid haemorrhage: a controlled study with nimodipine. Acta Neurochir 82: 110–114

Pickard JD, Murray GD, Illingworth R, Shaw MDM, Teasdale GM et al. (1989) Effect of oral nimodipine on cerebral infarction and outcome after subarachnoid haemorrhage: british aneurysm nimodipine trial. Br Med J 298: 636–642

Rämsch KD, Ahr G, Tettenborn D, Auer LM (1985a) Overview on pharmacokinetics of nimodipine in healthy volunteers and in patients with subarachnoid hemorrhage. Neurochirurgia 28: 74–78

Rämsch KD, Graefe KH, Sommer J (1985b) Pharmocokinetics and metabolism of nimodipine. In: Betz E, Deck K, Hoffmeister F (eds) Nimodipine: pharmacological and clinical properties. Schattauer, Stuttgart New York, pp 147–161

Rämsch KD, Graefe KH, Scherling D, Sommer J, Ziegler R (1986) Pharmacokinetics and metabolism of calcium-blocking agents nifedipine, nitrendipine and nimodipine. Am J Nephrol 6: 73–80

Rämsch KD, Lücker PW, Wetzelsburger N (1987) Pharmacokinetics of intravenously and orally administered nimodipine. Clin Pharmacol Ther 41: 216

Renhof M (1985a) BAY e 9736. Embryotoxicity after oral administration to rats (rearing part). PB 14010 (E), Toxizitätsstudie. Archiv-Daten. Bayer AG, Leverkusen

Renhof M (1985b) BAY e 9736. Embryotoxicity rats allowed to rear the young after intravenous administration of the drug. PB 13266 (E), Toxizitätsstudie. Archiv-Daten. Bayer AG, Leverkusen

Renhof M (1985c) BAY e 9736. Study of the embryotoxic effects in rabbits after intravenous application. PB 13241 (E), Toxizitätsstudie. Archiv-Daten. Bayer AG, Leverkusen

Roine RO, Kaste M, Kinnunen A, Nikki P, Sarna S, Kajaste S (1990) Nimodipine after resuscitation from out-of-hoospital ventricular fibrillation – a placebo-controlled, double-blind, randomized trial. J Am Med Assoc 264: 3171–3177

Rugna RB (1982) Comparative double blind and randomized evaluation of BAY e 9736 against placebo in the geriatric area – chronic cerebrovascular insufficiency. Bayer AG, Leverkusen (unveröffentlicht)

Saltiel E, Ellrodt AG, Monk JP, Langley MS (1988) Feldopine: a review of its pharmacodynamic and pharmacokinetic properties, and therapeutic use in hypertension. Drugs 36: 387–428

Schlüter G (1986) Toxicological investigations with nimodipine. Arzneimittelforschung/Drug Res 36: 1733–1735

Schmage N, Boehme K, Dycka J, Schmitz H (1989) Nimodipine for psychogeriatric use: methods, strategies, and considerations based on experience with clinical trials. In: Bergener M, Reisberg B (eds) Diagnosis and treatment of senile dementia. Springer, Berlin Heidelberg New York Tokyo, pp 374–381

Schmidli J, Santillan GG, Saeed M, Palmieri D, Bing RJ (1985) The effect of nimodipine, a calcium antagonist, on intracortical arterioles in the cat brain. Curr Ther Res 38: 94–103

Schmunk GA, Lefer AM (1982) Anti-aggregatory actions of calcium channel blockers in cat platelets. Res Commun Chem Pathol Pharmacol 35: 179–187

Schuurmann T, Traber J (1989a) Old rats as an animal model for senile dementia: behavioural effects of nimodipine. In: Bergener M, Reisberg B (eds) Diagnosis and treatment of senile dementia. Springer, Berlin Heidelberg New

York Tokyo, pp 295–307

Schuurmann T, Traber J (1989b) Effects of nimodipine on behaviour of old rats. In: Traber J, Gispen WH (eds) Nimodipine and central nervous system function: new vistas. Schattauer, Stuttgart New York, pp 195–208

Seiler RW, Grolimund P, Zurbruegg HR (1987) Evaluation of the calcium antagonist nimodipine for the prevention of vasospasm after aneurysmal subarachnoid haemorrhage. Acta Neurochir 85: 7–16

Smith M-J, Kågström E, Rosén I, Siesjö BK (1983) Effect of the calcium antagonist nimodipine on the delayed hypoperfusion following incomplete ischaemia in the rat. J Cereb Blood Flow Metab 3: 543–546

Spedding M, Cavero I (1984) Calcium antagonists: a class of drugs with a bright future. Part II. Determination of basic pharmacological properties. Life Sci 35: 575–587

Steen PA, Newberg LA, Milde JH, Michenfelder JD (1983) Nimodipine improves cerebral blood flow and neurologic recovery after complete cerebral ischaemia in the dog. J Cereb Blood Flow Metab 3: 38–43

Steen PA, Gisvold SE, Milde JH, Newberg LA, Scheithauer BW (1985) Nimodipine improves outcome when given after complete cerebral ischaemia in primates. Anesthesiology 62: 406–414

Suwelack D, Weber H, Maruhn D (1985) Pharmacokinetics of nimodipine. II. Communication. Arzneimittelforschung 35: 1787–1794

Takayasu IM, Bassett JE, Dacey RG (1988) Effects of calcium antagonists on intracerebral penetrating arterioles in the rat. J Neurosurg 69: 104–109

Tanaka K, Gotoh F, Muramatsu F, Fukuuchi Y, Okayasu H et al. (1982) Effect of nimodipine, a calcium antagonist, on cerebral vasospasm after subarchanoid haemorrhage in cats. Arzneimittelforschung 32: 1529–1534

Tettenborn D, Dycka J, Volberg E, Düdden P (1985) Blood pressure and heart rate during treatment with nimodipine in patients with subarchanoid haemorrhage. Neurochirurgia 28: 84–86

Thomas A, Morey L, Aguglia E, Azzarelli O, Balsano F, Mariglino V, Caglieris N, Sterlicchio M, Capurso A, Tomasi NA, Crepaldi G, Volpe D, Palmieri G, Ambrosi G, Polli E, Cortellaro M, Zanussi C, Froldi M (1990) Nimodipine in the treatment of old age dementias. Neuro-Psychopharmacol Biol Psychiatry 14: 525–551

Tobares N, Pedromingo A, Bigorra J (1989) Nimodipine treatment improves cognitive functions in vascular dementia. In: Bergener M, Reisberg B (eds) Diagnosis and treatment of senile dementia. Springer, Berlin Heidelberg New York Tokyo, pp 360–365

Tollefson GD (1990) Short-term effects of the calcium channel blocker nimodipine (Bay-e-9736) in the management of primary degenerative dementia. Biol Psychiatry 27: 1132–1142

Towart R, Kazda S (1985) Effects of calcium antagonist nimodipine on isolated cerebral vessels. In: Betz E, Deck K, Hoffmeister F (eds) Nimodipine: pharmacological and clinical properties. Schattauer, Stuttgart New York, pp 147–161

Trust Study Group (1990) Randomized, double-blind, placebo-controlled trial of nimodipine in acute stroke. Lancet 336: 1205–1209

Ulrich G (1987) Zur Wirkung von Nimodipin auf die topische Verteilung der absoluten Alphaleistung im EEG sowie die aktuelle Befindlichkeit gesunder Probanden. Arzneimittelforschung 37: 541–544

Ulrich G, Stieglitz RD (1988) Effect of nimodipine upon electroencephalographic vigilance in elderly persons with minor impairment of brain functions. Arzneimittelforschung 38: 392–396

Van der Zee CEEM, Schuurmann T, Traber J, Gispen WH (1990) Beneficial effect of nimodipine on peripheral nerve function in aged rats. Neurobiol Aging 11: 451–456

Van Zwieten PA (1986) Differentiation of calcium entry blockers into calcium channel blockers and calcium overload blockers. Eur Neurol 25 [Suppl 1]: 57–67

Vinge E, Andersson K-E, Brandt L, Ljunggren B, Nilsson L-G et al. (1986) Pharmacokinetics of nimodipine in patients with aneurysmal subarachnoid haemorrhage. Eur J Clin Pharmacol 30: 421–425

Voldby B, Petersen OF, Buhl M, Jakobsen P, Ostergaard R (1984) Reversal of cerebral arterial spasm by intrathecal administration of a calcium antagonist (nimodipine). Acta Neurochir 70: 243–254

Walshe TM (1986) A study of safety and efficacy of nimodipine (BAY e 9736) for the treatment/or prevention of cognitive, behavioral, functional and affective impairments in vascular dementia. Miles Med Res Report 0755

Young WL, Josovitz K, Morales O, Chien S (1987) The effect of nimodipine on post-ischaemic cerebral glucose utilization and blood flow in the rat. Anesthesiology 67: 54–59

Zhang J, Cheng X, (1986) Effects of three cerebral vasodilators – nimodipine, nifedipine and vincamine on chemical-induced amnesia in rodents. Acta Pharm Sin 21: 731–735

Neuro-Psychopharmaka, Bd. 5
Riederer P. / Laux G. / Pöldinger W. (Hrsg.)

7
Ginkgo biloba

H. Herrschaft

Chemische Bezeichnung:
Nach einem Spezialverfahren hergestellter Extrakt aus den Blättern von Ginkgo biloba (50:1), standardisiert auf 24% Ginkgoflavonglykoside und 6% Terpenlactone (Ginkgolide, Bilobalid).

7.1 Pharmakologie

Ginkgo biloba-Extrakt verlängert in verschiedenen Hypoxiemodellen und bei experimenteller zerebraler Ischämie die Überlebenszeit von Mäusen und Ratten (Karcher et al. 1984, Krieglstein und Heuer 1986, Beck et al. 1986, Oberpichler et al. 1988). Bei experimenteller zerebraler Ischämie führte die Behandlung mit Ginkgoextrakt zur Reduktion neurologischer Ausfälle und einer Senkung der Mortalität bei Ratten (Larsen et al. 1978). Bei der Springmaus wurde durch Ginkgoextrakt der Schweregrad neurologischer Symtome nach einem kompletten halbseitigen Hirninfarkt vermindert (Spinnewyn et al. 1986). Die antihypoxischen und antiischämischen Effekte zeigten sich auch in einer Besserung des zerebralen Energiestoffwechsels: Der Gehalt an Kreatinphosphat, ATP und Glukose im Gehirn behandelter Tiere (Ratten) war deutlich höher, der Laktatgehalt niedriger als bei unbehandelten Tieren (Karcher et al. 1984, Beck et al. 1986), die Mitochondrienatmung hirnischämischer Tiere (Gerbils) war weniger beeinträchtigt (Spinnewyn et al. 1986). Ginkgoextrakt erwies sich als oedemhemmend beim zytotoxischen Triäthylzinn- und Hexachlorophen-induzierten Hirnödem sowie beim ischämisch oder traumatisch bedingtem zerebralen Ödem (Gabard und

CHATTERJEE 1980, OTANI et al. 1986, SANCESARIO und KREUTZBERG 1986, SPINNEWYN et al. 1986). Am Triäthylzinnödem der Ratte wurde nachgewiesen, daß Ginkgoextrakt nicht nur ein bestehendes Hirnödem im kurativen Sinne beeinflußt (GABARD und CHATTERJEE 1980, OTANI et al. 1986, SANCESARIO und KREUTZBERG 1986), sondern auch präventiv die Ausbildung des Hirnödems hemmt (GABARD und CHATTERJEE 1980). Neurotoxische Myelinschäden durch niedrige Triäthylzinndosen wurden durch Ginkgoextrakt ebenfalls kurativ und präventiv reduziert, wie u. a. die Verkürzung der Reaktionszeit im Hot-plate-Test zeigte (CHATTERJEE und GABARD 1984). Ginkgoextrakt bewirkte an der gesunden wachen Ratte eine deutliche Steigerung der lokalen zerebralen Durchblutung, besonders ausgeprägt u. a. im frontalen und olfaktorischen Cortex und in der Substantia nigra (KRIEGLSTEIN et al. 1986, BECK et al. 1986). Der Extrakt vermochte auch die postischämische Hypoperfusion nach zerebraler Ischämie bei der Ratte durch Erhöhung der Durchflußrate abzuschwächen. Ein dilatierender anhaltender Effekt auf Arteriolen der Pia mater von Katzen ohne Beeinflussung des Durchmessers größerer Arterien und des Blutdrucks zeigt, daß sich die durchflußfördernde Wirkung des Ginkgoextraktes auf den Bereich der Mikrozirkulation erstreckt (ILIFF und AUER 1983). Die beschriebenen antihypoxischen, antiischämischen, hirnödemhemmenden, neuroprotektiven und durchblutungsfördernden Eigenschaften des Ginkgoextraktes wurden auch für die Terpenfraktion (Ginkgolide, Bilobalid) in ähnlichen Versuchsmodellen nachgewiesen (BECK et al. 1986, SANCESARIO und KREUTZBERG 1986). Ginkgolide, Antagonisten von PAF (platelet activating factor), verhinderten überdies die postischämische Akkumulation freier Fettsäuren im Gehirn von Gerbils, reduzierten die Größe des ischämischen Hirninfarktes bei Mäusen und verringerten das Ausmaß postischämischer Zellnekrosen, speziell der CA 1-Zellen im Hippocampus von Ratten (PANETTA et al. 1987, KARKOUTLY et al. 1990, OBERPICHLER et al. 1990). Im Hippocampus alter Ratten wurde durch Ginkgoextrakt die reduzierte Zahl der m-Cholinozeptoren auf einen Wert angehoben, der der Rezeptorendichte im Gehirn unbehandelter junger Ratten entsprach (TAYLOR 1986). Wie cholinerg stimulierende Substanzen hemmte Ginkgoextrakt die spontane Klettertätigkeit älterer Mäuse, wobei der Effekt durch die Anticholinergika Scopolamin oder Atropin aufgehoben werden konnte. Ginkgoextrakt potenzierte im Hypoxietest und Hot-plate-Test an Mäusen die antihypoxischen und analgetischen Wirkungen der Parasympathikomimetika Pilocarpin und Physostigmin; Scopolamin antagonisierte die Effekte. Eine durch die Cholinergika induzierte Hypothermie, Sedation, Salivation oder Tremor wurde durch Ginkgoextrakt nicht beeinflußt (CHATTERJEE und NÖLDNER 1989).

Ginkgoextrakt steigerte die Lernfähigkeit und die Gedächtnisleistung von Mäusen und von älteren Ratten (WINTER 1991, CONTINELLA und DRAGO 1984). Unter Streßbedingungen verbesserte Ginkgoextrakt die Adaptation an Streßsituationen (PORSOLT et al. 1990, RAMACHANDRAN et al. 1990).

Im Bereich der Sinnesorgane führte Ginkgoextrakt bei Katzen unter hypotensiver Ischämie zu einer Beschleunigung der Wasserstoffclearance in der Cochlea, nach unilateraler Labyrinthschädigung bei der Ratte sowie nach unilateraler Durchtrennung des N. vestibularis bei Katzen zu einer im Vergleich zur Kontrollgruppe zeitigeren Kompensation der Gleichgewichtsstörungen (EZ-ZAHER und LACOUR 1989), bei Photokoagulation der Retina beim Kaninchen zu einem Rückgang des Retinaödems und der Netzhautzell-Läsionen (CLAIRAMBAULT et al. 1986), bei Ratten mit diabetischer Retinopathie zu einer Amplitudenerhöhung im Elektroretinogramm (DOLY et al. 1988).

Für die Wirkungen des Ginkgoextraktes sind radikalfangende Eigenschaften, d. h. die

Neutralisation toxischer Sauerstoffradikale mit Verhinderung der pathologischen Lipidperoxidation (CHATTERJEE und GABARD 1981, PINCEMAIL et al. 1989), die Hemmung der Thromboxan- und Förderung der Prostacyclinsynthese (CHATTERJEE und GABARD 1982), die Antagonisierung von PAF (BRAQUET 1988, 1990), die Freisetzung des EDRF (DEFEUDIS et al. 1989) sowie die Verbesserung hämorheologischer Faktoren (ERNST und MATRAI 1986, ANADERE et al. 1985, KLEIN 1988, KÖLTRINGER et al. 1988, 1989, HOFFERBERTH 1991) von Bedeutung.

7.1.1 Pharmakokinetik

In einer placebokontrollierten Doppelblindstudie im 4-fach-crossover-Design an 12 gesunden Probanden zeigte sich anhand von EEG-Untersuchungen, daß sowohl der Gesamtextrakt als auch die Teilfraktionen Flavonoide, Ginkgolide und Begleitstoffe sowie Flavonoide und Begleitstoffe zerebral bioverfügbar waren (KÜNKEL 1989).
Die Ginkgolide zeigten beim Menschen nach oraler Applikation von 80 mg der festen sowie flüssigen Darreichungsform des Ginkgoextraktes eine sehr gute absolute Bioverfügbarkeit von 98–100% (Ginkgolid A) und 79–93% (Ginkgolid B). Die maximale Plasmakonzentrationen lagen bei 15 ng/ml für Ginkgolid A und 4 ng/ml für Ginkgolid B. Die Halbwertszeiten betrugen 3,9 Stunden (Ginkgolid A) und 7 Stunden (Ginkgolid B). Nach intravenöser Gabe von 50 mg wurden Halbwertszeiten von 3,5 Stunden (Ginkgolid A) bzw. 5,5 Stunden (Ginkgolid B) gemessen (FOURTILLAN 1989).
Bei Ratten wurde nach oraler Verabreichung von ^{14}C-radioaktiv markiertem Extrakt eine Resorptionsrate von 60% ermittelt. Im Plasma war die Maximalkonzentration nach 1,5 Stunden erreicht, die Halbwertszeit lag bei 4,5 Stunden. Ein erneuter Anstieg der Plasmakonzentration nach 12 Stunden deutete auf einen enterohepatischen Kreislauf hin. Nach 72 Stunden waren 38% der Gesamtradioaktivität über die Lunge, 22% über den Urin und 29% über die Faeces ausgeschieden. Der Extrakt reicherte sich zerebral besonders im Bereich des Hippocampus, Hypothalamus und Corpus striatum an, außerdem im okulären (Linse, Glaskörper, Retina) und endokrinen (Nebennieren, Schilddrüse) Gewebe (MOREAU et al. 1986).

7.1.2 Experimentelle und klinische Pharmakologie

Ginkgoextrakt erhöhte bei Patienten mit ischämisch-zerebrovaskulärer Erkrankung nach einmaliger i.v.-Gabe nicht nur die globale Hirndurchblutung, sondern auch die regionale Gewebeperfusion im mangelversorgten Areal und dessen Umgebung (HEISS und ZEILER 1978). Im Verlauf einer 2-monatigen oralen Gabe des Ginkgoextraktes kam es bei Patienten mit zerebrovaskulären Erkrankungen zu einem Anstieg der zerebralen Durchblutung um 16,6%, gleichzeitig wurde der Hirnstoffwechsel durch Steigerung des Glukose- und Sauerstoffverbrauchs verbessert (TEA et al. 1979). Eine signifikante Zunahme der Durchblutung im Bereich der Mikrozirkulation wurde sowohl nach 4-tägiger Infusionstherapie bei Patienten mit erhöhten Viskoelastizitätsparametern (KÖLTRINGER et al. 1989) als auch nach oraler Einmalgabe bei gesunden Probanden (JUNG et al. 1990) beobachtet. Bei retinaler Mikrozirkulationsstörung führte die orale Langzeitgabe (6 Monate) zu einer deutlichen Verminderung der arteriovenösen Passagezeit (WOLF et al. 1991).
Eine hypoxieprotektive Wirkung des Ginkgoextraktes wurde im okulodynamischen Test unter Hypoxiebelastung bei gesunden Probanden nach oraler Mehrfachverabreichung des Ginkgoextraktes nachgewiesen (SCHAFFLER und REEH 1985).
Unter oraler 6-wöchiger Therapie mit Ginkgoextrakt nahm bei Patienten mit Tinnitus

die zentrale Leitzeit kontinuierlich ab (LENARZ 1991). Die Fließeigenschaften des Blutes wurden durch Ginkgoextrakt positiv beeinflußt: Bei gesunden Probanden wurden sowohl die PAF-induzierte Thrombozytenaggregation (GUINOT et al. 1989, KLEIN 1988) als auch die Spontanaggregation der Blutplättchen nach oraler Einnahme gehemmt (KLEIN 1988); unter parenteraler Ginkgoextrakt-Therapie nahm die Kollagen-induzierte Thrombozytenaggregation bei Patienten mit arteriosklerotischen Veränderungen der Karotiden ab (KÖLTRINGER und EBER 1989). Die Thrombozytenaggregation, berechnet als venöser Mikroembolie-Index, verringerte sich kontinuierlich im Verlauf einer oralen Langzeittherapie (12 Wochen) bei Patienten mit hirnorganischem Psychosyndrom und erhöhtem zerebralen Gefäßrisiko (HOFFERBERTH 1991). Die Erythrozytenaggregation wurde sowohl bei gesunden Probanden nach oraler Applikation als auch bei Patienten mit peripherer arterieller Verschlußkrankheit vermindert (JUNG et al. 1990); bei Patienten nach zerebrovaskulärem Insult, mit peripherer arterieller Verschlußkrankheit, mit erhöhten Viskoelastizitätsparametern oder arteriosklerotischen Gefäßveränderungen kam es zu einer Abnahme der Vollblutviskosität und -elastizität sowie teilweise auch der Plasmaviskosität unter parenteraler Therapie oder oraler Langzeittherapie (ANADERE et al. 1985, KÖLTRINGER et al. 1989, WITTE 1989).

Toxizität

Subchronische Toxizitätsstudien mit Ginkgoextrakt umfaßten Untersuchungen bei der Ratte (15–100 mg/kg KG/die i.p.) für die Dauer von 8 Wochen und beim Hund (7,5–30 mg/kg KG/die i.v. bzw. 5 mg/kg KG/die i.m.) für die Dauer von 8 Wochen. Die chronische Toxizität wurde 6 Monate lang bei Ratten und Hunden mit täglichen Dosierungen von 20 und 100 mg/kg KG sowie ansteigend 300, 400 und 500 mg/kg KG (Ratte) bzw. 300 und 400 mg/kg KG (Hund) per os geprüft.

Tierexperimentell ergaben sich keine Hinweise auf embryotoxische, mutagene oder teratogene Wirkungen (HOSSACK et al. 1979, JAMES et al. 1982). Berichte über embryotoxische/teratogene Effekte beim Menschen liegen nicht vor.

Histologische, biochemische oder hämatologische Untersuchungen ergaben keinen pathologischen Befund (MARCY 1977, 1979). Ginkgoextrakt erwies sich nach intravenöser, paravenöser, intraarterieller, intramuskulärer und subcutaner Applikation beim Kaninchen als gut gewebeverträglich (STERNER und KORN 1987).

7.2 Klinik

7.2.1 Indikationen

Zur symptomatischen Behandlung von chronischen hirnorganischen Leistungsstörungen im Rahmen eines therapeutischen Gesamtkonzeptes bei der Demenz. Zur primären Zielgruppe gehören dementielle Syndrome bei der primär degenerativen Demenz vom Alzheimer Typ (DAT), bei der vaskulären Demenz (VD) und Mischformen beider Erkrankungen.

Zur Indikation: Hirnleistungsstörungen liegen acht placebokontrollierte Doppelblindstudien vor. Unter "Hirnleistungsstörungen" werden in diesen Studien Patienten mit degenerativen und/oder vaskulären Demenzen sowie ihren Mischformen subsumiert.

Die Simultanerfassung elektrophysiologischer, psychometrischer und rheologischer Parameter bei Patienten mit hirnorganischem Psychosyndrom in einer 12-wöchigen placebokontrollierten Doppelblindstudie erbrachte einen statistisch hochsignifikanten Erfolg der Verummedikation für alle Parameter: im quantitativen EEG sank der Theta-Wellenanteil, im Sakkadentest und bei der Untersuchung am Wiener Determinationsgerät wurde eine Zunahme von Reaktionszeit und Vigilanz beobachtet, gleichzeitig verringerte sich der venöse Mikroembolie-Index als Maß der Thrombozytenaggregation (Hofferberth 1991). Diese Befunde bestätigten die Ergebnisse einer davon unabhängigen früheren placebokontrollierten Doppelblindstudie an 36 Patienten mit hirnorganischem Psychosyndrom im Hinblick auf quantitatives EEG, Sakkadentest und psychometrische Tests (Wiener Determinationsgerät, Zahlenverbindungstest) (Hofferberth 1989). Mit diesen beiden Studien wurden korrelative Zusammenhänge zwischen EEG und Psychometrie und ihre Wirkungskonvergenz erfaßt.

In einer placebokontrollierten Doppelblindstudie an 40 Patienten mit leichter bis mäßiger zerebrovaskulärer Insuffizienz war nach Abschluß der 12-wöchigen Medikation der SCAG-Totalscore in der Verumgruppe im Mittel um neun Punkte mit einem hochsignifikanten Unterschied zu Placebo gesunken. Bei Auswertung der Einzel-Items zeigte sich die Wirksamkeit des Ginkgoextraktes vor allem auf Kurzzeitgedächtnis, geistige Wachsamkeit, Gleichgültigkeit gegenüber der Umgebung und das Symptom Schwindel. Die überlegenen Effekte in der Verumgruppe wurden auch beim Syndrom-Kurztest im Sinne einer gebesserten kognitiven Leistungsfähigkeit erzielt; mittels vierstufiger Rating-Skalen ergaben sich bei den Symptomen Kopfschmerzen, Ohrgeräusche und Schwindel ebenfalls für Verum deutliche Unterschiede gegenüber Placebo (Halama 1988).

Bei Patienten mit therapieresistenter depressiver Symptomatik bei "zerebrovaskulärer Insuffizienz" kam es im Verlauf einer 8-wöchigen placebokontrollierten doppelblinden Pilotstudie zu einer Verringerung des Schweregrades der Depression, beurteilt nach der Selfrating-Depression-Scale (SDS) nach Zung und zu einer Besserung kognitiver Leistungen, ermittelt durch Spät-Akustisch-Evozierte Potentiale mit Abnahme der mittleren Latenzzeit der P3-Welle linksaural und der rechtsauralen Erwartungswelle CNV, sowie in psychometrischen Tests wie C.I.-Test C.I.-Skala, KAI-Test (Halama 1990).

Bei 40 Patienten mit leichter bis mäßig schwerer primär degenerativer Demenz wurden im Rahmen einer 12-wöchigen placebokontrollierten Doppelblindstudie die Beurteilungskriterien durch mehrere Skalen und Tests (SCAG-Skala, Crichton-Skala, Selbstbeurteilungsskala, Zahlensymboltest nach Wechsler, Zahlen-Nachsprechen nach Wechsler, Messung der Flimmerfrequenz- und Reaktionszeit) festgelegt. Unter der Therapie mit Ginkgoextrakt zeigten die Summenscore-Werte der SCAG- und Crichton-Skala, der Gesamtzustand der Patienten, die Tests nach Wechsler sowie die Flimmerfrequenz und Reaktionszeit signifikant bessere Ergebnisse als unter Placebo. An weiteren 20 Patienten, die im gleichen Zeitraum die Vergleichssubstanz Dihydroergotoxin erhielten, erbrachten die Intergruppenvergleiche zwischen Ginkgoextrakt und Dihydroergotoxin für keine Behandlungsphase einen statistisch bedeutsamen Unterschied (Weitbrecht und Jansen 1986).

In einer randomisierten Vergleichsstudie über 6 Wochen bei 80 Patienten mit Hirnleistungsstörungen konnte anhand von psychometrischen Tests und Beurteilungsskalen (Trail-making-test, Zahlen-Symbol-Test, Nürnberger Altersrating, Selbstbeurteilungsskala) im Intergruppenvergleich gezeigt werden, daß sich keine statistisch signifikanten Unterschiede zwischen den beiden Wirksubstanzen verifizieren ließen und so-

wohl Ginkgoextrakt als auch Dihydroergotoxin den Zustand der Patienten verbesserten (GERHARDT et al. 1990).
In einer multizentrischen placebo-kontrollierten Doppelblindstudie für die Dauer eines Jahres an 166 Patienten mit Hirnleistungsstörungen ergab sich für die klinisch-geriatrische Beurteilungsskala (EACG) ab dem 3. Behandlungsmonat ein signifikanter Unterschied zugunsten des Ginkgoextraktes (TAILLANDIER et al. 1986).
80 Patienten, über 55 Jahre alt und mit leichten Störungen kognitiver Funktionen, wurden unterteilt in Gruppen mit Ginkgoextrakt- bzw. Placebobehandlung, jeweils mit oder ohne zusätzlichem Gedächtnistraining. Als Beurteilungskriterien dienten allgemeines Erinnerungsgedächtnis, unmittelbares Gedächtnis (Aufmerksamkeit/Wahrnehmung), Lernfaktor sowie geistige Fluidität und Kontrolle. Signifikante Verbesserungen zeigten sich in dieser Studie von 3 Monaten Dauer unter der Ginkgoextrakt-Behandlung für die Faktoren unmittelbares Gedächtnis sowie geistige Fluidität und Kontrolle, während das Gedächtnistraining auf die beiden Gedächtnisfaktoren wirkte. Im Hinblick auf die Endbeurteilung wurden durch die Kombination der Extraktbehandlung mit dem Gedächtnistraining die besten Effekte erzielt (ISRAEL et al. 1987). Bei 50 stationären Patienten mit "zerebrovaskulärer Insuffizienz" wurden in einer placebokontrollierten Doppelblindstudie für die Dauer von 4 Wochen deutliche Unterschiede in der klinischen Symptomatik zwischen Verum und Placebo nachgewiesen. Durch die Behandlung mit Ginkgoextrakt besserten sich Schwindel, Kopfschmerzen, Ohrensausen, Orientierungsvermögen, depressive Verstimmung, Angstzustände sowie neurologischer und psychischer Befund signifikant im Vergleich zu Placebo (ECKMANN und SCHLAG 1982).
Eine placebokontrollierte Doppelblindstudie (Dauer 2 Monate) an 40 Patienten mit den Symptomen einer "chronischen Zerebralinsuffizienz" zeigte beim Zahlen-Symbol-Test nach WECHSLER, beim Zahlen-Nachsprechen nach WECHSLER und bei der geriatrischen Beurteilungsskala nach PLUTCHIK deutliche Vorteile der Ginkgoextrakt-Behandlung gegenüber Placebo (DIELI et al. 1981).
Bei Patienten mit **Visusminderung** infolge chronischer retinaler Mangelversorgung oder seniler Makulopathien kam es im Verlauf einer Langzeittherapie (2–6 Monate) zu einer deutlichen Besserung der Sehschärfe durch Ginkgoextrakt bei Untersuchungen in offenen Studien (LAGATZ et al. 1990, WOLF et al. 1991) oder Doppelblindstudien (LEBUISSON et al. 1986, RAABE et al. 1990).
In einer placebokontrollierten Doppelblindstudie an 70 Patienten mit bestehender **Schwindelsymptomatik** nicht definierter Krankheitsursache wurde nach 3 Monaten Therapie für die mit Ginkgoextrakt behandelte Patientengruppe statistisch eine signifikante Überlegenheit gegenüber Placebo beim Gesamtscore, gebildet aus der Summe von Intensität, Frequenz und Dauer des Schwindels, bei der analogen visuellen Beurteilung des Schweregrades sowie der globalen Bewertung ermittelt (HAGUENAUER et al. 1986).
Vestibuläres Training als Basisbehandlung wurde in einer placebokontrollierten Doppelblindstudie medikamentös ergänzt durch Ginkgoextrakt oder Placebo bei 35 Patienten mit vestibulärem Schwindel, die trotz vorausgegangener klassischer Therapie mit Infusionen und durchblutungsfördernden Maßnahmen noch über Schwindel klagten. Für Verum in Kombination mit den Gleichgewichtsübungen ergab sich im Hinblick auf die Verringerung der Schwankamplituden ein besseres Ergebnis als unter Placebo plus physikalischem Training (HAMANN 1985).
In einer randomisierten Vergleichsstudie bei 25 Patienten mit akutem einseitigem Hörsturz führte eine Infusionsbehandlung für die Dauer von 9 Tagen und anschließende orale 6wöchige Weiterbehandlung mit Ginkgoextrakt bzw. Piracetam für beide Sub-

stanzen zur Besserung des Tinnitus und einer Abnahme der Hörschwelle im Frequenzbereich 250–3000 Hz. Der Intergruppenvergleich erbrachte für Ginkgoextrakt eine statistisch sichtbare Überlegenheit gegenüber der Vergleichssubstanz (Baschek und Steinert 1988).

7.2.2 Dosierung

Ginkgo biloba-Spezialextrakt wird oral und parenteral angewendet. Zur oralen Applikation stehen feste und flüssige Darreichungsformen als Filmtabletten und Tropfen bzw. Lösung zum Einnehmen zur Verfügung. Die durchschnittliche Tagesdosis beträgt 120 mg des auf 24% Ginkgoflavonglykoside und 6% Terpenlactone standardisierten Ginkgoextraktes, entsprechend 3 mal täglich 1 Filmtablette bzw. 20 Tropfen bzw. 1 ml Lösung. Falls erforderlich, dann die Tagesdosis erhöht werden. Parenteral kann Ginkgoextrakt intramuskulär, intravenös oder zur i.v.-Infusionstherapie angewendet werden. Im Handel befindet sich die parenterale Darreichungsform als Trockensubstanz mit Lösungsmittel. Zur Injektionsbehandlung werden 1–2 mal täglich 50 mg Ginkgoextrakt intramuskulär oder langsam intravenös injiziert. Zur Infusionsbehandlung werden 100–200 mg Ginkgoextrakt/die, entweder als Einzeldosis oder über den Tag verteilt, intravenös infundiert. Als Trägerlösungen eignen sich physiologische Kochsalzlösung und – sofern therapeutisch angezeigt – niedermolekulare Dextrane oder HAES. Die Infusionsdauer hängt von der zu infundierenden Flüssigkeitsmenge ab. Zur Kurzzeitinfusion (ca. 10–30 Minuten) werden 50–100 ml, zur Langzeitinfusion (ca. 30–60 Minuten) 250 ml Trägerlösung empfohlen, wobei diese Angaben nur einen orientierenden Charakter haben und die Hinweise des Herstellers der Trägerlösung zu beachten sind. Parenteral zu applizierender Ginkgoextrakt darf nicht in Mischung mit anderen Medikamenten, insbesondere nicht mit Kälberblutextrakten, verabreicht werden.

7.2.3 Unerwünschte Wirkungen, Kontraindikationen, Überdosierungen

Orale Applikation: Sehr selten leichte Magen-Darm-Beschwerden, Kopfschmerzen oder allergische Hautreaktionen.
Parenterale Applikation: Sehr selten Magen-Darm-Beschwerden und, besonders bei allergischer Disposition, Kreislaufregulationsstörungen (Blutdruckabfall, Schwindel, Kopfschmerzen) oder allergische Hautreaktionen. Da vereinzelt bei Infusionen Venenwandreizungen beobachtet wurden, sollte auf eine einwandfreie Lage der Kanüle in der Vene geachtet werden.

Gegenanzeigen:
Überempfindlichkeit gegen Ginkgo biloba-Extrakte.
Symptome einer **Überdosierung** sind bisher nicht bekannt.

Literatur

Anadere I, Chmiel H, Witte S (1985) Hemorheological findings in patients with completed stroke and the influence of a Ginkgo biloba extract. Clin Hemorheol 5: 411–420

Baschek V, Steinert W (1988) Differential diagnosis of sudden deafness and therapy with high dose infusions of Ginkgo biloba-extract. In: Claussen CF, Kirtane MV, Schlitter K (eds) Vertigo, nausea, tinnitus and hypoacusia in metabolic disorders. Elsevier, Amsterdam, pp

575–582 (Excerpta Medica International Congress Series 791)

Beck T, Abdel-Rahman MM, Bielenberg GW, Oberpichler H, Krieglstein J (1986) Comparative study on the effects of two extract fractions of Ginkgo biloba on local cerebral blood flow and on brain energy metabolism in the rat under hypoxia. In: Krieglstein J (ed) Pharmacology of cerebral ischemia. Elsevier, Amsterdam, pp 345–350

Braquet P (ed) (1988) Ginkgolides. Chemistry, biology, pharmacology and clinical perspectives, vol 1. Prous, Barcelona

Braquet P (ed) (1990) Ginkgolides. Chemistry, biology, pharmacology and clinical perspectives, vol 2. Prous, Barcelona

Chatterjee SS, Gabard B (1981) Protective effect of an extract of Ginkgo biloba and other hydroxyl radical scavengers against hypoxia. Abstract 8th International Congress of Pharmacology, Tokyo, July 19–24, p 483

Chatterjee SS, Gabard B (1982) Studies on the mechanism of action of an extract of Ginkgo biloba, a drug used for treatment of ischemic vascular diseases. Naunyn Schmiedebergs Arch Pharmacol [Suppl 321]: R 52, Abstr 207

Chatterjee SS, Gabard B (1984) Effect of an extract of Ginkgo biloba on experimental neurotoxicities. Naunyn Schmiedebergs Arch Pharmacol [Suppl 325]: R 82, Abstr 327

Chatterjee SS, Nöldner M (1989) Behavioural observations demonstrating influence of the extract of Ginkgo biloba (EGb 761) on some specific central cholinergic systems. Naunyn Schmiedebergs Arch Pharmacol [Suppl 339]: R 107, Abstr 425

Clairambault P, Magnier B, Droy-Lefaix MT, Magnier M, Pairault C (1986) Effet de l'extrait de Ginkgo biloba sur les lésions induites par une photocoagulation au laser à l'argon sur la rétine de lapin. Sem Hôp (Paris) 62: 57–59

Continella G, Drago F (1985) Behavioral effects of Ginkgo biloba extract. In: Agnoli A, Rapin JR, Scapagnini V, Weitbrecht WU (eds) Effects of Ginkgo biloba extract on organic cerebral impairment. John Libbey, London Paris, pp 35–42

De Feúdis FV, Auguet M, Delaflotte S, Hellegouarch A, Baranes J, Chapelat M, Braquet M, Etienne A, Drien K, Clostre F, Braquet P (1989) Some in vitro and in vivo actions of an extract of Ginkgo biloba (EGb 761). In: Agnoli A, Rapin JR, Scapagnini V, Weitbrecht WV (eds) Effects of Ginkgo biloba extract on organic cerebral impairment. John Libbey, London Paris, pp 17–29

Dieli G, La Mantia V, Saetta M, Constanzo E (1981) Studio clinico in doppio cieco del Tanakan nell' insufficienza cerebrale cronica. Il Lavoro Neuropsichiatr 68: 3–15

Doly M, Braquet P, Droy MT, Bonhomme B, Ruchoux MM, Meyniel G (1988) Alteration of electrophysiological function of isolated retina from Alloxan-induced diabetic rats. Neurochem Pathol 8: 15–26

Eckmann F, Schlag H (1982) Kontrollierte Doppelblind-Studie zum Wirksamkeitsnachweis von Tebonin forte bei Patienten mit zerebrovaskulärer Insuffizienz. Fortschr Med 100: 1474–1478

Ernst E, Matrai A (1986) Hämorheologische in-vitro-Effekte von Ginkgo biloba. Herz/Kreislauf 18: 358–360

Ez-Zaher L, Lacour M (1989) Effects of post-operative treatment with an extract of Ginkgo biloba (EGb 761) on vestibular compensation in the cat. In: Lacour M, Toupet M, Denise P, Christen Y (eds) Vestibular compensation: facts, theories and clinical perspectives. Elsevier, Paris, pp 209–223

Fourtillan JB (1989) Etude pharmacocinétiqe des ginkgolides A, B et C après administrations de doses uniques de Tanakan, par voie orale (solution buvable et comprimés) et en perfusion intraveineuse (soluté injectable) chez l'homme jeune adulte sain. CEMAF, Poitiers (Bericht)

Gabard B, Chatterjee SS (1980) Cerebral edema induced by triethyltin in the rat: effect of an extract of Ginkgo biloba. Naunyn Schmiedebergs Arch Pharmacol 311 [Suppl]: R 68, Abstr 271

Gerhardt G, Rogalla K, Jaeger J (1990) Medikamentöse Therapie von Hirnleistungsstörungen: Randomisierte Vergleichsstudie mit Dihydroergotoxin und Ginkgo-biloba-Extrakt. Fortschr Med 108: 384

Guinot P, Caffrey E, Lambe R, Darragh A (1989) Tanakan inhibits platelet-activating-factor induced platelet aggregation in healthy male volunteers. Haemostasis 19: 219–223

Haguenauer JP, Cantenot F, Koskas H, Pierart H (1986) Traitement des troubles de l'équilibre par l'extrait de Ginkgo biloba. Presse Med 15: 1569–1572

Halama P (1990) Therapie mit Ginkgo biloba bei Patienten mit cerebrovaskulärer Insuffizienz und therapieresistenter Symptomatik. Was leistet der Spezialextrakt (EGb 761)? Therapiewoche 40: 3760–3765

Halama P, Bartsch G, Meng G (1988) Hirnleistungsstörungen vaskulärer Genese. Fortschr Med 106: 408–412

HAMANN KF (1985) Physikalische Therapie des vestibulären Schwindels in Verbindung mit Ginkgo-biloba-Extrakt. Therapiewoche 35: 4586–4590

HEISS WD, ZEILER K (1978) Medikamentöse Beeinflussung der Hirndurchblutung. Pharmakotherapie 1: 137–144

HOFFERBERTH B (1989) Einfluß von Ginkgo biloba-Extrakt auf neurophysiologische und psychometrische Meßergebnisse bei Patienten mit hirnorganischem Psychosyndrom. Arzneimittelforschung 39: 918–922

HOFFERBERTH B (1991) Simultanerfassung elektrophysiologischer, psychometrischer und rheologischer Parameter bei Patienten mit hirnorganischem Psychosyndrom und erhöhtem Gefäßrisiko. Eine placebo-kontrollierte Doppel-Blindstudie mit Ginkgo biloba-Extrakt EGb 761. In: STODTMEISTER R, PILLUNAT LE (Hrsg) Mikrozirkulation in Gehirn und Sinnesorganen. Enke, Stuttgart, S 64–74

HOSSACK DJN (1979) Ames metabolic test to assess the potential mutagenic effect of IZ 524. Effect of IZ 524 on genetic material host mediated assay. Micronucleus test on IZ 524. Effect of IZ 524 on cultured human lymphocytes. Huntington Research Centre, Huntington, England

ISRAEL L, DELL'ACCI E, MARTIN G, HUGONOT R (1987) Extrait de Ginkgo biloba et exercices d'entraînement de la mémoire. Evaluation comparative chez des personnes âgées ambulatoires. Psychologie Médicale 19: 1431–1439

JAMES P (1982) Effect of Ginkgo biloba extract on pregnancy of the rabbit, on pregnancy of the rat with rearing to maturition of the F 1 generation, on fertility and rearing to maturity of the F 1 generation. Huntington Research Centre, Huntington, England

JUNG F, MROWIETZ C, KIESEWETTER H, WENZEL E (1990) Effect of Ginkgo biloba on fluidity of blood and peripheral microcirculation in volunteers. Arzneimittelforschung 40: 589–593

KARCHER L, ZAGERMANN P, KRIEGLSTEIN J (1984) Effect of an extract of Ginkgo biloba on rat brain metabolism in hypoxia. Naunyn Schmiedebergs Arch Pharmacol 327: 31–35

KARKOUTLY G, BACKHAUSS C, NUGLISCH J, KRIEGLSTEIN J (1990) The measurement of the infarcted area after middle cerebral artery occlusion in the mouse: a screening model. In: KRIEGLSTEIN J, OBERPICHLER H (eds) Pharmacology of cerebral ischemia 1990. Wissenschaftliche Verlagsgesellschaft, Stuttgart, pp 63–69

KLEIN P (1988) Untersuchung über die Hemmwirkung von Ginkgo-biloba-Extrakt. Therapiewoche 38: 2379–2383

KÖLTRINGER P, LANGSTEGER W, LIND P, WAKONIG P, EBER O (1988) Langzeitbeobachtung der Viskoelastizität des Vollblutes unter parenteraler Applikation von Ginkgo-biloba-Extrakt. Vasa [Suppl 26]: 120–122

KÖLTRINGER P, EBER O, LIND P, LANGSTEGER W, WAKONIG P, KLIMA G, ROTHLAUER W (1989) Mikrozirkulation und Viskoelastizität des Vollblutes unter Ginkgo-biloba-Extrakt. Eine plazebokontrollierte, randomisierte Doppelblind-Studie. Perfusion 1: 28–30

KÖLTRINGER P, EBER O, KLIMA W, ROTHLAUER W, WAKONIG P, LANGSTEGER W, LIND P (1989) Die Mikrozirkulation unter parenteraler Ginkgo-biloba-Extrakt-Therapie. Wien Klin Wochenschr 101: 198–200

KRIEGLSTEIN J, HEUER H (1986) Über die Brauchbarkeit eines Modells der akuten Hypoxie zur Testung zerebroprotektiver Pharmaka. Arzneimittelforschung / Drug Res 36: 1568–1571

KRIEGLSTEIN J, OBERPICHLER H (1989) Ginkgo biloba und Hirnleistungsstörungen. Pharm Z 134: 2279–2289

KRIEGLSTEIN J, BECK T, SEIBERT A (1986) Influence of an extract of Ginkgo biloba on cerebral blood flow and metabolism. Life Sci 39: 2327–2334

KÜNKEL H (1989) Vergleichende Studie zum EEG-Wirkungsspektrum von Tebonin (80 mg) und 2 Teilextrakten. Bericht, Hannover, Archiv-Daten, Dr W Schwabe, Karlsruhe

LAGATZ WH, FIES AM, BARTSCH G (1990) Visusminderung bei Hirnleistungsstörungen vaskulärer Genese. Langzeitbehandlung mit Tebonin forte. Z Allgemeinmed 66: 573–578

LARSEN RG, DUPEYRON JP, BOULU RG (1978) Traitement d'ischémie cérébrale expérimentale par microsphères chez le rat. Etude de l'éffet de deux extraits de Ginkgo biloba et du naftidrofuryl. Thérapie 33: 651–660

LEBUISSON DA, LEROY L, RIGAL G (1986) Traitement des dégénérescences "maculaires séniles" par l'extrait de Ginkgo biloba. Presse Méd 15: 1556–1558

LENARZ T (1991) Randomisierte kontrollierte Doppelblindstudie zum Nachweis der therapeutischen Wirksamkeit von EGb 761 bei Patienten mit Tinnitus im Vergleich zu Placebo (Zielgröße: Zentrale Leitzeit). Publikation in Vorbereitung

MARCY R (1977) Etude de toxicité chronique 6 mois chez le rat et le chien de l'extrait de Ginkgo biloba. Bericht Paris

MARCY R (1979) Toxicité aigue de l'extrait de Ginkgo biloba. Bericht Paris

MOREAU JP, ECK CR, MC CABE J, SKINNER S (1986)

Absorption, distribution et élimination de l'extrait marqué de feuilles de Ginkgo biloba chez le rat. Presse Méd 15: 1458–1461

Oberpichler H, Beck T, Abdel-Rahman MM, Bielenberg GW, Krieglstein J (1988) Effects of Ginkgo biloba constituents related to protection against brain damage caused by hypoxia. Pharmacol Res Commun 20: 349–368

Oberpichler H, Sauer D, Rossberg C, Mennel H-D, Krieglstein J (1990) PAF antagonist Ginkgolide B reduces postischemic neuronal damage in rat brain hippocampus. J Cereb Blood Flow Metab 10: 133–135

Otani M, Chatterjee SS, Gabard B, Kreutzberg GW (1986) Effect of an extract of Ginkgo biloba on triethyltin-induced cerebral edema. Acta Neuropathol 69: 54–65

Panetta Th et al. (1987) Effect of a platelet activating factor antagonist (BN 52021) on free fatty acids, diacylglycerols, polyphosphoinositides and blood flow in the Gerbil brain: inhibition of ischemia-reperfusion induced cerebral injury. Biochem Biophys Res 149: 580

Pincemail J, Dupuis M, Nasr C, Hans P, Haag-Berrurier M, Anton R, Deby C (1989) Superoxide anion scavenging effect and superoxide dismutase activity of Ginkgo biloba extract. Experientia 45: 708–712

Porsolt RD, Martin P, Lenegre A, Fromage S, Drieu K (1990) Effects of an extract of Ginkgo biloba EGb 761 on "learned helplessness" and other models of stress in rodents. Pharmacol Biochem Behav 36: 963–971

Raabe M, Raabe A, Ihm P (1991) Therapieverlaufskontrolle mittels automatisierter Perimetrie bei chronischer cerebroretinaler Mangelversorgung älterer Patienten. Prospektive randomisierte Doppelbinduntersuchung mit dosisgestaffelter Ginkgo biloba-Behandlung (EGb 761). Klin Monatsbl Augenheilk 199: 432–438

Ramachandran U, Divekar HM, Grover SK, Srivastava KK (1990) New experimental model for the evaluation of adaptogenic products. J Ethnopharmacol 29: 275–281

Schaffler K, Reeh PW (1985) Doppelblindstudie zur hypoxieprotektiven Wirkung eines standardisierten Ginkgo-biloba-Präparates nach Mehrfachverabreichung an gesunden Probanden. Arzneimittelforschung 35: 1283–1286

Spinnewyn B, Blavet N and Clostre F (1986) Effets de l'extrait de Ginkgo biloba sur un modèle d'ischemie cérébrale chez la gerbille. Presse Méd 15: 1511–1515

Sterner W, Korn WD (1987) Prüfung der Gewebeverträglichkeit von Teb 50 (Extr. Ginkgo bil.) nach einmaliger intravenöser, intraarterieller, intramuskulärer, paravenöser und subkutaner Applikation am Kaninchen. IBR Forschungs GmbH, Walsrode

Taillandier J, Ammar A, Rabourdin JP, Ribeyre JP, Pichon J, Niddam S, Pierart H (1986) Traitement des troubles du vieillissement cérébral par l'extrait de Ginkgo biloba. Presse Méd 15: 1583–1587

Taylor JE (1986) Liaison des neuromédiateurs à leurs récepteurs dans le cerveau de rats. Presse Méd 15: 1491–1493

Tea S, Celsis P, Clanet M, Marc-Vergnes J (1979) Effets cliniques, hémodynamiques et métaboliques de l'extrait de Ginkgo biloba en pathologie vasculaire cérébrale. Gaz Méd (France) 86: 4149–4152

Weitbrecht WU, Jansen W (1986) Primär degenerative Demenz: Therapie mit Ginkgo-biloba-Extrakt. Fortschr Med 104: 199–202

Winter E (1991) Effects of an extract of Ginkgo biloba on learning and memory in mice. Pharmacol Biochem Behav 38: 109–114

Witte S (1989) Therapeutical aspects of Ginkgo biloba flavone glucosides in the context of increased blood viscosity. Clin Hemorheol 9: 323–326

Wolf S, Bertram B, Schulte K, Jung F, Kiesewetter H, Reim M (1991) Mikrozirkulation bei senilen Makulopathien: Behandlungsversuch mit Ginkgo biloba-Extrakt EGb 761. In: Stodtmeister R, Pillunat LE (Hrsg) Mikrozirkulation in Gehirn und Sinnesorganen. Enke, Stuttgart, S 109–113

Neuro-Psychopharmaka, Bd. 5
Riederer P. / Laux G. / Pöldinger W. (Hrsg.)

8 Naftidrofuryl

H. Herrschaft

Chemische Bezeichnung: 3-(1-Naphthyl)-2-tetrahydrofurfuryl-propionsäure-β-N, N-diethylaminoethylester-hydrogenoxalat

8.1 Pharmakologie

Eine Hauptwirkung von Naftidrofuryl liegt in seinem Serotonin-Antagonismus gegenüber 5-HT_2-Rezeptoren von Arterien und Arteriolen (Maloteaux et al. 1986, Verheggen und Schrör 1988, Bodin et al. 1989, Hollenberg 1988). Hypoxische Bedingungen führen in den Hirngefäßen zu einer Zunahme der vasokonstriktorischen Wirkung von Serotonin, die über 5-HT_2-Rezeptoren vermittelt wird (Katusic und Vanhoutte 1986, Vanhoutte und Luscher 1986); gleichzeitig wird der Abbau dieses Transmitters verlangsamt (Gillis 1985). Höheres Alter und arteriosklerotische Veränderungen verstärken darüber hinaus die vasokonstriktorische Reagibilität auf 5-HT (De Mey und Vanhoutte 1981, Cohen et al. 1987, Vanhoutte 1988, Heistad et al. 1987, Hollenberg 1988, Vanhoutte 1987). Zusätzlich bewirkt im kapillären Abschnitt der Strombahn die Stimulation der 5-HT_2-Rezeptoren eine Permeabilitätserhöhung der Gefäßwände, die in einer Ausbildung lokaler Mikroödeme resultiert, die den physiologischen Stoffaustausch mit dem versorgten Gewebe behindern (Vanhoutte 1987). Einem sich selbst verstärkenden Rückkopplungsprozeß bei hypoxischen Bedingungen im zerebral-vaskulären und mikrovaskulären Bereich kann durch eine Blockade der 5-HT_2-Rezeptoren entgegengewirkt werden.

Naftidrofuryl stimuliert die Freisetzung von endothelabhängigen Relaxationsfaktoren (EDRF) (ZANDER et al. 1986). Es bewirkt eine Hemmung der Thrombozyten- (LANZA et al. 1987) und der Erythrozytenaggregation (JACK und NORDT 1989), die ebenfalls auf eine Blockade der 5-HT_2-Rezeptoren zurückgeführt wird (LANZA et al. 1987). Im lebenden Organismus ist dieser Effekt offenbar ausgeprägter, als er sich in in-vitro-Experimenten widerspiegelt (DAVIES und STEINER 1988). Für zerebrale Gefäße konnte belegt werden, daß der 5-HT_2-spezifische antiserotonerge Wirkmechanismus einer Arteriolenkonstriktion (ROSENBLUM 1987) sowie thrombotischen Verschlüssen nach Endothelschädigung entgegenwirkt (PLOTKINE et al. 1989).

Naftidrofuryl bewirkt einen Anstieg der lokalen zerebralen Durchblutung – auch unter Normalbedingungen – in weiten Bereichen der grauen Substanz, nicht aber in der weißen Substanz (BIELENBERG et al. 1987), und steigert den Sauerstoffpartialdruck im Rindenparenchym bis zu 40% (PLOTKINE et al. 1975).

8.1.1 Pharmakokinetik

Die Bioverfügbarkeit von Naftidrofuryloxalat beträgt nach oraler Gabe ca. 30% (TAKAHASHI und MEIRAKU 1971).

Die maximale Plasmakonzentration wird beim Menschen nach einmaliger oraler Gabe nach 1 Stunde erreicht und beträgt bei einer Dosis von 100 mg 0,28 µg/ml. Bei i.-v.-Applikation werden bedeutend höhere Plasmaspiegel erreicht: nach Infusion von 200 mg über 60 min beträgt die maximale Plasmakonzentration 3,0 µg/ml (KOZMA 1978).

Die Plasma-Eliminations-Halbwertszeit beträgt bei parenteraler Gabe ca. 60 min, bei oraler Applikation ca. 75 min.

Aufgrund der relativ kurzen Halbwertszeit wird eine retardierte orale Form angeboten, bei der sich die Plasma-Eliminations-Halbwertszeit auf ca. 170 min verlängert. Naftidrofuryl passiert frei die Bluthirnschranke und erreicht bei der Gewebeverteilung im Hirngewebe eine Konzentration, die um gut 50% über derjenigen liegt, die in der gestreiften Muskulatur auftritt. Die Elimination aus den Geweben erfolgt langsamer als aus dem Plasma: 24 Stunden nach Gabe sind im Hirnparenchym die Wirkstoffkonzentrationen noch immer höher als im Skeletmuskel und in beiden Geweben deutlich größer als im Plasma (RICO et al. 1974, TAKAHASHI und MEIRAKU 1971).

Die Plasmaeiweißbindung der freien Base beträgt ca. 65%. Der Wirkstoff wird intensiv metabolisiert und überwiegend renal ausgeschieden. Nur 0,2% der Substanz erscheinen unmetabolisiert im Harn. Ganz überwiegend werden glucuronidierte und/oder sulfatierte Metaboliten der substituierten Propionsäure gefunden, deren Esterbindung zum Diethylaminoethanol beim Abbau des Naftidrofuryl initial hydrolytisch gespalten wird. Eine biliäre Exkretion des Wirkstoffs sowie seiner Metaboliten spielt nur eine geringe Rolle. Sämtliche Metaboliten sind pharmakologisch inaktiv und untoxisch (TATEMATSU et al. 1974).

Eine Kumulation im Fettgewebe oder in den an der Elimination beteiligten Organen tritt nicht auf (FONTAINE et al. 1969, KITAGAWA et al. 1973).

8.1.2 Experimentelle und klinische Pharmakologie

Die Abschwächung histopathologischer Ischämiefolgen im ZNS korreliert mit dem Ergebnis von Verhaltensstudien zur Lernfähigkeit ischämiegeschädigter Ratten, deren mnestische Defizite durch Naftidrofuryl signifikant gemildert wurden (RAPIN et al. 1991). Die Wiedererholung enzymatischer Funktionen hypoxisch geschädigter zerebraler Mitochondrien wurde gefördert (TAKEO et al. 1989).

Es konnte gezeigt werden, daß unter Naftidrofurylgabe zahlreiche Aktivitäten neuronaler Enzyme unter hypoxischen Bedingungen stärker in der Nähe der normoxischen Werte gehalten werden können als bei den Kontrollen. Besonders auffällig ist dies für die Acetylcholinesterase. Während Naftidrofuryl unter normoxischen Bedingungen nur eine geringfügige inhibitorische Wirkung auf dieses Enzym aufweist, prägt sich diese bei Hypoxie deutlich aus (DAGANI et al. 1984).

Unter normoxischen Bedingungen konnte im Tierversuch demonstriert werden, daß die Substanz die intrazelluläre Konzentration von ATP und Kreatinphosphat ebenso wie den Turnover dieser energiereichen Phosphate im Hirnparenchym erhöht, während die Laktatkonzentration vermindert wird. Es gibt Hinweise darauf, daß über eine Beschleunigung des Pentosephosphatzyklus eine Aktivierung des Energiestoffwechsels der Neurone erfolgt (KANIG et al. 1976).

Ein positiver Effekt gegenüber hypoxischen Schädigungen ließ sich in verschiedenen Tiermodellen sichern, wobei der Hirnödembildung (LE PONCIN-LAFITTE et al. 1982, BAGOT et al. 1991) ebenso entgegengewirkt wird wie ischämisch bedingten Zelluntergängen von Neuronen (KRIEGLSTEIN et al. 1989, FUJIKURA et al. 1989) bzw. deren reversibler Schädigung, wie sie sich in der Unterdrückung ihrer Potentialbildung, erhöhtem Laktatgehalt, ATP-Verarmung, Störungen der Glucose-Utilisation und der Proteinsynthese äußert (KRIEGLSTEIN und STIERSTORFER 1988).

Die zerebrale Stoffwechsellage bei primär degenerativer Demenz kann durch Naftidrofuryl verbessert werden, wie das Absinken des Laktat-Pyruvat-Quotienten um ein Drittel während einer 13wöchigen Therapiephase nahelegt, der eine Verbesserung der gerontopsychiatrischen Symptome in der SCAG-Skala parallel lief (YESAVAGE et al. 1982).

Bei vaskulärer Demenz zeigte sich nach Einzeldosen im Vergleich zu Placebo im **EEG** eine Zunahme der Alpha-Basisaktivität zu höheren Frequenzen bei Verringerung der relativen Power im Delta- und Theta-Frequenzbereich, wobei sich psychometrisch zugleich Verbesserungen der Gedächtnisleistung, Aufmerksamkeit, Konzentrationsfähigkeit und Stimmungslage nachweisen ließen (AGNOLI et al. 1985). Entsprechende Befunde wurden auch nach 8wöchiger Behandlung mit 600 mg/Tag bei Patienten mit seniler Demenz vom Alzheimer Typ oder vaskulärer Demenz erzielt, wobei eine Zunahme der EEG-Alpha-Aktivität und Leistungsverbesserungen in einer psychopathometrischen Testbatterie verzeichnet wurden (GROSSMANN et al. 1991).

Naftidrofuryl wurde an verschiedenen Tierspezies sowohl in oraler als auch in i.-v.-Applikation auf seine **Toxizität** geprüft und erwies sich dabei als gut verträglich. In der akuten Toxizität sind allerdings die Unterschiede zwischen beiden Applikationsformen deutlich.

Bei intravenöser Verabreichung wurde die LD_{50} bei der Maus mit 21,1 bzw. 23,6 mg/kg, bei der Ratte mit 11,43 mg/kg bzw. 16,5 mg/kg angegeben, während sie bei oraler Applikation mit Werten zwischen 885 mg/kg und 3427 mg/kg um etwa zwei Größenordnungen höher liegt (FONTAINE et al. 1969, GRAND et al. 1983).

Für die orale Darreichungsform erreichen diese Dosierungen das 100fache der maximalen Tagesdosis beim Menschen.

Untersuchungen zur Langzeittoxizität wurden an Ratte, Hund (6 Monate) und Pavianen (1 Jahr) vorgenommen, wobei die höchsten Dosierungen meist zwischen 10 und 200 mg/kg, im äußersten Fall bis zu 800 mg/kg, lagen (EVERETT 1982, GREENOUGH et al. 1983, CHESTERMAN et al. 1986, LEUSCHNER 1979, LEUSCHNER et al. 1967 a, b). Teilweise traten bei diesen Dosierungen Verhaltensanomalien (Erbrechen, Zittern, Schwäche) und eine verringerte Körpergewichtsentwicklung auf.

Histologische Untersuchungen blieben ohne pathologischen Befund.
Tierexperimentelle Untersuchungen mit Tagesdosen von 25–225 mg/kg zeigten keinen Einfluß auf die **Fertilität** (FONTAINE et al. 1969). Für ein mutagenes Potential ergab sich in drei unabhängigen Testsystemen kein Hinweis (FOUILETT 1979).

8.2 Klinik

8.2.1 Indikationen

Zur symptomatischen Behandlung von chronischen hirnorganischen Leistungsstörungen im Rahmen eines therapeutischen Gesamtkonzeptes bei der Demenz

Zur primären Zielgruppe gehören dementielle Syndrome bei der primär degenerativen Demenz vom Alzheimer Typ (DAT), bei der vaskulären Demenz (VD) und Mischformen beider Erkrankungen.
Der Wirksamkeitsnachweis stützt sich auf 24 placebokontrollierte Doppelblindstudien, wobei die Arbeiten von BRANCONNIER und COLE (1978), COX und SHAW (1981), COHN und WILCOX (1986), SALDMANN et al. (1991), CUCINOTTA et al. (1987), GROSSMANN et al. (1991) wegen ihres Designs und ihres umfassenden psychometrischen Testinventars hervorzuheben sind. Die signifikante Überlegenheit von Naftidrofuryl über Placebo konnte dabei in objektiven Leistungstests, Symptom-Graduierungsskalen, ärztlicher Gesamtbewertung, Patientenselbstbeurteilung und Beurteilung durch Familienangehörige belegt werden. Außer einer Steigerung von Vigilanz und Gedächtnisleistung konnte auch eine Verbesserung der subdepressiven Stimmungslage erzielt werden.
ISRAEL et al. (1989) konnten an geriatrischen Patienten mit mnestischen Störungen zeigen, daß während einer 120tägigen oralen Therapie mit 600 mg Naftidrofuryl/Tag, die über die ersten 60 Tage von mentalen Gedächtnisübungen begleitet wurde, sich in der zweiten Behandlungshälfte (ohne Training) die vorher erworbenen Besserungen der Gedächtnisleistungen weiter festigten und noch vertieften, wohingegen es in der Placebogruppe wieder zu einem Absinken der Gedächtnisleistung kam. Dieser Effekt konnte in der mehrdimensionalen psychometrischen Testbatterie auf allen vier untersuchten Ebenen gesichert werden. Merkmale und Ergebnisse der kontrollierten Doppelblindstudien zur Indikation Demenz sind in Tabelle 8.1 zusammengefaßt.

Zur unterstützenden Therapie beim akuten ischämischen Hirninfarkt

Placebokontrollierte Doppelblindstudien zum Wirksamkeitsnachweis in dieser Indikation liegen vor von ADMANI (1978), DUCARNE (1986), STEINER und CLIFFORD ROSE (1986) und CAPON (1989).
Die Behandlung wurde mit 600 mg Naftidrofuryl entweder p. o. für 4 Wochen oder i. v. für 10 Tage begonnen. In zwei der Studien wurde die Behandlung mit 300 mg p. o. fortgesetzt, in den anderen die 600-mg-Dosis beibehalten. Die Gesamtbehandlungsdauer variierte zwischen 8 und 40 Wochen. Eine signifikant höhere Besserungsrate der Paresen, insbesondere auch eine bessere Wiederherstellung der Gehfähigkeit und eine Verkürzung der Hospitalisierungsdauer, erwies sich in allen Studien als durchgängig reproduzierbar. Sie waren insbesondere bei der Langzeitbeobachtung ausgeprägt. Wiederherstellung der Funktionstüchtigkeit nach 12 Monaten: Arm 83% Verum gegenüber 35% Placebo, Hand 75%/36%, Bein 97%/57% (STEINER und CLIFFORD

Tabelle 8.1. Die Wirksamkeit von Naftidrofuryl bei dementiellen Syndromen. Analyse der Merkmale und Ergebnisse Placebo-kontrollierter Doppelblindstudien

Autor(en) (Jahr)	Land	Patientengut Diagnosen	amb./ stat.	Pat.-zahl	Alter	Beh.-dauer (Wo.)	Tages-dosis	Ergebnisse			
								ärztl. Global-urteil	Symptom-Ratings	Selbst-beurteil.-skalen	Leistungs-tests
Judge und Urquhart (1972)	GB	dementieller Abbau	stat.	16	81,4	8	300 mg	–	–	–	TW 23,8:8,2
Robinson (1972)	GB	vaskuläre Demenz	stat.	57	>70	8	300 mg	–	P 46,4:20,6	–	–
Adriaensen (1974)	B	zerebrovaskuläre Insuffizienz	stat.	33	75	8	300 mg	–	T 11:-5,9	–	T 20,2:-6,1
Bouvier et al. (1974)	F	vaskuläre Demenz	stat.	43	73,5:70	14	300 mg	–	–	–	TW 57:5,5
Gerin (1974)	B	vasukläre Demenz	stat.	18	78,6:79	8	300 mg	–	S 25,7:7,2	–	–
Bargheon (1975)	F	vaskuläre Demenz	stat.	108	72,5:71,6	12	300 mg	–	S 19:3	–	–
Trouillas (1976)	F	zerebrovaskuläre Insuffizienz	amb./ stat.	41	64,1:63,3	8	300 mg	P 5,5:72,7	–	P 11,1:68,4	P 27,7:59

Fortsetzung siehe Seite 306

Tabelle 8.1. Fortsetzung

Autor(en) (Jahr)	Land	Patientengut Diagnosen	amb./ stat.	Pat.-zahl	Alter	Beh.-dauer (Wo.)	Tages-dosis	Ergebnisse ärztl. Global-urteil	Symptom-Ratings	Selbst-beurteil.-skalen	Leistungs-tests
Brancornier und Cole (1978)	USA	leichtes senil-org. Psychosyndrom	amb.	60	69,7:68,5	13	300 mg	–	–	–	TW 6,48:4,46
Dartenuc et al. (1978)	F	zerebrovaskuläre Insuffizienz	stat.	36	74,2:77	13	300 mg	–	T 13,6:0,7	–	–
Kuntzmann et al. (1980)	F	Vaskulär-dementielle Syndrome m. Verh.störg.	stat.	44	81,6:80,3	13	300 mg	P 71:26	P 48:14	–	–
Cox und Shaw (1981)	GB	leichte bis mittelgradige senile Demenz	stat.	32	82,6:80,9	8	300 mg	–	T 11,4:-17	–	–
Cohn und Wilcox (1986)	USA	leichte bis mittelgradige senile Demenz	amb.	47	75	13	400 mg	TW 1,8:2,9	TW 1:3,8[1)]	–	–

Fortsetzung siehe Seite 307

Tabelle 8.1. Fortsetzung

Autor(en) (Jahr)	Land	Patientengut Diagnosen	amb./ stat.	Pat.-zahl	Alter	Beh.-dauer (Wo.)	Tages-dosis	Ergebnisse ärztl. Globalurteil	Symptom-Ratings	Selbstbeurteil.-skalen	Leistungs-tests
Cucinotta et al. (1987)	I	leichte bis mittelgradige SDAT	amb.	30	76	52	600 mg	–	–	T 100:57	T 136:0[2] T 25:10[3] T 51:7[4]
Roger und David (1987)	F	dementieller Abbau	stat.	37	> 65	13	400 mg	–	–	–	TW 10,9:20,4
Grossmann et al. (1991)	D	Senile Demenz (vaskulär u. SDAT)	Heim-bewohner	51	77,5	8	600 mg	–	T 13:-14	–	–
Israel et al. (1991)	F	Gedächtnisstörungen im höheren Lebensalter	amb.	56	72:69	16	600 mg	TW 44,3:89	–	–	T 28,9:10,7
Saldmann et al.(1991)	F	leichte bis mittelgradige senile Demenz	Heim-bewohner	66	77:79	13	400 mg	–	T 13,5:5[1] T 15,6:6,4[6]	–	T 13,3:4,7[5] T 10,3:-0.3[7] T 9,9:0[8] T 46,8:0,2[9]

1) SCAG, 2) Zifferngedächtnis, 3) Corsi-Würfeltest, 4) Raven-Farbtafel-Test, 5) Benton-Test, 6) Stockton Geriatric Rating Scale, 7) Rey-Test, 8) Zazzo Test total, 9) Zazzo Test Auslassungen, *T* Prozentverbesserungen in den angewandten Tests (Verum : Placebo), *TW* Prozentuale Testwertverbesserungen (Verum : Placebo), *P* Prozentanteil der gebesserten Patienten (Verum : Placebo), *S* Prozentverbesserung der bewerteten Symptome (Verum : Placebo)

ROSE 1986). Auch in verschiedenen standardisierten neurologischen Scores sowie bei der Verbesserung des EEG-Musters konnte eine signifikante Überlegenheit von Naftidrofuryl über Placebo in diesen Studien gezeigt werden.

8.2.2 Dosierung

Die parenterale Applikationsform von Naftidrofuryl ist vor allem für akute Krankheitszustände sowie zur Therapieeinleitung bei chronischen Erkrankungen geeignet, deren weitere Behandlung dann längerfristig mit oralen Formen erfolgen kann.
Die Anwendungsdauer ist von den einzelnen Indikationen abhängig. Insbesondere bei akuten Krankheitsbildern sind therapeutische Wirkungen nach höher dosierter parenteraler Applikation in der Regel schneller zu erzielen als durch orale Verabreichung und können schon nach Stunden bis Tagen sichtbar werden.
Bei chronischen Störungen sind signifikante Wirkungen im allgemeinen erst nach einigen Wochen zu erwarten. Die optimale Wirksamkeit wird erst nach 8–12 Wochen erreicht.
Je nach Schweregrad der Erkrankung und individueller Reaktion werden bis zu 800 mg/Tag per Infusion verabreicht, wobei diese Menge auf mindestens 2 Infusionen verteilt werden muß, deren zeitlicher Abstand nicht weniger als 4 Stunden betragen soll. Innerhalb einer Infusion können maximal 400 mg appliziert werden. Eine Infusionszeit von 45 min pro 100 mg Wirkstoff soll dabei nicht unterschritten werden.
Oral beträgt die Dosierung 300–600 mg/Tag in 3 Einzelgaben.
Bei schwerer Niereninsuffizienz und Mangel an unspezifischen Cholinesterasen sollte eine Dosisreduzierung vorgenommen werden.

8.2.3 Unerwünschte Wirkungen, Kontraindikationen, Überdosierungen

In seltenen Fällen können Schlaflosigkeit, Unruhe, Erregung, Kopfschmerzen oder Schwindel auftreten. Gastrointestinale Unverträglichkeiten kommen in Einzelfällen bei oraler Verabreichung vor und verschwinden meist, wenn die Einnahme des Präparates nach den Mahlzeiten oder mit größeren Flüssigkeitsmengen erfolgt.
Bei intravenöser Verabreichung wurden nach schneller Gabe und/oder höheren Dosen leichte Blutdruckabfälle oder zentrale Erscheinungen wie Müdigkeit, Benommenheit, Erregung, Schlafstörungen, Schwindel berichtet.
Allergische Reaktionen nach parenteraler Gabe sind sehr selten; nach Infusion wurden Venenwandreizungen beobachtet.
Naftidrofuryl ist **kontraindiziert** bei frischem Myokardinfarkt, bei orthostatischer Dysregulation sowie bei frischem, hämorrhagischem Hirninfarkt. Zusätzlich bei parenteraler Verabreichung: Manifeste Herzinsuffizienz, schwere Herzrhythmusstörungen (AV-Block, Bradykardie). Aufgrund der zerebral aktivierenden Wirkung ist die parenterale Gabe bei Patienten mit bekannter Krampfneigung sehr vorsichtig durchzuführen, da in Einzelfällen eine primäre Aktivierung der motorischen Zentren die Krampfschwelle senken kann.
Massive parenteral applizierte Überdosen können zu epileptiformen Konvulsionen und/oder kardialen Reizleitungsstörungen führen, die denen nach intravenösen Gaben von Lokalanästhetika entsprechen und Bradykardie oder AV-Block hervorrufen können (LINDEN und BERGLER 1991).
Überdosierungen der oralen Form in suizidaler Absicht verlaufen aufgrund der hohen therapeutischen Breite dieser Darreichungsform selten dramatisch. Neben einer Magenspülung steht die Überwachung der

Herz-Kreislauf-Funktion im Vordergrund der Behandlung.
Naftidrofuryl ist leicht hämodialysierbar.

8.2.4 *Interaktionen*

Die Wirkung von Antihypertensiva kann bei gleichzeitiger Gabe von Naftidrofuryl verstärkt werden.
Bei parenteraler Verabreichung besteht auch die Möglichkeit einer Wirkungsverstärkung von Antiarrhythmika und β-Rezeptorenblokkern.

8.2.5 *Besondere Hinweise*

Untersuchungen zu möglichen teratogenen Wirkungen von Naftidrofuryl wurden am Kaninchen in Dosierungen von 30–120 mg/kg/Tag, bei der Ratte in Tagesdosen von 150–600 mg durchgeführt, ohne daß sich Hinweise auf eine erhöhte Fehlbildungsrate zeigten (Fontaine et al. 1969). Retrospektive epidemiologische Auswertungen am Menschen stützen diesen Negativbefund (Laisne 1980). Der Stoff geht in geringerem Umfang in die Muttermilch über. Systematische Untersuchungen liegen nicht vor.

Literatur

Admani AK (1978) New approach to treatment of recent stroke. Br Med J 2: 1678–1679

Adriaensen H (1974) Essai clinique en double aveugle de Praxilene gelules dans l'insuffisance vasculaire cerebrale. Klin Prüfbericht. Lipha-Arzneimittel GmbH, Deutschland

Agnoli A, Martucci N, Manna V (1985) Quantitative EEG as a tool in neuropharmacological studies. The effect of Naftidrofuryl in C.C.V.D. Curr Ther Res 37: 1–11

Bagot H, Gandon JM, Wiernsperger N, Allain H, De Certaines JD (1991) Nuclear magnetic resonance study of naftidrofuryl-effect on postischemic rat brain edema. Arch Int Pharmacodyn (in press)

Bargheon J (1975) Essai en double aveugle du Praxilene en geriatrie. Gazette Med France 82: 4755–4758

Bielenberg GW, Beck T, Sauer D, Burniol M, Krieglstein J (1987) Effects of cerebroprotective agents on cerebral blood flow and on postischemic energy metabolism in the rat brain. J Cereb Blood Flow Metab 7: 480–488

Bodin PH, Berta PH, Travo P (1989) Effect of Naftidrofuryl measured on single aortic smooth muscle cells in tissue culture. 15th World Congress Int Union of Angiology, Rome, September 17–22, 1989

Bouvier JB, Passeron O, Chupin MP (1974) Psychometric study of Praxilene. J Int Med Res 2: 59–65

Branconnier RJ, Cole JO (1978) The impairment index as a symptom-independent parameter of drug efficacy in geriatric psychopharmacology. J Gerontol 33: 217–223

Capon A (1989) Is Naftidrofuryl efficient at the subacute stage of a stroke? 15th World Congress Int. Union of Angiology, Rome, September 17–22, 1989

Chesterman H, Richmond GHP, Heywood R, Street AE, Read RM, Gopinath CH, Briet P (1986) Naftidrofuryl (fumarate salt): toxicity to baboons by repeated oral administration for 52 weeks. Final Report. Interner Bericht. Lipha-Arzneimittel GmbH, Deutschland

Cohen RA, Zitnay KM, Weisbrod RM (1987) Accumulation of 5-hydroxytryptamine leads to dysfunction of adrenergic nerves in coronary artery following intimal damage in vivo. Circ Res 51: 829–833

Cohn B, Wilcox S (1986) Praxilene (Naftidrofuryl) in the treatment of senile dementia. In: Trübestein GG (Hrsg) Konservative Therapie arterieller Durchblutungsstörungen. Thieme, Stuttgart, S 330–333

Cox JR, Shaw AM (1981) Controlled trial of Naftidrofuryl in dementia in old age. J Clin Exp Gerontol 3: 339–343

Cucinotta D, Dall'Asta D, Bernaglia F, Ciotti C, Nicora M, Passeri M (1987) Efficacia e tollerabilità del trattamento a lungo termine con Naftidrofuryl di pazienti affetti da Demenza Senile. Studio controllato versus Placebo. G Clin Med 68: 211–217

DAGANI F, MARZATICO F, CURTI D (1981) Effects of Hypoxia and Naftidrofuryl on enzyme activities in different rat brain areas. J Cereb Blood Flow Metab 1: 117–128

DAGANI F, CURTI D, ZANADA F, MARZATICO F (1984) Effect of Naftidrofuryl on acetylcholinesterase and other enzyme activities in the brain areas of hypoxic rats. J Cereb Blood Flow Metab 4: 615–624

DARTENUC JY, BELLOOUSSOF F, MERIAUD M, CAVEL M, CHOUSSAT H (1978) Etude en double-aveugle du Praxilène dans l'insuffisance circulatoire du vieillard. Gériatrie 6: 325–327

DAVIES PTG, STEINER TJ (1988) Effect of naftidrofuryl fumarate on human platelet behaviour and evidence for a selective inhibition of 5-HT_2 receptors. In: BARTKO D (ed) New trends in clinical neuropharmacology. John Libbey, London Paris, pp 111–115

DE MEY C, VANHOUTTE PM (1981) Effect of age and spontaneous hypertension on the tachyphylaxis to 5-HT and angiotensin II in isolated rat kidney. Hypertension 3: 718–724

DUCARNE H (1986) Evaluation of a vasoactive substance, Naftidrofuryl, during the rehabilitation phase after an ischaemic insult. Curr Med Res Opin 10: 158–171

EVERETT DJ (1982) Naftidrofuryl fumarate (LS 129): 26 week toxicity study in rats. Interner Bericht. Lipha-Arzneimittel GmbH, Deutschland

FONTAINE L, BELLEVILLE M, LECHEVIN JC, SILIE M, DELAHAYE J, BOUCHERAT M (1969) Etude de métabolisme du naftidrofuryl chez l'animal et chez l'homme. Bull Chim Ther 1: 44

FONTAINE L, CHABERT J, GRAND M, DEPIN JC, SZARVASI E (1969) Etude toxicologique et tératologique du Naftidrofuryl. J Eur Tox 1: 40–50

FONTAINE L, GRAND M, SZARVASI E, BAYSSAT M (1969) Etude de l'activité vasodilatatrice du Naftidrofuryl. Bull Chim Thér 1: 39–43

FOUILLET X (1979) LS 121: Essai de mutagénicité dans le système Salmonella-Microsomes (Test de Ames). Interner Bericht. Lipha-Arzneimittel GmbH, Deutschland

FUJIKURA H, KATO H, NAKANO S, KOGURE KA (1989) A Serotonin S_2-antagonist (Naftidrofuryl) exhibited a marked protective effect on ischemic brain damage in the gerbil. Brain Res 494: 387–390

GERIN J (1974) Double-blind trial of Naftidrofuryl in the treatment of cerebral arteriosclerosis. Br J Clin Pract 28: 177–178

GILLIS CN (1985) Peripheral metabolism of serotonin. In: VANHOUTTE PM (ed) Serotonin and the cardiovascular system. Raven Press, New York, p 27

GRAND J, DEPIN JC, LUONG TN (1983) Toxicologie comparée entre LS 129 et LS 121. Interner Bericht. Lipha-Arzneimittel GmbH, Deutschland

GREENOUGH RJ, BROWN MG, MACNAUGHTON F, HUDSONS P (1983) Naftidrofuryl fumarate (LS 129): 26 week oral toxicity study in dogs. Interner Bericht. Lipha-Arzneimittel GmbH, Deutschland

GROSSMANN WM, STANDL A, MAY U, VAN LAAK HH, HIRCHE H (1991) Naftidrofuryl in the treatment of mild senile dementia. Pharmacopsychiatry 23: 265–273

HEISTAD DD, HARRISON DG, ARMSTRONG DL (1987) Serotonin and experimental vascular disease. Int J Cardiol 14: 205–212

HOLLENBERG NK (1988) Serotonin and vascular responses. Ann Rev Pharmacol Toxicol 28: 41–59

ISRAEL L, DELL'ACCIO E, HUGONOT R (1989) Kombinationswirkung von Naftidrofuryl und mentalen Übungen auf Gedächtnisstörungen bei alten Patienten. Psychol Med 21: 1219–1234

JACK W, NORDT FJ (1989) The effects of Naftidrofuryl on the aggregation of human erythrocytes. 15th World Congress Int Union of Angiology, Rome, September 17–22, 1989

JUDGE TG, URQUHART A (1972) Naftidrofuryl – double-blind cross-over study in the elderly. Curr Med Res Opin 1: 166–172

KANIG K, NITSCHKI J, PEILER-ISCHIKAWA K (1976) Der Einfluß von Naftidrofuryl auf den $^{32}P_i$-Einbau in Nukleinsäuren und Adenosinphosphate des Rattengehirns. Arzneimittelforschung 26: 1209–1212

KATUSIC ZS, VANHOUTTE PM (1986) Anoxic contractions in isolated canine cerebral arteries. J Cardiovasc Pharmacol [Suppl 8]: 97–101

KITAGAWA H, NAKATA R, YANO H (1973) Etude du métabolisme de l'oxalate de Naftidrofuryl. Oyo Yakuri 7: 1231

KOZMA C (1978) Bestimmung der absoluten Bioverfügbarkeit von Naftidrofuryl aus verschiedenen galenischen Applikationsformen. Interner Bericht. Lipha-Arzneimittel GmbH, Deutschland

KRIEGLSTEIN J, STIERSTORFER HJ (1988) Improvement of postischemic rat brain energy metabolism and function by naftidrofuryl. Biochem Pharmacol 37: 2285–2286

KRIEGLSTEIN J, SAUER D, NÜGLISCH J, ROSSBERG C, BECK T, BIELENBERG GW, MENNEL HD (1989) Naftidrofuryl protects neurons against ischemic damage. Eur Neurol 29: 224–228

KUNTZMANN F, GITZ AM, BUCHER ME (1980) Praxilene in the treatment of cerebral vascular insufficiency in the elderly: double-blind controlled clinical trial. Klin Prüfungsbericht. Lipha-Arzneimittel GmbH, Deutschland

Laisne H (1980) Etude sur la sécurité d'emploi de Praxilene pendant la grossesse. Interner Bericht. Lipha-Arzneimittel GmbH, Deutschland

Lanza F, Hemmendinger S, Cazenave J-P (1987) Naftidrofuryl inhibits selectively human platelet activation by serotonin. 5th European Conference on Clinical Haemorheology, Bordeaux, June 29 – July 1, 1987

Le Poncin-Lafitte M, Grosdemouge CH, Roy-Billon C, Duterte D, Rapin JR (1982) Wirkung von Naftidrofuryl auf zerebrale Hämodynamik, Metabolismus und Funktion nach einer regressiven Ischämie. Arch Int Pharmacodyn 260: 218–229

Leuschner F (1979) Praxilène: Longue durée étude de tolérance de 3 mois chez le chien. Interner Prüfungsbericht. Lipha-Arzneimittel GmbH, Deutschland

Leuschner F, Leuschner A, Schwerdtfeger W (1967 a) Prüfung der chronischen Toxizität von LS 121 an Beagle-Hunden. Interner Prüfungsbericht. Lipha- Arzneimittel GmbH, Deutschland

Leuschner F, Leuschner A, Schwerdtfeger W (1967 b) Prüfung der chronischen Toxizität von LS 121 an Wistar-Ratten. Interner Prüfungsbericht. Lipha-Arzneimittel GmbH, Deutschland

Linden D, Bergler W (1991) Konvulsive Krisen und kardiovaskuläre Komplikationen nach hochdosierter parenteraler Naftidrofuryl-Gabe. Dtsch Med Wochenschr 116: 1453–1456

Maloteaux JM, Haiech J, De Campeneere D, Berta P, Vidal N (1986) Biochemical and physiological evidences for antiserotonergic properties of naftidrofuryl. Arzneimittelforschung/Drug Res 36: 1194–1198

Plotkine M, Paultre CZ, Boulu R, Rossignol P (1975) Intérêt pharmacologique d'une technique d'enregistrement de la pO_2 tissulaire du cortex cérébral chez le Lapin. Response a la papavérine et au naftidrofuryl. Thérapie 30: 713–723

Plotkine M, Massad L, Allix M, Boulu RG (1989) A new arterial thrombosis model to study antithrombotic agents. Efficacy of Naftidrofuryl. Clin Hemorheol 9: 339–349

Rapin JR, Lamproglou Y, Leponcin M (1991) Postischemic hippocampal breakdown in protein synthesis induces mnesic deficit in rats. Effect of an antiischemic drug: Naftidrofuryl. Metabolic Brain Disease (in press)

Rico AG, Godfrain JC, Burgat-Saaze M, Benard P, Braun JP, Fontaine EL, Belleville M (1974) Contribution à l'étude de métabolisme du naftidrofuryl à l'aide de carbone radio-actif. Thérapie 29: 281–293

Robinson K (1972) A double-blind clinical trial of Naftidrofuryl in cerebral vascular disorders. Med Digest 12: 50–55

Roger M, David E (1987) Gevatran 200 (Naftidrofuryl) et sénescence cérébrale – efficacité et tolérance. Impact – Le Praticien P.P.P. 6–7

Rosenblum W (1987) Inhibition of constriction of cerebral arterioles in vivo by naftidrofuryl. Arzneimittelforschung / Drug Res 37: 495–497

Saldmann F, Funel A, Jacquet P (1991) Efficacy of naftidrofuryl in patients with moderate senile dementia. Curr Med Res Opin 12: 379–389

Steiner TJ, Clifford Rose F (1986) Randomized double-blind placebo-controlled clinical trial of naftidrofuryl in hemiparetic CT-proven acute cerebral hemisphere infarction. In: Clifford Rose F (ed) Stroke: epidemiological, therapeutic and socio-economic aspects. Roy Soc Med Services Ltd, London, pp 85–98

Takahashi S, Meiraku Y (1971) Sur les absorptions, concentrations, excrétions du Naftidrofuryl-Oxalate. Interner Bericht. Lipha-Arzneimittel GmbH, Deutschland

Takeo S, Miyake K, Minematsu R, Tanokaka K, Konishi M (1989) In vitro effect of Naftidrofuryl oxalate on cerebral mitochondria impaired by microsphere-induced embolism in rats. J Pharmacol Exp Ther 248: 1207–1214

Tatematsu A, Nadai T, Yoshizumi H (1974)Study on drug metabolites by mass spectrometry. Biomed Mass Spectrometry 1: 66–72

Trouillas (1976) Essai en double aveugle: Praxilène-gélules contre placebo lactose. Klin Prüfungsbericht. Lipha-Arzneimittel GmbH, Deutschland

Vanhoutte PM (1987) Serotonin and the vascular wall. Int J Cardiol 14: 189–203

Vanhoutte PM (1988) Aging and vascular responsiveness. J Cardiovasc Pharmacol 12: 11–19

Vanhoutte PM, Luscher TM (1986) Serotonin and the blood vessel wall. J Hyper 4: 29–35

Verheggen R, Schrör K (1988) Hemmung der spasmogenen Wirkung von exogenem und endogenem Serotonin auf isolierte Gefäßpräparate durch Naftidrofuryl. VASA [Suppl 24]: 5–10

Yesavage JA, Tinklenberg JR, Hollister LE, Berger PA (1982) Effect of Nafronyl on lactate and pyruvate in the cerebrospinal fluid of patients with senile dementia. J Am Geriatr Soc 30: 105–108

Zander JF, Aarhus LL, Katusic ZS, Rubanyi GM, Vanhoutte PM (1986) Effects of naftidrofuryl on adrenergic nerves, endothelium and smooth muscle in isolated canine blood vessels. J Pharmacol Exp Ther 239: 760–767

Neuro-Psychopharmaka, Bd. 5
Riederer P. / Laux G. / Pöldinger W. (Hrsg.)

9 Nicergolin

H. Herrschaft

Halbsynthetisches Ergolinderivat
Chemische Bezeichnung: 10α-Methoxy-1,6-dimethylergolin-8β-methyl-(5-bromnicotinat)

9.1 Pharmakologie

Auf der Suche nach einem Ergot-Alkaloid mit ausgeprägt blockierender Wirkung auf alpha-adrenerge Rezeptoren wurde in den 60er Jahren das halbsynthetische Ergolinderivat Nicergolin entwickelt. Dem damaligen Verständnis der Ätiologie dementieller Erkrankungen folgend, konzentrierten sich pharmakologische Untersuchungen auf vasodilatatorische Effekte, die aus der alpha-1-rezeptorblockierenden Wirkung der Substanz resultieren: Neben zahlreichen tierexperimentellen Studien (Le Poncin-Lafitte et al. 1984) wiesen auch Untersuchungen am Menschen eine Verbesserung der durchschnittlichen zerebralen Hemisphären-Durchblutung nach (Iliff et al. 1979).

Weitere Untersuchungen offenbarten jedoch pharmakologische Effekte, welche als die eigentlichen Hauptwirkungen der Substanz angesehen werden und unabhängig von der ebenfalls bewirkten Zunahme der zerebralen Durchblutung sind; sie sind auch unter den Bedingungen der Hyperkapnie und somit maximalen Gefäßdilatation nachweisbar (Boismare und Lorenzo et al. 1975). Unter Hypoxie, Ischämie oder Intoxikation bewirkt Nicergolin eine Verbesserung gestörter Hirnstoffwechselprozesse, die sich in einer Steigerung der Glukoseaufnahme und -verwertung (Le Poncin-Lafitte et al. 1984, Benzi et al. 1972), der Protein- und Nukleinsäurebiosynthese (Paul und Chandra 1979, Chandra und Paul 1985, Rossi et al.

1988), der Sauerstoffutilisation (Maiolo et al. 1972) sowie der zerebralen Cytochromoxidaseaktivität (Shintomi et al. 1986) äußern. Auch der zerebrale Gehalt an ATP und Zwischenprodukten der Glykolyse sowie des Citratzyklus und die Aktivität der Adenylatzyklase unter Hypoxie werden unter Nicergolin günstig beeinflußt (Benzi et al. 1979), was als eigenständige Einwirkung auf den neuronalen Membranstoffwechsel und somit den oxidativen Energiestoffwechsel angesehen wird.

9.1.1 Pharmakokinetik

Mehrere, teilweise mit radioaktivmarkierter Substanz durchgeführte Studien untersuchten das kinetische Verhalten von Nicergolin bei verschiedenen Tierspezies (Ratte, Hund, Affe) und beim Menschen (Arcamone et al. 1972, Farmitalia Carlo Erba 1984, Fujihara et al. 1986 a, b, Farmitalia Carlo Erba 1988). Nach intravenöser Gabe fällt die Gesamtradioaktivität im Plasma in zwei Phasen mit einer initialen Halbwertszeit von 0,48 Stunden und einer finalen Halbwertszeit von 3,14 Stunden ab. Die Halbwertszeit unveränderten Nicergolins beträgt wegen seiner raschen Diffusion in das Gewebe und seiner ähnlich raschen Metabolisierung nur 0,18 Stunden, wobei bereits im Plasma eine Verstoffwechselung von Nicergolin durch plasmatische Esterasen stattfindet.

Bei oraler Applikation erfolgt die Resorption aus dem Magen-Darm-Trakt schnell und nahezu vollständig, wie aus dem Vergleich der renalen Ausscheidungsdaten nach intravenöser bzw. peroraler Applikation hervorgeht.

Die Eliminationshalbwertszeit liegt für Nicergolin bei durchschnittlich 2,5 Stunden, für den Hauptmetaboliten MDL zwischen 12 und 17 Stunden sowie für 1-MMDL zwischen 4 und 6 Stunden. Da unmarkiertes Nicergolin und 1-MMDL bereits nach 4–6 Stunden im Plasma nicht mehr meßbar sind, liegen die genauesten Daten beim Menschen zum Hauptmetaboliten MDL vor: Nach einer 30 mg Tablette lag die C_{max} bei 32,18 ng/ml Plasma, die t_{max} bei 3,2 Stunden, die $t_{1/2ß}$ lag bei 14,9 Stunden, und die Fläche unter der Konzentrationskurve (AUC = area under curve) für den Zeitraum von 24 Stunden ergab 336 ng/h x ml.

Durch die Gabe der gleichen Dosis in wässriger Lösung vergrößert sich C_{max} und AUC (48,45 und 446), während t_{max} und $t_{1/2\beta}$ sich etwas verkürzen (2,5 und 12,3). Eine Verdoppelung der Dosis in wässriger Lösung führt zu einer weiteren Verkürzung der $t_{1/2\beta}$ auf 11 Stunden. Kinetische Untersuchungen bei Mehrfachgabe belegen, daß die Substanz nicht kumuliert (Kohlenberg-Müller et al. 1991).

Während bei der Ratte Nicergolin und seine Metaboliten jeweils zur Hälfte renal bzw. biliär ausgeschieden werden, überwiegt bei Hund und Mensch die renale Elimination eindeutig: nach 72 Stunden erscheinen 73,6% der mit tritiummarkiertem Nicergolin verabreichten Radioaktivität im Urin und nur 23,3% in den Faeces.

Jüngste pharmakokinetische Studien (Kohlenberg-Müller et al. 1991) führten zur Entdeckung von Individuen mit einem abweichenden Stoffwechselverhalten: Über 48 Stunden liegen hohe 1-MMDL-Spiegel bei nicht meßbaren MDL-Konzentrationen vor. Die Phänotypisierung der betreffenden Individuen wies sie als "Langsam-Hydroxylierer" vom Debrisoquintyp aus, was bei etwa 7% der deutschen Bevölkerung anzutreffen ist. Unerwünschte Nebenwirkungen traten bei diesen Personen nicht auf.

Tierexperimentell ist bei Ratten eine transplazentare Passage von Nicergolin und seinen Metaboliten nachweisbar, fetale Gewebekonzentrationen erreichten etwa die Hälfte des mütterlichen Blutspiegels. In der Muttermilch erfährt Nicergolin mit seinen Metaboliten bei der Ratte dagegen eine erhebliche Anreicherung, die 4–6 Stunden nach Applikation zu 8–22fach höheren Spiegeln in der Milch im Vergleich zum Blutspiegel des Muttertieres führen.

9.1.2 Experimentelle und klinische Pharmakologie

Eine Beeinflussung des zerebralen monoaminergen Systems wird sich evtl. als der wichtigste pharmakologische Effekt der Substanz erweisen: während die Steigerung des Noradrenalinumsatzes im Cortex anderen Ergolin-Derivaten ebenfalls zu eigen ist, unterscheidet sich Nicergolin von diesen durch seine spezielle Interaktion mit dopaminergen präsynaptischen D_2-Rezeptoren. Indem diese Autorezeptoren antagonisiert werden, wird insbesondere im mesolimbischen System sowie im Corpus striatum der Umsatz von Dopamin bevorzugt bei alten Tieren unter Langzeitgabe niedriger Dosen gesteigert (Moretti et al. 1985, Moretti et al. 1988, Rossi et al. 1990). Als Ausdruck dieser indirekt dopaminergen Wirkung sinkt beim Menschen unter Gabe von 60 mg Nicergolin der Prolaktinspiegel signifikant ab (Fabbrini et al. 1989); in Fällen von Parkinson-Demenz konnte bei über 80% der mit 60 mg Nicergolin behandelten Patienten ein Viertel oder mehr der ursprünglichen L-Dopa-Dosis eingespart werden, worunter tendenziell sogar eine leichte Besserung der Symptomatik auftrat (Borromei 1989).

Neueste Untersuchungen wiesen nach, daß unter dem Einfluß von Nicergolin unter Umgehung des NMDA-Rezeptors der Umsatz des 2nd-messengers Inositol-Triphosphat im Cortex und Striatum der Ratte stimuliert wird und hierüber eine vermehrte Produktion von Rezeptoren sowie eine Verbesserung schneller Ionenfluxe und der Proteinphosphorylierung induziert wird, was eine wichtige Voraussetzung für den Erfolg mentalen Trainings darstellt (Fariello und Carfagna 1991).

Ein weiterer interessanter Aspekt ist die in zahlreichen in vitro- und in vivo-Studien an Tier und Mensch nachweisbare Thrombozytenaggregationshemmung (Pogliani et al. 1975, Lagarde et al. 1980, Rafelson et al. 1980), wodurch am Thrombosemodell bei mehreren Tierspezies ein antithrombogener Effekt nachweisbar war (De Agopian et al. 1973, Bolli et al. 1984). Diese Wirkung ist nach intravenöser Gabe 10–20mal stärker nachweisbar im Vergleich zur oralen Gabe. Durch Verbesserung der Erythrozytenverformbarkeit und der Filtrabilität hyperosmolaren Blutes verfügt Nicergolin insgesamt über positive hämorheologische Eigenschaften (Ehrly und Landgraf 1985, Kuzuya und Hayakawa 1985).

Schließlich besitzt die Substanz auch gewisse calciumantagonistische Aktivität, welche sowohl am Rattenmyokard als auch an der Rattenaorta nachweisbar war (Moretti et al. 1979, Heitz et al. 1986). Hinsichtlich kognitiver Parameter wie Gedächtnisleistung, Lernfähigkeit, Lerngeschwindigkeit sowie antiamnestischer Effekte zeigte Nicergolin in verschiedenen tierexperimentellen Schädigungsmodellen teilweise mit parallelem Nachweis der oben genannten Stoffwechselbeeinflussungen eine positive Wirkung (Paul und Chandra 1979, Le Poncin-Lafitte et al. 1984, Chandra und Paul 1985, Voronina et al. 1988).

Die elektrophysiologischen Wirkungen der Substanz beim Menschen wurden anhand einer großen Anzahl von EEG-Studien unter verschiedensten Bedingungen (Hypoxie, Langzeitversuche, gesunde junge und ältere Probanden sowie Demenz-Patienten) unter kontrollierten und doppelblinden Bedingungen belegt. Quantitative computergestützte EEG-Spektralanalysen ergaben unter Nicergolin nahezu regelhaft eine Reduktion der langsamen Delta- und Thetawellen sowie einen Anstieg der schnellen Alpha- und Betaaktivität und eine Frequenzerhöhung im EEG-Grundrhythmus, die mit einer Zunahme der Vigilanz korrelierte (Dolce et al. 1984, Moglia et al. 1985, Kugler 1988, Moglia und Arrigo 1989, Saletu et al. 1990 a, b). Parallel erhobene psychometrische Daten (SCAG-Skala, Benton-Test, Pauli-Test, Grünberger-Test) zeigten bei diesen

Studien ebenfalls eine günstige Beeinflussung durch die Substanz, wobei Dosierungen zwischen 30 und 60 mg als optimal eingestuft wurden.
Auch ereignisabhängige evozierte Potentiale (contingent negative variation, P300-Welle, N400-Welle u. a.) wurden durch Nicergolin bei Patienten mit leichter Demenz unter Langzeittherapie günstig beeinflußt (Zappoli et al. 1988).
Eine Synopsis der pharmakologischen Wirkungen von Nicergolin ist in Tabelle 9.1 zusammengestellt.

9.2 Klinik

9.2.1 Indikationen

Das Hauptanwendungsgebiet von Nicergolin umfaßt das dementielle Syndrom und seine mit ihm einhergehenden Symptome als medikamentöser Teil eines therapeutischen Gesamtkonzeptes zusammen mit mentalem Training und Soziotherapie als weiteren Therapieelementen.
Primäre Zielgruppe sind die dementiellen Syndrome bei der **Demenz** vom Alzheimer Typ, der vaskulären Demenz sowie deren Mischformen. Für Nicergolin wurde die therapeutische Wirksamkeit auf diesem Indikationsgebiet in bisher 15 kontrollierten Doppelblindstudien teils gegenüber Placebo, teils gegenüber Referenzsubstanzen belegt (Arrigo et al. 1982, Granata et al. 1984, Pasqui und Mancini 1984, Turchiaro und Seorgnaienghi 1984, Rubegni und Provvedi 1984, Martucci et al. 1985, Dolce et al. 1985, Italian Cooperative Group 1985, Jori et al. 1985, Zappoli et al. 1988, Kugler 1988, Battaglia et al. 1989, Moglia und Arrigo 1989, Nicergoline cooperative study group 1990).
Während die frühen Studien mit jeweils geringer Patientenzahl eher als Pilotstudien einzustufen sind, wurden spätere Studien mit teilweise sehr großen Patientenzahlen über angemessene Beobachtungszeiträume durchgeführt. Die Auswertung fand zumeist auf mehreren Untersuchungsebenen statt: die SCAG-Skala mit ihren Untergruppierungen "kognitive Leistungsstörungen", "Affektivitätsstörungen", "Antriebslosigkeit", "Sozialstörungen" und "körperliche Befindlichkeit" war hierbei ein durchgängiges Kriterium. Andere Testsysteme wie Polaritätsprofile, der Pauli-Rechentest oder der Bentontest kamen ebenso zum Einsatz wie parallele EEG-Untersuchungen mit computergestützter Spektralanalyse und der Untersuchung evozierter Potentiale. Konstant erwies sich Nicergolin mit einer durchschnittlichen Besserungsrate von 15 bis 35% auf der SCAG-Skala in den verschiedenen Studien als wirksam und gegenüber Placebo bzw. Referenz als signifikant überlegen im SCAG-Gesamttest ebenso wie in allen oben genannten Untergruppierungen.
Merkmale und Ergebnisse der kontrollierten Doppelblindstudien zur Indikation Demenz sind in Tabelle 9.2 zusammengefaßt.
Bei der Rehabilitation von Patienten mit **ischämischem Hirninfarkt** ergab die Therapie mit Nicergolin positive Effekte, die durch 3 kontrollierte Studien belegt sind (Zylberman et al. 1988, Megna et al. 1989, Domzat et al. 1989).
Weitere Indikationen betreffen **vestibuläre und kochleäre Störungen** wie Tinnitus, Vertigo, Hörsturz oder Knalltrauma (Aliprandi und Tantalo 1979, Greiner 1980, Beyer 1980, Renon 1985, Latkowski et al. 1987, Split et al. 1987, Martucci et al. 1985).
Aufgrund der dopaminergen Aktivität von Nicergolin scheint die Parkinson-Demenz

Tabelle 9.1. Synopsis der pharmakologischen Wirkungen von Nicergolin im ZNS

Funktion	Wirkung
Hirnmetabolismus	Aktivierung gestörter neuronaler Stoffwechselprozesse mit Steigerung der Glukoseaufnahme und -verwertung, der Protein- und Nukleinsäurebiosynthese und der Sauerstoffutilisation. Anstieg des zerebralen ATP-Gehaltes sowie der Zwischenprodukte der Glykolyse und des Citratzyklus, Aktivierung der hieran beteiligten Enzyme sowie der Adenylatzyklase und der zerebralen Cytochromoxidase. Insgesamt Verbesserung des gestörten Energiestoffwechsels
2nd messenger	Steigerung des Umsatzes von Inositol-Triphosphat im Cortex und Striatum unter Umgehung des NMDA-Rezeptors, hierdurch vermehrte Produktion von Rezeptoren, gesteigerte Proteinphosphorylierung und Verbesserung schneller Ionenfluxe
Neurotransmitter	Modulation der zerebralen Neurotransmission **Dopaminerges System** Antagonisierung dopaminerger, präsynaptischer D_2-Autorezeptoren im mesolimbischen System und im Corpus striatum, hierdurch Steigerung des zerebralen Dopaminumsatzes; hierdurch Senkung des Prolaktinspiegels und L-Dopa-Einsparung bei M. Parkinson **Noradrenerges System** Steigerung der zerebralen Noradrenalinumsatzrate, starke Affinität zu adrenergen alpha-1-Rezeptoren
Hirndurchblutung	Anstieg der zerebralen Durchblutung, besonders in minderperfundierten Regionen
Hämorheologie	Thrombozytenaggregationshemmung, Verbesserung der Erythrozytenverformbarkeit und der Vollblutviskosität
EEG	Anstieg der schnellen Alpha- und Beta-Aktivität, Frequenzerhöhung im EEG-Grundrhythmus, Reduktion der langsamen Delta- und Theta-Aktivität, mit Vigilanzzunahme korrelierend

Tabelle 9.2. Die Wirksamkeit von Nicergolin bei dementiellen Syndromen. Merkmale und Ergebnisse kontrollierter Doppelblind-Studien

Autor(en) (Jahr)	Diagnose	Patientenzahl	Behandlungsdauer in Wochen	Tagesdosis	Kontrolle	Ergebnisse mit signifikanter Überlegenheit gegenüber Placebo oder Referenz
Arrigo et al. (1982)	Senile Demenz	20	14	8 mg i.m./2 Wo. 60 mg p.o./12 Wo.	Placebo	Gesamt-SCAG, SCAG-Untergruppen, EEG-Spektralanalyse
Granata et al. (1984)	Senile Zerebralinsuffizienz	44	24	60 mg p.o.	Placebo	Gesamt-SCAG
Pasqui und Mancini (1984)	Senile Zerebralinsuffizienz	12	8	60 mg p.o.	Placebo	Gesamt-SCAG, SCAG-Untergruppen
Turchiaro und Scornaienghi (1984)	Senile Zerebralinsuffizienz	12	8	60 mg p.o.	Placebo	Gesamt-SCAG (Trend)
Rubegni und Provvedi (1984)	Senile Zerebralinsuffizienz	32	8 bis 52	60 mg p.o.	Placebo	Gesamt-SCAG, SCAG-Untergruppen
Dolce et al. (1985)	Mentale und neuromotorische Defizite nach Schlaganfall	48	12	60 mg p.o.	Placebo	Gesamt-SCAG
Martucci et al. (1985)	Senile Demenz/Tinnitus, Vertigo	26	12	8/16 mg i.m./2 Wo. 30/60 mg p.o./10 Wo.	Placebo	Besserung von Vertigo und Tinnitus
Italian Cooperative Group (1985)	Seniler Zerebralabbau	390	8	60 mg p.o.	Placebo	Gesamt-SCAG, SCAG-Untergruppen

(Fortsetzung siehe Seite 319)

Tabelle 9.2. Fortsetzung

Autor(en) (Jahr)	**Diagnose**	**Patientenzahl**	**Behandlungsdauer in Wochen**	**Tagesdosis**	**Kontrolle**	**Ergebnisse mit signifikanter Überlegenheit gegenüber Placebo oder Referenz**
Jori (1985)	Leichte bis mittelschwere senile Demenz	579	8	60 mg p.o.	Placebo	Arzt- und Patientenurteil Trend für Gesamt-SCAG und Untergruppen
Zappoli et al. (1988)	M. Alzheimer	17	24 bis 48	60 mg p.o.	Placebo	Evozierte Potentiale (Trend)
Kugler (1988)	Zerebralinsuffizienz	56	24	30 mg	Referenz	EEG-Spektralanalyse
Battaglia et al. (1989)	Leichte bis mittelschwere senile Demenz	315	24	60 mg p.o.	Placebo	Gesamt-SCAG, alle SCAG-Untergruppen
Moglia und Arrigo (1989)	Senile Demenz	20	24	60 mg p.o.	Placebo	EEG-Spektralanalyse, Gesamt-SCAG
Borromei (1989)	Parkinson-Demenz	56	12	60 mg p.o.	Placebo	CURS, L-Dopa-Einsparung, Arzturteil-Demenzsymptome
Italian Cooperative Group (1990)	Senile Demenz	146	24	60 mg p.o.	Referenz	Gesamt-SCAG, Polaritätsprofil

SCAG Sandoz Clinical Assessment Geriatric Scale, *CURS* Columbia University Rating Scale eine weitere mögliche Indikation zu sein (Borromei 1989), wobei hierfür der Wirksamkeitsnachweis in Studien mit ausreichend großen Patientenzahlen noch zu führen ist.

9.2.2 Dosierung

Nicergolin wird parenteral zur Initialbehandlung beim dementiellen Syndrom und bei akuten cochleo-vestikulären Syndromen intramuskulär oder besser als Infusion eingesetzt. Vorteile der parenteralen Initialtherapie sind der rasche Wirkungseintritt und die stärkeren positiven hämorheologischen Wirkungen bei intravenöser Gabe.

Pro Tag sollten zwei Ampullen (= 8 mg) in 250 ml Kochsalzlösung über mindestens 30 Minuten infundiert werden. Nach zweiwöchiger Infusionstherapie kann die perorale Weiterbehandlung überlappend begonnen werden.

Für die orale Therapie liegt die Tagesdosis bei 30–60 mg als Tablette oder Lösung. Der Behandlungserfolg bei dementieller Symptomatik tritt langsam ein und ist frühestens nach 10–12wöchiger konsequenter Therapie durch geeignete psychometrische Meßverfahren beurteilbar. Bei Tinnitus und Vertigo wird ein Behandlungserfolg oft schon unter der Infusionstherapie sichtbar.

9.2.3 Unerwünschte Wirkungen, Kontraindikationen, Überdosierungen

Seltene und vorübergehende Nebenwirkungen sind Hautrötung, Hitzegefühl, Kopfdruck, Müdigkeit oder Schlaflosigkeit. Geringfügige Magenbeschwerden können durch Einnahme zu den Mahlzeiten vermieden werden. Bei 1351 in Studien beobachteten Patienten traten lediglich bei 75 Patienten Nebenwirkungen auf, in Feldstudien wurde eine Abnahme der Nebenwirkungsrate von 13% in der 4. Behandlungswoche auf 4,3% in der 24. Behandlungswoche berichtet (Saletu 1991).

Aufgrund der alpha-adrenolytischen Wirkung kann es vor allem bei Patienten mit niedrigem Blutdruck zu einem mäßigen Blutdruckabfall evtl. mit kreislaufbedingten Schwindelzuständen kommen. Eine somit mögliche Beeinträchtigung der Fähigkeit zur Teilnahme am Straßenverkehr oder zum Bedienen von Maschinen – insbesondere im Zusammenwirken mit Alkohol – ist zu beachten.

Gegenanzeigen ergeben sich aus den pharmakodynamischen Effekten der Substanz und umfassen den frischen Herzinfarkt, akute Blutungen, schwere Bradykardie, orthostatische Dysregulation sowie die seltene Überempfindlichkeit gegen Nicergolin. Bei leichteren bradykarden Herzrhythmusstörungen ist eine vorsichtige und streng kontrollierte Anwendung möglich. Wegen unkalkulierbarer Blutdruckeffekte ist eine gleichzeitige Behandlung mit alpha- und beta-Rezeptor-stimulierenden Sympathikomimetika kontraindiziert. Die Anwendung während Schwangerschaft und Stillzeit ist nicht angezeigt.

Bei **Überdosierungen** muß mit stärkerem Blutdruckabfall gerechnet werden. Erfahrungen beim Menschen liegen vor mit Dosen bis 105 mg (Einmalgabe) sowie 90 mg/d über 7 Tage (3 x 30 mg), wobei außer Schwindel, Blutdrucksenkung und Pulsbeschleunigung im Stehen als Zeichen einer orthostatischen Dysregulation keine weiteren dosisabhängigen Begleiterscheinungen gefunden wurden (Arnold 1977, Bianchine 1983, unveröffentlichte Daten).

Intoxikationen beim Menschen sind bisher nicht bekannt geworden. Tierexperimentell war das Vergiftungsbild durch Sedierung, Ataxie, Dyspnoe, Tremor, agonale Bradykardie und tonisch-klonische Krämpfe gekennzeichnet. Aufgrund tierexperimenteller Befunde und klinischer Erfahrung ist die Toxizität von Nicergolin jedoch als gering einzustufen, die LD-50 liegt bei der Ratte peroral bei 2800 mg/kg und intravenös bei 43 mg/kg Körpergewicht.

9.2.4 Interaktionen

Wechselwirkungen mit blutdrucksenkenden Mitteln sind aufgrund der Pharmakodynamik von Nicergolin zu erwarten und wegen der möglichen unerwünscht starken Blutdrucksenkung und damit einhergehender Symptomatik zu berücksichtigen.
Da Nicergolin die Thrombozytenaggregation und Blutviskosität beeinflußt, muß bei gleichzeitiger Therapie mit gerinnungshemmenden Medikamenten (ASS, Heparin, Cumarine) mit einer stärkeren Beeinflussung der Blutgerinnung gerechnet werden. Entsprechende hämostaseologische Kontrollen müssen durchgeführt werden.

9.2.5 Besondere Hinweise

Die Infusionstherapie sollte am liegenden Patienten über mindestens 30 Minuten durchgeführt werden, da es bei kürzerer Infusionsdauer gehäuft zu unerwünscht starker Blutdrucksenkung kommt.
Aus dem gleichen Grunde muß bei überlappender parenteraler und peroraler Therapie beachtet werden, daß 1–4 Stunden nach Tabletteneinnahme maximale Serumkonzentrationen erreicht werden, so daß innerhalb dieses Zeitraumes keine Nicergolin-Infusion erfolgen darf.

Literatur

Aliprandi von G, Tantalo V (1979) Physiopathologie des Innenohres und Therapie der Perzeptionstaubheit. Arzneimittelforschung/Drug Res 29: 1287–1295

Arcamone F, Glässer AG, Grafnetterova J, Minghetti A, Nicolella V (1972) Studies on the metabolism of ergoline derivatives. Metabolism of nicergoline in man and in animals. Biochem Pharmacol 21: 2205–2213

Arnold JD (1977) Unveröffentlichte Archivdaten (Farmitalia, Freiburg, Deutschland)

Arrigo A, Moglia A, Borsotti L, Massarini M, Alfonsi E, Battaglia A, Sacchetti GA (1982) Double-blind, placebo-controlled, crossover trial with nicergoline in patients with senile dementia. Int J Clin Pharm Res [Suppl 1] 2: 33–41

Battaglia A, Bruni G, Ardia A, Sacchetti G (1989) Nicergoline in mild to moderate dementia. A multicenter, double-blind, placebocontrolled study. Jags 37: 295–302

Benzi G, De Bernardi M, Manzo L, Ferrara A, Panceri P, Arrigoni E, Berte F (1972) Effect of lysergide and nicergoline on glucose metabolism investigated on the dog brain isolated in situ. J Pharm Sci 61, N 3: 348–352

Benzi G, Arrigoni E, Pastoris O, Villa RF, Dagani F, Marzatico F, Agnoli A (1979) Effect of some drugs on cerebral energy state during and after hypoxia and complete or incomplete ischemia. Biochem Pharmacol 28: 435–439

Beyer HH (1980) Die Verwendung von Nicergolin (Sermion®) bei Tinnitus aurium. Therapiewoche 30: 935–938

Bianchine JR (1983) Unveröffentlichte Archivdaten (Farmitalia, Freiburg, Deutschland)

Boismare F, Lorenzo J (1975) Study of the protection afforded by nicergoline against the effects of cerebral ischemia in the cat. Arzneimittelforschung 25: 410–413

Bolli R, Ware JA, Brandon TA, Weilbaecher DG, Mace ML (1984) Platelet-mediated thrombosis in stenosed canine coronary arteries: inhibition by nicergoline, a platelet-active alpha-adrenergic antagonist. J Am Coll Cardiol 3: 1417–1426

Borromei A (1989) Adjuvant therapy for Parkinson's disease. Preliminary data of a multicentre study with nicergoline. Funct Neurol 4: 63–67

Chandra P, Paul A (1985) The effects of nicergoline and other vaso-active substances on molecular biological processes in the brain and their effects on the learning abilities of rats. In: Heidrich H (ed) Proof of therapeutical effectiveness of nootropic and vasoactive drugs. Springer, Berlin Heidelberg New York Tokyo, pp 119–130

De Agopian P, Rosa A, Gautier JC, Lhermitte F (1973) Thromboses arteriélles expêrimentales. Effect d'un alpha-bloquant: la nicergoline. Nouv Presse Med 2: 2521–2524

Dolce G, Zamponi A, Cecconi V, Pola P (1984) Clinicical and EEG assessment of neurodynamic effect of nicergoline in cerebral functions recovery after brain hemisphere lesions. Proceedings of the 14th C.I.N.P. Congress – Florence, June 23

Dolce G, Cecconi V, Zamponi A, Zylbergmann R, Maggi L, Battaglia A (1985) Terapia farmacologica associata a riabilitazione neuromotoria nel paziente: un nuovo approccio metodologica per la valutazione clinica di farmaci nootropi. Giorn Geront [Suppl] 62: 55–63

Domzat T, Tutaj A, Zydecka B (1989) Nicergoline in the treatment of ischaemic cerebral stroke. Funct Neurol 4: 131–133

Ehrly AM, Lardgraf H (1985) Einfluß von Nicergolin auf die Filtrabilität hyperosmolaren Blutes. In: Heidrich H (Hrsg) Therapeutische Wirksamkeitsnachweise bei nootropen und vasoaktiven Substanzen: Fortschritte in der klinischen und experimentellen Nicergolin-Forschung. Springer, Berlin Heidelberg New York Tokyo, S 189 ff

Fabbrini G, Martucci N, Battaglia A, Novellini R (1989) Nicergoline as a possible dopaminergic agent. Effects of serum prolactin levels. XIVth World Congress on Neurology, New Dehli, October 1989

Fariello RG, Carfagna N (1991) Biological basis for synergism between pharmacological and behavioural intervention in the aging brain. Geriatria y Gerontologia 26 [Suppl 1]: 33

Farmitalia Carlo Erba (1984) Plasma and brain levels of nicergoline and its metabolites in the rat. Confidential report 6714/818i, June 1984

Farmitalia Carlo Erba (1988) Comparative study of the bioavailability of three oral preparations of nicergoline in healthy volunteers. Confidential report 6714/649i

Fujihara M, Hirakoso K, Takahashi M, Nakamura T, Harigaya S (1986 a) Biological fate of nicergoline (3). Placental transfer and mammary excretion. Oyo Yakuri (Pharmacometrics) 32: 49–56

Fujihara M, Hirakoso K, Takahashi M, Nakamura T, Harigaya S (1986 b) Biological fate of nicergoline (2). Biological fate in rats and dogs after oral administration. Oyo Yakuri (Pharmacometrics) 32: 31–48

Granata M, Dondero D, Tomasinelli R (1984) Studio clinico controllato della nicergolina dell' insufficienza cerebrale senile. Atti Accad Med Lomb 39: 33–40

Greiner GF (1980) Therapeutische Wirkung von Nicergolin (Sermion®) im HNO-Bereich. Therapiewoche 30: 348–351

Gruppo cooperativo italiano per lo studio della nicergolina (1985) Attivita della nicergolina nel deterioramento cerebrale senile: ricerche cliniche controlatte verso placebo. Giorn Geront [Suppl] 62: 27–43

Heitz C, Descombes JJ, Miller RC, Steclet JC (1986) Alpha-adrenoceptor antagonistic and calcium antagonistic effects of nicergoline in the rat isolated aorta. Eur J Pharmacol 123: 279–285

Iliff LD, Du Boulay GH, Marshall JR, Ross RW, Symon L (1979) Wirkung von Nicergolin auf die Gehirndurchblutung. Arzneimittelforschung/Drug Res 29: 1277–1278

Jori MC, de Paolis C, Battaglia A, Ardia A, Praga C (1985) Studio controllato multinazionale: nicergolina nel trattamento sintomatologico dell'invecchiamento cerebrale patologico. Giorn Geront 33: 1185

Kohlenberg-Müller K, Meier GH, Kunz K, Wauschkuhn CH, Schaffler K (1991) Vergleichende Untersuchungen zur Bioverfügbarkeit von Nicergolin aus zwei unterschiedlichen Darreichungsformen im Steady State. Arzneimittelforschung/Drug Res 41: 28 ff

Kugler J (1988) Electroencephalographic and psychometric measurements during treatment of cerebral insufficiency with nicergoline and co-dergocrine mesylate. In: Kugler J, Agnoli A (eds) Ergot alkaloids and aging brain: an update on nicergoline. Proceedings of an international symposium. Rome, October 1987, Excerpta Medica

Kuzuya F, Hayakawa M (1985) Einfluß von Nicergolin auf die Thrombozytenaggregation und Erythrozytenverformbarkeit. In: Heidrich H (Hrsg) Therapeutische Wirksamkeitsnachweise bei nootropen und vasoaktiven Substanzen: Fortschritte in der klinischen und experimentellen Nicergolin-Forschung. Springer, Berlin Heidelberg New York Tokyo, S 193

Lagarde M, Guichardant M, Ghazi I, Dechavanne M (1980) Nicergoline, an anti-aggregating agent which inhibits release of arachidonic acid from human platelet phospholipids. Prostaglandins 19: 551–557

LATKOWSKY B et al (1987) Experience with Sermion® in the treatment of some inner ear diseases. Symposium of the Polish Neurological Society (Section of Therapy). Warsaw, March 27 (Abstracts, pp 72)

LE PONCIN-LAFITTE M, GROSDEMOUGE C, BILLON C, RAPIN JR (1981) Nicergoline: deoxyglucose uptake and cerebral blood flow under hypoxia. In: Les alpha-bloquants, pharmacologie experimentale et clinique. Masson, Paris, pp 321–325

LE PONCIN-LAFITTE M, GROSDEMOUGE C, DUTERTE D, RAPIN JR (1984) Simultaneous study of haemodynamic, metabolic and behavioural sequelae in a model of cerebral ischaemia in aged rats: effects of nicergoline. Gerontology 30: 109–119

MAIOLO AT, BIANCHI PORRO G, GALLI C, SESSMA M (1972) Effects de la nicergoline sur l'hémodynamique cérébrale et la metabolisme cérébral dans l'hypertension artérielle essentielle et l'arteriosclerose. Clin Thér 62: 239–252

MARTUCCI N, BATTAGLIA A (1989) A review of italian studies with Nicergoline in the aging brain. Funct Neurol 4: 27–32

MARTUCCI N, MANNA V, BATTAGLIA A (1985) Eine placebokontrollierte Studie mit Nicergolin an Patienten mit organischem Hirnsyndrom, die an kochleären und vestibulären Störungen leiden. In: HEIDRICH H (Hrsg) Therapeutische Wirksamkeitsnachweise bei nootropen und vasoaktiven Substanzen. Springer, Berlin Heidelberg New York Tokyo, . 57–66

MEGNA G, CALABRESE S, MONITILLO V, CRACA A, DEL PRETE M (1989) Nootropic and psychotropic drugs in hemiplegic patients during rehabilitation. Funct Neurol 4: 143–147

MOGLIA A, ARRIGO A (1989) Ergot derivatives in the aging brain correlation between EEG spectral analysis and clinical findings. Funct Neurol 4: 23–26

MOGLIA A, ARRIGO A, BATTAGLIA A, SACCHETTI G (1985) Correlation between computerized EEG and clinical findings in patients with senile dementia. In: HEIDRICH H (ed) Proof of therapeutical effectiveness of nootropic and vasoactive drugs. Springer, Berlin Heidelberg New York Tokyo, pp 45–50

MORETTI A, ARCARI G, PEGRASSI L (1979) Übersicht über pharmakologische Studien mit Nicergolin. Arzneimittelforschung/Drug Res 29 (II), 8a

MORETTI A, CARFAGNA N, CACCIA C, CARPENTIERI M, AMICO A, MARCHI G, TRUNZO F (1985) Neurochemical effects of ergoline derivatives. In: HEIDRICH H (ed) Proof of therapeutical effectiveness of nootropic and vasoactive drugs. Springer, Berlin Heidelberg New York Tokyo, pp 103–110

MORETTI A, CARFAGNA N, CACCIA C, CARPENTIERI M (1988) Effects of ergolines on neurotransmitter systems in the rat brain. Arch Int Pharmacodyn 294: 33–45

NICERGOLINE COOPERATIVE STUDY GROUP (1990) A double-blind randomized study of two ergot derivatives in mild to moderate dementia. Curr Ther Res 48: 597–612

PASQUI AL, MANCINI A (1984) Relazione sull'attivita e tollerabilita della nicergolina dell'insufficienza cerebrale senile: confronto con placebo secondo un disegno crossover. Relazione per Ministero di Sanita

PAUL A, CHANDLA P (1979) Einfluß von Nicergolin auf molekularbiologische Prozesse im Gehirn und seine Auswirkung auf die Lernfähigkeit der Ratte. (Effect of nicergoline on molecular biological processes in the brain and its effect on the learning ability of the rat.) Arzneimittelforschung 29: 1238–1251

POGLIANI E, DELLA VOLPE A, FERRARI R, RECALCATI P, PRAGA C (1975) Inhibition of human platelet aggregation by oral administration of nicergoline. A double-blind study. Il Farmaco (Prat) 30: 630–640

RAFELSON ME, MIGNE J, SANTONJA R, DEROUETTE JC, ROBERT L (1980) Effect of an alpha-blocking agent, nicergoline, on the interaction between blood platelets, elastin and endothelial cells. Biochem Pharmacol 29: 943–947

RENON P, LE MOUEL C (1990) Injizierbares Nicergolin bei der Behandlung cochlearer Notfälle. In: HEIDRICH H (Hrsg) Therapeutische Wirksamkeitsnachweise bei nootropen und vasoaktiven Substanzen. Springer, Berlin Heidelberg New York Tokyo, S 207–215

ROSSI AC, CARFAGNA N, CACCIA C, CARPENTIERI M, MORETTI A (1988) Neurochemical effects of ergoline derivatives. In: KUGLER J, AGNOLI A (eds) Ergot alkaloids and aging brain an update on nicergoline. Proceedings of an international symposium. Rome, October 1987. Excerpta Medica, pp 16–24

ROSSI A, BATTAGLIA A, NOVELLINI R, BUONAMICI M, CARFAGNA N, ORLANDO N, PAMPARANA F (1990) Nicergoline: pharmacological properties and clinical studies in aging brain. In: ALAN R Aging brain and dementia: new trends in diagnosis and therapy. Liss New York, pp 549–576

RUBEGNI M, PROVVEDI D (1984) Nicergoline nell'insufficienza cerebrale senile. Risultati di due studi clinici controllati verso placebo. Relazione per Ministero di Sanita

Saletu B (1991) Codergocrinetype drugs in the pharmacotherapyof mental and cognitive disorders in aging. Proceedings of the 5th World Congress of Biological Psychiatry, Florence, 9–14 June, 1991 (Excerpta Medica International Congress Series)

Saletu B, Grünberger J, Linzmayer L, Anderer P (1990a) Brain protection of nicergoline against hypoxia: EEG brain mapping and psychometry. J Neural Transm (P-D Sect) 2: 305–325

Saletu B, Anderer P, Grünberger J (1990 b) Topographic brain mapping of EEG after acute application of ergotalkaloids in the elderly. Arch Gerontol Geriatr 11: 1–22

Shintomi K, Egon H, Tanaka T, Itakura T, Yoshimoto K, Matsamoto M, Matsuoka Y (1986) Pharmacological study of nicergoline (I). Protective effect against anoxic brain damages in animals. Folia Pharmacol Jpn 87: 445–456

Shintomi K, Yoshimoto K, Ogawa Y, Itakura T, Ikezawa K, Narita H, Ishizuka T, Yamaguchi I, Yamada K (1987) Pharmacological effects of nicergoline and its metabolites, decomposition products and impurities in animals. J Pharmacobiodyn 10: 35–48

Split W et al. (1987) Treatment of insufficiency of the vertebro-basilar arterial system with Sermion® (Nicergolin). Symposium of the Polish Neurological Society (Section of Therapy), Warsaw, March 27 (Abstracts, pp 53)

Turchiaro GG, Scornaienghi D (1984) Impiego della nicergolina nel trattamento dell'insufficienza cerebrale senile. Studio clinico controllato verso placebo. Relazione per Ministero di Sanita

Voronina TA, Nerobkova LN, Garibova TL, Dikova M, Nikolov R, Nikolova M, Markina NV (1988) Effect of nicergoline on learning and memory. Meth Find Exp Clin Pharmacol 10: 431–435

Zappoli R, Versari A, Paganini M, Arnetoli G, Battaglia A, Ardia A, Maniero A (1988) Effect of long-term nicergoline treatment on contingent negative variation activity and clinical status of patients with presenile idiopathic mental deterioration: preliminary findings. In: Kugler J, Agnoli A (eds) Ergot alkaloids and aging brain: an update on nicergoline. Proceedings of an international symposium. Rome, October 1987. Excerpta Medica, pp 72–83

Zylberman MR, Fontana M, Dolce G (1988) Effects of Nicergoline on learning, mood and behaviour in hemiplegic patients undergoing rehabilitation. In: Kugler J, Agnoli A (eds) Ergot alkaloids and aging brain: an update on Nicergoline. Proceedings of an international symposium. Rome, October 1987. Excerpta Medica, pp 57–63

Neuro-Psychopharmaka, Bd. 5
Riederer P. / Laux G. / Pöldinger W. (Hrsg.)

Übersichtstabellen

O. Dietmaier und G. Laux

In diesen Tabellen sind die in Deutschland (D), Österreich (A) und der Schweiz (CH) im Handel erhältlichen Parkinsonmittel und etablierten Nootropika alphabetisch nach ihren gebräuchlichen Kurzbezeichnungen aufgeführt. Es wurden die in der Roten Liste 1992 verwandten internationalen Freinamen (INN), INNv (vorgeschlagene Freinamen) oder sonstige Kurzbezeichnungen gewählt.

Bezugsquellen für die Präparateauswahl sind für Deutschland die Rote und Gelbe Liste 1992, für Österreich der Austria-Codex 1990/91 einschließlich 1. und 2. Nachtrag, für die Schweitz das Arzneimittel-Kompendium der Schweiz und für das Gebiet der ehemaligen DDR das Arzneimittelverzeichnis 1988. Die Präparate der ehemaligen DDR erscheinen unter der Bezeichnung (D) versehen mit *. Diese Präparate sind derzeit nur in den neuen Ländern der Bundesrepublik Deutschland einsetzbar. Nach Auskunft des Bundesgesundheitsamtes vom Januar 1991 dürfen sie erst mit einem Zertifikat über Qualität in der Herstellung oder einer Nachzulassung durch das BGA im alten Bundesgebiet in Verkehr gebracht werden.

Mit ® gekennzeichnet sind die Handelsnamen der registrierten Präparate. Zusätze zu Präparatenamen wie “forte”, “retard” u.ä. sind nicht mit aufgeführt. Generika, die im Namen die gebräuchliche Kurzbezeichnung (z.B. INN) enthalten, sind nicht aufgelistet.

Als Eliminationshalbwertszeit ist die mittlere terminale Halbwertszeit oder ein Halbwertszeit-Bereich eines nierengesunden Erwachsenen angegeben. Bei Leber- oder Niereninsuffizienz, bei Kindern oder im Alter können klinisch bedeutsame Abweichungen auftreten.

1. Parkinsonmittel

Internat. Freiname (INN, generic name) Chemische Formel	Stoffgruppe	Handelsname (D, A, CH)	Substanzcharakteristik Besond. Hinweise	Eliminationshalbwertszeit (in Stunden)	Dosierungsbereich (in mg pro Tag)	Übersichts-Literatur
Amantadin 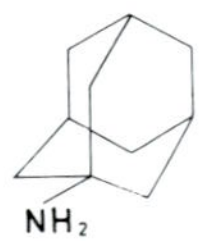	Adamantanderivat	PK-Merz® (D, CH) Symmetrel® (D, CH) *Viregyt K (D) Hofcomant® (A) Pk-Merz-Scholler® (A)	Glutamat (NMDA)-Antagonist, partieller Dopaminagonist bei hoher Dosierung, nur geringe anticholinerge Wirksamkeit. Bei leichter bis mittelschwerer Symptomatik als Monotherapie, sonst als Zusatzmedikation zu L-Dopa. Für akinetische Krisen in Infusionsform verfügbar. Weitere Einsatzgebiete: Herpes zoster, Grippeprophylaxe, Vigilanzsteigerung bei dementiellen Syndromen	9–15	200–600 (Dosisreduktion bei Nierenfunktionsstörungen) Letzte Tagesdosis sollte am Nachmittag eingenommen werden	Forssman et al. (1972)
Apomorphin 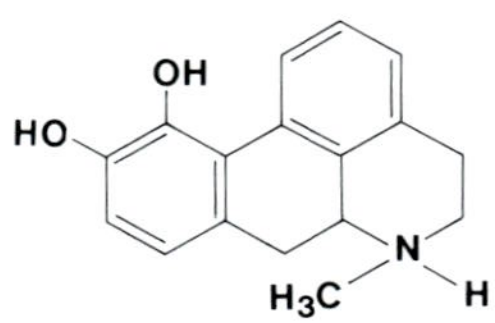	Morphinderivat	Apomorphin-Woelm® (D) Apomorphinium chloratum® (CH)	Dopaminagonist. Subcutane Applikation. Blockade der emetischen Wirkung durch Vorbehandlung mit peripherem Dopaminantagonisten z. B. Domperidon (Motilium®) notwendig	0,5	1–10	Stibe et al. (1989)

Internat. Freiname (INN, generic name) Chemische Formel	Stoffgruppe	Handelsname (D, A, CH)	Substanzcharakteristik Besond. Hinweise	Eliminationshalbwertszeit (in Stunden)	Dosierungsbereich (in mg pro Tag)	Übersichts-Literatur
Benzatropin 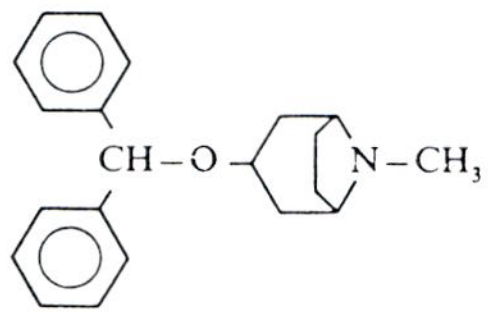	Tropin-Benzhydrylether	Cogentinol® (D) Cogentin® (A)	Anticholinergikum mit vorwiegend zentraler Wirkung. Beeinflußt in erster Linie Rigor und vegetative Symptome, in geringerem Umfang auch Tremor und Akinese. Einsatz auch bei medikamentös bedingten extrapyramidal-motorischen Störungen (jedoch nicht bei Spätdyskinesien)		2–6	Birkmayer und Riederer (1985)
Biperiden 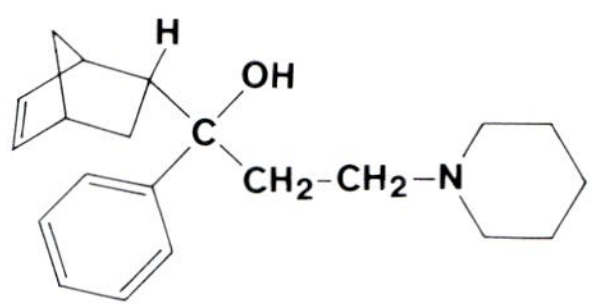	Tertiärer Alkohol mit basisch substituiertem Alkylrest	Akineton® (D, A, CH)	Anticholinergikum mit vorwiegend zentraler Wirkung. Beeinflußt in erster Linie Rigor und vegetative Symptome, in geringerem Umfang auch Tremor und Akinese. Mittel der Wahl bei medikamentös bedingten extrapyramidal-motorischen Störungen (jedoch nicht bei Spätdyskinesien)	18–24	2–12	Birkmayer und Riederer (1985)

Internat. Freiname (INN, generic name) Chemische Formel	Stoffgruppe	Handelsname (D, A, CH)	Substanzcharakteristik Besond. Hinweise	Eliminationshalbwertszeit (in Stunden)	Dosierungsbereich (in mg pro Tag)	Übersichts-Literatur
Bornaprin 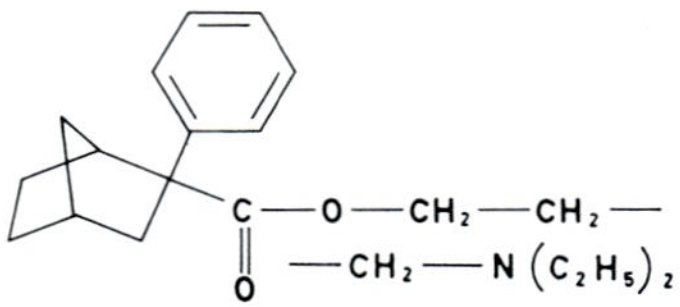	Diethylaminderivat	Sormodren® (D, A)	Anticholinergikum mit vorwiegend zentraler Wirkung	30	4–12	Birkmayer und Riederer (1985)
Bromocriptin 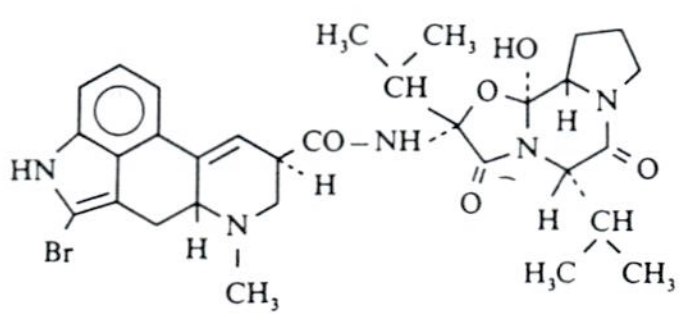	Ergolinderivat (Mutterkornalkaloidderivat)	Pravidel® (D) Parlodel® (D*, CH) Serocryptin® (CH) Umprel® (A)	Dopaminagonist, Prolaktinhemmstoff. Wird bei M. Parkinson in der Regel mit L-Dopa-Präparaten kombiniert	48	1,25–40	Ulm (1981) Fischer et al. (1984) Schneider und Fischer (1982)

Internat. Freiname (INN, generic name) Chemische Formel	Stoffgruppe	Handelsname (D, A, CH)	Substanzcharakteristik Besond. Hinweise	Eliminationshalbwertszeit (in Stunden)	Dosierungsbereich (in mg pro Tag)	Übersichts-Literatur
Dexetimid 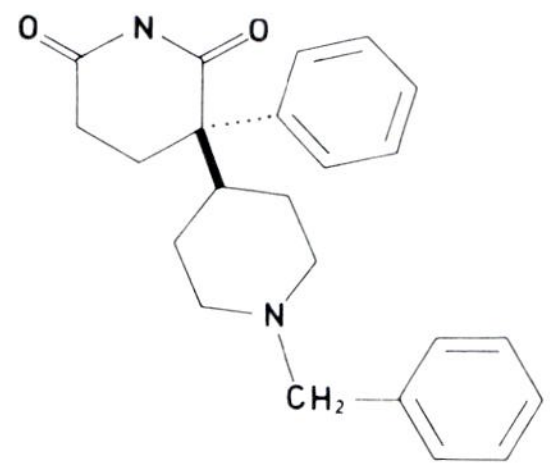	Piperidindion-derivat	Tremblex® (CH)	Anticholinergikum		0,5–1	Glass (1986)
Ethylbenzhydramin 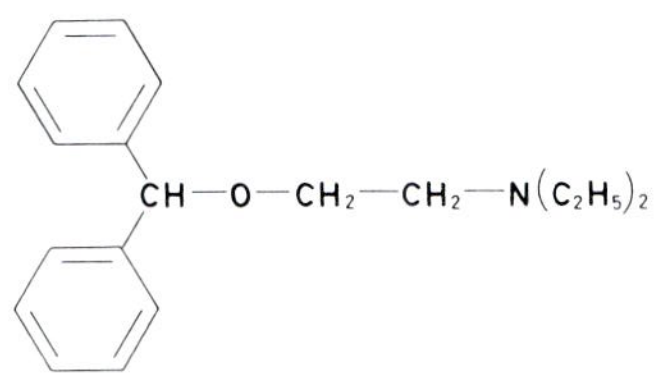	Basisch substituierter Benzhydrylether	*Antiparkin® (D)	Anticholinergikum		50–100	Glass (1986)

Internat. Freiname (INN, generic name) Chemische Formel	Stoffgruppe	Handelsname (D, A, CH)	Substanzcharakteristik Besond. Hinweise	Eliminationshalbwertszeit (in Stunden)	Dosierungsbereich (in mg pro Tag)	Übersichts-Literatur
Levodopa (L-Dopa) 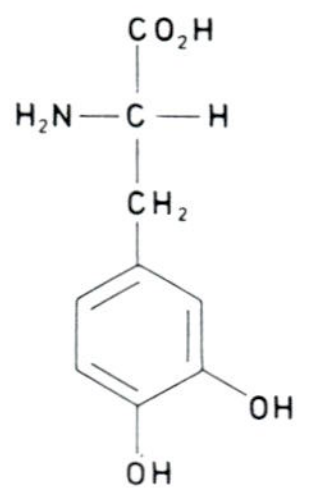	Dopaminderivat	L-Dopa-ratiopharm® (D) *Dopaflex (D) Brocadopa® (A) Ceredopa® (A)	Aminosäure; direkte Vorstufe des Dopamins. Hohe Dosierung notwendig, da wegen peripherer Decarboxylierung nur geringe Mengen unveränderter Substanz die Blut-Hirn-Schranke überwinden	<1	250–4000	Riederer und Umek (1986)
Levodopa + Carbidopa 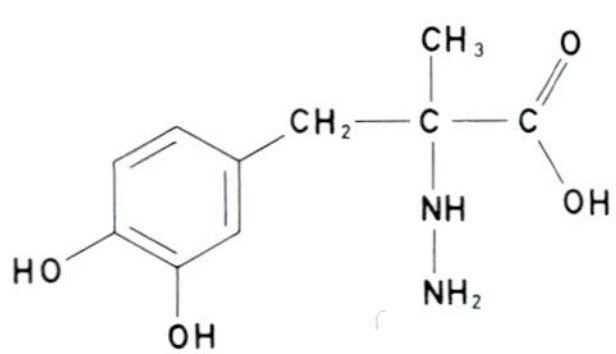		Nacom® (D) Sinemet® (A, CH)	Kombination mit peripherem Decarboxylase-Hemmstoff und daraus resultierende höhere zentrale Dopaminspiegel und geringere Levodopa-Dosis	ca. 3	300–600 (Levodopa)	
Levodopa + Benserazid 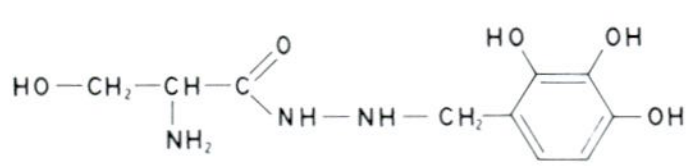		Madopar® (D, A, CH) *Ysicom (D)	Kombination mit peripherem Decarboxylase-Hemmstoff und daraus resultierende höhere zentrale Dopaminspiegel und geringere Levodopa-Dosis	ca. 1	300–600 (Levodopa)	

Internat. Freiname (INN, generic name) Chemische Formel	Stoffgruppe	Handelsname (D, A, CH)	Substanz-charakteristik Besond. Hinweise	Eliminations-halbwertszeit (in Stunden)	Dosierungs-bereich (in mg pro Tag)	Übersichts-Literatur
Lisurid 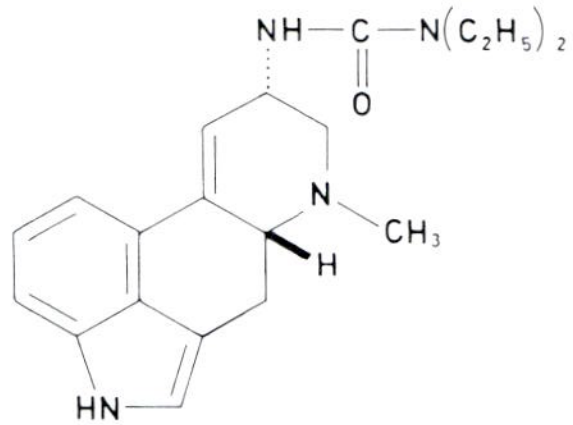	Ergolinderivat (Mutterkorn-alkaloidderivat)	Dopergin® (D, A, CH) *Lysenyl forte (D) Cuvalit® (D)	Dopaminagonist, Prolaktinhemmstoff. Bei M. Parkinson zur Kombinations-behandlung mit anderen Parkinson-mitteln. Niedriger dosiert zur Migräne-Prophylaxe	2–3 (Metabolite: 10–24)	0,1–2	Fischer und Frieling (1939)
Memantine 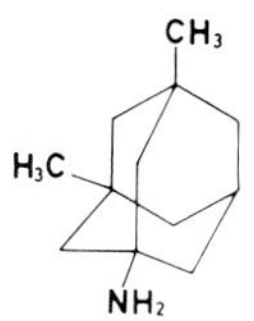	Adamantan-derivat	Akatinol Memantine® (D)	NMDA-Rezeptor-Antagonist. Antispastische und zerebral aktivierende Wirkung	65	10–60 (Dosisre-duktion bei Nieren-funktions-störungen). Letzte Tagesdosis sollte am Nachmittag genom-men werden	Schneider et al. (1984)

Internat. Freiname (INN, generic name) Chemische Formel	Stoffgruppe	Handelsname (D, A, CH)	Substanzcharakteristik Besond. Hinweise	Eliminationshalbwertszeit (in Stunden)	Dosierungsbereich (in mg pro Tag)	Übersichts-Literatur
Metixen 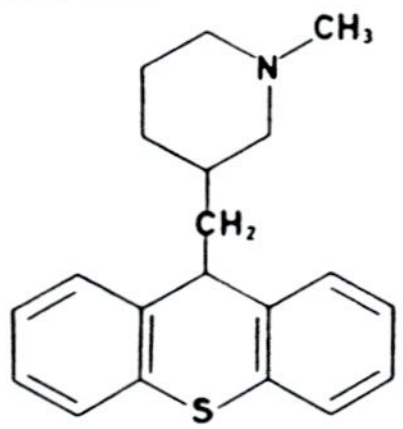	Thioxanthenderivat	Tremarit® (D) Tremaril® (CH)	Anticholinergikum mit vorwiegend zentraler Wirkung. Einsatz auch bei medikamentös bedingten extrapyramidal-motorischen Störungen (jedoch nicht bei Spätdyskinesien)	ca. 12	10–60	Volles und Fredrich (1983)
Orphenadrin 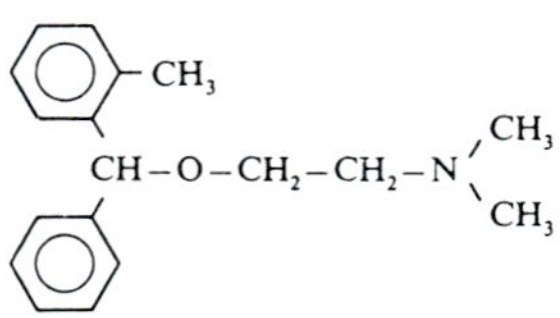	Basisch substituierter Benzhydrylether	Norflex® (D, A, CH) Disipal® (CH)	Anticholinergikum, Antihistaminikum. Als Hydrochlorid (Disipal®) bei M. Parkinson. Das Zitrat (Norflex®) kommt in erster Linie als Muskelrelaxans zum Einsatz	10	150–300	Birkmayer und Riederer (1985)

Internat. Freiname (INN, generic name) Chemische Formel	Stoffgruppe	Handelsname (D, A, CH)	Substanzcharakteristik Besond. Hinweise	Eliminationshalbwertszeit (in Stunden)	Dosierungsbereich (in mg pro Tag)	Übersichts-Literatur
Pridinol 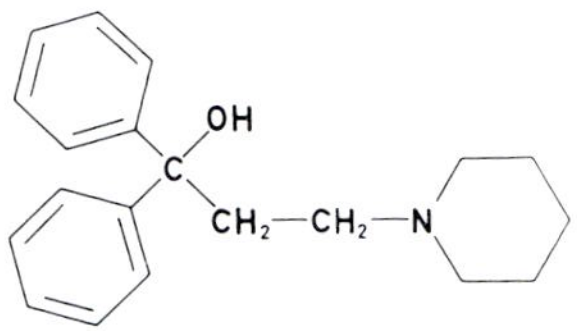	Tertiärer Alkohol mit basisch substituiertem Alkylrest	Lyseen-Hommel® (D) Parks®12 (D) Lyseen® (CH)	Anticholinergikum, kommt auch als Muskelrelaxans zum Einsatz		5–15	Glass (1986)
Procyclidin 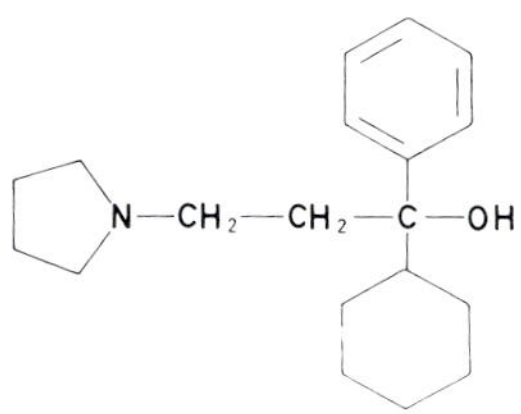	Tertiärer Alkohol mit basisch substituiertem Alkylrest	Osnervan® (D) Kemadrin® (A, CH)	Anticholinergikum mit vorwiegend zentraler Wirkung s. auch Biperiden	12	7,5–30	Birkmayer und Riederer (1985)
Selegilin (Deprenyl) 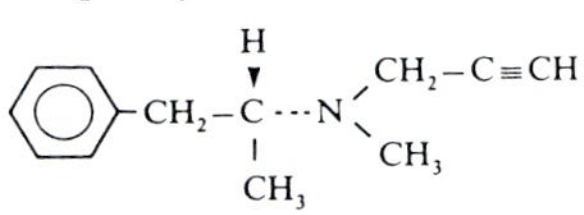	Phenylethylaminderivat	Movergan® (D) Jumex® (A) Jumexal® (CH)	Selektiver MAO-B-Hemmer. Keine spezielle Diät erforderlich	ca. 2	5–10	Riederer und Przuntek (1988)

Internat. Freiname (INN, generic name) Chemische Formel	Stoffgruppe	Handelsname (D, A, CH)	Substanzcharakteristik Besond. Hinweise	Eliminationshalbwertszeit (in Stunden)	Dosierungsbereich (in mg pro Tag)	Übersichts-Literatur
Tiaprid 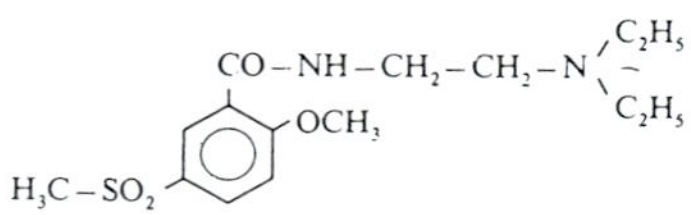	Benzamidderivat	Tiapridex® (D) Tiapridal® (CH)	Dopaminantagonist. Bei Bewegungsanomalien, Hyper- und Dyskinesien nach L-Dopa- und Neuroleptika-Therapie. Nicht geeignet zur Therapie des M. Parkinson	3	300–600	Claus und Aschoff (1979) Auberger et al. (1985)
Trihexyphenidyl 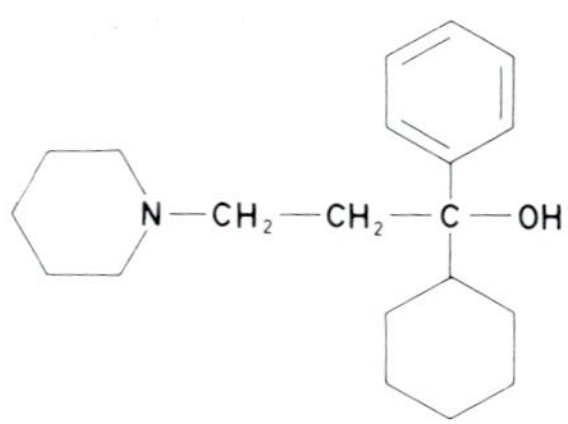	Tertiärer Alkohol mit basisch substituiertem Alkylrest	Artane® (D, A, CH) *Parkopan® (D)	Anticholinergikum mit vorwiegend zentraler Wirkung. Beeinflußt in erster Linie Rigor und vegetative Symptome, in geringerem Umfang auch Tremor und Akinese. Einsatz auch bei medikamentös bedingten extrapyramidal-motorischen Störungen (jedoch nicht bei Spätdyskinesien)	13	5–15	Birkmayer und Riederer (1985)

Internat. Freiname (INN, generic name) Chemische Formel	Stoffgruppe	Handelsname (D, A, CH)	Substanz-charakteristik Besond. Hinweise	Eliminations-halbwertszeit (in Stunden)	Dosierungs-bereich (in mg pro Tag)	Übersichts-Literatur
Triperiden 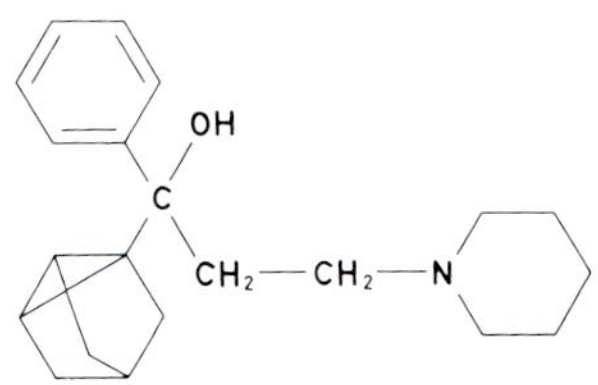	Tertiärer Alkohol mit basisch substituiertem Alkylrest	*Norakin (D)	Anticholinergikum mit vorwiegend zentraler Wirkung s. auch Biperiden		3–10	Glass (1986)

2. Nootropika

Internat. Freiname (INN, generic name) Chemische Formel	Stoffgruppe	Handelsname (D, A, CH)	Substanz-charakteristik Besond. Hinweise	Eliminations-halbwertszeit (in Stunden)	Dosie-rungsbe-reich (in mg/Tag)	Übersichts-Literatur
Co-dergocrin (Dihydroergotoxin)	Ergolinderivat (Mutterkornal-kaloidderivat)	Hydergin® (D, A, CH) Circanol® (D) Dacoren® (D) DCCK® (D) Defluina N® (D) DH-Tox® (D) Ergodesit® (D) Ergoplus® (D) Hydro-Cebral® (D) Nehydrin N® (D) Novofluën® (D) Orphol® (D) Sponsin® (D) Dorehydrin® (A) Ergomed® (A) *Ergocomb (D)	Mischung aus Dihydroergocornin, Dihydroergocristin, Dihydro-α-ergocryptin und Dihydro-β-ergocryptin im Verhältnis 3:3:2:1 Von einer BGA-Aufbereitungskommission als wirksam bei primär degenerativen oder vaskulären Demenzen anerkannt	13–15	3–6	McDonald (1979), Weil (1989)

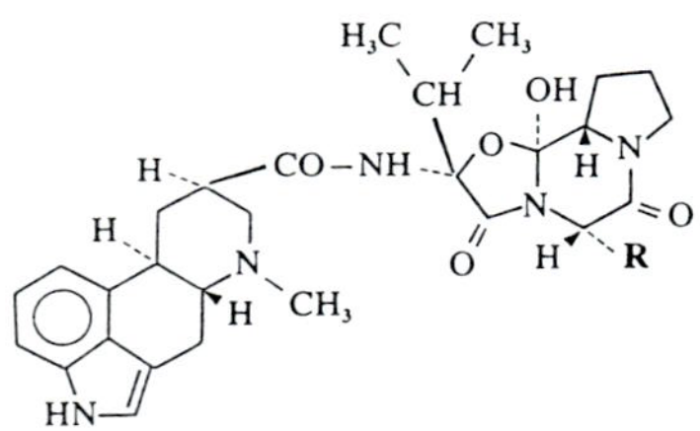

	R
Dihydroergocornin	$-CH(CH_3)_2$
Dihydroergocristin	$-CH_2-$ 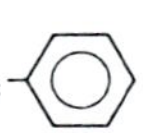
Dihydro-α-ergocryptin	$-CH_2-CH(CH_3)_2$
Dihydro-β-ergocryptin	$-CH(CH_3)-CH_2-CH_3$

Internat. Freiname (INN, generic name) Chemische Formel	Stoffgruppe	Handelsname (D, A, CH)	Substanzcharakteristik Besond. Hinweise	Eliminationshalbwertszeit (in Stunden)	Dosierungsbereich (in mg/Tag)	Übersichts-Literatur
Ginkgo biloba extr. Inhaltsstoff u.a.: 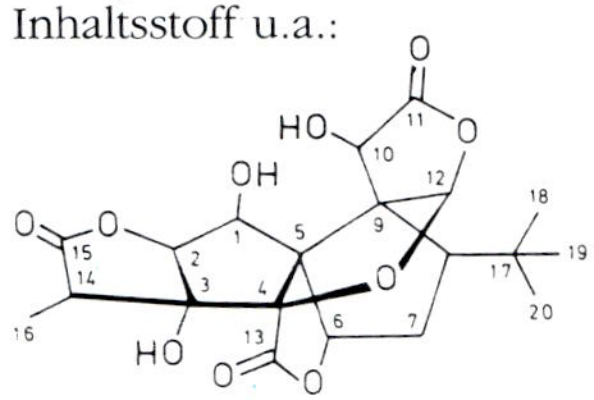	Phytotherapeutikum	Tebonin® (D, A) rökan® (D) Kaveri® (D) Tanakene® (CH)	Trockenextrakt aus den Blättern von Ginkgo biloba, standardisiert auf Ginkgoflavonglykoside und / oder Terpenlactone (Ginkgolide)	4, 5	abhängig vom Extraktgehalt	Warburton (1988) Weiss und Kallischnigg (1991)
Meclofenoxat 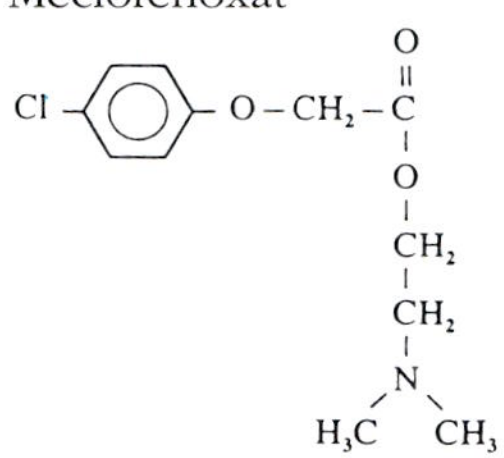	Dimethylaminderivat	Helfergin® (D) *Cerutil (D) Lucidril® (A)			500–2000	Pek et al. (1989)
Naftidrofuryl 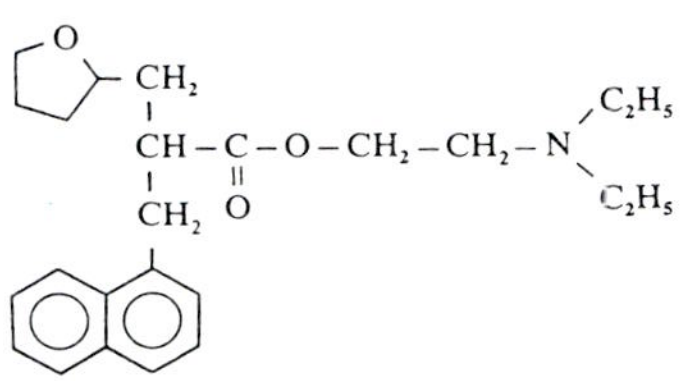	Diethylaminderivat	Dusodril® (D, A) Luctor® (D) Naftilong® (D) Praxilene® (CH) Sodipryl® (CH)		1	300–600	Saldmann et al. (1991) Cook und James (1981)

Internat. Freiname (INN, generic name) Chemische Formel	Stoffgruppe	Handelsname (D, A, CH)	Substanzcharakteristik Besond. Hinweise	Eliminationshalbwertszeit (in Stunden)	Dosierungsbereich (in mg/Tag)	Übersichts-Literatur
Nicergolin 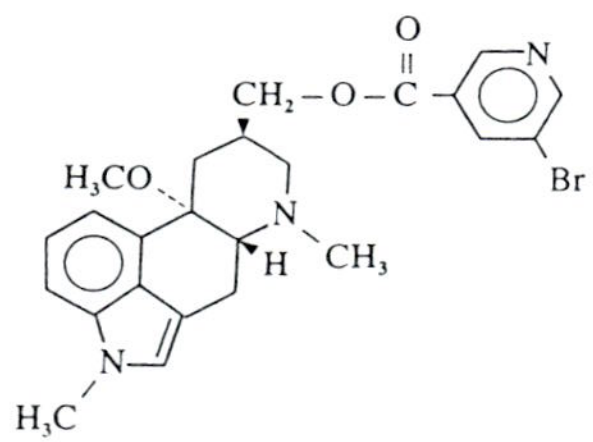	Ergolinderivat	Sermion® (D, A, CH) Circo-Maren® (D) duracebrol® (D) ergobel® (D) Memoq® (D) Nicerium® (D) Ergotop® (A)	Halbsynthetisches Mutterkornalkaloid	ca. 7	15–30	Kugler und Agnoli (1988)
Nimodipin 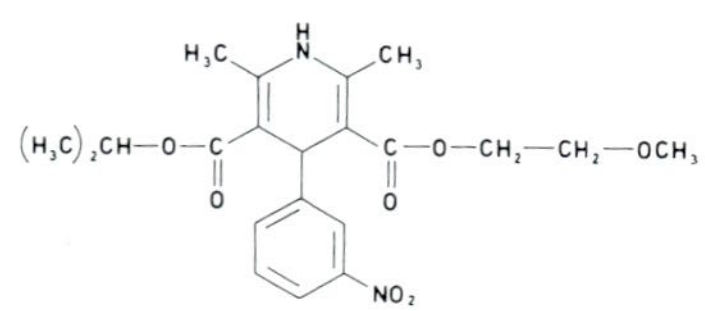	Calciumantagonist	Nimotop® (D, A, CH)	Die Substanz durchdringt aufgrund ihrer hohen Lipophilie gut die Blut-Hirn-Schranke. Zulassung auch für Subarachnoidalblutungen (höhere Dosierung, Infusionstherapie). Vom BGA bei Hirnleistungsstörungen im Alter zugelassen	ca. 1	90	Kanowski et al. (1988), Traber und Gispen (1989)

Internat. Freiname (INN, generic name) Chemische Formel	Stoffgruppe	Handelsname (D, A, CH)	Substanz-charakteristik Besond. Hinweise	Eliminations-halbwertszeit (in Stunden)	Dosie-rungsbe-reich (in mg/Tag)	Übersichts-Literatur
Pentifyllin 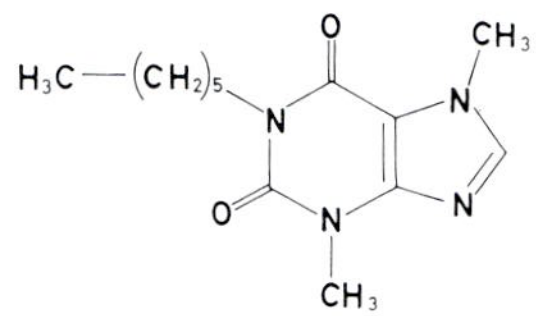	Purinderivat	Cosaldon® (D, A, CH)		3–4	400–800	Kugler et al. (1990)
Pentoxifyllin 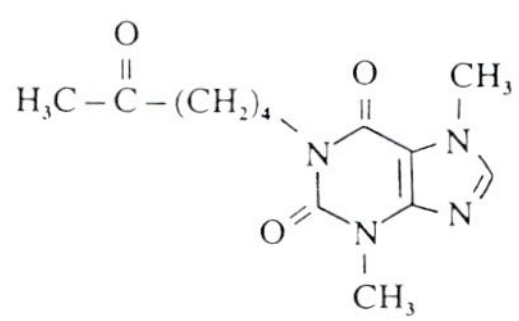	Purinderivat	Trental® (D, A, CH) Azupentat® (D) Claudicat® (D) durapental® (D) Pentohexal® (D) Pento-Puren® (D) Rentylin® (D) *Agapurin (D) * Ralofekt (D)		1–1,5	600–1200	Ward und Clissold (1987)
Piracetam 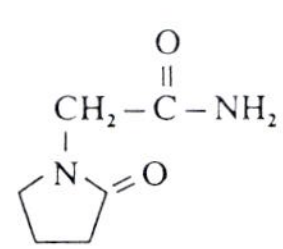	Acetamidderivat	Normabrain® (D) Nootrop® (D) Avigilen® (D) Cerebroforte® (D) Cerebrosteril® (D) Cerepar® (D) Cuxabrain® (D) durapitrop® (D) Encetrop® (D) Memo-Puren® (D) Novocetam® (D) Piracebral® (D) Nootropil® (A, CH)	Von einer BGA-Aufbereitungs-Kommission als wirksam bei Hirnleistungsstörungen im Alter anerkannt	4,5–5,5	1600–3600	McDonald (1982)

Internat. Freiname (INN, generic name) Chemische Formel	Stoffgruppe	Handelsname (D, A, CH)	Substanzcharakteristik Besond. Hinweise	Eliminationshalbwertszeit (in Stunden)	Dosierungsbereich (in mg/Tag)	Übersichts-Literatur
Pyritinol 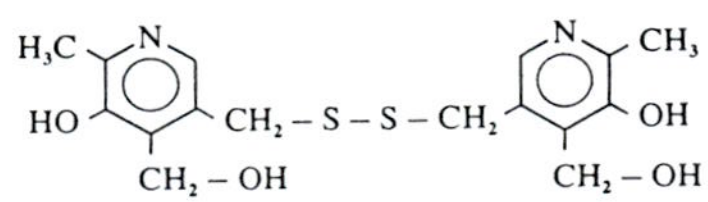	Disulfitderivat	Encephabol® (D, A, CH) * Enerbol (D)	Von einer BGA-Aufbereitungs-Kommission als wirksam bei primär degenerativen oder vaskulären Demenzen anerkannt	2,5	400–1000	Herrmann et al. (1986)
Vincamin 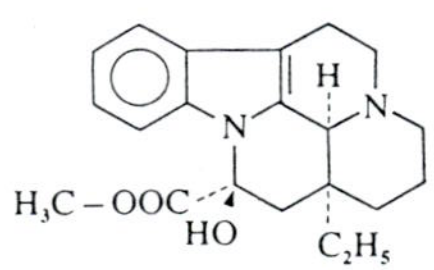	Indolalkaloid	Angiopac® (D) Cetal® (D, A, CH) Equipur® (D) Esberidin® (D, CH) Vincapront® (D, CH) Aethroma® (A, CH) Oxygeron® (CH) Pervincamin® (D) Pervincamine® (CH) Vincabrain® (CH)	Inhaltsstoff aus Vinca minor (Kleines Immergrün)	ca. 1	20–90	

Petkov VV, Grahovska T, Petkov VD, Konstantinova E (1985) Effects of meclofenoxate on the level and turnover of biogenic monoamines in the rat brain. Arzneimittelforschung/Drug Res 35: 1778–1781

Pieschl D, Angersbach P, Kolbe M, Toman M (1983) Doppelblinde Verbundstudie Centrophenoxin versus Plazebo bei Patienten mit neurasthenischen Syndromen. Nervenarzt 54: 48–53

Rinckenbach R, Massari R (1961) Essai de traitement du delirium tremens par la centrophénoxine. L'Quest Medical 14: 1029–1031

Rousseva S, Petkov VV, Petkov VD, Voronina TA, Nerobkova LN, Ivanova IA, Stoyanova V (1988) Memory effects of the combination of medazepam with nootropic agents. Acta Physiol Pharmacol Bulg 14: 27–34

Roy DR, Singh R (1988) Age-related change in the multiple unit activity of the rat brain parietal cortex and the effect of centrophenoxine. Exp Gerontol 23: 161–174

Roy D, Pathak DN, Singh R (1983) Effect of centrophenoxine on the antioxidative enzymes in various regions of the aging rat brain. Exp Gerontol 18: 185–197

Schilter R (1974) Zur Wirkung von Cerutil (Centrophenoxin) bei zerebralsklerotischen Patienten. Z Altersforschung 28: 231–238

Schmidt J (1984) Nootropic drugs reduce immobility in behavioural despair test in mice. Biomed Biochem Acta 43: 1295–1299

Schmitz KW, Kühnl S (1978) Erfahrungen mit Cerutil bei organisch hirngeschädigten Kindern und Jugendlichen. Dtsch Gesundheitswesen 33: 1507–1509

Sinclair KGA, Mann DMA (1980) The effects of meclophenoxate on young healthy volunteers. J Clin Exp Gerontol 2: 173–184

Sliwa L, Plonka I, Dubis K, Kowalsczyk K, Srebro Z (1983) Effect of centrophenoxin on spermatogenesis in mice. Folia Biol (Krakow) 31: 101–106

Teichmann H, Schwebke R (1973) Die Leistungen hirnorganisch leistungsgeminderter normalintelligenter Kinder unter Cerutil im Arbeitsversuch. Psychiat Neurol Med Psychol (Leipzig) 25: 168–177

Tikal K, Benesova O (1975) Active avoidance and discrimination learning in rats with protein or calorie deficit and centrophenoxine or palmitoyl ethanolamide treatment in early postnatal life. Activ Nerv Sup (Praha) 16: 159–160

Vehreschild T, Beier R, Friemert K (1975) Langzeitbehandlung der Hirnleistungsschwäche in der Involution mit Cerutil – ein Doppelblindversuch. Dtsch Gesundheitswesen 30: 280–282

Vial H, Guillemin G, Pacheco H (1976) Effets de dérivés de 1 amphétamine et de produits psychotropes sur les taux de tryptophane, serotonine et d'acide hydroxy-5-indolyl-3-acétique dans le cerveau du rat. J Pharmacol (Paris) 7: 177–190

Viticchi C, Gentile S, Piantanelli L (1984) Centrophenoxine-induced increase of beta-adrenoceptor density in brain cortex of old mice. Arch Gerontol Geriatr 3: 77–82

Wenzel E (1963) Vorläufige Ergebnisse der Behandlung von chronischen Hirntraumatikern mit Helfergin. Med Klin 58: 1271–1275

Wenzel J, Pögelt B (1983) Zur Wirkung ausgewählter Nootropika auf die EEG-Grundaktivität. Zbl Pharm Pharmakother Laboratoriumsdiagn 122: 188

Wood WG, Gorka C, Armbrecht HJ, Williamson LS, Strong R (1986) Fluidizing effects of centrophenoxine in vitro on brain and liver membranes from different age groups of mice. Life Sci 39: 2089–2095

Wüthrich A, Hafen G, Vetsch M, Wehrli A, Perret E (1984) Psychologische Testleistung von Kindern mit Schulschwierigkeiten vor und nach der Behandlung mit Meclofenoxat. Med Welt 35: 558–560

Yoshioka S, Aso Y, Uchiyama M (1987) Kinetics of hydrolysis of meclofenoxate hydrochloride in human plasma. J Pharm Pharmacol 39: 215–218

Zdichynec B (1975) Klinische Erfahrungen bei der peroralen Therapie von manifesten Formen zerebraler Atherosklerose. Ars Medici 65: 475–478

Literatur

AUBERGER S, GREIL W, RÜTHER E (1985) Tiapride in the treatment of tardive dyskinesia. A double-blind study. Pharmacopsychiatry 18: 61–62

BIRKMAYER W, RIEDERER P (1985) Die Parkinson-Krankheit. Biochemie, Klinik, Therapie. Springer, Wien New York

CLAUS D, ASCHOFF JC (1982) Die Behandlung extrapyramidaler Bewegungsstörungen mit Tiapridex. In: ASCHOFF JC (Hrsg) Die Therapie extrapyramidal-motorischer Erkrankungen. Schattauer, Stuttgart

COOK P, JAMES I (1981) Cerebral vasodilators. N Engl J Med 305: 1560–1564

FISCHER PA, FRIELING B (Hrsg) (1989) Morbus Parkinson – neue Möglichkeiten mit Lisurid. De Gruyter, Berlin New York

FISCHER PA, PRZUNTEK H, MAJER M, WELZEL D (1984) Kombinationsbehandlung früher Stadien des Parkinson-Syndroms mit Bromocriptin und Levodopa. Dtsch Med Wochenschr 109: 1279–1283

FORSSMAN B, KIHLSTRAND S, LARSSON LE (1972) Amantadine therapy in parkinsonism. Acta Neurol Scand 48: 1–18

GLASS J (1986) Klinik und Therapie des Parkinson-Syndroms. Barth, Leipzig

HERRMANN WM, KERN U, ROHMEL J (1986) On the effects of pyritinol on functional deficits of patients with organic mental disorders. Pharmacopsychiatry 19: 378–385

KANOWSKI S, FISCHHOF P, HIERSEMENZEL R et al. (1988) Wirksamkeitsnachweis von Nootropika am Beispiel von Nimodipin – ein Beitrag zur Entwicklung geeigneter klinischer Prüfmodelle. Z Gerontopsychol Gerontopsychiatr 1: 35–43

KUGLER J, AGNOLI A (eds) (1988) Ergotalkaloids and aging brain: an update on nicergoline. Excerpta Medica, Amsterdam

KUGLER J, DENES G, GROLL S, UPMEYER HJ (1990) Behandlung des organischen Psychosyndroms mit Pentifyllin – eine multizentrische, randomisierte, doppelblinde, placebokontrollierte Studie. Med Welt 41: 1134–1139

LANGLEY MS, SORKIN EM (1989) Nimodipine: a review of its pharmacodynamic and pharmacokinetic properties, and therapeutic potential in cerebrovascular disease. Drugs 37: 669–699

MCDONALD RJ (1979) Hydergine: a review of 26 clinical studies. Pharmakopsychiatry 12: 407–422

MCDONALD RJ (1982) Drug treatment of senile dementia. In: WHEATLEY D (ed) Psychopharmacology of old age. Oxford University Press, Oxford, pp 113–138

PÉK G, FÜLÖP T, ZS-NAGY I (1989) Gerontopsychological studies using NAI ('Nürnberger-Alters-Inventar') on patiens with organic psychosyndrome (DSM III, category 1) treated with centrophenoxine in a double blind, comparative randomized clinical trial. Arch Gerontol Geriatr 9: 17–30

RIEDERER P, UMEK H (Hrsg) (1986) L-Dopa-Substitution der Parkinson-Krankheit. Springer, Wien New York

RIEDERER P, PRZUNTEK H (Hrsg) (1988) Morbus Parkinson. Selegilin (R–(–)– Deprenyl). Springer, Wien New York

SALDMANN F, FUNEL A, JACQUET P (1991) Efficacy of naftidrofuryl in patients with moderate senile dementia. Curr Med Res Opin 12: 379–389

SCHNEIDER E, FISCHER PA (1982) Bromocriptin in der Behandlung der fortgeschrittenen Stadien des Parkinson-Syndroms. Dtsch Med Wochenschr 107: 175–179

SCHNEIDER E, FISCHER PA, CLEMENS R, BALZEREIT F, FÜNFGELD EW, HAASE HJ (1984) Wirkungen oraler Memantingaben auf die Parkinson-Symptomatik. Dtsch Med Wochenschr 109: 987–990

STIBE CMH, KEMPSTER PA, LEES AJ, STERN GM (1989) Subcutaneous apomorphine in Parkinson's disease. In: PRZUNTEK H, RIEDERER P (eds) Early diagnosis and preventive therapy in Parkinson's disease. Springer, Wien New York, pp 349–355 (Key topics in brain research)

TRABER J, GISPEN WH (eds) (1989) Nimodipine and central nervous system function: new vistas. Schattauer, Stuttgart New York

ULM G (1981) Erweiterte therapeutische Möglichkeiten bei der Behandlung des Parkinson-Syndroms durch den Einsatz von Bromocriptin. Nervenarzt 52: 116–120

VOLLES E, FREDRICH H (1983) Zur Behandlung des Parkinsontremors und isolierter extrapyramidaler Tremorformen mit Metixen. Med Welt 34: 707–709

WARBURTON DM (1988) Clinical psychopharmacology of Ginkgo Biloba extract. In: FÜNFGELD EW (ed) Rökan (Ginkgo Biloba). Recent results in pharmacology and clinic. Springer, Berlin Heidelberg New York Tokyo, pp 327–345

Ward A, Clissold SP (1987) Pentoxifylline: a review of its pharmacodynamic and pharmacokinetic properties and its therapeutic efficacy. Drugs 34: 50–97

Weil C (1989) Hydergin. Springer, Berlin Heidelberg New York Tokyo

Weiss H, Kallischnigg G (1991) Ginkgo-biloba-Extrakt (EGb761). Münch Med Wochenschr 133: 138–142

Sachverzeichnis

Peter Riederer, Gerd Laux,
Walter Pöldinger (Hrsg.)

NEURO-PSYCHOPHARMAKA

Ein Therapie-Handbuch in 6 Bänden

Die in sich abgeschlossenen Einzelbände des Werkes **NEURO-PSYCHOPHARMAKA** werden in ihrer Vollständigkeit den in Klinik und Praxis tätigen Nervenärzten, Psychiatern und Neurologen sowie Grundlagenforschern als kompetentes Standardwerk der Psychopharmakologie zur Verfügung stehen. Die Mitarbeit namhafter Experten bürgt für höchste wissenschaftliche Kompetenz unter Einbeziehung neuester klinischer und biochemisch-pharmakologischer Befunde.

Intensive redaktionelle Bearbeitung sichert eine strikte Gliederung des Textes und einheitliche Abbildungen, wobei größter Wert darauf gelegt wird, die komplexe Thematik übersichtlich darzustellen.

Für eine rasche Vermittlung praxisrelevanter Informationen sorgen Übersichtstabellen; den einzelnen Kapiteln sind zusätzlich ausführliche Hinweise auf die Literatur beigegeben. Jeder Band wird durch ein umfangreiches Präparate- und Sachverzeichnis der in deutschsprachigen Ländern verfügbaren Substanzen ergänzt.

Band 1:

Allgemeine Grundlagen der Pharmakopsychiatrie

1992. Etwa 65 Abbildungen. Etwa 450 Seiten.
Gebunden DM 118,–, öS 826,–
ISBN 3-211-82209-7

Mit Beiträgen von:

P. Baumann, M. Bergener, W. Berger, J. Bohlken, T. Buclin, C. Eggers, G. Erdmann, V. Gerhard, H. Helmchen, K. Heinrich, C. Hesse, V. Hobi, W. Janke, E. Kienzl, H. E. Klein, E. Klieser, J. Kornhuber, D. Ladewig, G. Laux, O. K. Linde, M. Linden, H. J. Möller, W. E. Müller, B. Müller-Oerlinghausen, N. Nedopil, P. Netter, M. Philipp, W. Pöldinger, P. Riederer, E. Rüther, B. Saletu, A. Schmidtke, T. Schuurman, R. Spiegel, J. F. van der Staay, J. Staedt, C. Thiels, J. Traber, H. Wachtel, H. Wartensleben, B. Woggon